Neue Methoden

der

Wundheilung.

Ihre Bedingungen und Vereinfachung für die Praxis.

Von

Dr. C. L. Schleich.

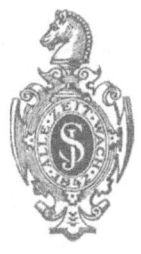

Springer-Verlag Berlin Heidelberg GmbH

1899

ISBN 978-3-662-35597-8   ISBN 978-3-662-36426-0 (eBook)
DOI 10.1007/978-3-662-36426-0

Softcover reprint of the hardcover 1st edition 1899

Meinem Vater

dem

Geheimen Sanitätsrath Schleich

in

Ehrfurcht und Dankbarkeit

gewidmet.

Vorwort.

In dem vorliegenden Buche sind die Erfahrungen niedergelegt, welche ich seit dem Jahre 1889 in meiner Privatklinik mit einer Reihe von Methoden und Präparaten gewonnen habe, die von mir selbst ersonnen sind, um das bisherige unangefochtene Schema der chirurgischen Prophylaxe und Therapie da zu durchbrechen resp. umzugestalten, wo es vermöge seiner Komplicirtheit sich offenbar nicht mehr eignet, Allgemeingut sämmtlicher Aerzte zu werden. Diese Maassnahmen entsprangen keineswegs etwa einer Neigung, durchaus Neues auszutüfteln, sondern haben sich aus der dira necessitas enger privater Verhältnisse und aus dem klaffenden Kontrast, in welchen sich die „grosse" Chirurgie immer mehr gegen die täglichen Bedürfnisse allgemeiner ärztlicher Thätigkeit zu setzen beginnt, fast wie eine unabweisbare Konsequenz ergeben. Wer als Einzelner konkurrenzfähig bleiben will mit den Resultaten der chirurgischen Centralstellen, muss in der Praxis ebenbürtige Methoden an die Stelle der sonst undurchführbaren Maassnahmen öffentlicher Institute, denen die Munificenz des Staates oder der Stadt stets hülfsbereit zur Seite steht, treten lassen können. Mit einem Wort, die praktischen Aerzte müssen sich, wenigstens was die häufigeren und landläufigen Maassnahmen betrifft, unter allen Umständen chirurgisch-therapeutisch den wissenschaftlichen Postulaten der immer geschlossener vorrückenden Phalanx der Specialisten gegenüber leistungsfähiger ausrüsten, als sie es bisher waren. Dass das und wo das möglich ist, soll in diesem Buche seinen Nachweis

erfahren. — Durch meine gerade den praktischen Aerzten zu
Gute kommende Reform in der Anästhesie-Frage bin ich belehrt,
dass der Segen irgend einer ärztlichen Methode am sichersten
dann der Mehrzahl der Leidenden zu gute kommt, wenn eine
möglichst grosse Allgemeinheit der legitimen Vertreter der
Heilkunde sie in Anwendung ziehen kann. Der Weg, den die
moderne Chirurgie in übrigens durchaus idealem Streben zu
nehmen droht, ist der der Monopolisirung für grosse Institute
und der allmählichen Abdrängung des Arztes von der gegenüber anderen Zweigen der Medicin doch so dankbaren chirurgischen Thätigkeit. Durch nichts vermag aber unserer Meinung
nach der Arzt erfolgreicher den Sieg über die illegalen Vertreter sogen. natürlicher oder unnatürlicher Heilmethoden im
Urtheil seiner Mitmenschen zu erringen, als durch eine möglichst
weit vorgeschobene, erfolgreiche Benutzung derjenigen chirurgischen Handhaben, welche so fest begründet und so sicher im
Erfolge sind, wie kein anderes Gebiet der Medicin. Kann es
selbst dem sachgemäss-kritischen Urtheil schwer werden, zu
entscheiden, ob auf dem Gebiete innerer Leiden die Gesundung
trotz oder wegen des Heilmittels erfolgt ist, so ist auch dem
blödesten Auge der meist spontane und plötzliche Umschlag
zum Guten nach chirurgischen Eingriffen als ein Erfolg eines
zielbewussten, meisterhaften Könnens ohne Weiteres erkennbar.
Das ist eine Waffe, die sich gerade der Arzt der Grossstadt nie
und nimmer aus der Hand winden lassen sollte in einer Zeit, in
welcher das allgemeine Vertrauen nicht gerade im Wachsen ist.
Hat doch der Landarzt, der zum Heile seiner Position der Ausübung der Chirurgie ja von jeher treu geblieben ist, viel weniger
zu leiden und zu klagen über Rückgang seines Prestige als der Arzt
der Centrale. Die Abdrängung der praktischen Aerzte namentlich
unserer Grossstädte von der chirurgischen Thätigkeit geschieht
nun keineswegs absichtlich und in einer etwa deutlich erkennbaren Tendenz seitens der Specialisten, sondern es ist die ganz
von selbst resultirende Folge einer meiner Empfindung nach

angreifbaren und falschen Bewegungsrichtung der allgemeinen chirurgischen Entwicklung. Wenn es einmal wissenschaftliches Erforderniss werden sollte — was nicht so ausser der Welt ist — dass man nur umgeben von Glaswänden im Priestergewand, behandschuht und bekränzt mit Kapuze und Bartbinde sich den Wunden nähern darf, so ist es aus mit der Chirurgie des Arztes als solchen, und nur der von den Verpflichtungen des Gewissens freie Kurpfuscher bleibt der monopolisirten und centralisirten Chirurgie gegenüber konkurrenzfähig.

Ich habe versucht, bei diesem Sachverhalt den Herren Kollegen durch eine neue Methodik der Wundbehandlung neue Kampfmittel darzubieten, und bin mir bewusst, dass alle diese Mittel an sich diskutabel sind und dass sie zunächst nur den ersten Versuch zur Vereinfachung des modernen, allzu komplicirten chirurgischen Apparates bedeuten. Aber es ist Zeit, auf die principielle Nothwendigkeit dieser Vereinfachung und ihre Durchführbarkeit in Privaträumen hinzuweisen.

Die grosse Anzahl von Aerzten aller Länder, welche mir seit sechs Jahren zwecks Erlernung meiner Infiltrationsanästhesie die Ehre ihres Besuches erwiesen haben, hat einstimmig die grosse Brauchbarkeit auch dieser meiner anderen Reformvorschläge anerkannt und stets lebhaft bedauert, dass diese Methoden bisher nicht Allgemeingut seien. Ich habe mich daher entschlossen, alles dazu Gehörige inkl. der Vorschriften zur Herstellung der Präparate in einem besonderen Buche zu publiciren. Dabei konnte ich es nicht umgehen, auch die besonderen, von den allgemeingültigen Anschauungen hier und da abweichenden Ansichten über die Theorie der Wundheilung und ihre Störungen etwas breiter zu entwickeln.

Berlin, Januar 1899.

C. L. Schleich.

Inhaltsverzeichniss.

Chirurgische Sauberkeit.

Theorie der chirurgischen Infektion und Desinfektion.

Seite

A. Chemismus und Bakterien 5
  a) Kausalität und Bakterien 5
  b) Multiplicität des Krankheitsbildes bei gleichem Bakterienbefund . 8
  c) Virulenz und Zahl der mykotischen Einzelindividuen 9
  d) Atrium und Art der Infektion 12
  e) Berufsart und Gruppenbilder der Infektion. Kasuistik 13
  f) Ranziges Fett und Schmieröl als Faktor typischer Krankheitsbilder
     nach Infektion 20
  g) Die typische, progrediente Fettnekrose mit Phlegmone 21
  h) Die toxische Lymphangoitis diffusa 24
     Kasuistik 24
     Fischgift 26
     Insektenstich 27
     Jodfurunkulose 28
     Fettgenuss 28
     Diabetes 28
     Giftige Nägel 28
     Schweissüberproduktion 28
     Wildinfektion 29
  i) Aerzteinfektionen. Kasuistik 31
  k) Gonorrhoisches Sekret und eine besondere Aerzte-Lymphangoitis . 42
  l) Mischinfektion und der Kampf von Zelle gegen Zelle. Der Noso-
     parasitismus in der Chirurgie 42
B. Wundschädigung durch physikalische Einflüsse 44
  a) Luft als pathologischer Gewebsreiz 44
  b) Irrespirable Gase 46
  c) Der Staub 47
  d) Menge des suspendirten Luftstaubes 50
  e) Mechanische Läsion der Theile 52
     Augenheilkunde und Asepsis. Plastiken. Zartes Operiren . . 53

C. Individualität und Wundheilung 57
    a) Die falsche „Primasucht" der Operateure 58
    b) Individualität des Falles und Anpassung der Wundbehandlung . . 60
    c) Individuelle Säuberung. Bakteriologische Kontrolle 65

D) Principien der rein mechanischen Säuberung. Asepsis auf
    mechanischem Wege 66
    Kritik der chemischen und gemischt chemischen Verfahren. Die
    Bakterienvernichtung eine falsche Tendenz 66
    a) Fort mit der Bürste. Grober Schmutz. Bakterien 67
    b) Unzulänglichkeit d. chemischen Desinfektion. Vorgetäuschte Asepsis 74
       1. Sublimat 74
       2. Alkohol 80
    c) Bedeutung des Hautfettes als Hinderung der Asepsis. Experimente 83
    d) Der Chemismus in der Chirurgie 87
    e) Forderungen zur Methode der Sterilisation der Haut und Hände 94
       1. Keimfreies Material 95
       2. Epidermisschuppen 96
       3. Fliessendes, steriles Wasser 97
       4. Der sterilisirte Marmorstaub 99
       5. Ammoniakgehalt der Seife nothwendig 102
       6. Fettemulgirungsprincip in der Seife 104
       7. Unlöslicher Wachsüberzug der Haut 106
       8. Unschädlichkeit der Seife 109
       9. Ein Akt der Desinfektion 113
    f) Meine Marmorseife 114
       1. Herstellung und Zusammensetzung 114
       2. Herstellung der Wachspasta 117
       3. Herstellung der Stearinpasta 118

**Methodischer Beweis für die Wirksamkeit der Marmorstaubseife
zwecks Sterilisation der Hände.**

A. Schule der praktischen Asepsis 119
    a) Werth der bakteriologischen Methodik 120
    b) Aseptische Kurse 121
    c) Die bakterielle „Kassenrevision". Bereitung der Nährgelatine . 124

B. Experimente 128

C. Reagensglas und Wunde 137

D. Klinischer Beweis der Zulänglichkeit der Methode. Umge-
    kehrte Reihenfolge der Operationen 140

E. Undurchführbarkeit der Abstinenz von infektiösem Material,
    namentlich für den Arzt 145
    1. Die Zeit gleicht die bakterielle Verunreinigung nicht aus . . . 147
    2. Sauberkeit in arbeitsfreier Zeit 148

F. Weiteres zur Asepsis. 149
   1. Desinfektion des Operationsfeldes. Haare und die Rasur . . . 149
   2. Intrakutane Schmarotzer und ihre Entfernung 150
   3. Heisswasser-Spray als Staubfänger 151
   4. Antisepsis gegen todtes Material 153
   5. Fort mit dem Catgut 153
   6. Nahteiterung und „chirurgische Ehre" 154
   7. Mundhöhle und Bart des Operateurs 157
   8. Instrumente 159
   9. Rückblick auf die Seife 159

Das mechanische Princip als Hauptwaffe gegen intercellulare Bakterienansiedlung.

   1. Parasitismus im Gewebe. Syntoxischer Parasitismus 161
   2. Chemismus und der Parasitismus 162
   3. Die Incision als bakterienfeindlichstes Mittel 163
   4. Indikationen zur Incision der Eiterungen. Unterstützung natür-
      licher Eliminationsbestrebungen. 164
   5. Umkehr der Stromrichtung im Gewebe. Der Ort des geringsten
      Widerstandes 168
   6. Typische Operation einer Hohlhandphlegmone. Ein Paradigma . 172
   7. Abfluss und Gazetamponade. Kein Drain! 179

Natürliche Wundheilung.

A. Verwendung homogener Wundmittel 181
   1. Schnelles Operiren. Luft und Heilung 182
   2. Wundplasma und Wundkitt. 183
   3. Höchste biologische Probleme bei der Granulationsheilung . . . 185
   4. Phasen und Komponenten der Wundheilung 186
   5. Wichtigkeit des fibrinolytischen Fermentes 187
   6. Sekretion, Vaskularisation, Granulation (Organisation) 190
   7. Harmonie und Anarchie der Baumaterialien 196
   8. Gewöhnung der Granulationen an Reize. Anpassung 197
   9. Die intermediäre Plasmaschicht als Nährmittel 198
  10. Das Glutol als künstlicher Wundleim und homogene Wundhülle 199
  11. Anfänge der homogenen Wundbehandlung. Schede's Blutschorf . 201
  12. Die Gelatine als aseptischer Wundschorf und als Haemostaticum 202
  13. Selbstthätige Desinfektion 203
  14. Die luxuriirende Zellproliferation. Princip der geopferten Nährböden 208
  15. Glutol und Serumpulver. Fibrinolyse, Chemotaxis und Gewebsaufbau 210
  16. Jodkalium und Emigration 212
  17. Flüssige Formalingelatine 214
  18. Serumstrom und Bakterienausschwemmung 217
  19. Andere homogene Wundmittel und ihre Verwendung 219

a) Wachspasta und Hautcrême
b) Wachsgelatine. Glutincerat-Crême
c) Steralvaseline
d) Wachsvaselinbinden

Therapeutische Verwen-
dung derselben . . 222

B. Die Peptonpaste und die Vereinfachung der Verbandtechnik 230

   1. Pasta peptonata, ihre Herstellung und Verwendung 232
   2. Okklusivverbände ohne Binden 233
   3. Verbände am Kopf, Scrotum, Labien, Anus, Penis 234
   4. Schienen und Kompressionsverbände 237
   5. Extensionsverbände 238

C. Neue Inunktionskur durch Pinselung 239

   1. Quecksilberpepton 239
   2. Vorzüge der Pinselung 240
   3. Principien der Quecksilberanwendung 245
   4. Antiphlogose mit Quecksilberpepton. Pruritus 247

D. Serumpasta und Serumpulver 247

   1. Einiges zur Geschichte der künstlichen Eiweisspräparate zur Wund-
      behandlung. Annäherung des Chemismus an die Gewebskonstitution 247
   2. Herstellung der chirurgischen und dermatologischen Serumpräparate 250
   3. Wirkungsweise der Serumpasta. Ekzem, Dermatitis, Verbrennungen 252

Zusätze.

1. Selbstbereitung der Verbandstoffe 256
   a) Binden 258
   b) Wundtupfer 259
   c) Wundkissen 259
   d) Salbenbinden 262

2. Aufbewahrung der Seide in Nährgelatine. Lösung der Seiden-
   trage. 262
   a) Die Nährgelatine als Testobjekt der Keimfreiheit der Seide . . 262
   b) Methodik der Gelatinen-Seide-Verwendung 262

3. Reinigung der Instrumente, ihr Transport und Operationen
   ausser dem Hause 264

4. Verbandwechsel 267

Behandlung der Granulationen und Ulcerationen (Ulcus cruris).

A. Die Granulationen 269
   1. Die Antisepsis und die Ablenkung der Aufmerksamkeit von der
      Heilung per secundam intentionem 269
   2. Störungen der primären Wundheilung, ihre Verhütung resp. ihr
      Ausgleich 271

3. Nahtstörungen und Stichkanaleiterungen 275
4. Hypersekretion 276
5. Hyperfibrinosis und Störungen der Vaskularisation 278
6. Blutende Granulation und specifische Granulationsstörungen . . 281
7. Vernarbung und Epidermoisirung 283
8. Therapeutisches Schema der Granulations-Therapie 287
9. Granulation und Salbenbinden-Kompression 288
10. Lupusbehandlung 290
11. Technik der Transplantationen 292
12. Störungen der Verhornung und Rückbildung der Narbe 295

B. Die Ulceration und das Ulcus cruris 296

   1. Definition der Ulceration als gehemmte und rückgebildete Granu-
     lation 296
   2. Schema der Ulcerationsformen 298
   3. Das Ulcus cruris 299
   4. Was Alles an einem Ulcus cruris zu sehen ist 301
   5. Varikositäten 302
   6. Die Umgebung des Ulcus 305
   7. Pigmentirungen und Sklerosen 307
   8. Verhornung 310
   9. Die plasmatische Ueberfüllung und der Geschwürsgrund . . . 312
  10. Theorie der pathologischen Hyperästhesie. Miliare Neurome und
     Kontaktleitung 313
  11. Salzfluss 318
  12. Phlebitis und Ulcus 321
  13. Lues. Luetische Wundheilung und Gummibildung. Specifische
     Haemitis 323
  14. Syphilitische Verhornungsprocesse 328
  15. Therapie der Ulcera cruris. Beseitigung der plasmatischen Ueber-
     füllung 331

Furunkulosis und Karbunkulosis.

1. Berüchtigte „Kleinigkeiten" 340
2. Definitionen. Was ist ein Furunkel, was ein Karbunkel? . . . 341
3. Lokalisation oder Progredienz 341
4. Indikationen 343
5. Pflastertherapie 344
6. Formen der Furunkel. Haarbälge und Epilation. Lappenschnitt 345
7. Behandlung des Karbunkels. Der Achtzipfel-Schnitt 348

Einiges über das Lymphsystem und die Drüsenexstirpation.

1. Allgemeine Betrachtungen über das Lymphnetz 351
2. Es werden zu viel Drüsen exstirpirt 354
3. Deletäre Folgen versuchter Totalexstirpationen 356

4. Die Totalexstirpation ist eine Illusion 357
5. Methodische Enukleation 359
6. Fünf Thesen zur Lymphdrüsentherapie 361

Behandlung katarrhalischer Affektionen mittels wasserlöslicher homogener Mittel.

1. Schleimhaut und Fette 363
2. Chrompepton bei Halsaffektionen 364
3. Glutol und die Nasenschleimhaut 365
4. Uterinkatarrhe, Jodoformpepton, Ichthyolpepton 365
5. Scheidenresorption und einige Andeutungen betreffs „Hysterie" . 366
6. Massage nach Thure-Brandt und die „ewige" Behandlung . . . 367
7. Gonorrhoe 368
8. Prostatahypertrophie und Portiohypertrophie — eine Analogie . 370

Schluss. Pharmaceutischer Anhang.

1. Pasta cerata 371
2. Wachsgelatine. Glutincerat 372
3. Glutincerat-Crême 372
4. Stearinpasta. Billigstes Touchirfett 373
5. Marmorstaubseife 373
6. Flüssige Nährgelatine mit Formalin 374
7. Ceral-Vaseline und Wachsbinden 374
8. Ceral-Crême 375
9. Die Pepton-Pasta. Zusätze 375
   a) mit gelbem Quecksilberoxyd 375
   b) - Jodoform 375
   c) - Tinct. Jodi 375
   d) - Ichthyol 376
   e) - Zinc. sulf. 376
10. Die Quecksilberpiuselung mit Peptonpasta 376
11. Quecksilber-Pepton-Ichthyol 376
12. Die Serumpasta. Pulvis zinco-serosus 376
13. Serumpulver und Glutol 378
14. Salbenbinden 378

Chirurgische Sauberkeit.

Theorie der chirurgischen Infektion und Desinfektion.

Es ist eigentlich eine beschämende Thatsache, dass die Chirurgie, diese von Alters her geübte Kunst, so viele Jahrhunderte dazu gebrauchte, die verblüffend einfache Wahrheit zu finden, dass man sauber sein muss, um in dem Wundergewebe des organischen Lebens mit Finger, Messer oder Glüheisen herumwühlen zu können, ohne das räthselhaft, aber harmonisch gefügte Uhrwerk eines lebenden Organismus durch unausbleibliche Verunreinigung erheblich zu schädigen. Wie wenig Respekt vor der Unverletzlichkeit und Jungfräulichkeit eines seiner Hüllen beraubten menschlichen Zellengewebes müssen doch unsere Vorfahren in der Zunft besessen haben, um es nicht einmal für nöthig zu erachten, die Hände zu waschen, ehe man die gleichsam heiligen Stätten betrat, in welcher das Leben, dieses niemals definirte Geheimniss, sich erhält und immer neu entsteht! Wohl von dem Ernst der Situation, der in der erschreckenden Monotonie des Todes nur allzu offenbar wurde, hatte man eine deutliche Vorstellung — wohl galt der Akt der Operation als ein feierlicher, da ihn vielgestaltige Ceremonien bei allen Völkern begleiteten, aber die einfache Konsequenz zu ziehen, den Staub von sich abzuthun und sich in ein festlich Gewand zu hüllen, vergass man leider bis in unsere Zeit. Wir, die wir durch Semmelweiss' ahnungsvolles Schauen des Zusammenhangs und durch Pasteur's, Lister's und Koch's Methodenschöpfung die ungeheure Empfindlichkeit der vor den Augen des Chirurgen sich immer neu aufrollenden Teppiche des Lebens an den Feinden studirt haben, welche den Zellen derselben ihren Daseinskampf bereiten, vermögen nicht mehr zu begreifen, wie es möglich war,

dass ein so einfaches Postulat wenigstens nicht instinktiv hier und
da, wenn auch ohne völlige Erkenntniss seiner Nothwendigkeit zum
Durchbruch kam. Und doch! Es ist nicht so räthselhaft, dass das
so lange gedauert hat. Wenn man eine historische Untersuchung über
die Entwicklung der Sauberkeit als eines durchaus ethischen Grund-
begriffes anstellen wollte*), würde man bemerken, wie spät verhältnissmässig am Einzelindividuum und gar in behördlichen Maassnahmen der
Hygiene sowie der Produktion der zur Reinlichkeit gebräuchlichsten
Utensilien das wachsende Bedürfniss nach Sauberkeit zum Ausdruck
kommt. So hat sicherlich die Fabrikation und der Absatz von Seife
und Bürstenmaterial in den letzten 50 Jahren in einem viel höheren
Procentsatz zugenommen, als die Bevölkerung, und wenn man in
nationalökonomischen Werken liest, dass Mitte der 60er Jahre in
England und bei uns Anfang der 70er Jahre die Gesammtindustrie
für die Bedürfnisse der Kultur einen ungeheuren Aufschwung
nimmt, so ist der Gedanke nicht absurd, dass Lister's unsterbliche That eine herrliche Konsequenz resp. einen in unserer
Wissenschaft besonders glücklich bemerkbaren Specialfall dieser
in der allgemeinen Kulturentwicklung begründeten Vorwärtsbewegung der Menschheit bedeutet. So sehr ist auch die Fackel
des Genies nur ein Theil der allgemein dämmernden Morgen-
röthe. So ist auch die Sauberkeit überhaupt eine Tugend, welche
sich nur allmählich, und zwar auf hohen Staffeln der Kultur entwickelt. War doch bei den Griechen und Römern das Baden, das
Salben und das Frisiren auf eine Höhe allgemeiner Sitte gelangt, die
wir noch nicht im Entferntesten erreicht haben. Man denke nur an
die auf Staatskosten erhaltenen öffentlichen Bäder, für die bei uns
einfach das Bedürfniss der unteren Volksklassen noch mangelt, und
man bedenke, dass andererseits es zu den Höflichkeitsformen gehörte, den Gast abzuseifen, zu baden, mit Oelen zu salben, mit
Essenzen zu parfümiren. Das mag zum Theil klimatisch (Hitze, Staub,
mangelnde Unterkleider) bedingt gewesen sein, aber es war auch ein
anderer öffentlicher Sinn, ein stärkerer Hang zur Reinlichkeit vor-

---

*) Eine solche meisterhafte Untersuchung hat O. Rosenbach geliefert
in seiner Broschüre „Ansteckung, Ansteckungsfurcht und die bakteriologische
Schule". Stuttgart. A. Zimmer's Verlag. 1892.

handen als bei uns. Das beweist die Thatsache, dass die wenigen öffentlichen Badeanstalten in unseren Metropolen beschämender Weise schlecht besucht sind. Sauberkeit ist eben ein zu innerliches Princip, als dass sie sich von aussen aufzwingen liesse. Sie wird daher auch oft erheuchelt, meist durch starke Düfte wahrscheinlich gemacht, sie reicht aber nur bis zum Kragen- und Manschettenrand und schon die Falten hinter dem Ohr vertragen keine aufdringliche Besichtigung. Zu ihr gehört ebenso ein fein eingestelltes Gefühl für Unversehrtheit, wie eine stets wachsame, unermüdliche Energie, die leisesten Störungen der Intaktheit des Körpers auch unverzüglich auszugleichen. Sie ist im Grunde ein Talent, das schwer zu erwerben ist, sondern das in der allgemeinen seelischen Organisation bedingt und durch Generationen sorgfältig, oft wie eine erbliche Familienmarotte, gepflegt und bewahrt sein muss, um vollendet zu sein. Sie ist eine echt aristokratische, instinktive Forderung an das Leben für Leib und Seele, für unsere Kleidung und für die Räumlichkeiten, in denen man sich bewegt; ein Bewusstseinszustand, dessen geringste Störung dem wirklich sauberen Menschen ein Gefühl der peinlichsten Spannung, ein wahrhaftiges Krankheitsgefühl, gleichsam die Ahnung von Gefahr aufzwingt, das sich nicht löst ohne die ausgiebigste und zielbewussteste Willensaktion mit den erfahrungsgemäss wirksamsten Mitteln. So ist denn auch jeder Reinliche überzeugt, dass man nur auf seine Manier sich säubern kann.

Jede derartige Verfeinerung ethischer Begriffe bildet sich aber nur langsam durch wirkliche Erziehung in einem Volke heran. Sie wird nicht nur in den Familien als Tradition gehegt, sondern sogar von gewissen Ständen als Erforderniss der Gleichberechtigung erzwungen und übrigens nur durch ein strenges, nie fehlendes Beispiel, das einzig sichere Princip der Erziehung, erhalten. Denn von Natur ist leider das Individuum bei Thier und Mensch so unsauber, dass man eher geneigt sein könnte, den gemeinsamen Stammvater bei den Dickhäutern als beim Affen zu suchen. Auch bei Thierrassen ist das Sauberkeitsbedürfniss sehr verschieden. Ebenso bei Menschenrassen, eine Verschiedenheit, die sich sogar bei gleichem Bildungsgrad und gleicher Berufsart oft überraschend elementar und verblüffend geltend macht. „Der Mensch ist, wie er isst." Mens sana in corpore puro. Bei keinem Stande aber ist ein Mangel dieses Talentes so verhängnissvoll wie bei dem der Aerzte. Hier muss die Empfindung jeglicher Verunreinigung direkt bis zum vollen Bewusstsein der Höhe einer Gefahr, des Feindseligen, ja des Tödtlichen ausgeprägt sein. Der Arzt bedarf in dieser Richtung einer verfeinerten Présence d'esprit, eines stetigen Wachedienstes und einer gleichsam mikroskopisch geschulten Scharfsichtigkeit, um mit dem geeignetsten Mittel der Bedrohung erfolgreich begegnen zu können. Denn alle anderen Berufsindividuen schädigen in erster Linie sich selbst durch Unsauberkeit, es ist also im Allgemeinen gewissermassen Sache des privaten Geschmackes oder der socialen Rücksicht, wie Jemand sich zum Erdenstaube stellt, beim Arzte aber wird diese Tugend zur Pflicht, und ein schwererer Vorwurf für einen Arzt, als unsauber zu sein, ist in unseren Tagen nicht zu erdenken. Denn ein unsauberer Arzt trägt die Gefahr an Händen, die abzuwehren und zu vernichten seine Lebensaufgabe ist. Denn nicht nur die Sauberkeit im landläufigen, allen Ständen gemeinsamen Sinne, die durch gesteigerte Energie selbst den Kohlenträger und Schornsteinfeger ballfähig machen kann, muss den Arzt erfüllen, die Bakteriologie hat uns eben gelehrt, dass die Sauberkeit selbst eines schmucken Waschermadels in unserem medicinisch-bakteriologischen Sinne nur einen schüchternen Versuch, rein zu sein, darstellen kann. Wir müssen durchaus mehr leisten als nur „blitzblank" zu sein, wir müssen es auch mikroskopisch, also sogar in der Idee sein und noch da die Anwesenheit von Schmutz bewusst bekämpfen, wo nur das bewaffnete Auge oder eine besondere feine biologische Methodik die Thatsächlichkeit sogar belebter Beschmutzer unserer Haut nachzuweisen vermag. Für diese erst künstlich erkennbaren Stoffe sind nun wohl die Bakterien allzu eilig und weit in den Vordergrund geschoben worden. Wir verkennen keineswegs die Bedeutung, welche die Mikroorganismen für die Vorgänge namentlich nach stattgehabter Infektion haben, aber wir bestreiten auf das Allerenergischste, dass die Bakterien und der Kontakt mit ihnen es allein sind, welche die Infektion entstehen lassen.

A. Chemismus und Bakterien.

Wir wollen versuchen, in diesem Kapitel den Nachweis zu führen, dass auch andere Momente, welche ebenfalls durch bewusste Methoden der Reinigung und Prophylaxe ausgeschaltet werden müssen und können, mit den Bakterien gleichwerthig konkurriren in der sogenannten ätiologischen Bedeutung für die Infektion. Ja, wir stehen nicht an, entgegen der landläufigen Anschauung zu behaupten, dass es Dinge giebt, welche für die Infektion viel wichtiger und namentlich für den prognostischen Ablauf derselben viel entscheidender sind als die Anwesenheit der Bakterien. Wir wollen versuchen, aus den vorhandenen Thatsachen und aus den Resultaten der Beobachtung und der Experimente den logischen Nachweis zu führen, dass in der That gerade für die Wundinfektion noch andere, übrigens dem Arzte vermeidbare Fehlerquellen vorliegen, als welche sie die bisher tyrannisch herrschende bakteriologische Schule bis zur Absurdität nachgewiesen zu haben glaubt.

a) Kausalität und Bakterien.

Ich bin mir sehr wohl bewusst, dass dieses Unterfangen für Viele, die noch von der naiv ätiologischen Richtung der Medicin und von dem blendenden Optimismus einer dem menschlichen Erkennen doch so fernen kausalen Therapie völlig kaptivirt sind, etwas arg Befremdliches und Tollkühnes haben muss, zumal doch bisher gerade die Chirurgie fast nur Illustrationen zu dem Hauptwerk bakteriologischer Doktrin, der Kontagiosität, geliefert zu haben schien. Die Wundinfektion, der Ausgangspunkt der genialen Methodik Kochs, schien auch für immer die unangreifbare Veste, in der die auf anderem Gebiet vielfach aufs Haupt geschlagene bakteriologische Gemeinde sich immer wieder zu neuer Aktion sammeln konnte. Allein wer aufmerksam die Entwicklung der Medicin der letzten 10 Jahre verfolgt hat, kann sich nicht verhehlen, dass die strengen Kontagionisten Schritt für Schritt an Boden haben preisgeben müssen, da zum Theil sie selbst, zum Theil ihre Gegner immer mehr wissenschaftliches Material beibrachten, welches sich schlechterdings nicht

mit einer einseitigen parasitären Ursächlichkeit vereinigen liess. Da
kann man denn Martius' Angriff gegen die Bakteriologie auf dem
letzten Naturforscherkongress, der nun endlich diese von Rosenbach,
Hüppe, Liebreich, Gottstein und zum Theil auch von mir geschaffenen Breschen erklomm, um in vermittelnder Weise die Ansichten von uns „Rabbulisten" mundgerecht und schmackhaft zu
gestalten, als ein bedeutsames Symptom begrüssen, dass die Tage
des ausschliesslichen einseitig bakteriologischen, ätiologischen und
kausalen Denkens in der Therapie gezählt sind. Für die Chirurgie
ist diese Rückkehr zur allgemeinen Biologie und Cellularpathologie um
so dringender nöthig, als gerade hier Theorie und Praxis so innig
verschmolzen sind, wie kaum in einem anderen Gebiet der Medicin.
    Meine Ansicht geht dahin, dass zum Wesen der Infektion, d. h.
der aktiven Uebertragung einer Wundkrankheit, ausser der später
noch in Betracht zu ziehenden Disposition des Individuums, welches
überhaupt inficirt werden kann, noch eine Summe von Veranlassungen
und Auslösungen im Bereich der Möglichkeiten liegen, welche
ausserhalb der bakteriologischen Principien zu suchen und in anders-
artigen, vielgestaltigen, theils physikalischen, theils chemischen und
theilweise schon jetzt erkennbaren Gesetzmässigkeiten bedingt sind. Es
ist nun einmal eine immer mehr sich aufzwingende Wahrheit, dass
die Kausalität in biologischen Dingen niemals als eine Einheit gefasst werden kann, dass für den Ablauf von Lebenserscheinungen
nimmermehr ein einziger Faktor herangezogen werden darf, sondern
dass jede Aeusserung der labilen Lebenserscheinungen auf der
diagonalen Resultante vieler, mancher auch ganz unerforschter
Spannungskräfte beruhen. Ein einseitiges Kausalitätsbedürfniss, ja
der gesammte Monismus mit einbegriffen, in seinen wissenschaftlichen und religiösen Gestaltungen aller Art, entspringt stets einer
gewissen Naivität des erkenntnisstheoretischen Standpunktes. Auch
das Kind weiss immer noch ein neues „Warum"? zu fragen,
wenn Weise schon längst verstummt sind. Wer das Dogma anzu-
erkennen sich gezwungen sieht, dass in den Bakterien die letzten
Ursachen der Infektionen gefunden ist, steht einfach vor einem
Räthsel angesichts der Thatsache, dass in völlig aseptischen Wunden,
ohne Nahteiterung, ohne Spur von Reizung oder Sekretion Staphylokokken und Streptokokken, Bacterium coli von Virulenz gefunden

worden sind (Brunner, Wied etc.) und zwar in einer verblüffenden Häufigkeit der Fälle, und vor der zweiten Thatsache, dass
gerade bei den infektiösesten Krankheiten durch Kontakt (Pocken,
Syphilis, Masern, Scharlach) specifische Bakterien nicht gefunden
werden können (Rosenbach). Wer es durchaus nicht glauben will,
dass den Bakterien nur ein accessorisches Glied in der Kette der
auslösenden Momente (Hüppe) für die Infektion zukommt, der kann
es nicht verstehen, wie es möglich ist, dass eine Wunde per primam
verheilt, trotzdem Mikulicz den sehr wichtigen Nachweis geführt
hat, dass jede Haut in den tiefsten Epidermisschichten und in den
durchtrennten Haarbälgen der Cutis Bakterien enthält, an deren
eventueller Virulenz gar nicht zu zweifeln ist angesichts der Geschichte der Nahteiterungen. Hier ist doch alles erfüllt, was zur
Infektion, auch mit vulnerabelsten Mikroorganismen und gerade den
„pathogensten" nöthig ist: Gewebsverletzung, Blut und Serum, ad-
aequate Temperatur (37,0), Anwesenheit von Bakterien, Ruhigstellung,
Sauerstoffanwesenheit aus Blut und Luft, und dennoch, keine Spur
Infektion, keine Spur Eiterung, keine Spur von Krankheit. Welch
ein Paradox! Wir bemühen uns mit allen Mitteln rigorosester Desinfektion unsere Hände und die zu durchtrennende Haut zu bearbeiten, wir sollen gezwungen werden, nur in einem steifleinenen
Kostüm mit Handschuhen, Hauben, Bartbinden, Filzschuhen und
Respiratoren uns den heiligen Hallen der Operationssäle zu nahen,
wir sollen die eintretende frische Luft einer Entstäubung durch
Filter unterziehen und der Gefahr des Aufwirbelns von Bakterien bei
der Unterhaltung durch Respiratoren vor unserem Sprachorgan zu
begegnen, und doch — der Feind, dem wir zu Leibe rücken, ist
immer allgegenwärtig und spottet unserer ohnmächtigen Anstren-
gungen, ihn abzuthun. Ist er nicht über der Haut, so steckt er in
derselben, — ist er nicht in der Zimmerluft, so steckt er im Athem,
wird er nicht in die Wunde getragen, so kommt er aus ihr hervor!
Noch mehr — wir desinficiren auf das ängstlichste die Hand, die
Brust, wenn ein Phlegmone, ein Abscess geöffnet werden soll, die
Haut wird geseift, gebürstet, alkoholisirt und sublimatisirt — und
wenige Minuten später fliesst vollvirulenter Eiter über die Schnittfläche und es ist einfach menschenunmöglich zu vermeiden, dass
bisher völlig intakte Gewebsabschnitte in nachhaltigen Kontakt mit

der so gefürchteten Materie gelangen und dennoch — das Fieber
fällt, der Kranke gesundet von Stund an, die Infektion läuft ab,
statt nun erst recht zu beginnen, wie es sein müsste, wenn
die Bakterien in Virulenz wirklich die direkten Urheber
der Infektion wären.

b) Multiplicität des Krankheitsbildes bei gleichem Bakterienbefund.

Während also auf der einen Seite trotz vorhandener Bakterien
Infektionen ausbleiben, finden wir auf der anderen Seite bei den allerverschiedensten Formen stattgehabter Wundinfektion stets auffallend
wenige konstante Arten der Bakterien (Streptokokken und Staphylokokken, Bacterium coli, Löffler's Bacillen) und die streng bakteriologische Schule hat sich durchaus vergeblich bemüht für jede
Form der Wunderkrankung ein specifisches Bacterium aus-
findig und haftbar zu machen. Ein specifischer Bacillus des Hos-
pitalbrandes, dieses in seiner Fürchterlichkeit gewiss charakteristischen
Krankheits- und Krankenhausbildes, ist trotz mehrfacher Behauptung
seiner Existenz nicht aufgespürt worden; die so sicher behauptete
Specifität des Erysipelcoccus ist gefallen; bei den verschiedensten Phlegmonen, an klinischer Dignität kolossal variabel, finden sich durchaus
dieselben Arten wieder, der einfache Furunkel weist keine wesentlich
anderen Mikroorganismen auf als der tödtliche Karbunkel, bei den
Abscessen aller Arten findet man wiederum theils Streptokokken theils
Staphylokokken, und bei der diffusen Lymphangoitis und dem akuten
Oedem sind beim Menschen durchaus keine anderen Bakterien zu entdecken, als beim Bubo oder der Peritonsillitis. Wenn aber alle diese
Krankheitsbilder durchaus weder von Zahl noch Virulenz noch Art
der Mikroorganismen bedingt sind, diese vielmehr stets und überall in durchaus nicht typischer, völlig verschiedener Anordnung
und Zahl vorhanden sind, so muss man doch logisch die Ursachen
der so vielgestaltigen, gerade typischen und scharf charakterisirten
Krankheitsbilder in einem anderen vielleicht konstanteren Moment
suchen. Man überlege recht scharf: Akute progrediente Gangrän,
Lymphangoitis in Streifenform und in diffuser, livider Röthung,
Wildinfektion, Abscess, Phlegmone, Erysipelas, Furunkel, Karbunkel,
akute infektiöse Fettnekrose, Pyothrombose, purulentes Oedem, reines

diffuses, entzündliches oder trübes Oedem, Lymphthrombose, Bubo — welch eine Schaar klinisch ganz scharf trennbarer Krankheitsgebilde und welche Bakterien? — Staphylococcus, Streptococcus und Bacterium coli mit einigen Unterarten, deren Konstanz und stetige Begleitschaft mit jenen wohltrennbaren Krankheitsbildern Niemand behaupten kann. Diese Thatsache erscheint noch frappanter, wenn man bedenkt, dass diese ganze Schaar wohlcharakterisirter klinischer Bilder sich an jeder Lokalität einnisten kann, dass sie sämmtlich Erkrankungen desselben Organsystemes darstellen. Ja, an derselben Infektionsquelle kann sich ein und dasselbe Individuum differente Krankheiten holen; ich sah an einem Arzte an der rechten Hand eine diffuse Lymphangoitis am vierten, und am fünften Finger einen echten Furunkel mit Fettnekrose; in beiden Herden sassen dieselben Bakterien, Strepto- und Staphylokokken, nicht einmal in der Anzahl augenfällig differirend. Die Infektion fand an demselben Tage bei derselben Obduktion statt. Wird man da nicht stutzig und sollte man, wie alle, welche die bakteriologische Hochfluth miterlebt haben, sämmtliche Räthsel der Wundinfektionen klipp und klar in der Konstanz der botanischen Arten inkl. ihrer wechselnden Virulenz wirklich aufgelöst sehen?

c) Virulenz und Zahl der mykotischen Einzelindividuen.

Es bedarf nur einer kurzen Streifung des Einwandes, dass die Variabilität der Krankheitsbilder vielleicht abhängig sei sowohl von der wechselnden Virulenz, wie von der wechselnden Zahl der übertragenen, mykotischen Einzelindividuen. Dieser Einwand hat nämlich kein erhebliches Gewicht. Es wären sowohl Virulenz wie Bakterienzahl nur im Stande, quantitative Unterschiede im Verlauf der Schwere ein und derselben Art von Erkrankung zu veranlassen, nimmermehr aber würde es logisch verständlich, warum tausend Staphylokokken einen Furunkel, Milliarden aber eine Lymphangoitis machen könnten resp. umgekehrt. Nur in dem Falle, dass alle diese Krankheitsbilder klinisch allmählich in einander übergingen und erfahrungsgemäss eine Klimax der Symptome darstellten, eine Kette von organisch eins aus dem anderen entwickelten Gliedern, erst dann könnte man die Sache begreifbar so darstellen, dass grössere oder geringere

Giftigkeit oder ein Plus resp. Minus von Zellindividuen das eine Mal diese, das andere Mal jene Etappe des ganzen Krankheitsverlaufes veranlassten. Wenn ein Furunkel gebildet ist, nun, so vermehren sich doch sicherlich die anwesenden Bakterien ins Milliardenfache, und dennoch bleibt es ein Furunkel mit wohl bekanntem und immer wiederkehrendem Krankheits- und Symptomenbilde, und eine Lymphangoitis verläuft als solche mit einem begrenzten Maass pathologischer Komplikationen. Gegen diese Auffassung spricht auch keineswegs die Thatsache, dass die eventuellen deletärsten Endstadien aller dieser Krankheitsbilder unter Umständen ganz die gleichen sein können: nämlich Sepsis und Pyämie. Denn auf dem Wege des Experimentes ist es lange entschieden, dass die klinischen Erscheinungen sowohl von Sepsis wie Pyämie genau wie das Fieber an sich durch die allerheterogensten Pilzformen erregt werden können und keineswegs etwa das ausschliessliche Recht der Staphylo- oder Streptokokken darstellen. Wenn ein Milzbrandkranker in allen Adern Milzbrandbacillen hat und stirbt, resp. ein Malariakranker dem Plasmodium sanguinis erliegt, so sterben Beide unter dem klinischen Bilde septischer Infektion, und wenn aus dem Actinomyces- abscess oder der tuberkulösen Kaverne Eiter die Venenwand durch- bricht, so zeigt das betreffende Individuum genau dieselben Symptome von Pyämie, wie die Wöchnerin, bei welcher aus den pyophlebitischen Uterinvenen Kokken-Embolien metastatisch verschleppt werden. Uebrigens ist es eine nicht mehr so selten zu hörende Ansicht, dass das Eindringen der Bakterien in die allgemeine Cirkulation stets ein kadaveröses Symptom darstellt, welches bisweilen schon prämortal auftritt, aber stets als ein Beweis der Lähmung aller Wehrkräfte, also des sich einleitenden Todes zu gelten habe. Auf diese Weise ist es auch zu erklären, dass zum Beispiel beim Milzbrand die primäre Wunde frei von Anthraxbacillen gefunden werden kann, während dieselben im Blute massenhaft anwesend sind und umgekehrt. Freilich sind das alles Fälle gewesen, bei denen der Tod eintrat, und es ist die Anschau- ung gewiss haltbar, dass das Einnisten der Mikroorganismen im Blute das erste Symptom der Kadaverisation ist. Selbst wenn eine Zeitlang das Uhrwerk sich noch drehen und der Pendel noch schwingen sollte: die Feder ist am Ablaufen und war zum letzten Male aufge- zogen. Das ist die Nekrobiose des Gesammtorganismus, ihr folgt die Nekrose und ihr die Gangrän, d. h. die Kadaverisation. Das ist im Ganzen wie in den Theilen, im Leben des Organismus insgesammt wie im Leben der Gewebe und Zellen. Damit soll durchaus nicht gesagt sein, dass für den Ablauf der Krankheit die Anwesenheit und die Eigenschaften der Mikroorganismen überhaupt nichts zu sagen hätten, dass sie stets harmlose Begleiterscheinungen seien. Man muss sich auf das Energischste dagegen verwahren, dass von den strengen Kontagionisten, um die Irrthümlichkeit unseres Gesammtstandpunktes darzulegen, solche die Bedeutung der Bakterien auch für den pathologischen Process an sich leugnende Unterstellung hier und da gemacht wird. Die bisher kleine Gemeinde derer, welche unter der Führung von Rosenbach, Hüppe, Liebreich und Gottstein ihre energischen Angriffe gegen die Einseitigkeit der Bakteriologie schon zu einer Zeit gemacht hat, zu welcher es noch muthig war, gegen den Strom zu schwimmen, während jetzt schon stolze Flaggen stromaufwärts gesteuert werden, ist sich darüber auch nicht einen Augenblick im Unklaren gewesen, dass Bakterien Wirkungen, und zwar recht gefährliche haben können (Liebreich). Sie hat nur stets geleugnet, dass ihre Anwesenheit allein genüge, um die Krankheit zu machen, und hat vielmehr das Umgekehrte als wahrscheinlich oder als „auch möglich" nachzuweisen versucht, dass erst die Krankheitsursache da sein müsse, ehe die Bakterien ihre Wirkung entfalten könnten. Speciell für die Chirurgie liegen die Dinge so, dass eine Schwächung der Widerstandskraft im Gewebe vorhanden sein muss, ehe die Bakterien sich ansiedeln können, und dass zweitens die Richtung, in welcher die angesiedelten Bakterien sich fortbewegen, nicht allein durch ihre biologischen Eigenschaften (wie Virulenz und Bewegungsschnelligkeit [Fortpflanzung]) erklärt werden kann. Da eben bei verschiedensten pathologischen Processen stets dieselben Mykosen vorhanden sind, so muss man zwingend den Schluss machen, dass nicht diese Mykosen den Zustand des abnormen Verlaufes der Dinge verursachen, sondern dass auf den verschiedenen, lokalen und auf den sehr verschiedentlich desorganisirtem Nährböden der vielgestaltigen Krankheitsherde allerhand ähnliche Mikroorganismen ihr Fortkommen finden. Dann liegt z. B. die variirende Heftigkeit der Zersetzungen viel mehr auf dem Gebiet der anwesenden Rohmaterialien, der zersetzungsfähigen Zellsubstanz, als auf dem

Gebiet specifischer Eigenschaften der Bakterien. Dann giebt es
typische Krankheitssymptome, typische Vergiftungserscheinungen
und typische Gewebszersetzung, aber die Besonderheit des Einzelfalles bestimmt nicht das stets vorhandene Bacterium. Darum
können auch weder Virulenz noch Quantität des bakteriellen Materiales
an sich die lokale Differenz der typischen Krankheitsbilder erklären
und die resultirenden Allgemeinerkrankungen Pyämie und Sepsis
sind ebenfalls nicht an die Anwesenheit von chirurgisch wichtigen
Mikroorganismen allein geknüpft. Was also kann es sein, das die
klinischen Krankheitsbilder nach einer so typischen Gleichheit in
den einzelnen Kategorien modellirt?

d) Atrium und Art der Infektion.

Zunächst liegen erkennbar die Verhältnisse so, dass die Lokalität
des Angriffes der Schädlichkeit einige typische Variationen desselben
Infektionsmodus sehr wohl bedingen kann. Ob die Ansiedlungsstelle
eines Bakteriums der Haarbalg oder die zerrissene Lymphwand
darstellt, wird gewiss von wesentlichem Einfluss sein auf die Gestaltung des folgenden lokalen und allgemeinen Krankheitsbildes.
Es ist natürlich ein differentes Krankheitsbild zu erwarten, je nachdem etwa die Schädlichkeit ein offenes Lumen der Cirkulation oder
eine Lymphspalte zum Angriffspunkt vor sich hat.

Dieser Zusammenhang zwischen Infektion, lokaler Eingangspforte (Atrium) derselben und typischem Krankheitsbilde ist zwar
sicherlich erweisbar, aber doch nur für eine ganz beschränkte Anzahl
von Fällen, bei denen die Infektion gerade die Körperoberfläche
zum Angriffspunkte nimmt, die Typicität verschwindet aber naturgemäss immer mehr, je weiter im Inneren diese Angriffsstelle gelegen
ist und je gleichmässiger organisch gebildet diejenigen Gewebselemente sind, welche befallen werden. Es muss also auch als
selbstverständlich zugegeben werden, dass die Lokalität einer Erkrankung ständig einen ebenfalls mitbestimmenden Faktor für die
Erscheinungsform eines Leidens abgeben muss, es ist aber gerade
bei den Infektionen zu bedenken, dass das allgemeine Gesetz
der leukocytären Aggregationen, unter dem alle bakteriologischen
Erkrankungen abzulaufen gezwungen sind, an immer gleichen An-

griffsstellen, nämlich dem Bindegewebe und den Lymph- und Blutgefässen zum Ausdruck kommt. Warum nun aber innerhalb dieser überall im Körper vorhandenen Gewebe und Organe die Infektion einmal eine Zellinfiltration, das andere Mal eine Lymph- thrombose, das dritte Mal eine Periphlebitis, das vierte Mal einen miliaren Abscess, das fünfte Mal eine Kontaktnekrose und so fort ad infinitum bei übrigens stetiger Anwesenheit von Kokken und Bakterien naheverwandter Species erregt, das eben ist der Aus- gangspunkt dieser Untersuchungen, Experimente und Schlussfol- gerungen aus Beobachtungen gewesen, welche, wie ich hoffe, ge- eignet sein werden, unsere chirurgische Prophylaxe — die Rein- lichkeit in makro- und mikroskopischem Sinne — ausser der bak- teriologischen Stichprobe auch noch andere Dinge mehr als bisher in Rücksicht nehmen zu lassen.

e) Berufsart und Gruppenbilder der Infektion.

Es ist für mich eine absolut feststehende Thatsache, dass es gerade unter den Wundinfektionen typische Krankheitsbilder giebt, deren Konstanz sich zunächst auffällig und nachweislich an die gleiche Berufsart der befallenen Individuen zu knüpfen scheint, gleichsam als gäbe es gewisse Gewerbe und Stände, bei welchen die chirurgischen Infektionen erfahrungsgemäss anders verlaufen als bei anderen. Ich meine hier natürlich nicht die Thatsache, dass Panaritien bei Köchinnen häufiger sind als bei Gräfinnen, auch nicht, dass der Bubo traumaticus beim Militär häufiger als bei Gelehrten vorkommt, sondern es will mir scheinen, dass bei an sich gleich häufiger Möglichkeit, sich Schädlichkeiten bestimmter Art auszusetzen, dennoch Gruppen von Krankheitsbildern aufstellbar sind in noch verfei- nerter ätiologischer Eintheilung als allein nach den Gesichts- punkten der Gewerbe- und Standeskrankheiten. — Ich habe durch viele Jahre hindurch die Verletzten der Loewe'schen Gewehrfabrik in meiner Klinik behandelt, ich habe ein grosses Material gerade von Köchinnen, Köchen und Kellnern fast täglich zu versorgen, und meine Anästhesie hat mir die Ehre eingebracht, über 200 Kollegen operativ an Infektionen zu behandeln, so dass mindestens 2 bis 3 Aerzte resp. Famuli meist unserer klinischen und pathologischen

Institute zu meiner ständigen Klientel gehören, nebenbei bemerkt, weil gerade den vielen Berliner Kollegen die Chloroform- und Narkosegefahr um so lebhafter für ihre eigene Person imponirte, je heftiger sie der Betonung dieser Gefahr fürs Publikum anfänglich und zum Theil noch heute opponirt haben. Aus diesen nach vielen Hunderten zählenden Infektionsfällen innerhalb der oft Infektionen ausgesetzten Berufsarten ergab sich nun ganz allmählich und immer deutlicher erkennbar, je grösser die Zahl der Beobachtungen wurde, ein Gesetz, welches also zu formuliren sein dürfte:

Bei den Infektionen mit Staphylokokken und Streptokokken, d. h. also bei den nicht specifischen Eiterungen, bei den Wundinfektionen im engeren Sinne, ist für die Gestaltung und den Ablauf des Krankheitsbildes in einer auffallenden Zahl von Fällen von entscheiden der Bedeutung, welcher durch die Berufsart typische, die Infektion begleitende, toxische Stoffe in die Wunde bei der stattgehabten Verletzung gelangt ist. Erst von diesem gleichzeitig in Gewebsberührung gebrachten fermentativen Kontakt ist es abhängig, **ob** eine Wunderkrankung und **welcher** Art sie stattfindet.

Um dieses meiner Meinung nach konstante Verhältniss zwischen Berufsart und Art der Infektion bei stattfindenden Verletzungen näher zu beleuchten, muss ich zunächst, um nicht missverstanden zu werden, hier alle diejenigen Fälle ausschliessen, welche die Folge einer echten specifischen Kontaktinfektion sind. Wenn ein Pferdeknecht Malleus, ein Gerber Milzbrand, ein Prosektor einen Leichentuberkel bekommt, so ist darin ebenfalls ein leicht erkennbarer und uns allen geläufiger Zusammenhang zwischen Berufsart und Infektionsmodus gegeben, weil eben überwiegend nur diese Berufsklassen mit den stets rein specifischen, d. h. parasitischen Mikroorganismen, für die jedes menschliche Gewebe empfänglich ist, in Berührung gerathen.

Diese specifischen Infektionen, für welche also alle Menschen gleich oder annähernd gleich disponirt sind und für deren Zustandekommen es keiner besonderen Begleiterscheinungen bedarf, meine ich hier natürlich nicht*), sondern diejenigen, bei welchen bei gleicher

---

*) Die schärfste Formulirung dieses unseres gemeinsamen Standpunktes findet sich in dem Buche meines Freundes Adolf Gottstein: Epidemiologie.

und steter Anwesenheit von Strepto- und Staphylokokken dennoch die nach einer Läsion der Hautdecken so ungeheuer variabeln Krankheitsbilder entstehen, dass eben neben den Mikroorganismen noch andere mehr typische „causae efficientes" logisch unabweislich angenommen werden müssen. Zur Illustration des Gesagten muss ich einige Fälle mit einem Krankheitsverlauf schildern, welcher gleichsam einen Typus, ein Schema bildet, nach welchem die überwiegende Mehrzahl aller unter den ähnlichen Bedingungen inficirter Fälle verläuft.

Herr M., Maschinenmeister der Loewe'schen Fabrik, verletzte sich am Morgen d. 16. IV. 1892 beim Reinigen eines Gewehrs, welches frisch geölt wurde, am Mittelfinger der linken Hand. Mässige Blutung, nicht mehr nachlassender brennender Schmerz. Sofortiges Auswaschen der Wunde mit Wasser und später Sublimatlösung. Verband mit Jodoformgaze.

17. IV. Pat. sucht meine Klinik auf, da er schon am Nachmittage des gestrigen Tages starkes Ziehen in Hand und Arm verspürt habe. Abends 7 Uhr heftiger Schüttelfrost, danach Hitzegefühl, Durst.

Status praesens: An der Beere des dritten Fingers der linken Hand, welche in toto prall geschwollen, geröthet und heiss ist, findet sich ein blauschwarzer, erbsengrosser Lappen der Cutis mit gerissenen Rändern, welcher frei abhebbar ist; aus der gerissenen Wundfläche sickert trübes Serum. Die Wundfläche sonst auffallend trocken. Der Finger fühlt sich derb und fest an. Direkter Druckschmerz nicht vorhanden. Die pralle Infiltration reicht bis auf den Vorderarm. Keine Drüsenschwellung. Keine lymphangitische Röthung. Temperatur 38,7 $^{\circ}$. Puls 100.

Sofortige Operation in Narkose. Zunächst Excision der ganzen Wunde, Abtragung des Lappens mit Pincette und Scheere. Im Boden des Wundherdes erscheinen deutlich erkennbare Fettläppchen, jedoch sind dieselben auffallend fest, grauweisslich, erstarrtem Fett ähnlich, unelastisch, trocken. Spaltung der Haut des Fingers bis auf die Fascie. Ueberall erscheint das Fettgewebe von dieser deutlichen Trübung, Erstarrung und weisslichen Färbung. Dabei sind die einzelnen Fetttrauben auf

ihrer glatten Schnittfläche ungemein scharf von dem sie um-
rahmenden Bindegewebe, welches glasig hell, sulzig erscheint,
zu differenziren. Die Fascie des Fingers ist trübe, flockig. Dieselbe an einer Stelle durchschnitten, lässt die Sehnenscheide
klar und ungetrübt durchscheinen, aus dem subfascialen, para-
tendinösen Gewebsraum fliesst klares Serum hervor. Die sulzige
steatomatöse Gerinnung des Fettes reicht an die Kanten des
Fingers heran, und die Trübung des fascialen Bindegewebes
macht überall Halt im subfascialen Gewebe. Dagegen setzt sich
die Verfärbung und sulzige Gerinnung des Fettes über die ganze
Hohlhand bis zum Vorderarm ($^1/_3$ desselben) fort. Die Haut, das
Unterhautzellgewebe und die Fascie, welche hier überall wie
mit geronnenem Eiweiss beschlagen erscheint, wird über der
Vola manus in drei parallelen Zügen gespalten und die zwei entstehenden breiten Hautbrücken mit dem Zeigefinger streifenartig
erhoben und von der Fascie abgetrennt. Dabei hat man das
deutliche Gefühl der verminderten Elasticität der Haut und der
Subcutis, dieselben sind in Gelatinestreifen ähnliche Decken
verwandelt, ja es gelingt in dem Fette durch festen Druck
bleibende Konturen einzupressen, derart wachsartig, elastici-
tätslos erscheint das veränderte Fettgewebe. Auch am Vorderarm
werden zwei 5 bis 6 cm von einander entfernte und ca. 10 cm
lange Incisionen gemacht. Auch hier zeigen Fett und Fascie
wachsartige Erstarrung, erst gegen das Ende des Schnittes
quellen elastische Fetttrauben, klar, lichtreflektirend, glänzend
und mit durchscheinendem Bindegewebe umrahmt über die
Schnittfläche. Erst hier also befindet man sich im Gesunden,
daher ist hier die Fascie rein und durchscheinend. Ueber dem
Lig. carpi volar. werden aus dem Fettgewebe drei Strichkulturen
abgeimpft. Ebenso viele aus der direkten Umgebung der Fingerwunde und dem Fette des Mittelfingers. In alle Schnitte wird
fest Jodoformgaze in langen Streifen eingepresst*), darüber ein
Umschlag mit essigsaurer Thonerde und Gummipapier gelegt.
Schiene, Suspension.

---

*) Vom Jahre 1894 an wurde stets Glutol in die Schnittflächen gepresst
und darüber sterile Gaze fest eingedrückt.

17. IV. Allgemeinbefinden mässig gut. Temperatur morgens 37,4°. Puls 86.

Zunge belegt. Appetitlosigkeit. Nachts starkes Durstgefühl. Schmerzen gering. Kein Pulsationsgefühl in den Wunden. Abends Temperatur 39,0.

18. IV. Verbandwechsel. Die Schwellung der Umgebung der Schnitte hat überall nachgelassen, es findet sich nur noch leichtes Oedem daselbst. Die Wundfläche überall grau, trübe, beschlagen, keine Fibrinausscheidung. In der Umgebung der Wunde deutlich eitriges Sekret, sonst die Wundflächen auffallend trocken. Neuer gleicher Verband wie am 16. IV.

Temperatur morgens 36,5. Abends 37,8.

19. IV. Allgemeinbefinden gebessert. Appetit. Temperatur 36,7. Abends 37,0.

20. IV. Die Wundflächen zeigen jetzt überall rein eitrige Sekretion. An Finger und Hand stösst sich das Fettgewebe in breiten Fladen ab. Beim Herausschneiden der Fettlappen leichte Blutungen.

22. IV. Am Finger zeigen sich schön rothe Granulationen. Auch an Hohlhand und Arm beginnt das nekrotische Fett sich zu sequestriren.

Die Kulturen waren angegangen. Staphylococcen alb. und citr., Streptokokken. Oberarm-Abimpfung negativ.

Die weitere Krankengeschichte enthält nichts, als die Angaben, dass allmählich sich überall das eingeschmolzene Fett in grossen Fetzen abstösst, Granulationen aufschiessen und allmählich die Hautlappen durch diese Granulationen auf ihrer Unterlage festgelöthet werden. Patient wurde am 14. Tage entlassen. Die definitive Heilung trat in der fünften Woche ein.

Dieser Fall erscheint mir deshalb typisch, weil ich aus derselben Fabrik im Laufe der Jahre fast zwei Dutzend genau so verlaufender Fälle zur Behandlung bekommen habe. Allen gemeinsam war die Steatose, die Gerinnung und nachfolgende Nekrose des Fettgewebes von der Stelle, an welcher die Verletzung stattgefunden hatte, streckenweise aufwärts. Natürlich war nicht stets Hand und Unterarm mitergriffen, bisweilen machte die nekrobiotische Erstarrung des Unterhautzellgewebes am Finger, resp. dicht in der Um-

gebung der Verwundung Halt, in anderen Fällen rückte dieselbe
über die Hohlhand vor, ohne den Arm zu erreichen. Manchmal
war, wenn die Fälle in meine Behandlung kamen, schon eitrige
Schmelzung eingetreten, dann konnte man jedoch stets am Rande
der Infektion gegen das gesunde Gewebe zu diese typische, gelblich-
weisse, wachsartige Erstarrung des Fettes zu kugligen, kleinen
derben Beulen mit glattem, eisbutterähnlichem Durchschnitt und
sulzig-glasiger, bindegewebiger Umhüllung konstatiren, welche mir
eben für diese Infektionen charakterisch erscheinen. Pathologisch gesprochen handelt es sich also um eine von der Infektionsstelle ausgehende, progrediente Nekrose des Unterhautfettgewebes mit phlegmonöser Infiltration des Bindegewebes an der Umgrenzung des
Herdes und eitriger Sequestration des im nekrotisirenden Process
erstarrten Fettes. (Phlegmone sicca necrotica telae subcutaneae
dissecans). Das Krankenbild ist ganz ausgesprochen, und wer
es einmal mit Bewusstsein und pathologisch-anatomischem Blick
studirt hat, wird es nie wieder verkennen. Der pathologisch ge-
schulte Chirurg — ich hatte das Glück $4\frac{1}{2}$ Jahre unter Rudolf
Virchow zu arbeiten — sieht diese phlegmonösen Processe überhaupt
naturgemäss viel früher, häufiger und frischer als der Patholog am
Leichentisch; wir sind in Folge dessen eigentlich kompetenter in
der Beurtheilung dieser Zustände als der Patholog und der Bakteriolog, von denen der Erstere die Varianten der phlegmonösen
Infiltration auf Grund der häufiger von ihm geschauten Endstadien
in ihrer anfänglichen Typicität nicht so genau zu beurtheilen und
zu schildern vermag in klinisch scharf ausgesprochenen Krankheitsbildern. Es kann gar kein Zweifel sein, dass die pathologische
Anatomie auch bei der Geschichte der Eiterungen wie bei den Erkrankungen der Knochen durch die Chirurgie sehr wesentliche Ergänzung erfahren kann. Und für die Bakteriologie gilt in noch viel
höherem Maasse die Nothwendigkeit der Ergänzung ihrer Erfahrungen
am Thierkörper durch die klinische Beobachtung am Menschen.
Gerade was die phlegmonösen Eiterungen anbetrifft, so lässt doch
eigentlich das Thierexperiment völlig im Stich: so etwas wie eine
progrediente Tendinitis purulenta, ja wie ein einfaches Panaritium
giebt es schlechterdings nicht bei Thieren, und wenn es Schimmelbusch durch besonders vorbereitende Umstände gelang, eine typische

Kaninchenphlegmonose nach vielen vergeblichen Versuchen zu erzeugen, so spricht das doch sehr deutlich für unsere zu beweisende und oben formulirte Ansicht. Erst kommt die Vorbereitung zu dem Haften und Progredientwerden der Bakterien, dann erst die specifische Erkrankung. Wie kann man übrigens angesichts der immer deutlicher sich herausstellenden Differenz zwischen Thierexperiment und menschlicher Pathologie immer noch so unentwegt von Erregern specifischer Menschenkrankheiten reden. Ist z. B. wirklich der Bacillus Löffler der Urheber der menschlichen Diphtherie, so ist er es doch, nicht weil er beim Thier ein ganz anderes Krankheitsbild erregt, sondern trotzdem er sich so different verhält. Auch möchte ich an dieser Stelle doch behaupten, dass die gerade von den Bakteriologen so hoch gehaltene Fahne der Virulenz erheblich in ihrer Farbenpracht einzubüssen und zu erblassen beginnt, ja selbst der wohl unantastbare Satz, dass die Giftigkeit mancher Bakterien (z. B. der Pestbacillen) zunimmt, wenn sie einen Thierkörper passirt haben — spricht er eigentlich so absolut für die Lehre von der Specifität oder nicht vielmehr für unsere Anschauung, dass gerade im Thierkörper Bedingungen hinzukommen, welche die Virulenz bestimmen, dass also diese, wie Gottstein (s. o.) sich ausdrückt, eine Diagonale der Wechselwirkung zwischen bakteriologischer und thierischer Zelle darstellt?

Diese oben geschilderten Zustände der Fettnekrose sehen wir übrigens bei Kindern als das typische Bild einer phlegmonösen Infiltration (vielleicht weil das Fettgewebe der Kinder, wie bekannt, leichter erstarrt als das der Erwachsenen, was sich auch bei der Leichenstarre des Fettes erkennen lässt); es ist oft auf weite Strecken das hervorstechendste Symptom der stattgehabten Infektion. Wir sehen diese Form der nekrotischen progredienten Fetterstarrung unter mehr oder weniger harter, schmerzhafter, diffus ödematöser Phlegmone sehr häufig um Lippen und Wangen auch bei Erwachsenen, wir finden sie wieder bei Eiterungsprocessen der Bauchhaut (z. B. nach Injektionen mit unsauberen Morphiumspitzen), kurz bei phlegmonösen Processen aller Art als ein besonderes, pathologisches Krankheitsbild, welches sich durchaus verschieden verhält von den echten, rein eitrigen, rein acut ödematösen, rein erysipelatösen oder lymphangoitischen, abscedirenden oder jauchigen Phlegmone-Formen.

2*

Bei allen diesen Fällen finden sich Staphylococcus albus, citrus, flavus, bisweilen Bacterium coli und die Streptococcus pyog., welche sich jedoch bei jedem phlegmonösen Process in gleicher Weise aufzeigen lassen.

Was kann nun die Ursache dieser Erstarrung des Fettes sobald nach der Verletzung und Infektion sein?

f) Ranziges Fett und Schmieröl als Faktor der typischen Krankheitsbilder nach Infektion.

Als sich die Fälle mehrten, welche dieser einen Fabrik entstammten und die so scharf gesehen zu haben ich mich nicht erinnern konnte, begann ich aus den Schilderungen der Patienten direkt ihren eigenen Verdacht entnehmend, auf das zu ihren Arbeiten benutzte Schmieröl zu fahnden. Ich liess mir daher mehrere solcher Fläschchen mit sogenanntem Maschinenöl, welche offen (meist ist eine Krähenfeder in dasselbe getaucht) auf den geräthbepackten Tischen der einzelnen Arbeiter zu stehen pflegen, mitbringen, um sie zu untersuchen. Bakteriologisch liess sich eine Unmasse von Kokken und Stäbchen nachweisen, die jedoch keinerlei specifischen, etwa sonst nicht auch vorhandenen Mikroorganismen aufwiesen. Dagegen war das Oel an sich zersetzt, übelriechend, ranzig und total verdorben. Ich habe nun in allen diesen, bis heute 21 Fällen von solcher Fettnekrose und Phlegmone des Unterhautzellgewebes den Nachweis führen können, dass die Verletzung und die Infektion vor sich ging unter gleichzeitiger Berührung mit solch zersetztem und ranzigem, stinkendem Oel. Ja, ich konnte diesen Kontakt mit schmierigen Fetten auch da durch nähere Nachforschung erweisen, wo die betreffenden Patienten nicht dieser Löwe'schen Fabrik entstammten, sondern in anderen Betrieben thätig, dennoch mit derartigem, zersetztem Oel zu thun gehabt hatten. Dafür muss ich einige Beläge in kurzem Auszuge anführen.

Cl. N., 21 J., Stubenmädchen. Verletzte sich beim Putzen der Thürschlösser an einer vorspringenden Schraube den Handrücken. Progrediente Fettnekrose des Handrückens in

5-Markstückausdehnung. Auf die Frage, ob sie eventuell mit schlechtem Oel zu thun gehabt, erfolgt die Antwort: „Wir putzen mit Oel und Putzpulver zusammen".

Fr. D., 32 J., Kellner. Schnitt sich an einer Blechdose beim Aufräumen im Anrichteraum des Monopol-Hôtels in den Daumenballen. Schwere progrediente Fettnekrose bis über die Mitte des Vorderarms. Sehr vernachlässigter Fall. Der Schnitt war erfolgt an einer Blechdose, in welcher Oelsardinen gewesen waren.

Dr. F. S., 27 J., Chemiker. Necrosis progrediens telae subcutaneae des Vorderarms (Volarseite). Giebt es als sehr möglich zu, dass er mit ranzigem Fett inficirt sei, denn er habe sich an einer Flasche verletzt; der Laboratoriumswärter habe ihm „Heilsalbe" aufgestrichen, welche ihm gleich nicht ganz geheuer erschienen sei und über ein Jahr alt war.

Frau A. St., 54 J. Hat sich am Hühnerauge geschnitten und mit Fett aus einer alten Salbenschachtel die Wunde eingerieben. Fettnekrose der kleinen Zehe und des Fussrückens.

g) Die typische progrediente Fettnekrose mit Phlegmone.

Ich könnte noch eine ganze Reihe von Fällen anführen, bei welchen es sich durch eine ganz einfache Fragestellung ergab, dass thatsächlich Verletzung und Berührung mit zersetztem Fett die typische Phlegmone hervorgerufen hatte. Herrn Oberstabsarzt Dr. Rochs verdanke ich die Mittheilung eines Falles, bei welchem sich ein Soldat eine typische Infektion mit schneller diffuser Fettnekrose und übrigens tödtlichem Verlauf zugezogen hatte, beim Reinigen seines Gewehres, Klemmen mit dem Schloss und bei dem eine Berührung der gequetschten Wunde mit schlechtem Oel ausdrücklich konstatirt wurde. Wenn man bedenkt, wie häufig einfache Furunkel im Volke mit allen möglichen Fettschmieren bedeckt zu werden pflegen und wie oft diese einfach furunkulösen Processe in progrediente Phlegmone mit Fettnekrose übergehen, wenn man an die typische Morphiuminjektions-Fettnekrose denkt, bei der man die Oelung des Spritzenkolbens zum Verständniss der besonderen Infektionsform unter Nekrobiose des Fettgewebes in Betracht ziehen muss,

wenn man sich erinnert, dass so ungeheuer häufig Eisen- und stäh-
lernes Geräth mit Putzöl und Fetten in Berührung kommen, und dass
so häufig nach solchen Verletzungen Nekrose des Fettgewebes und
dann Phlegmone zu konstatiren ist, so hält es wirklich schwer, diesen
Gedanken eines mitbestimmenden Einflusses der zersetzten Fette auf
den Ablauf der so überaus typischen Infektionen abzuweisen. Im Gegentheil, wenn der Einwand, dass eben in so zersetztem Fette besondere
Bakterien anwesend sein müssten, durch sorgsame bakteriologische
Prüfung sich leicht widerlegen liess (thatsächlich sind innerhalb des
kranken Gebietes keinerlei andere Mikroorganismen nachgewiesen,
die nicht auch sonst in allen Wunden auffindbar sind) wenn sogar,
wie in unserem ersten Fall zwar am Oberarm Fettnekrose sich findet,
aber keinerlei Bakterien gerade hier nachweisbar sind, so wird es
wahrscheinlich, dass die Nekrose früher eintritt und fortschreitet, als
die Bakterien sich entwickeln. Dann ist es aber logisch zwingend,
anzunehmen, dass derartige Kontaktwirkungen rein chemischer Natur
der eigentlichen Bakterienwirkung nicht folgen, sondern ihr vorangehen, dass also zu dem typischen Krankenbilde der progredienten
Fettnekrose zunächst die chemische Kontaktwirkung gehört, welche
das entblösste und verletzte Fett fermentativ zur Erstarrung
bringt, und dass in diesem progredienten, fermentartig erzeugtem
„Gerinnungsprocess" des Fettes die „Disposition" gegeben ist, welche
erst den Bakterien ihre Ansiedlung ermöglicht. Ueber die Schnelligkeit der Bakterienfortentwicklung resp. -bewegung haben wir bisher
nur unzureichende Vorstellungen. Wenn aus den oscillirenden oder
direkt geisselnden Lokomotionen irgend etwas geschlossen werden
kann in Bezug auf die Schnelligkeit der Progredienz des pathologischen Processes, so ist es meiner Meinung nach die Auffassung, dass
unmöglich diese Schnelligkeit, mit der Hospitalgangrän, Schlangen-
bissphlegmone, Thierbissnekrose, obige Fettnekrose sich ausbreiten,
allein von der Bakterieninvasion bedingt sein kann. Wenngleich Erysipel und Milzbrand beweisen, mit welcher kolossalen Geschwindigkeit
neueKeime sich „zu ihres Daseins unendlicher Kette" aneinanderfügen,
so muss auch gerade bei diesen Affektionen bedacht werden, dass die
Widerstände welche das Bakterienwachsthum im Gewebe findet bei
diesen Erkrankungen besonders gering sind. Wir haben bei Fett-
nekrosen oben geschilderter Art eher die feste, derbe resistente Ne-

krose am Vorderarm gefunden, als dass Bakterien sich vom Finger her eingewandert nachweisen liessen. Angesichts der reinen Kochsalz stase, der Fermentwirkungen, des Ergotismus kann doch an der theoretischen Möglichkeit einer progredienten Kontaktwirkung auch rein chemischer Natur gar nicht gezweifelt werden. Selbst wenn wir zugeben wollen, dass alle Toxine, welche wie stets in sich selbst neu erzeugte Feuerbrände auflodern und wachsen, Bakterien produkte sind, so kann doch durch diese Annahme immer noch nicht die Frage nach den Bedingungen der erstmaligen Ansiedlung und nach dem Grunde der Produktion eines specifischen Giftes bei sonst durchaus nicht specifischen Mikroorganismen erklärt werden. Warum denn erzeugen sie dies Mal das Nekrosengift und ein ander Mal das Erysipelgift und ein drittes Mal die toxische Noxe der diffusen Lymphangoitis? Und sind doch immer Kokken geblieben! Woher diese Proteusnatur der kleinsten Lebewesen in der Funktion und dabei die zähe Konstanz der Form? Uebrigens will ich mich durch aus nicht kapriciren auf das ranzige Oel als alleinigen Urheber und Bedinger solcher pathologischen Bakterieneinwirkungen. Es mögen gewiss unzählige Körper chemischer Natur einen solchen Fällungs process im festflüssigen Fettgewebe hervorzurufen im Stande sein; ich bin nur durch die Beziehung dieser Infektion mit gleichzeitiger Einver leibung von verdorbenen, öligen Bestandtheilen auf die Erweisbarkeit zunächst dieses einen chemischen Prius und à Tempo bei der Er krankung besonders aufmerksam geworden. Es ist auch durchaus denk bar, dass der eine Infektion vorbereitende chemische Stoff gar nicht ausserhalb des Körpers und auch nicht innerhalb des Gewebes zu finden ist, dass er vielmehr erst im Augenblick bestimmter Vereinigung chemischer Körper entsteht. Wer will es so ohne Weiteres von der Hand weisen, dass es auch chemische Kontaktver bindungen geben kann, deren Komponenten sowohl in der Aussen welt, wie im Gewebe getrennt vorhanden sind, deren Affinität und deren Verkoppelung im Augenblick des Kontaktes erst das Ferment entstehen lässt und damit nun den Düngerstoff für Bakterienaussaat bietet? Ehe wir diese Möglichkeit abweisen könnten, müssten wir in der That ein gut Stück in der Chemie der Eiweissstoffe vorwärts gekommen sein. Für die Praxis genügt es, sämmtlich vorhandene, aus Analogien erschliessbare Möglichkeiten zu kennen, um sie eventuell mit zu vermeiden und wenn in der Chirurgie eine Kenntniss der Bakterienanwesenheit und eine Methode, sie fernzuhalten nicht genügt hat, um alle Infektionen auszuschliessen, trotzdem die Bedingungen scheinbar alle erfüllt sind, welche zu ihrer Ausschaltung führen, so muss es erlaubt sein, erstens die Fehlerquellen in unsern Maassnahmen gegen die Bakterien aufzudecken und zweitens den Nachweis zu führen, dass in dem einseitigen Kampf gegen die Bakterien andere wichtige und begleitende Nebenumstände vernachlässigt sind.

h) Die toxische Lymphangoitis diffusa. Kasuistik.

Jener oben erörterte unabweisliche und praktisch für unsere Desinfektionstheorien so unendlich wichtige Zusammenhang zwischen specifisch-chemischem Kontakt und specifisch-pathologischem Krankheitsbild bei Anwesenheit gleicher Bakterien wird um so wahrscheinlicher, wenn man auch bei andern ganz typischen Krankheitsbildern, wie bei dem der akuten Fettnekrose, derartige Beziehungen nachzuweisen im Stande ist. Es sei mir wiederum gestattet, für den Nachweis solcher anderweitiger Beziehungen zwischen Chemismus und Infektion zunächst eine Krankengeschichte zu publiciren, welche ein Paradigma für eine nächste Gruppe von Fällen abzugeben geeignet ist.

Anna L., 42. J., Köchin. Patientin verletzte sich am 13. VI. 95 beim Ausnehmen eines Fisches, und zwar, als sie mit dem Zeigefinger der rechten Hand die Kiemenbögen desselben (Hecht) weit auseinander bog. Der Fisch war todt in der Markthalle erworben und kam ihr „gleich nicht ganz extra" vor. Die Wunde, welche „nur ein Riss gewesen sei", habe wenig geblutet. Sie habe einen Lappen darumgewickelt und weitergearbeitet. Die Wunde habe am nächsten Tage reichlich „gesiebbert" und kaum geschmerzt. Erst seit gestern haben sich heftigere, reissende, wie „Feuer brennende" Schmerzen über die ganze Hand und den Vorderarm eingestellt, auch sei seit gestern der Finger stark geschwollen und geröthet gewesen. „Gepuckert" habe der Finger nur wenig.

Status praesens am 21. VI. Pat. sucht die Poliklinik auf. Der Zeigefinger der rechten Hand ist stark geschwollen,

namentlich auf der dorsalen Fläche und an der Innenseite;
der Finger ist dunkelblauroth gefärbt, die Haut darüber auffallend glänzend, trocken, wie mit feinem Kollodiumhäutchen
überzogen und zeigt grosslinige Sprünge der glasig gespannten
Epidermis, welche sonst nicht geschuppt ist. Unmittelbar unter
dem Nagelfalz findet sich eine kleine, verheilte, mit dünner
Borke versehene Wunde. Beim Abziehen der Borke lösen sich
feine, asbestartige Epidermisschalen mit ab. Der Handrücken
ist ödematös. Temperatur der Hand dem Gefühle nach etwas
erhöht. Allgemeintemperatur normal. Bei Druck ist die Stelle
der lividen Röthung erheblich schmerzhaft. Sie weist ziemlich
scharfe Grenzen gegen das leichte Oedem der Umgebung auf
und zwar sind diese Umgrenzungen nicht fackel- und flammen-
zungenartig, sondern ungezackt, rundbogig und gewellt. Die
ödematöse Haut ist eindrückbar und hinterlässt Druckdellen,
welche jedoch schnell wieder ins Niveau gehoben werden.

Diagnose: Lymphangoitis diffusa chronica (toxica!).

Therapie: Pasta pepton. c. Hydrargyr. Später Ichthyol.
liquid. purum. Verlauf: spontane Heilung in $3^1/_2$ Wochen.

Dieses Bild der toxischen Lymphangoitis, welche von mir
schon einmal beschrieben ist, (s. Liebreich, Encyclopaed. der Therapie, Lymphangoitis) ist ein so typisches, dass, wer es einmal
gesehen, dasselbe nie wieder vergisst. Hier sind von dem entzündlichen Process nicht die grösseren Lymphstränge befallen,
welche die viel bekanntere Streifenlymphangoitis bilden, sondern
der entzündliche, übrigens die Lymph- und Blutgefässe in Parese
versetzende Process ist diffus vertheilt auf das Wurzelgebiet des
Lymphapparates im Gewebe selbst, d. h. auf das sogen. lymphade-
noide Gewebsnetz der Cutis. Die Lymphgefässspalten dieses Apparates sind erweitert, prall gefüllt, daselbst und in dem dasselbe
durchziehenden kapillaren Blutnetz herrscht typische toxische Stase,
ja an einzelnen Stellen findet sich Thrombose der Lymphbahnen.
Diese Verhältnisse konnten leicht studirt werden, seit ich mich des
sonst sehr chronischen Verlaufes dieser Fälle wegen dazu entschlossen habe, hier und da einfache Incisionen in dies Gebiet zu
machen. An excidirten Stücken liess sich dies pathologische Bild
schnell feststellen. Die Zellinfiltration ist sehr mässig, dagegen er-

scheinen die Bindegewebsbalken weiter auseinander gerückt als in
normalem Zustande, die Spalträume auffallend weit und hier und
da findet sich sulziger Ausguss dieser klaffenden Lymphräume, wie
das manchmal übrigens schon makroskopisch auf der Schnittfläche
wahrnehmbar ist. An Bakterien ergaben die mehrfachen Impfungen
nichts Specifisches: Streptokokken und Staphylokokken in spärlicher
Zahl — das alte Ergebniss aller noch so vielgestaltiger und pathologisch wie klinisch scharf differirender Processe. Wer dieses Bild
der diffusen, lividen, höchst schmerzhaft brennenden und langsam
ohne jede Eiterung abklingenden Affektion einmal zu Gesichte bekommt, braucht die Patienten, welche fast durchgehends Köchinnen
oder Köche, Kellner und Handelsleute mit Fischen, Wildhändler,
Jägerleute etc. sind, nur danach zu fragen, ob sie mit Fischen,
Austern, Krebsen, Hummern, Wild oder Aehnlichem zu thun gehabt
haben, er wird sicher eine bestätigende Antwort erhalten. Wir
haben in sehr zahlreichen Fällen den Leuten ihre Beschäftigung
und die Verletzung bei der Hantirung mit obengenannten Seethieren
und Nahrungsmitteln auf den Kopf zugesagt und ganz prompt die
Bestätigung des vermutheten Sachverhaltes erfahren. Hier wirkt
ebenfalls die toxische Materie wie ein Ferment, sich immer neu
bildend, mit der Verletzung zugleich ein, und es entstehen Zellpara-
lysen und Atonien der Gefässwände neben sulziger Gerinnung des reichlicher gebildeten und träger dahinströmenden Lymphsaftes. Zugleich
sind die Kapillaren und kleineren Venen stärker stasenartig gefüllt.

In der weiteren Umgebung dieses paretischen Gefässgebietes
findet man bisweilen, nicht regelmässig, ein sekundäres entzündliches
Oedem, dessen Derbheit, Prallheit und Komplicirtheit mit Haut-
hyperämie schon häufig Veranlassung zur Anempfehlung ausgedehnter Operationen wie bei einer Phlegmone gegeben hat. Falls
diese verweigert wird, so werden dies Fälle, bei denen das Kur-
pfuscherthum seine Triumphe feiert; denn diese Dinge, die äusserlich
sehr phlegmoneähnlich sein können, bilden sich stets spontan ohne
jede Eiterung zurück*). Uebrigens liegen auch die bisweilen nach

---

*) Während der Korrektur wurde ein Förster aus der Mark in meine Klinik
aufgenommen, mit der Bitte seitens des behandelnden Herrn Kollegen, sofort
die Operation seiner Phlegmone vorzunehmen. Der Mann litt unter dem Gedanken

Insektenstich sich einstellenden Infektionen auf demselben Gebiet dieser primär toxischen, später bakteriellen Infektion. Jedermann muss zugeben, dass auch hier zunächst die toxische Paralyse der Gefässe mit sehr schnell aufschiessendem, progredientem Oedem im Vordergrunde steht. Auch hier kann in schwereren Fällen Lymph-stase und Thrombose harte, fast phlegmonöse Infiltrationen be-dingen. Gelangen vom Stichkanal oder mit dem restirenden Stachel Bakterien in dies, gleichsam zu Nährgelatinedépôts umgewandelte Lymphmaschennetz, so entwickeln sich ebenfalls sehr charakterische phlegmonöse Infektionen, denen z. B. ein Badearzt unserer Ostsee-bäder gewiss ihre Mückenätiologie sofort ansehen kann. Uebrigens giebt es auch bei einfachen, nicht infektiösen multiplen Mücken-stichen, wie sie gefürchtete Plagen unserer Seebäder darstellen, geradezu malariaähnliche Fieberanfälle, welche ich mir als die Folge einer grösseren Anzahl von Insektentacheln, welche in der Haut beim Verscheuchen der Mücken abbrechen und zurückbleiben, als eine Art toxischen Fiebers, wie nach Pepton-, Tuberkulin-, Cadaverin-injektion gedeutet habe. Die zurückbleibenden Stacheln sind ja nekrotisches Material. Bei Bienenstichen lassen sich gleichfalls be-sondere Formen phlegmonöser Entzündung beobachten, und die Holzbockausschwärung ist gewiss ein sehr markantes und von dem obigen differentes Krankheitsbild, trotzdem in allen diesen Fällen die Art der Bakterien gewiss nicht erheblich variirt.

Worauf es uns bei den beschriebenen diffusen Lymphangoi-tiden besonders ankommt, das ist die Thatsache, dass eine ganz scharf charakterisirbare Wundinfektionskrankheit mit typischem Symptomenbilde und regelmässigem Ablauf (Gefässlähmung, Lymph-stase und Thrombose, schmerzhaftem Oedem, glasiger, kollodium-hautähnlicher Spannung der Haut über der diffusen, lividen Röthung) konstant durch eine erkennbare und nachweisbar chemische

---

einer schweren Blutvergiftung und war sehr erstaunt und erfreut, dass ich die Nothwendigkeit einer Operation in Frage stellte, weil seine Wildinfektion (diffuse Lymphangoitis an Hand und Vorderarm) auch ohne Schnitt heilen werde. In der That gingen durch Pepton-Quecksilberbehandlung (s. u.) die Röthung und die brennende Schmerzhaftigkeit von Tag zu Tag mehr zurück. Heilung in drei Wochen.

Noxe, dem Fisch-, Austern-, Hummern-, Wild-, Insekten-Gift bedingt wird bei gleichzeitigem Einwirken von durchaus nicht specifischen Bakterienarten (Staphylo- und Streptokokken). Dass in der That ein solches Verhältniss zwischen Chemismus und Infektion besteht, lehrt meiner Meinung nach zwingend die Geschichte der Jodfurunkulose und Furunkulose nach reichlichem Fettgenuss (namentlich Gänsefett, Schweineschmalz). Der Furunkel nach Jodgebrauch ist gewiss typisch und keineswegs anders zu deuten, als dass die unter Anderem auch in den Talgdrüsen und Schweissdrüsen vollzogene Ausscheidung der Jodverbindung die vorhandenen Talg- und Fettkörper, die Cholestearine- und Fettsäuren derart verändert, dass sie die umgebenden Zellen in einen Zustand herabgesetzter Vitalität bringen, welcher den stets anwesenden Mikroorganismen gestattet, sich abnorm stark zu vermehren und in Folge der günstigeren Ernährungsbedingungen „voll virulent" zu werden. Gleiches können specifische Fettsäuren machen (Pflaster!). Der Grund der Virulenz ist dann aber der pathologische Zustand der Gewebszellen.

Kann das gewiss specifische Krankheitsbild der Streptokokkeneiterungen und septischen Gangrän bei Diabetes anders aufgefasst werden, als dass der in den Geweben enthaltene Zucker ganz specifische Alterationen des Zelllebens hervorbringt, wodurch der sekundären Ansiedelung stets anwesender Bakterien erst Gelegenheit gegeben wird, „giftig" zu werden? Beruht die „Giftigkeit" unsauberer Fingernägel schliesslich nicht wesentlich mehr auf der Anwesenheit sichtbaren, chemisch sicherlich stark differenten Schmutzes als auf der stets gleichzeitigen und immer nachweisbaren Anwesenheit von Bakterien?

Hat nicht Passet auf das treffendste nachgewiesen, welchen Einfluss der unter Strumpf und Stiefel stagnirende Fussschweiss auf den deletären Charakter der Verwundung an Hühneraugen, Zehennägeln, Sohlenschwielen etc. besitzt? Auch dürfte es gar keine Frage sein, dass der Speichel als chemischer Körper, als Fermentsubstanz sowohl von Mensch wie Thier unter Umständen besondere Wundkomplikationen und Infektionsrichtungen bedingen kann, deren Krankheitsbild sich durchaus nicht mit der Specifität einer etwa jedem Thierspeichel besonders innewohnenden Bakterienfauna erklären lässt. Der Thier- und Menschenspeichel enthält aber durchaus keine konstanten und nur der Mundhöhle der betreffenden Thierspecies eigenen Mikroorganismen. Und doch wird jeder erfahrene Chirurg zugeben, dass ein Thierbiss nach der Species besondere charakteristische Krankheitsbilder verursachen kann. Zum Theil mag diese Besonderheit z. B. bei Pferdebissen und Rindviehbissen (letztere sehr selten — ich sah 3 Fälle) auf der eminenten Quetschung des Gewebes beruhen, wie sie die platten und abgestumpften Schneidezähne dieser Thiere hervorbringen. Dieselben nehmen breite Hautfalten zwischen beide Kiefer und reiben und zermalmen die gefasste Hauttasche zwischen denselben, sodass unweigerlich das Leben langer Hautstreifen in dem Augenblick vernichtet wird, in dem das Gewebe zwischen diese Kiefermühle geräth. Die sicher folgende charakteristische Nekrose, welche Dächer und Decken bildet über den vielen gerissenen und gebuchteten Wundtaschen an der Grenze der Verletzung, begünstigt besonders schwere und auch durch die Besonderheit der Speichelzersetzung gegebene Wundinfektionsformen. Es kann gar kein Zweifel sein, dass gerade der Speichel fermentative chemische Wirkungen aller Art auszuüben im Stande ist, man denke an den Rhodankaliumgehalt und an die diastatischen Fermente, und man denke auch nicht zuletzt an das Nuklëin der zerfallenden Speichelkörperchen. Ist bei der Hefe die Nukleïnsubstanz der Träger der besonderen Zersetzungsrichtung, ist bei der Verdauung und bei der Zeugung das Nukleïn der Erreger besonderer bald destruktiver, bald konstruktiver Zellaktion, so muss man auch die Möglichkeit bedenken, dass dem Nukleïn der Gewebszellen fremder Thierspecies (auch der Leukocyten) Kontaktwirkungen zukommen, die sicherlich in der Pathologie noch einmal eine bedeutende Rolle zu spielen meiner Meinung nach auch bei der pathologischen Zeugung d. h. der Geschwulstbildung berufen sind. An dem bekannten Bilde der Wildinfektion, welches einer meiner früheren Assistenten, Dr. P. Gust, in einer Dissertation besonders behandelt hat (Ueber Wildinfektion, Berlin 1897), kann man ebenfalls erweisen, dass für die specifische Erscheinungsform und den Ablauf dieser Infektion weniger die auch bei zahllosen anderen Krankheiten gefundenen Mikroorganismen als die besonderen, toxisch-fermentativ gleichzeitig mit der Verletzung eingeführten chemischen Körper haftbar gemacht werden müssen. Dabei kann die Wildinfektion verlaufen unter dem Bilde einer dunkelblau-

rothen oder heller kupferrothen Eruption eines entzündlichen Ery-
thems (Erysipeloid) von der Verletzung aus über weite Strecken
der zugehörigen Extremität des Rumpfes, Kopfes oder Halses, mit
übrigens zackigen, flammenzungenartigen Rändern — was die Ver-
wechselung mit Erysipel veranlassen kann — oder sie zeigt sich
als ein akuter jauchiger Zerfall der Lymphdrüsen allein mit hoch-
gradig entzündlichem Oedem der deckenden Weichtheile, wobei
die Infektionsstelle gelegentlich auch einmal die Schleimhaut der
Lippen, der Wangen, des Zungenbodens sein kann, wie ich das
in 4 Fällen von Phlegmone des Zungenbodens und der Submaxillar-
gegend zu konstatiren vermochte. Wiederum ist es dann bei Anwesenheit gewöhnlich gefundener Mikroorganismen unbedingt ein chemischer
Stoff, welcher gleichsam den Boden für die Bakterienansiedelung
urbar macht und ohne den es wahrscheinlich gar nicht zu einer
Wundinfektion gekommen wäre. Gewiss sind vielfältig gröbere,
mechanische Verhältnisse mit verantwortlich zu machen für die besondere Form der Infektion mit durchaus nicht specifischen Mikroorganismen. Verfasser selbst hat es mehrfach aus den Erweiterungen
und Dilatationen der Lymphbahnen in entzündetem oder durch-
stautem Gebiet zu erklären versucht (also aus dem grösseren oder
geringeren Widerstand, welcher dem Wachsthum derselben Strepto-
kokkenart im Gewebe erwächst), ob das eine Mal beim Haften der
Bakterien ein Erysipel, das andere Mal eine Phlegmone entsteht
(s. Liebreich's Encyclopädie „Erysipel"), aber diese mechanischen
Verhältnisse sind doch nicht ausreichend, um zu erklären, warum
ein Erysipel von Bett zu Bett übertragen, ja, warum es direkt über-
impft werden kann. Will man nicht wirklich hier an specifischen
Erysipelerregern festhalten — trotzdem streng wissenschaftlich die
Specificität des Fehleisen'schen Coccus widerlegt ist — so bleibt
doch in der That nichts Anderes übrig als die Mitübertragung von
etwas Anderem, z. B. eines specifischen Toxins, was ebenso gut aus
den Wunden wie aus den Kulturen stammen kann, anzunehmen,
welches durch sofortige Paralyse gerade der primordialen Lymphbahnen, vielleicht auch durch diffuse Thrombose im lymphadenoiden
Gebiet dem an sich nicht specifischen Streptococcus in den kontinuirlichen kleinen Lymph-Seen der Bindegewebsspalten und gerade
hier die Ansiedelung erleichtert. Denn auch die Bakterien werden

die nächstliegende Nahrungs- und Unterhaltsbedingung genau so beim Schopfe fassen, wie alle anderen Lebewesen. Daher erklärt sich denn, dass mikroskopisch die Streptokokken beim Erysipel andere Bahnen gehen als bei der Phlegmone. Ihnen voran geht jedesmal eine chemisch-toxisch*) bedingte Lymphgefässparese und ihre Armee rückt unbehindert und darum klinisch so schnell progredient in die besonders für sie erweiterten und vertieften Strombetten. Niemand kann es bestreiten, dass die Entwickelungsrichtung purulenter Processe durch Bindegewebsfasern-Dichtigkeit resp. -Lockerheit erheblich beeinflusst wird. Der Chirurg kennt ja an jedem Glied genau die Chausseen, welche purulente Infektion nehmen muss, so dass man unschwer eine topographische Karte der Eiterstrassen für jede Region des Körpers zeichnen könnte. Es ist ebenso klar, dass im feineren pathologischen Mechanismus grösserer oder geringerer Saftreichthum, Thrombosen, Stasen, Tonus und Zelldichtigkeit, Osmose und der ganze anatomisch manifeste Stoffwechsel im Stande sind, die Entwickelungsrichtung der Bakterien, die im Gewebe stecken, erheblich zu beeinflussen: Darum eben müssen bei anatomischen Veränderungen besondere Krankheitsbilder entstehen trotz steter Gegenwart gleicher Mikroorganismen. Ihre Wirkung wird eben gleichsam gebrochen und vielstrahlig abgelenkt am Prisma der Individualität und der lokalen Hemmungen resp. dem anderweitig (z. B. chemisch oder dynamisch) erzwungenenen Fortfall solcher Hemmungen.

i) Aerzteinfektionen. Kasuistik.

Obiges Verhältniss von Toxin zur typischen Infektion können wir noch viel zwingender nachweisen an einer grossen Zahl von Infektionen, die bei einer besonderen, den Lesern gewiss viel interessanteren Berufsart aufzutreten pflegen, deren Vertreter zu behandeln gerade ich in hervorragender Anzahl die Ehre gehabt habe, nämlich bei den Aerzten. Wir Aerzte sind vor Allem der Verletzung sowohl wie dem Kontakt mit den meisten specifischen Giften (nicht nur

---

*) In Fällen der Eruption des Erysipels nach psychischen Erregungen (Ohrfeige, Schreck bei Feuersgefahr) die sicher konstatirt sind, dürften diese prädispondirenden Paresen durch Reflexe psychomotorischer Art entstehen. (Habituelle Erysipele).

mit Syphilis) ausgesetzt, wobei ich nicht allein die pathologischen
Anatomen, sondern auch die Chirurgen und inneren Kliniker meine,
welche sämmtlich in einem nicht geringen Procentsatz an durchaus
besonderen purulenten Infektionen erkranken. Unter den mehr als
200 Kollegen, welche ich operativ zu behandeln Gelegenheit hatte,
waren 149 Infektionsfälle, und man müsste geradezu blind gewesen
sein, wenn man die Art der einzelnen Infektionen nicht als eine
durchaus gruppenförmige, durch den Beruf gegebene und sich in
grossen Serien wiederholende erkennen und bezeichnen wollte.
Man lese übrigens nur einmal auf den Versicherungsbureaus die
ärztlichen Unfallsmeldungen und die Beschreibung der Infektionen
— man wird unschwer gewisse Gruppen der Erkrankung herausfinden
können, meist von schon allbekanntem Typus und Habitus. Ich
will nur kurz den charakteristischen Doktorfurunkel mit akuter
cirkumskripter Fettnekrose im Unterhautzellgewebe erwähnen,
welcher fast regelmässig von einer kleinen Riss- oder Stichwunde
der Rückenhaut der ersten Fingerphalanx oder vom Handrücken,
seltener von dem Dorsum des Vorderarms auszugehen pflegt. Die
Affektion macht den Eindruck eines ganz bekannten Haarbalg-
furunkels und doch, wenn man incidirt, sieht man um die centrale Verletzungsstelle herum eine erbsen- bis bohnengrosse, bald
grünliche, bald gelbe, pralle, ganz scharf umschriebene Fettnekrose, in deren Umgebung Haut und Unterhautfettgewebe mit entzündlichem Oedem getränkt ist. Uebrigens sieht man sehr ähnliche
Affektionen bei Wochenpflegerinnen, bei denen das Lochial-
sekret ganz sicher der eigentliche Vermittler der Infektion ist. Die
praktischen Aerzte werden gewiss diesen gleichfalls typischen
„Lochialfurunkel" kennen. Er ist ein treffliches Beispiel
für die Erregung specifischer Krankheitsbilder weniger
durch Bakterien als durch Kontakt mit besonderem Zer-
setzungsmaterial. Ich will ferner kurz hinweisen auf die meist
vom Nagelgebiet ausgehende typische Lymphangoitis der
Aerzte, die gewöhnlich nach scharfer Aetzung einer kleinen,
schlecht heilenden Verletzung sich einzustellen pflegt, wenn durch
Schorfbildung die Retention toxischer Materie erst recht unterstützt ist, ebenso wie auf das gewiss allgemein bekannte Krankheitsbild des chronischen, vielleicht lokal - tuberkulösen grossen

„Leichentuberkels" (durchaus unpassender Name, da zwar epidermoidale Tubera, aber keine Tuberkeln vorliegen), welcher den Händen der Prosektoren eigen zu sein pflegt; ferner auf gewisse ätiologisch sehr dunkle Ulcerationen am Finger, die in unregelmässigen Geschwürsformationen der Haut mit meist auffallend schmierigem Grunde, unregelmässig gestalteten Rändern sich darbieten, Geschwüre von ganz torpider Heilungstendenz (4—8—15 Wochen, ohne dass sich Lues oder Tuberkulose einstellt), welche man fast ausschliesslich an Aerzten zu sehen bekommt. Worauf es mir hier besonders ankommt, ist aber eine noch nicht als typische Krankheit des ärztlichen Gewerbes beschriebene Form progredienter, meistens chronischer Infektion, die so charakteristisch und wunderbar ist in ihrem Verlauf und die ätiologisch ganz klar liegt, sodass gerade an diesem Bilde der oft betonte Nachweis von dem chemisch-toxischen Prius bei den Infektionen und der erst sekundären Bakterienwirkung besonders leicht zu liefern ist. Verläuft doch bei Aerzten und deren Angehörigen stets Alles anders und besonders merkwürdig; ein empirisch unumstösslicher Satz, den mir gewiss darum befragte Chirurgen ohne Weiteres bestätigen werden und an dessen streng beweisbarer Richtigkeit nach meinem gewiss exceptionell grossen „kollegialen" Material gar nicht zu zweifeln ist. Das ist eben vielleicht die direkte Folge unseres Berufes, welcher uns mit allen möglichen seltenen und in Krankheiten gezüchteten Bakterienarten nicht nur, sondern auch mit chemischem, toxischem Zersetzungsmateriale ganz besonderer Substrate in so häufige Berührung bringt, wie gar keine andere Berufsart ausser dem uns unterstellten Wärter- und Dienerpersonal und den uns nahestehenden Anverwandten. Wer die Thatsache, dass in ärztlichen Kreisen Wundprocesse leider so ungeheuer häufig „komplicirter" verlaufen, als die von gewöhnlichen Sterblichen abstrahirten Krankheitsbilder der Lehrbücher besagen, kennt, wird auch ohne Weiteres den logisch zwingenden Schluss mitmachen, dass, wenn es keine besonderen, von Aerzten gezüchteten, im Beruf bedingten Bakterien giebt, was den Bakteriologen gewiss nicht entgangen wäre, das Specifische dieser Wundkrankheiten bei Aerzten durchaus in etwas Anderem gelegen sein muss. Das Nächstliegende dürfte hierbei auf chemischem Gebiete zu suchen sein. Unsere Hände sind eben durch Chemikalien und Zersetzungs-

produkte, durch ungewohnte und gewiss nicht folgenlose Kontakte
aller Art besonders maltraitirt und in gewissem Sinne auch anders
eingestellt für diese besonderen Irritationen. Für diese Auffassung
kann nichts zwingender sein als die Beobachtung von mehreren Fällen
einer überaus gut charakterisirten und sonst nicht beschriebenen
Erkrankungsform von Aerzten und einem nicht mit medicinischen
Dingen beschäftigten Laien. Wir werden sehen, dass man an diesem
nichtärztlichen Falle gerade aufs schärfste die Gesetzmässigkeit,
welche wir vermutheten, erweisen kann. Diese Fälle sollen an
dieser Stelle publicirt werden, soweit wenigstens zu unserer Beweisführung dieselben auf das genaueste definirt und beschrieben
werden müssen. Der Leser möge gütigst entschuldigen, wenn ich
ihn mit Kasuistik — diesem salzlosesten Gericht medicinischer Tafel-
freuden — zu langweilen beginne, er wird aber bald erkennen, von
welcher Tragweite sie nicht nur für unsere allgemein medicinischen
Anschauungen sind, sondern auch für die entscheidende praktische
Frage, wie wir Aerzte uns zu säubern haben, hohe Wichtigkeit
und Bedeutung erlangen.

Kollege Dr. Str. suchte meine Klinik am 17. III. 1895 auf
mit einer Infektion unterhalb des Zeigefingernagels der linken
Hand. Etwa vor 5 Tagen habe er sich an einer Sicherheits-
nadel gerissen und mit der nicht völlig verklebten Wunde eine
Frau mit ziemlich reichlichem Fluor untersucht und die Wunde,
welche gleich schmerzte, mit starker Sublimatlösung ausge-
waschen. Tags darauf waren die ersten Symptome einer lymphangoitischen Reizung vorhanden: Ziehen über Fingerrücken und
und Hand, Schmerz in der Achselhöhle. Deutliche Rothstreifung,
die Lymphbahnen entlang, sei nicht aufgetreten; wohl aber
habe er die Schwellung und Strangbildung der Lymphwege
fühlen können. Er habe Sorge, die Frau könne syphilitisch
gewesen sein und er sich inficirt haben. Fieber sei springend
vorhanden gewesen.

Status praesens 17. III. Allgemeinzustand zeigt deutlich
erkennbare Störungen; der uns persönlich bekannte Kollege
machte einen abgespannten, nervösen, erregten Eindruck.
Gesichtsfarbe blass, Ausdruck unruhig. Temperatur 38,3⁰.
Puls 102. Am Zeigefinger der linken Hand findet sich dicht

unter dem Nagelfalz eine schräg verlaufende, trübe und beschlagene kleine Wunde, deren Umgebung äusserst schmerzhaft
und diffus bläulich geröthet erscheint. Beide Seitenflächen des
Fingers sind stark druckempfindlich. Keine Schwellung des
Handrückens, keine lymphangoitische Streifung; doch fühlt
man in der Subcutis der Volarfläche des Vorderarms und auch
in der Tiefe deutliche varicöse, harte, feste Knollen, welche
sich strangartig einige Centimeter weit aufwärts verfolgen lassen.
Die kubitale Lymphdrüse ist bohnengross, deutlich palpabel,
auffallend hart und dick. Spaltung und Excision der inficirten
Hautpartie am Finger. Feuchte Umschläge, Quecksilberpepton-
paste (s. u.). Vertikale Suspension angeordnet.

Verbandwechsel am 18. III. Allgemeinbefinden unverändert. Fieber gestern Abend 39,2 °. Uebelkeit. Appetitlosigkeit.
Die Wunde sieht beschlagen aus, grau, schmierig belegt. Die lymphangoitischen Schmerzen sind etwas geringer geworden. Die kubitale Lymphdrüse ist noch praller angeschwollen. Druckempfindlich-
keit in der Achselhöhle; ein Drüsenkörper daselbst nicht palpabel.

19. III. Wunde unverändert. Die Ränder derselben sind
etwas aufgeworfen. Axillardrüse heute deutlich fühlbar, schmerzhaft und druckempfindlich. Ziehen und Stechen in der supraklavikularen Drüsengegend und den Hals hinauf. Fieber
Abends 38,5. Die Schmerzen im Arm geringer, heftiger in der
Wunde. Dieselbe wird am

21. III. noch einmal anästhesirt und gründlich mit dem
Thermokauter ausgebrannt.

25. III. Die Fieberbewegungen haben nachgelassen, nur
alle 2 bis 3 Tage tritt Abends Erhöhung der Temperatur bis
38,5 auf. Die beiden Drüsenkörper der Kubital- und Axillar-
gegend werden dicker und sind plattenförmig, knollig umgreifbar,
jedoch fest auf der Unterlage angelöthet. Die varicösen, perl-
schnurartigen Stränge des Vorderarms treten deutlicher hervor:
über einem solchen Knoten Röthung und Spannung der Haut,
keine Fluktuation.

26. III. Incision über dem gerötheten Lymphabcess am
Arme. Es entleert sich dünnflüssiger, seröser Eiter. Abimpfung
auf Nährgelatine und Agar-Agar.

28. III. Auch am Oberarm zeigen sich an der Innenseite knollige, derbe Lymphknoten, die auf Druck schmerzhaft sind. Heute stärkere diffuse Schwellung der Axillardrüse; auch in der Supraklavikular-Grube zeigen sich feste, derbe Düsenkörper. Allgemeinerscheinungen deuten auf ziemlich starke Prostration der Kräfte. Fieber unregelmässig intermittirend. Lungen frei, kein Albumen oder Saccharum. Dauernder Kopfschmerz, Appetitlosigkeit.

2. IV. Abscessbildung über der Kubitaldrüse. Diese wird in Narkose inkl. verlötheter Kapsel, also in toto, excidirt. Der Drüsenkörper ist ausser dem centralen Abscess diffus-sulzig, grauweiss hyperplasirt. Erneute Impfung auf Nährgelatine aus dem Abscesseiter und aus der hyperplastischen Drüsensubstanz. Ein zuführendes Lymphgefäss wird gleichfalls excidirt und zur mikroskopischen Untersuchung aufbewahrt, deren Resultat hier gleich angefügt werden soll.

Mikroskopischer Befund: Die Drüsenkapsel ist stark verdickt und zellig infiltrirt. Die Bindegewebsbündel zeigen grobmaschige Lücken. Die zellige Infiltration wird nach den einmündenden Lymph- und Blutgefässen, deren Wand gleichfalls verdickt erscheint, erheblicher und dichter. Die einzelnen Zellen erscheinen hier deutlich granulirt, ohne Verfettung erkennen zu lassen. Die Marksubstanz der Drüse zeigt reine multinukleäre Hyperplasie. Die lymphoiden Zellen weisen starke Vermehrung und Vergrösserung der Kerne, hier und da deutliche Vakuolenbildung auf; auch finden sich zahlreiche Mastzellen, gegen das Centrum der Drüse auch spärlich Riesenzellen. Das intraglanduläre, adenoide Bindegewebe ist überall stark mit Zellen durchsetzt. Ausgepinselt findet sich an den durch Hämotoxylin gefärbten Schnitten starke Wucherung der endothelialen Lymphraumauskleidung. Bakteriologisch ergiebt sich Strepto- und Staphylococcus, davon überwiegen Streptokokken.

Die Untersuchung des excidirten Lymphstranges ergiebt Verdickung der Wand, leukocytäre Infiltration, mit Zellen, die einen durchaus polynukleären, lymphatischen Charakter haben, und Endothelwucherung. Die Lymphe innerhalb des Lumen scheint (nur am Rande erkennbar) theils thrombosirt und theils körnig zerfallen. Blutgefässe auffallend weit, ohne histologische Veränderung.

6. IV. Ein Abscess nahe der Ellenbogenbeuge wird ge-

spalten und ausgekratzt. Die Wunden sämmtlich grau, schmierig belegt. Fieber immer noch intermittirend. Allgemeinbefinden besser. Die supraklavikulare Lymphdrüse hat sich spontan zurückgebildet, auch die axillare ist kleiner geworden.

8. IV. Gestern Abend Schüttelfrost und 39,3°. Beim heutigen Verbandwechsel: neuer Abscess über den Vorderarmlymphsträngen, welcher in Narkose incidirt wird unter Excision und Thermokauterisation der ganzen Wunde.

Von hier ab ist der Verlauf ein alle Phasen der bisherigen Erscheinungen in immer neu angesponnener Wiederkehr stetig wiederholender und sich über mehrere Monate hinziehender. Erst Ende Juli wurde der arme Kollege, welcher unsägliche Qualen mannhaft ertragen, als geheilt aus meiner Behandlung entlassen. Die Wunde am Finger blieb über zwei Monate offen und war dauernd ein unreines, beschlagenes Geschwür, welches auf gleich anfangs und später mehrfach versuchsweise applicirtes Quecksilber in hoher Dosis und auf Jodkalium nicht die Spur reagirte. Erst, als sich nach mehrfachen Vereiterungen neugebildeter, tuberöser Lymphangoitis chronica hyperplastica das Gift, gleichsam lokal gebannt in das dichte Maschennetz des ganzen Lymphapparates, ausgetobt hatte, besserte sich zugleich mit den Granulationsbildungen der Wunden auch das Geschwür und das Allgemeinbefinden. Kollege Str., welcher niemals ein Symptom von Lues gezeigt hatte, ist völlig genesen und versieht nun schon seit Jahren wieder seine Praxis und ist ein häufiger Gast meiner Klinik.

Ein zweiter in wesentlich derselben Pathogenese, wenn auch durchaus weniger stürmisch verlaufender Fall betrifft mich selbst. Ich zog mir ebenfalls nach einer Scheidentouchirung, Oktober 1895, mit einer Risswunde an der Innenfläche des linken Zeigefingers eine Infektion zu, deren Gesammtverlauf genau so war wie in vorigem Falle, nur dass die gebildeten harten und kettenförmigen Lymphstränge sehr bald nach der ebenfalls stattgehabten Excision der Wunde sich zurückbildeten. Die Geschwürsfläche, welche sich an Stelle der Operation langsam unter völlig torpider Granulationsbildung, später unter sulzig-anämischer Zellproliferation ausbildete, reagirte wie die des Kollegen Str. auf keinerlei Mittel. Auch bei mir bestand die Sorge um eine luetische Infektion; ebenfalls probeweise vorgenommene

Inunktion hatte nicht den geringsten Einfluss. Auch ich habe über 10 Wochen laborirt an dieser Infektion.

Eine zweite derartige Erkrankung zog ich mir im vorigen Jahre an dem Daumen meiner linken Hand zu, woselbst ich eine kleine bläschenförmige Epidermoidalcyste schlitzte und leider nicht genügend die kleine Wunde überwachte. Auch mit dieser Wunde habe ich täglich gynäkologische Untersuchungen ausgeführt, und die Folge war wiederum die Bildung eines torpiden, über mehrere Monate nicht heilenden ca. 50 Pfennigstück grossen Geschwürs, das aller Therapie trotzte und nach einmal eintretender Reinigung der Granulation in wenigen Tagen vernarbte,

Ein völlig dem Fall des Herrn Kollegen Str. paralleler Verlauf fand sich bei einem Kollegen Dr. S., der ebenfalls nach einer gynäkologischen Untersuchung ein Panaritium bemerkte; bei diesem Kollegen wurden von mir ebenfalls in vielen einzelnen Etappen Lymphdrüsen und Lymphstränge excidirt, der Fall verlief ebenfalls glücklich, zog sich aber fast noch länger hin.

Ferner beobachtete ich bei Herrn Dr. K. eine tief gelegene Abscedirung über einer bretthart geschwollenen Lymphdrüse am Rande des Musculus pectoralis sin., welche ebenfalls den centralen Sistirungsherd einer vom Finger aus eingedrungenen, wie ich höchst wahrscheinlich zu machen gedenke, specifischen Noxe darstellte. Kollege K. ist ein bekannter Urologe. Ich rieth ihm damals, sich nicht operiren zu lassen, da nach meiner Meinung die Fortnahme der centralen schützenden Drüse möglicherweise die Propagation des Giftes veranlassen könnte. Er liess sich jedoch anderwärts von einem ausgezeichneten Chirurgen operiren. Es verheilte Alles anscheinend gut. Aber der Allgemeinzustand blieb ein mässiger. Dann gab es nach Monaten neue Drüsenhyperplasien, Eiterungen und Fisteln, welche mehrfach gespalten wurden. Heilung trat aber erst ein, als v. Bergmann eine nochmalige, sehr ausgedehnte Excision alles Kranken vornahm.

Ich werde an einem später noch zu erwähnenden Falle zu erweisen suchen, dass diese radikalen Operationen nicht immer nöthig sind, bisweilen sogar deletär wirken können, und dass sich typisch genau solche Fälle auch ohne jede Operation zurückbilden können, falls sich nicht deutliche Abscedirungen zeigen, die natürlich incidirt werden müssen. Doch schon Excisionen kranken Materiales dürften zu widerrathen sein.

Kurz erwähnen will eines Falles des pathologischen Anatomen Dr. K., welcher einen retroaxillaren Abscess hatte, der ebenfalls von einer Fingerinfektion herstammte und anfänglich auch das Bild eines torpiden Bubo darbot.

Prof. L. ist in früheren Jahren ein Bubo axillaris non abscedens mit Totalexcision des gesammten Drüsenkörpers herausgeschnitten worden von Prof. K., dessen Natur so dunkel war, dass die Diagnose zwischen Sarkom und Tuberkulose schwankte. Noch jetzt, nach 15 Jahren, ist mein Freund Prof. L. aber weder sarkomatös noch tuberkulös geworden, sondern erfreut sich einer kernfesten Gesundheit.

Vor einigen Monaten suchte mich Herr Prof. K. auf mit einer Infektion am linken Arm und Schulter, die in allen Einzelheiten dem von mir als Paradigma aufgestellten Falle des Kollegen Str. glich. Leichte Fieberbewegung, knollige und knotige indolente Drüsenhyperplasien, variköse, derbe Lymphstränge, Röthung und undeutliche Fluktuation über den stark verdickten, plattenartig abhebbaren, supraklavikularen Lymphdrüsen; Schwellung und leichte Schmerzhaftigkeit der hyperplastischen Knoten der Axilla und der Regio cubitalis. Die primäre Wunde am Finger war schon verheilt, obwohl die hypertrophische Narbe ein abnormes, sulzig-glasiges Aussehen aufwies, und zwar nach starker Aetzung mit Arg. nitricum. Der Fall glich anatomisch völlig den vier bis fünf anderen genau so sich manifestirenden Infektionen am Finger. Auch Prof. K., ein bekannter Gynäkolog, hat zugegebenermassen mit der nur verklebten Wunde Vaginaluntersuchungen gemacht. Für Lues oder Tuberkulose ergab sich auch im Verlauf dieses Falles kein entscheidender Anhalt, wenn auch „prophylaktisch" mehrfache Inunktionen vorgenommen wurden.

Man konnte strittig sein, ob man die supraklavikulare Drüse nicht excidiren, zum mindesten incidiren sollte. Ich habe dem Herrn Kollegen gerathen, durch Inunktionen und Jodkaliumdosen (rein aus resorptionsbefördernden Indikationen s. u.) die Rückbildung der Knoten abzuwarten, welche auch eintrat. Diese giebt nach meinen reichlichen Erfahrungen in diesen specifisch ärztlichen

Erkrankungsformen (s. u. Drüsenbehandlung) durchaus bessere
Resultate als das operative Vorgehen. Wenn nicht deutliche eitrige
Schmelzung mit Kapseldurchbrechung eingetreten ist, pflege ich
nicht zu operiren, sofern nicht dringendere Indikationen (Ver-
fall der Kräfte, hohes Fieber etc.) dazu direkteren Anlass bieten.
In der That bilden sich bei diesen sulzig-glasigen, reinen Hyperplasien der Drüsen auch herdweise auftretende purulente Irritationen
ganz gut spontan zurück, was ich durch eine Reihe von Krankengeschichten belegen könnte. Wichtig bei diesen Fällen und für
meine gleich zu erörternde Theorie dieser Erkrankungen ist die
Thatsache, dass die oft sehr intensiven Schmerzen anfallsweise,
meist Abends und Nachts, aufzutreten pflegen, und dass noch lange
nach der eingeleiteten Involution der Drüsenkörper den ganzen
Lymphapparat der Extremität entlang ein ziehender, „rheumatischer“
Schmerz immer von Neuem sich wieder einzustellen pflegt. Auch
Prof. K. ist jetzt wiederhergestellt und theilt meine Ansicht über
die Natur dieser Erkrankungen an deren typischem, pathologisch-
klinischem Bilde nach obiger Schilderung Niemand zu zweifeln im
Stande sein dürfte.

Ich bin nun der Meinung, dass diese Infektionen mit der
knolligen, knotigen und varicösen Lymphstrangverdickung
ohne primäre Vereiterung und mit der reinen markigen
(glasig-sulzigen) Drüsenhyperplasie der regionären Lymph-
centra der meist nur den Aerzten sich darbietenden Berührung von Wunden mit **gonorrhoischem** Material ihren
Ursprung verdanken. Nicht so, dass ich diese Wundkrankheiten
durch den Gonococcus direkt veranlasst auffasste, sondern so, dass
das nachweisbar gonorrhoische Scheidensekret oder der Nährboden,
auf dem der Gonococcus gedeiht, eine toxische Substanz in die
Wunde einführt, welche fermentativ den gesammten Lymphapparat
zu ganz besonderer und sonst selten oder nie beobachteter Hyperplasie anregt. An der Thatsache, dass Gonokokken in den Geweben
nicht wuchern können, ist wohl kaum zu rütteln, wenigstens sind
dieselben bisher noch niemals, auch von uns nicht, in den Wunden
aufgefunden worden, aber es liegt nach diesen so ausgesprochenen
klinischen Erfahrungen für mich der zwingende Verdacht vor, dass
das gonorrhoische Sekret an sich innerhalb offener Lymphspalten

Gewebsläsionen hervorbringt, welche der stets gleichzeitig mit eingeführten Bakterienentwickelung eine bestimmte Richtung geben.
Die Folge ist eben die rein zellige, gleichsam trockne Hyperplasie
der Lymphapparate in Knotenform. Am ähnlichsten sind diese
Krankheitsbilder in der That der luetischen Infektion. Aber in allen
meinen Fällen hat sich Lues unbedingt, meist durch jahrelange
Beobachtung, ausschliessen lassen. Diese sich mir allmählich auf-
drängende Vermuthung, dass in der That das gonorrhoische Sekret
resp. das gonorrhoische Toxin die Veranlassung zu dieser „Aerzte-
krankheit" abgab, wurde gestützt dadurch, dass in vielen meiner
Fälle die gynäkologische Untersuchung an zum Theil erwiesen
gonorrhoisch Kranken vorgenommen wurde bei bestehender Verletzung, d. h. offenen Lymphwurzeln, und dass da, wo keine gynäkologische Thätigkeit vorlag, dennoch gonorrhoische Infektionsquellen
aus den Gonokokkenkulturen vorlagen. So bei dem urologischen Herrn
Kollegen (ein zweiter Berliner Urologe, Herr Dr. C., hat sich dieser
Tage mit einer gleichen Affektion mir vorgestellt), so ferner bei
einem der pathologischen Anatomen, der mit Gonokokkenkulturen
in seinem Laboratorium gearbeitet hat.

Fast zur Gewissheit erhebt sich aber dieser dringende Verdacht
durch die Kenntnissnahme eines Falles, dessen Verlauf mir durch
die Güte des Herrn Dr. Wittkowski in allen Phasen ebenfalls beobachtbar gemacht worden ist. Zunächst machte mich dieser Fall,
welcher aus nicht ärztlichen Kreisen stammte, vielmehr an einem
jungen 27jährigen Kaufmanne beobachtet wurde, stutzig. Zwar das
typische Bild der schmierigen, graubelegten Fingerwunde und der
diffusen torpiden Knollenbildung im Lymphapparat lag vor, aber es
erschien doch der von mir vermuthete Kontakt mit gonorrhoischem
Sekret ausgeschlossen. Da erzählte der Patient ganz spontan und
ohne jede Frage unsererseits in dieser Richtung, dass er der Meinung
sei, sich an einer schon vorhandenen und bestimmt beobachteten
Nietnagelwunde inficirt zu haben, und zwar als er einige Tage
vor seiner Erkrankung bei einer puella publica sexuelle
Palpation vorgenommen habe.

**k) Gonorrhoisches Sekret resp. Stoffwechselprodukte der Gono-
kokken und Streptokokken-Infektion.**

Das ist doch wohl eine Thatsache, die gegenüber den oben
mitgetheilten Beobachtungen von starkem logischen Gewicht ist:
bis zu diesem Augenblick hatten wir eine so auffällige Erkrankung
nur bei Aerzten, und zwar vorwiegend Gynäkologen und Urologen
beobachtet, hier präsentirt sich ein Fall, dessen direkter Zusammenhang mit dem Kontakt des Scheidensekretes einer puella publica
kaum anzuzweifeln sein dürfte. Da scheint es doch recht annehmbar,
dass es die Anwesenheit gonorrhoischen Sekretes bei gleichzeitiger
bestehender oder entstehender Verletzung ist, welche den eigenthümlichen Typus dieser regionären Lymphapparaterkrankung
hervorruft. Diese Infektion kann aber keineswegs direkt auf Gonokokken bezogen werden, denn diese sind niemals innerhalb der
Granulationen oder in den Lymphdrüsen nachzuweisen gewesen,
sondern sie beruht meiner Ueberzeugung nach auf Staphylokokken-
resp. Streptokokkeninfektion bei gleichzeitiger Anwesenheit von
gonorrhoischem Sekret oder den Stoffwechselprodukten der Gonokokken. Da wir nun aber die reinen Streptokokken-Drüsenprocesse
stets einen akut virulenten, auf eitrige Schmelzung abzielenden
Charakter annehmen sehen, da die akute streifenförmige Lymphangoitis die tausendfach konstatirte Reaktion des Organismus ist, so
darf man per exclusionem die besondere chemische Beschaffenheit
des gonorrhoischen Sekretes und seine Anwesenheit in der Wunde
zum mindesten als ein wichtiges Glied in der Geschichte dieser
Infektionen ansprechen.

**l) Mischinfektion und der Kampf von Zelle gegen Zelle.
Der Nosoparasitismus in der Chirurgie.**

Es genügt also auch hier nicht die rein bakteriologische Theorie
von der Lehre der specifischen Wundkrankheiten-Erreger, und
wir sind auch für diese Fälle genöthigt, den besonderen Chemismus
bei Kontakt differenter Substanzen mit einer Wundfläche als das
Prius und Entscheidende gegenüber dem überall vorhandenen, in

der Luft, auf der Haut, an allen Gegenständen, in jeder Flüssigkeit
zu findenden Streptococcus anzusprechen. Natürlich könnten wir
uns hier leicht mit dem Begriff der Mischinfektion helfen, wenn wir
durchaus die Specificität der einzelnen Bakterienarten aufrecht erhalten wollten, allein dieser Begriff der Mischinfektion beweist doch
gerade im allgemeinen biologischem und klinischem Sinne die Unzulänglichkeit des Specificitätsbegriffes. Wenn in einem
Gewebe gleichzeitig verschiedene Bakterien sich anzusiedeln vermögen, so ist eben der durchaus specifischen Gewebszellart durch
chemische oder physikalische Läsion gleichsam ihr Art-Criterium
im Kampf von Zelle gegen Zelle genommen, sie ist auf eine
indifferente Stufe allgemeinen Nahrungsmateriales nun gleich für
viele Bakterien niedergedrückt. Bei den rein specifischen Infektionen
ist doch den intakten Gewebszellen eben die eine Bakterienspecies
im Kampfe überlegen, worauf dann ein reiner Parasitismus sich
ausbildet. Wenn man den von niemand geringerem als von Rudolf
Virchow in klassischer Weise formulirten Begriff der Infektion als
eines Kampfes der zu Geweben organisirten Zellen gegen die freien
Schwärmzellen der Bakterien anerkennt — und wir sind nicht in
der Lage, auch nur den Schatten eines Beweises zu citiren, welcher
diese biologisch tief begründbare Lehre auch nur aufs leiseste
zu erschüttern geeignet ist — so wird man logischerweise auch die
nächste Konsequenz zu ziehen haben, nämlich mit Liebreich zu
unterscheiden, zwischen erstens echtem Parasitismus: d. h. denjenigen Formen des Eindringens von fremden Lebewesen in den
thierischen Organismus, bei welchen jede Zelle als unterliegend in
dem Anprall zu gelten hat, und zweitens dem Nosoparasitismus
(Liebreich), bei welchem gewöhnlich die im Angriffspunkte stehende
Zelle, nur wenn sie nicht im Vollbesitz ihrer Vitalität ist, Beute
des Bacteriums wird. Wenn eine ererbte oder erworbene Schwächung ihrer vitalen Energie vorliegt, welche ebenso gut organisch-
anatomisch, wie chemisch oder physikalisch veranlasst sein kann, —
diese vielgliedrige Kette macht den „Nosos" aus — erst dann hat
das Bacterium Aussicht in dem vorbereiteten Gebiet seine ungeheuere Vermehrungsfähigkeit und organisch-toxische Wirkung einzuleiten. Diese für die allgemeine Pathologie unerschütterliche, aus
allen Thatsachen und Experimenten abzuleitende Wahrheit, welche

auch von Liebreich, Gottstein, Hueppe, Rosenbach, später
zusammenfassend von Martius scharf formulirt wurde, hat nun
meiner Meinung nach ihre völlig erweisbare Gültigkeit gerade für
die Chirurgie, dieser Stammburg streng kontagionistischer Monokratie.
Es war der Zweck dieses Abschnittes diejenigen Gründe anzuführen,
welche logisch dieses Prius der Bakterienentwicklung gegenüber
wahrscheinlich zu machen geeignet waren in Bezug auf chemische
Fragen; wir haben jetzt fernerhin zu untersuchen, in welcher Weise
auch Ursachen rein physikalischer oder organisch-anatomischer Natur
solche Vorbedingungen für die Infektion mit Bakterien zu schaffen im
Stande sind.   Erst dann können wir zu unserer eigentlichen Frage,
auf welche Weise am besten den Anforderungen exakter Sauberkeit
in praxi nachzukommen ist, zurückkehren.

B. Wundschädigung durch physikalische Einflüsse.

a) Luft als pathologischer Gewebsreiz.

Der Einfluss rein physikalischer Zustände auf die vitale Energie
der Gewebszellen ist unserer Meinung nach vielfach erheblich unterschätzt worden. Man bedenke nur vor Allem, dass in dem Augenblick, in welchem ein Gewebe in seiner innersten Organisation
entblösst, seiner natürlichen Hüllen beraubt mit den gleichsam
nackten Zellen in den Luftkontakt kommt, dass diese Berührung,
für welchen die nach innen gekehrte Zellthätigkeit nun einmal nicht
angepasst ist, schon an sich einen durchaus pathologischen Zustand
für das Zellleben bedeuten muss.   Krankheit ist Leben unter ver-
änderten Bedingungen (Virchow) resp. unter Bedingungen, für welche
die jeweilige Entwicklungsphase des Zelllebens noch nicht angepasst
ist (Verf.).   Folglich ist die Berührung mit der Aussenluft für die
mit dem Messer durchtrennten Gewebslagen ein durchaus pathologischer Zustand.   Das ist auch unschwer zu beweisen.   Man bedenke nur die Thatsache, dass subkutane Blutungen nach Spren-
gungen von Gefässen durchaus ausgiebiger sind, als Blutungen gleich
grosser Lumina an freier Luft.   Wenn es auch paradox erscheint, dass
die Luft anämisirt, so ist es für frisch angelegte Wunden sehr leicht

durch den Augenschein zu beweisen, dass der Kontakt der Luft
z. B. die Vasokonstriktoren reizt. Allerdings schlägt ja der Tonus
der Gefässe leicht in sein physiologisches Gegentheil, die Parese,
um, aber es lässt sich nicht leugnen, dass die über die offene
Wunde dahinstreichende Luft für die nervöse Regulation des Gefäss-
tonus von nachweisbarem Einfluss ist. Noch viel weniger wird es
aufmerksamen Beobachtern unter den Chirurgen entgangen sein,
dass die Wunden in schlecht ventilirten Räumen „anders" bluten
als in einem gut mit Luft versorgtem Operationsraum. Mag das
zum Theil mit der gestörten resp. behinderten Athmung der Operirten
in schlecht gelüfteten Räumen zusammenhängen (CO_2-Anhäufung im
Blut) ich glaube doch auch andererseits einen direkten Einfluss der
Luft, auf die Art des Blutabflusses konstatiren zu können, indem
nämlich namentlich die Anwesenheit von brennenden Leuchtgas-
flammen und reichlicher CO_2 in menschenüberfüllten Räumen die
Wundfläche deutlich erkennbar anämisch gestaltet. Wer ferner
aufmerksam lange der Luftberührung ausgesetzte Wundflächen, z. B.
bei einer langdauernden Laparatomie die klaffende Blauchdecke in
ihrem Aussehen im Momente des Durchschneidens und etwa eine
halbe Stunde später betrachtet, dem wird nicht die durchgreifende
Veränderung im Farbenton, Feuchtigkeitsgehalt, Konsistenz entgehen.
Ja, bei jedem Verbandwechsel kann man auf der Wunde gewisse
Farbenveränderungen konstatiren, welche im Wesentlichen auf der
reichlichen Bildung von Oxyhämoglobin auf freier Fläche beruhen
dürften (s. Therapie der Granulationen). Der Einfluss der Luft auf die
Gerinnungsfähigkeit des Blutes ist ja bekannt und soll hier ausser Betracht gelassen werden. Es kam mir hauptsächlich darauf an, zu betonen, dass auch die rein physikalische Beschaffenheit des Luftmediums,
dem die Wunden ausgesetzt waren, einen nicht zu unterschätzenden
vasomotorischen Einfluss auf den Blutumlauf an der blossgelegten
Zellfläche ausüben und im Uebrigen darauf hinzuweisen, dass auch
der Zelltonus an sich, Osmose, Elasticität, Saftreichthum, Konsistenz etc., durch die Luft alterirt werden müssen. Wenn die
Nerven der Nase, welche doch immerhin noch in Schleimhaut gebettet liegen, so stark reagiren auf fremde gasige Beimengungen
in der Luft, dass sie eine allgemeine Anämie des Gehirns, Ohnmacht
und Bewusstseinsschwund auszulösen vermögen, so ist es mir wenig-

stens durchaus plausibel, dass noch viel mehr die nackten Ganglien
um die Gefässstränge und die ganz entblössten Nervenbündel durch
die Berührung mit „nie gekosteter" Luft, der für gewöhnlich noch
Karboldämpfe, Jodoformmoleküle etc. hinzugefügt sind, in Reizung
versetzt wird. Sicherlich wird dadurch der Zellteppich anämisirt, seine funktionelle und vitale Energie eingeengt, sein Saftreichthum herabgesetzt, seine Oberfläche brüchig und uneben gestaltet, ausgetrocknet, klebriger gemacht und alles in allem so verändert, dass ein leichteres Anhaften von Staubpartikelchen, Sonnen-
stäubchen und Bakterien in gesteigertem Maasse stattfinden kann.
Dadurch vermittelt eben der Luftkontakt auch indirekt die Unsauberkeit einer Wundfläche.

b) Irrespirable Gase.

Rein physikalisch gedacht werden es nun im Wesentlichen an-
gehäufte Kohlensäure und die irrespirablen Gase sein, welche der
Wunde zur Infektion disponirende Schädlichkeiten an sich zufügen
können. Denn ein menschliches Athmungsgift können wir als nicht
vorhanden betrachten, nachdem die von Brown-Séquard und
d'Arsonval (Compt. rend. 1888) angeregte Untersuchung auf „An-
thropotoxin" in der Ausathmungsluft durch Beu (Untersuchungen
über die Giftigkeit der Exspirationsluft, Zeitschr. f. Hygiene, und durch
Rauer, ebendaselbst) in negativem Sinne entschieden ist. Rauer
zeigte, dass die Thiertödtungen, welche Brown-Séquard und
d'Arsonval mittels eines aus der Athmungsluft isolirten Giftes
konstatiren konnten, durch nichts anderes als durch Kohlensäure-
vergiftung bedingt waren. Wenn aber di Mattei (Ueber Prädispo-
sition zu Infektionskrankheiten durch Einathmung der in den verschiedenen Geweben gewöhnlichen schädlichen Gase und Dünste,
Archiv f. Hygiene, Bd. 30) experimentell feststellen konnte, dass die
Einathmung von Kohlensäure, Schwefelwasserstoff etc. in der That
die Empfänglichkeit von Versuchsthieren gegen einige Infektionen
erhöht, so ist doch wohl als höchst wahrscheinlich zu erschliessen,
dass die Anwesenheit von Kohlensäureüberschuss, Schwefelwasserstoff, Ammoniak, Leuchtgas, also alle mehr oder weniger abnormen
Beimengungen zur atmosphärischen Luft, erst recht einen disponiren-

den Einfluss auf die Infektion freigelegter Gewebsstraten auszuüben im Stande sind. Man bedenke, dass auch nach Lehmann's Untersuchungen (K. B. Lehmann, Bestimmung minimaler Schwefelwasserstoffmengen in der Luft, Archiv f. Hygieine, Bd. 30) Schwefelwasserstoff als Beimengung von schon 5 bis 8 Milliontel Volumprocent dem Chemiker lästig auffällt, und bei 14 Milliontel Volumprocent schon direkte Reizungen der Schleimhäute auftreten. Das sind aber Gewebe, welche naturgemäss mehr oder weniger eingestellt sind auf derartige Insulte durch abnorme Beimengungen in der Luft, wie viel mehr aber wird ein Zelllager belastet durch solche physikalischen Verunreinigungen, wenn es zum ersten Male und ganz unvorbereitet in direkten Kontakt mit der Luft gebracht wird!

c) Der Staub.

Weit erheblicher aber als der Kontakt mit irrespirablen Gasen muss die Wirkung des in der Luft suspendirten Staubmateriales sein, den man trotz Neuber's, Mikulicz' und Flügge's Studien bisher meist gründlichst unterschätzt hat und welche doch selbst gegenüber den in der Luft zweifelsohne suspendirten Bakterien eine mindestens gleichwerthige Rolle für die Infektion spielen dürften.

Welche Fülle von Möglichkeiten besteht, wenn man versucht, sich über die Natur der in der Luft suspendirten Keime mittels der Phantasie eine Vorstellung zu machen! Wenn wir ganz absehen von den Bakterien, so bleibt ein Heer von molekularen Zerfallsprodukten übrig, welche vornehmlich der regressiven Metamorphose des gesammten Stoffwechsels der Erdoberfläche entstammen. Wenn man will, sind es also im Wesentlichen kadaveröse Beimengungen, desorganisirte Elementarpartikel organischer oder unorganischer Komplexe, die der Luftstrom mit sich führt. Welche Summe von Möglichkeiten, in chemischem Sinne neue Verbindungen einzugehen, namentlich auf einer Wundfläche, wo Alles in dem labilen Gleichgewicht höchster Eiweissmoleküle, in dem stetigen Status nascendi des Lebendigen sich befindet!

Wem diese Dinge als Kleinlichkeitskrämerei oder Gedankengaukelei nicht zu imponiren vermögen, den bitte ich nur einen Augenblick zu bedenken, was erwiesenermassen die in der Luft

suspendirten organischen, aber unbelebten Partikelchen für eine
ungeheure Rolle im Haushalt der kosmischen Natur unseres Pla-
neten zu spielen berufen sind. Aitkin hat auf die ungeheuere
Wichtigkeit des in der Luft schwebenden Staubes für die physika-
lisch-meteorologische Bedeutung der Feuchtigkeit hingewiesen; von
anderer Seite ist der Nachweis geführt, dass unsere regulären ther-
misch-meteorologischen und rhythmisch-periodischen Wärme-, Feuch-
tigkeits- und Luftdruckschwankungen nicht zu erklären sind ohne
diesen Staubgehalt der Athmosphäre; auch dass die Sonnenstrahlung
wesentlich beeinflusst wird durch denselben, gilt als erwiesen. Ferner
werden sicherlich Regen- und Nebelbildung sehr wesentlich durch
Staubpartikelchen bestimmt; ja, es gilt als ausmacht, dass die Reibungs-
elektricität, welche zu der grandiosen, meteorologischen Katastrophe,
dem Drama in der Natur, dem Gewitter, Veranlassung giebt, bedingt
sein dürfte durch die Anwesenheit organischer Stäubchen in der Luft;
eine Annahme die dazu führen konnte, dass man die Zahl der Gewitter
einer grossen Stadt steigend mit der Zahl der neuentstehenden
Fabrikschlünde, den Hauptlieferanten des suspendirten Luftstaubes,
nachweisen konnte. Wenn im grossen Haushalte der Natur der
suspendirte Staub eine so wirksame Stellung einnimmt, so können
wir doch eine Anschauung nicht abweisen, welche Beweise dafür
zu erbringen sucht, dass der in der Luft suspendirte, im isolirt auffallenden Sonnenstrahl (Tyndall) sichtbare Staub, dass die Unzahl
feinster Partikelchen, welche der vertrocknenden, verwesenden und
zerbröckelnden, im Winde gelockerten und mitgerissenen Gesammt-
oberfläche der Erde ihren Ursprung verdanken, für die hüllenlosen
Gewebsinnenflächen eine erhebliche Belastung und Inanspruchnahme ihrer Energie bedeuten. Man weiss aus zahllosen Experimenten,
(Virchow, Ziegler, Cohnheim, Grawitz, Senfftleben, Busse,
Langerhans, Metschnikow u. A.), dass die Anwesenheit feinster
mechanischer Partikelchen eine Mobilmachung der Leukocyten bedeutet, welche sämmtliche fremde Bestandtheile, Zinnober, Glasstaub,
Holzmehl, Silberniederschläge in sich aufnehmen und zum nächsten
Lymphnetz, welches ebenso als Depot wie als Filter zu gelten hat,
zu transportiren im Stande sind; wir wissen also, dass ein Mechanismus im Gewebe besteht, durch welchen den centraleren Abwehr-
kommandos die Weisung, mobil zu machen, d. h. ein Leukocyten-

heer zu entsenden, zugehen kann. Nebenbei bemerkt ist dieser
Appell möglicherweise nichts als der paretisch-reflektorische Nerven-
reiz der mechanisch irritirten Nervenelemente im Gewebe, durch
den die Gefässwände weiter und die Endothellücken der Kapillaren
geöffnet werden, so dass die stets wandständigen Leukocyten durch
die klaffenden Stigmata Arnold's in Schaaren auszuwandern Gelegenheit haben. Wir sehen in den Primärsymptomen der Gewebs-
entzündung, soweit es sich um Emigration dabei handelt (allerdings
nur ein Symptom der Gewebsirritation), nichts als die Steigerung
eines physiologischen Vorganges der regulären Durchwanderung
jedes Gewebes mit Leukocyten zwecks Ernährungstransportes und
zwecks Resorptionsmechanismen. Denn die Leukocyten sind die
Träger der Ernährung nicht nur, sondern sie sind in noch viel
höherem Maasse die Kontakterreger der Regeneration — ihr Zerfall
im Gewebe bedeutet für mich Befreiung der Nukleïnsubstanz mit ihrer
generatorischen, autochthonen, Zellkerntheilung inducirenden, also
direkt spermatozoëartig zeugenden Kraft! Wo Leukocyten zerfallen,
entstehen bei der Gewebsreizung auch neue Gewebszellen; also ist
Wanderzellenthum und Reizungsemigration das Maass der Regenerationsenergie, welches an ein Gewebe im Augenblick gestellt worden
ist. Wird der Reiz kontinuirlich, ist er durch Abschwemmung, Resorption, chemische Affinität und Destruktion nicht zu kompensiren,
so tritt auch die paralytische Gewebsproduktion ohne Bildung neuen
reparativen Gewebes ein, die Hypersekretion, die Eiterung ohne
Vaskularisation, ohne Bildung fester Intercellularsubstanz, ohne Organisation beginnt. Dieses kurze Glaubensbekenntniss einer chirurgischen Entzündungslehre möge der Leser freundlichst entschuldigen
— die Kenntniss dieser Anschauung übermittelt aber um so leichter
das Verständniss für die Bedeutung der Anwesenheit staubförmiger
Partikel in einer Wunde und für die Entstehung einer Disposition zur
Bakterienansiedelung. Eine Beimengung zum Gewebe, welche vermehrten Zufluss, Emigration, Hypersekretion, Schmerz erzeugt, ist
doch wohl sicher eine pathologische Belastung, und wenn so viele
Kriterien der Entzündung allein durch Fremdkörperanwesenheit im
Grossen wie im Kleinen erfüllt werden, so wäre man wohl berechtigt,
von dem Staubgehalt der Luft als von einem Entzündungsvermittler
zu sprechen, selbst wenn niemals Bakterien in ihm enthalten wären.

d) Menge des suspendirten Luftstaubes.

Wir wollen uns nun zunächst eine Vorstellung zu machen
suchen von der Menge der in der Luft suspendirten Staubpartikel
ohne Bakterien, welche man Heliophanen, d. h. die im Sonnenstrahl
Sichtbaren, nennen könnte. Die Zahl dieser unsichtbaren Segler der
Lüfte ist nun eine ganz erstaunlich grosse. Selbst auf dem Lande
und an der Meeresküste sind in einem Kubikcentimeter Luft mehrere
Tausende enthalten; für grosse Städte steigt natürlich diese Zahl
sehr schnell, um z. B. für Edinburgh bei trübem Wetter 250000
Staubtheilchen auf einen Kubikcentimeter zu erreichen (Dr. Trabert, Meteorologie). Selbst auf der Höhe des Eiffelthurms, des Rigi,
des Ben Nevis in Schottland wurden sogar bei thalwärts gerichtetem
Winde noch mehrere Hundert pro Luftvolumen von 1 ccm ge-
messen; diese Zahl steigt sofort auf viele Tausende, wenn der Wind
vom Thale her weht. Es ist hier gleich des Einflusses zu gedenken,
den überhaupt die Windrichtung, die Entstehung selbst kleinster
Luftwirbel, wie sie z. B. die Bewegung unserer Glieder, die Hand-
erhebung, das Aufrichten, das Beugen als Erzeuger kleiner Luft-
strudel auf die Lokomobilisirung des den Gegenständen lose anhaftenden Staubmateriales ausübt. Dieser Einfluss ist enorm, wie Flügge
exakt erwiesen hat. In unbewegter Luft ohne kleine Wirbelströme
senken sich die Theile schnell zu Boden. Ebenso gross ist der Einfluss des Feuchtigkeitsgehaltes der Luft. Ist die Luft mit Wasserdampf gesättigt, so genügt bekanntlich eine geringe Abkühlung oder
Ausdehnung, um eine Kondensation des Wasserdampfes eintreten zu
lassen; diese Wasserdampftröpfchen schlagen sich aber vor Allem an
den kleinen Staubtheilchen nieder, welche in der Luft suspendirt sind.
Die Staubtheilchen werden gleichsam zu Kondensations-
kernen des Wasserdampfes und sinken durch ihre Schwere
nieder. Bekanntlich hat der Physiker Aitkin diese Thatsachen benutzt, um das Problem der Zählung der in der Luft suspendirten Staubpartikel zu lösen. Trockenheit und Windströme sind also gewissermassen
die Auftreiber der mikroskopischen Staubaussaat in der Luft. Welche
enorme Steigerung der oben citirten Zahlen bewirken aber z. B.
Gasflammen! Dr. Trabert (s. o.) berichtet, dass in einem Zimmer,

in welchem der Staubgehalt 426 000 pro ccm betrug, derselbe bis zu etwa 46 Millionen angestiegen war, nachdem 4 Gasflammen 2 Stunden lang gebrannt hatten.

Solche quantitativen Messungen sind zuerst von Tissandier (Les poussières de l'air 1877) gemacht worden, nachdem Tyndall schon 1870 (The med. times and gazette) die heliophanische Anwesenheit unbelebter Staubpartikel ohne zahlenmässige Bestimmung nachgewiesen hatte. Hesse (Ueber quantitative Staubbestimmungen in den Arbeitsräumen, Dingler's polytechnisches Journal 1881 und Vierteljahrschrift f. gerichtl. Medicin, Bd. 36), Fodor (Die Luft und ihre Beziehungen zu epidemischen Krankheiten, Budapest 1881), Uffelmann (Arch. f. Hygiene, Bd. 8), Arens (Quantitative Staubbestimmungen in der Luft nebst Beschreibungen eines neuen Staubfängers (Arch. f. Hygiene, Bd. 21) — haben sämmtlich quantitative Bestimmungen gemacht. Ihre Angaben schwanken nicht unerheblich, je nach der verwandten Methode der Ansaugung und Auffangung der zu untersuchenden Luft. Es möge hier nur als für unsere Fragen von principieller Bedeutung bemerkt werden, dass diejenigen Methoden am ausgiebigsten ausfielen, bei welchen ein mehr oder weniger klebriges Material zum Auffangen (Fettbecher, Gelatineplatten, Harzplatten) benutzt wurden*) und dass sowohl möglichste Ruhe und Bewegungslosigkeit im zu untersuchenden Raume wie auch Anwesenheit von Wasserdämpfen die Zahl der Staubtheile sehr erheblich drückten. Tissandier fand schon, dass die Luft nach dem Regen bedeutend weniger Staubtheilchen enthielt als bei Trockenheit (6 Milligramm gegen 23 in 1 ccm), und ferner, dass von allen suspendirten Partikeln 66 bis 75 Proc. unorganischen Charakters sind. Arens stellt folgende Tabelle auf:

Laboratorium	1,4 Milligramm**)	
Schulzimmer	8	„
Rosshaarspinnerei	10,0	„
Sägewerk	17,0	„
Mahlmühle	28,0	„

---

*) Was bei der hervorragenden Klebrigkeit einer Wunde zu denken giebt.
**) Mehr als 50 000 Partikel.

Eisengiesserei während der Arbeit   28,0 Milligramm
Schnupftabakfabrik   72,0   „
Cementfabrik während der Arbeit   224,0   „
in der Pause   „   „   „   130,0   „

Menschenmengen (Auditorien, Truppenkörper, Arbeitermassen) rühren messbare Mengen auf; ein Wirbelwind kann in wenigen Sekunden 11 mg, d. h. mehr als eine Million Staubtheilchen ins Gesicht schleudern. Die Gewerbehygiene hat diese Fragen als höchst wichtig für die Morbiditäts- und Mortalitätsstatistik nachgewiesen, es bedarf geringer Ueberlegung, ihre Wichtigkeit auch für die Hygiene unseres operativen Gewerbes zu erschliessen, zumal, wie wir sehen werden, die Forderung einer möglichsten Purificirung der Luft für operative Zwecke verhältnissmässig leicht zu erfüllen ist. Bedenken wir aber, dass die oben citirten Versuche zeigen, dass eine mässig grosse Wunde von 4 cm Umfang bei offenem Luftstrom in einem gewöhnlichen Raum während 5 Minuten etwa 2 Millionen Luftkeime auffangen muss, die sämmtlich ohne Vorsichtsmaassregeln bei primärer Naht mit in die Gewebe eingeschlossen werden, so sollte man sich, meine ich, nicht so sehr wundern, dass hier und da in chirurgischen Operationssälen mit mehr als hundert Zuhörern, zehn Assistenten und fünfzehn Wärtern, die alle mehr oder weniger auf- und abwogen, d. h. Staubwirbel erregen, eine Wunde nicht per primam heilt, sondern man müsste vielmehr sein ehrliches Erstaunen ausdrücken über die Toleranz der Natur, welche so ungeheuer oft die Sache ohne schwerste Störung abgehen lässt.

e) Mechanische Läsion der Theile.

Aber die Luft, die Gase und der Staub sind ja nicht die einzigen Faktoren, welche den Ansiedelungsgelüsten der Bakterien die Wege ebnen. Die unvermeidliche mechanische Läsion der Theile kann in sehr verschiedenem Maasse irritativ ausgeübt werden. Man kann nicht genug eine oft gehörte Ansicht (sogar ex cathedra verkündigt!) bekämpfen, welche meint, dass bei unserem a- und antiseptischen Verfahren die Zeiten vorüber seien, wo an einer leichten und sicheren Hand beim Operiren so viel gelegen ist, wie früher ante Listrum natum. Nun, ich glaube, nichts ist falscher, als werdende Chirurgen diese Ansicht zu lehren, welche der Verfasser auf einer kleineren deutschen Universität vom ordentlichen Professor der Chirurgie zu verschiedenen Malen gehört hat. Bedenkt man nicht, wieviel glatte, reinliche Schnittführung und Rücksichtnahme auf Gefäss- und Lymphbahnrichtung dazu beitragen können, die Ernährung der durchschnittenen Theile unter die relativ günstigste Bedingung zu stellen? Bedenkt man nicht, wie andererseits planloses Herumpellen, Drücken, Zerren, Reissen, Ueberspannen, Quetschen und Durchtrennen, Schlitzen und Längsauftrennen der Gefässe, ungeschickte Lappenbildung, Hohllegung der Haut etc. etc. direkte Dispositionen zur Entzündung, Ernährungsstörung und Bakterienansiedelung zu setzen im Stande sind? Lehrt nicht die Statistik der Verletzungen deutlich die unendlich schnellere und nicht infektiöse Verheilung von glatten Schnittwunden gegenüber von gerissenen und gequetschten? Ist nicht der Pferdebiss mit seiner deletären Nekrose ein Paradigma der mechanischen Belastung der Wunden? Hat man noch nie daran gedacht, woher die ungeheure Ueberlegenheit der chirurgischen Ophthalmiatrie in der Asepsis auch in der vorantiseptischen Zeit kommen mochte? Sollte nicht der ungeheure Respekt vor der Feinheit und Zierlichkeit, der wunderbaren Zartschichtigkeit dieser Camera lucida unbewusst die Augenärzte gezwungen haben, das äusserste Maass von Schonung und zarter Behandlung gerade diesen Wundergeweben angedeihen zu lassen! Man betrachte nur aufmerksam ein französisches Augenbesteck aus der Hand eines Luer! Welche Zierlichkeit und Grazie des Instrumentariums! Diese Puppenscheeren und Zwergenmesserchen gegen die Plumpheit unseres grobchirurgischen Materiales! Hierin kommt jene bewusste Schonung und gleichsam Zärtlichkeit der Behandlung des Augapfels und seiner Theile zum Ausdruck, welche sich als ein solcher Schutz gegen infektiöse Processe aller Art darstellten auch ohne antiseptische Maassnahmen, dass Jacobson bei Iridektomien nur 1 % Infektionen erlebte, ein Procentsatz, welcher gegen eine gleiche Statistik von z. B. Phimosenoperationen aus jener Zeit mit 37 % Infektionen geradezu glänzend zu nennen ist. Auch Hirschberg, der bekannte Berliner Ophthalmolog, erzielte in vorantiseptischer Zeit Resultate, welche gegenüber gleichzeitigen

Statistiken auf anderen chirurgischen Gebieten höchste Bewunderung
verdienen. Daraus können wir erschliessen, dass es keineswegs
gleichgültig ist, in welcher Weise, rein mechanisch gedacht, wir uns
an das Aufrollen der lebendigen Hüllen und Straten eines menschlichen Leibes machen, ob wir diesen Akt vornehmen im Bewusstsein
des ungeheuren Respektes vor der sakrosankten Unverletzlichkeit
dieses räthselhaften Lebensrasens oder ob wir grob materiell in ihm
nichts sehen als ein Konvolut von anatomischem Durcheinander, in
welches erst die Hand des reissenden und zerrenden Chirurgen
medicinisch sachgemässe Ordnung bringt. Ich habe Chirurgen
operiren gesehen, welche früher Anatomen waren und welche mit
einer umständlichen Präparationsmethode meist stumpf und schie-
bend sich zur möglichst übersichtlichen Freilegung der Einzelorgane
so recht in anatomischem, demonstrativ-deskriptivem Charakter in
die Tiefe wühlten — die Sache war lehrreich, aber lebensgefährlich,
denn die Zahl der Infektionen war erschreckend gross; und ich
habe gleichzeitig einen v. Langenbeck täglich operiren zu sehen
das Glück gehabt (als sein letzter Famulus), welcher mit der
Zartheit und Geschicklichkeit eines Filigrankünstlers oder einer
Seidenstickerin den Geweben zu nahe trat: der Effekt war hervorragend ausgezeichnete Asepsis trotz recht mangelhafter Antisepsis,
denn Langenbeck war, wie auch Billroth früher, nicht voll
überzeugter Listerianer. Warum heilten zumeist die ausgedehnten
Plastiken, deren Erfindung und Ausbildung diesen Meister der
Chirurgie für alle Zeit unsterblich gemacht haben? Weil alle tech-
nisch-mechanischen Vorbedingungen für die Bildung guternährter
Lappen mit einer peinlich exakten und schonenden Art ihrer Anlage, Vernähung und Anpassung an den neuen Nährboden erfüllt
waren. Es gehört eben zur Chirurgie ein rein handwerksgemässes,
glattes, mechanisches Können, eine Meisterschaft der Hand, welche
sich weder durch Geist noch Forschheit des Drauflosgehens ersetzen
lässt, die angeboren ist, und welche als die mystische „glückliche"
Hand des gefeierten Operateurs aufzulösen ist in die instinktive
Fähigkeit, sich mit einer naturgegebenen Phantasie gleichsam in die
Seele der Gewebe, ja der Zellen zu versetzen, welchen man mit
Messer und Scheere zu nahe tritt. Grosse Operateure werden nicht
nur „sicher" sein in ihrer Art zu operiren, sie werden auch über-

raschend schonend mit den Geweben umgehen. Man sieht sehr
häufig gefehlt gegen diesen obersten Grundsatz chirurgischer Aktion,
und doch behaupten wir, dass nichts so sehr der Infektion die Wege
bahnt, als unnützes Reissen, Zerren und Quetschen der entblössten,
blutenden Häute. Man schneide glatt und in einem Zuge mit Messer
oder Scheere, man fissle nicht mit Duodezschnittchen oder knacke
mit den Scheerenbranchen an festerem Gewebe herum. Darum
müssen auch die Instrumente ebenso musterhaft scharf wie sauber
sein, denn stumpfe Instrumente zerreissen die Zellen, statt sie zu
durchtrennen, glatte Zellflächen aber vermögen sich zu regeneriren,
zerrissene veranlassen leicht Nekrose. So muss man sich auch in
mikroskopischem Sinne klarmachen, dass der glatte, möglichst
gleichmässige, dem Rasirmesser- oder dem Mikrotomzuge ähnliche Schnitt die besten Chancen zur Adaptirung der Wundflächen
giebt*), und dass die vielfältige Buchten- und Zackenfläche einer
gerissenen Wunde ebensoviele Nester und Brutstätten für belebte
und unbelebte Partikelchen bildet. Diese Unregelmässigkeit der
Wundfläche verhindert die Aufeinandergehörigkeit mit einander
verschmelzender Gewebsstraten in höchstem Maasse. Es ist experi-
mental absolut sicher erweisbar, dass Gefässvereinigung, Regeneration, Granulation schneller und mit zarterer Narbenbildung
vor sich geht, wenn die mechanische Durchtrennung der Komponenten des Gewebes glatt und in einem Zuge erfolgt ist, als wenn
die Gefässe torquirt, die Intimae herausgerissen und zerfetzt, die
Lymphbahnen ineinander gequetscht und die Zelllager mit der
Intercellularsubstanz verknotet und verwrungen sind. Da liegen
dann die heterogensten Zellkörper aneinander, Epidermis und Ge-
fässmuskelzelle, elastische Fasern und Fettzellen, Haarbalg- und
Endothelzellen, und es ist gewiss mehr ein Wunder der Natur als

---

*) Freilich ist der mikroskopische Schnitt immer noch ein gerissener,
wie das schärfste Messer, mit dem Mikroskop gesehen, stets noch eine Säge
ist, aber es ist anzunehmen, dass, je glatter wir schneiden, desto geord-
neter die weichen Gewebsbündel in zugehörigen Lagen auseinander weichen. Mit
unseren Operationsmessern werden wir wohl selten direkt Zellen durchschneiden,
die Faserbündel weichen aus und werden in zusammen bleibenden Garben von einander geschoben.

ein Zeichen chirurgischer Kunst, dass die nach einem idealen Plane
höherer Ordnung arbeitende Gemeinschaft und Solidarität der Zellen
aus diesem chaotischen Durcheinander die substituirende Narbe doch
noch zu erzeugen vermag. Niemand aber kann uns glauben machen,
dass das nicht eine Mehrleistung der Natur erfordert, deren dyna-
mische Spannungsenergie bei möglichster Aneinanderfügung homogener Zelllager zu ganz anderen Schutzmechanismen verwandt werden
könnte. Wir haben auf Grund dieser Ueberlegungen auch den
scharfen Löffel ganz aus unserem Armamentarium verbannt. Derselbe
reisst nicht nur krankes Gewebe fort, auch die gesunden, reparatorischen, schon dem Aufbau zugehörigen Granulations- und Vaskulari-
sationszellen schabt er ab; er öffnet unnöthig Lymphspalten und Blut-
kanäle zur eventuellen neuen Ansiedelung von schädlichen Verunreinigungen. Albert in Wien ist vorangegangen mit dem Ruf:
Fort mit dem scharfen Löffel! und die Jahre unserer Gefolgschaft
haben uns keinen Augenblick dies Instrument für Drechsler- und
Hornarbeiter entbehren lassen.

Die Gründe aber, warum wir mit solcher Lebhaftigkeit gegen
die rein mechanische, unnöthige Maltraitirung, welche oft als besondere Schneidigkeit des Chirurgen bewundert wird, protestiren,
sind also folgende: Erstens ist eine glatte Schnittfläche möglichst
ohne jede Buchtung und Höhlenbildung durch Auftupfen und Spülen
viel leichter zu reinigen; zweitens ist die plastische Verklebung
durch aussickernden Wundsaft erleichtert; drittens vermögen Gaze
und Medikamente im Sinne der Drainage und Flächenwirkung ausgiebiger zu wirken; viertens sind alle Lücken und Buchten gleichsam
initiale Bohrlöcher für Tunnels und Kolonisation der Bakterien
zwischen den Zellen, denen Blut und Lymphgerinnsel geradezu
Leitern für ihren leichtesten Einbruch in die Gewebslücken liefern.

C. Individualität und Wundheilung.

Wir haben nunmehr gesehen, dass der Gefahren, welche eine Wunde bedrohen, gar vielfältige sind. Bisher haben wir jedoch naturgemäss nur diejenigen Momente einer sogen. Disposition zur erfolgreichen Ansiedelung der Bakterien in Betracht gezogen, welche innerhalb gewisser überall vorhandener und durchaus unpersönlicher Schädlichkeitsgrenzen vorhanden sind. Hier wird gleichsam der vorbereitende „Nosos", welcher den Parasitismus der Streptokokken, Staphylokokken, des Bacterium coli, der Tetanusbacillen etc. einleitet und bedingt, durchaus mit den Bakterien und ihnen voran von aussen aufgepflanzt. Ihre Bedingungen sind mehr oder weniger vermeidbar, stets bekämpfbar. Anders steht es mit der ganz individuellen Disposition zur Wundeiterung, welche bei allen Maassnahmen gegen die purulente Infektion bisher fast ganz ausser Acht gelassen worden ist. Wenngleich natürlich die Verbesserung der Konstitution des Einzelnen und ganzer Volksklassen naturgemäss Sache der allgemeinen Hygiene resp. der allgemeinen Therapie ist, so sollen doch der Vollständigkeit halber in dieser Skizze vom Mechanismus der Infektion einige Gesichtspunkte gestreift werden, die deshalb von Wichtigkeit sind, weil sie bisher bei der Beurtheilung der Frage — warum erleben wir trotz der rigorosesten Maassnahmen zur Anti- und Asepsis immer noch hier und da Infektionen? — unberücksichtigt geblieben sind. Gerade das Verhältniss konstitutioneller oder akuter Erkrankungen als einer Disposition für schlechten Wundverlauf ist aber ausserordentlich geeignet, die Richtigkeit der Liebreich'schen Anschauung vom Nosoparasitismus von der Seite chirurgischer Erfahrungen vollauf zu bestätigen. Wer wollte im Allgemeinen bestreiten, dass die Fähigkeit, Wunden zur Verheilung zu bringen, eine individuell in breiten Grenzen schwankende genannt werden muss! Was bei dem einen Individuum in wenigen Tagen an fester Verklebung der Wundflächen erreicht ist, klafft bei einem Anderen noch nach Wochen; Wunden, die sich bei blühendem Habitus absolut sicher primär schliessen, werden bei kachektischen, anämischen Individuen sicher

nur per secundam intentionem heilen. Es gehört chirurgischer und
therapeutischer Blick dazu, im Einzelfalle vorauszusagen, ob man
eine Wunde bei bestimmter Konstitution nähen kann oder nicht,
vorherzubestimmen, wie sich die Granulationen in diesem oder
jenem Organismus gestalten werden, wie das Sekret, rein eitrig,
glasig, blass oder serös-trübe, ausfallen wird, ob die Wundfläche gut
vaskularisirt, körnig oder fibrinbeschlagen sich gestalten wird; und
doch giebt es zweifelsohne diese Beziehungen in einer gewissen
Gesetzmässigkeit, deren Ausserachtlassen natürlich bei schematisch
gleicher Behandlung, sagen wir einmal der überall erzwungenen
primären Naht, ganz sicher Infektionen nach sich ziehen wird.
Dann ist aber unserer Meinung nach nicht die mangelnde Asepsis,
welche für einen anderen Fall und einen anderen Organismus vollständig genügt hätte, daran Schuld, sondern die Konstitution des
Patienten war die Ursache der Infektion, welcher nur durch einen
Nachlass unserer kategorischen Anforderung an die primäre Verheilung hätte umschifft werden können.

a) Falsche „Prima"-Sucht der Chirurgen und die Statistik.

Ich will mich deutlicher ausdrücken: Ich bin der Meinung,
dass durch ein gewisses, eigensinniges Erzwingenwollen der primären Verheilung und der primären Naht eine Unmasse von Unheil
in die Chirurgie gekommen ist, welches zum grössten Theile vermeidbar gewesen wäre durch zielbewusste Rücksichtnahme auf das
Individuum und die schätzbare Widerstandskraft seiner regenera-
torischen Energie, d. h. seiner Zellaktion gegen die Aktion der Bakterien. Die Naht ist der wunde Punkt in der Chirurgie.
Hier werden die allermeisten Fehler gemacht. Nicht nur, dass das
Nähmaterial eine heikle Sache ist, und seine absolute Sterilisation zu den dunklen Stellen unseres Könnens gehört, die Naht
an sich ist etwas durchaus Gefährliches und nicht ohne dringende
Indikation Anwendbares. Habe ich eine Wunde angelegt und nähe,
so schliesse ich stets einen Hohlsack, in dessen Taschen erweis-
lich jedesmal Staub, Chemikalien, Bakterien eingesperrt sind. Es
ist nicht mehr Sache unserer Kunst, diese Schädlichkeiten zu
überwinden, sondern es ist Sache der individuellen Gewebs-

energie, die Chemikalien zu neutralisiren, zu desorganisiren, die Staubpartikel fortzuschaffen oder einzukapseln, die Bakterien zu nekrotisiren und molekularisiren. Das ist eine individuelle Fähigkeit des Organismus, der uns gerade beschäftigt, an die wir appelliren müssen und auf die wir bei zugeklappter Wundtasche keinen wesentlichen Einfluss mehr haben. Ueberwindet der Organismus die summirten Irritationen, und die Wunde hat dafür ja Gott sei Dank ein ganzes Heer von Schutzmaassregeln, so erhalten wir eine prima intentio. Ist aber die Reizhöhe der gehäuften und schwer vermeidbaren Schädlichkeiten höher als die Abwehrkraft des belasteten Individuums, so erhalten wir eine Störung der Wundheilung, deren Schwere sich vollständig nach der Grösse des Missverhältnisses zwischen Angriff und Widerstand richtet. Viel günstiger steht die Sache, wenn wir nicht nähen, sondern durch Tamponade, Wundmittel, Abflussbestrebungen etc. die Abwehrfunktionen des Gewebes, welches operativ entblösst war, entlasten. Dann vermag auch dem schwächstem Organismus die mechanische Regelung dieses Verhältnisses zwischen Abwehr und Angriff in den allermeisten Fällen zu Hülfe zu kommen. An sich schon saugen die Tamponaden Staub, Chemikalien und Bakterien an, an sich schon übermittelt der Reiz der Gaze eine Anlockung des schützenden Leukocytenwalles (Schimmelbusch), an sich schon werden Vaskularisation und Granulation, die Vermittler der Heilung, durch die Verbandsstoffe auf das kräftigste angeregt, aber wir haben es ohne Störung unseres Heilplanes durch häufiger als üblich wiederholte Verbandswechsel immer wieder in der Hand, das Verhältniss zu Gunsten der Abwehr zu korrigiren. Aber die aus falscher „Primasucht“ — dahinter sich leider allzu oft bei Vielen ein statistisches Ueberbietenwollen verbirgt — angelegte oder erhaltene Naht bringt Gefahr für Leben und Gesundheit, welche bei richtiger Würdigung der geschwächten oder zweifelhaften Widerstandskraft des Patienten absolut vermeidbar gewesen wäre. Wir haben die einzelnen Menschen zu heilen, und die Rücksichtnahme auf statistische Triumphe ist eine grosse Gefahr für die individuelle Therapie. Was nützt denn der Versuch, zweifelhafte primäre Vereinigung zu erzwingen, wenn die durch die Naht gesetzten Schädlichkeiten womöglich die Heilungsdauer verdoppeln und verdreifachen! Was nützt es, dem Patienten den kurzen „eleganten" Heilungstermin selbstbewusst vorzuspiegeln, wenn doch nachfolgende „Eiterung" nun unser Prestige aseptique erst recht erschüttert? Man sage doch ruhig im Voraus, aus welchen Gründen bei unterlassener Naht die Heilung etwas länger dauern wird. Dem Patienten ist doch die Hauptsache, gesund zu werden und zu bleiben. Es ist ja auch falsch, eine irgendwie maltraitirte Verletzung, bei welcher Risse und Quetschungen vorhanden sind, primär zu nähen, und auch hier versuchen wir vielmehr erst nach offenbar aseptischem Verlauf durch Kompression etc. schnelleren Verschluss zu erzeugen, weil die Ungunst der mechanischen Adaptirungsbedingungen der Wundfläche die Möglichkeit der Bakterien- und Staubansiedelung erhöht; geradeso ist es auch falsch, eine Wunde bei einem Menschen zu nähen, dessen allgemeine Konstitution Bedenken über die Sieghaftigkeit seiner Zell- und Regenerationsenergie erregen muss. Es kann hier nicht meine Aufgabe sein, breit zu entwickeln, was man klinisch unter geschwächter Widerstandskraft des Zelllebens zu verstehen hat, wir wollen hier nur bei Besprechung derjenigen Momente, welche geeignet sind, den sogen. aseptischen Wundverlauf zu stören, diese Thatsache, welche meist übersehen wird bei unseren Maassnahmen gegen die purulenten Processe und die nicht ausserhalb des Patienten am Arzte und seiner Umgebung, sondern innerhalb seiner biologischen Widerstandsfähigkeit zu suchen sind, berücksichtigen.

b) Individualität des Falles und Anpassung der Wundbehandlung.

Obwohl ein Wundverlauf mit Hülfe richtiger, mechanisch-physikalischer Maassnahmen unserer Meinung nach (wie wir beweisen wollen) stets aseptisch sein kann, so kann er doch niemals völlig amykotisch verlaufen. Das ist auch gar nicht nöthig. Denn wenn ich eine Wunde zur glatten Verheilung bekomme, kann es dem Patienten und dem Arzte ganz gleichgültig sein, wieviel Bakterien trotz ungestörten Heilungsprocesses innerhalb der Wunde angehäuft sind. Wir müssen uns aber nach allen Untersuchungen endlich daran gewöhnen, in jeder Wunde die nicht bekämpfbare Anwesenheit von Bakterien als sicher und stets gegeben anzunehmen

und in der Beurtheilung der Heilung nicht ein Hauptgewicht auf
unsere heroischen Mittel (namentlich die chemischen!) zu legen,
sondern die Heilung einer Wunde zu betrachten, als einen biologischen
Ausgleich zwischen Zell- und Bakterienenergie, welchen im Wesentlichen die Natur des Patienten zu leisten hat. Es ist in der
Chirurgie durchaus nicht anders, als in der Gesammt-
medicin: das einzige Heilmittel, das es wirklich giebt, ist
die Regenerationskraft des Individuums, sie vermittelt den
Ausgleich, die Reparation, die bindegewebige Substitution. Die
ärztliche Thätigkeit kann bewusst und zielsicher gerade in der
Chirurgie Gewaltiges leisten in der Beschränkung, alle diese Re-
parationstendenzen des Individuums hemmenden Faktoren fortzuräumen. Wir werden zu erweisen suchen, dass diese Maassnahmen
vorzüglich mechanisch-physikalischer Natur sind, dass Prophylaxe
und Therapie auch in der Chirurgie aller sogenannter dynamischer
Faktoren vollauf entbehren kann, dass sie aber vielmehr als bisher
dazu eben die alte Kunst der Aerzte, dem Kranken als Individuum
auf Herz und Nieren zu schauen, aufrecht erhalten muss. Das ist
wichtig zu betonen in einer Zeit, wo die grossen Errungenschaften
in der Chirurgie, die Asepsis und die Anästhesie, drohen, einen
völlig verkehrten, wenn auch bestechenden und verblüffenden
Schematismus einzuführen, welcher verblendet genug ist, zu glauben,
dass in der Chirurgie, wie sonst für Nichts auf der belebten Welt,
Eines sich für Alle schicke.

Im Gegentheil, die gewonnene Erkenntniss über die allgemeinen
Bedingungen der Wundheilung sind fast in jedem einzelnen Falle
irgend einer Modifikation auf die Individualität des Falles bedürftig,
und diese Modifikation kann so weit gehen, dass gelegentlich sogar
eine ganz paradoxe Umkehr der Grundwahrheiten unserer chirurgischen
Therapie eintreten kann. Ich scheue mich garnicht, es auszusprechen,
dass es Fälle giebt, für die die Eiterung, d. h. also der lokale
Sieg der Bakterien, geradezu ein günstiges Ereigniss für
die Gesammtheilung bedeuten kann. Wir werden noch Gelegenheit haben, auf diese interessante Frage von der Symbiose der Bakterien
und ihrer Heilwirkung auf die Zellregeneration zurückzukommen bei
der Therapie der Eiterungen (s. u.). Ich möchte hier nur zur ganz
scharfen Formulirung meiner Anschauungen über chirurgische Pro-

phylaxe bemerken, dass der allgemeine Schematismus, die dog-
matische Uniformirung, unsere specialistischen Einheitsbestrebungen,
in die die moderne Chirurgie auszumünden droht, eine ungeheure
Gefahr für die folgenden Generationen der Aerzte bedeutet. Mit
vollendeter Technik und einem Schema der Desinfektions- und
Sterilisationsverfahren ist man noch lange kein Chirurg. Der
Schwerpunkt der Chirurgie steckt in der richtigen, individualisirenden
Indikations- und Prognosenstellung, dazu muss man aber Arzt sein,
d. h. fähig sein, die allgemein biologische Erkenntniss der Wissenschaft für die Praxis des Einzelfalles geradezu erfinderisch, intuitiv
zu modificiren. Die Technik lässt sich erlernen, was sich aber
niemals ganz erlernen oder lehren lässt, ist dasjenige, was man
damit anzufangen hat. Ich würde diese Dinge nicht so lebhaft
betonen, wenn es nicht geradezu auffällig wäre, dass in allen über
Stunden und Tage ausgedehnten Diskussionen, in allen Büchern über
Asepsis und Antisepsis kaum mit einem Worte dieses individuellen
Faktors auch in der Chirurgie gedacht würde. Man hört stunden-
lange Auseinandersetzungen darüber, ob man Handschuhe aus
Kautschuk oder Seide, ob man Bartbinden oder nicht anlegen soll
zum Operiren, ob man mit Seife, Alkohol, Sublimat oder ohne
Sublimat oder ohne Alkohol sich desinficiren soll — aber ich habe
noch nie gehört, dass doch alle diese Methoden für die Individualität
des Einzelfalles zugeschnitten werden müssen, dass die besonderen mechanischen und biologischen Verhältnisse, unter welchen
man seine Kunst auszuüben genöthigt ist, sehr wesentlich unsere
starren Gesetzmässigkeiten zu variiren haben. Ja, es dürfte nicht
zu bezweifeln sein, dass für den Verlauf eines Falles, die dem
Individuum verfügbaren Widerstandsmechanismen unendlich wichtiger sind als alle unsere prophylaktischen Maassnahmen, und dass
unbedingt in der Aufstellung einer Bilanz der Heilungsmöglich-
keit und -bedingung das Individuum als solches ein starkes
Gewicht mit in die Wagschale zu werfen hat. Hier ist ein noch
fast völlig unbeackertes Feld zu bebauen: nämlich die individuellen
Heilungschancen auf ihre Ursachen wissenschaftlich zu erforschen.
Das so sehr eingerissene „über einen Kamm Scheeren" entfernt die
wissenschaftliche Chirurgie allmählich ganz von den interessantesten
biologischen Problemen. Seit sie sich in den Bann der Bakteriologie

begeben hat, ist der Geist der Chirurgie noch leichter zu fassen, aber auch schwerer aufzufinden, als der der übrigen Medicin. Schema und Handwerk sind eng verwandte Dinge. Wer, um zu unseren realen Vorstellungen zurückzukommen, einen Syphilitiker, Tuberkulösen, Diabetiker genau so nähen und okklusiv behandeln wollte wie einen Gesunden, wer die Wunden eines Kindes genau aus denselben mechanischen Gesichtspunkten wie die eines Greises ansehen wollte, wer die Schnittwunde einer Drüse ebenso behandeln wollte wie die eines Muskels, wer einen Nerven ebenso vernähen würde wie eine Sehne, wer die Verhältnisse einer Laparotomie bei einer Adipositas universalis gleichsetzt denen bei allgemeiner Macies, — wer das thäte und wollte nicht in jedem Einzelfalle Modifikationen in technischer Hinsicht mit Rücksicht auf die besondere Biologie des Falles eintreten lassen, würde von Misserfolg zu Misserfolg schreiten. Was aber in dieser Weise instinktiv oder bewusst gewiss jeder wahrhaft gute, das heisst künstlerische Chirurg an Individualisirungskunst leistet, das findet, genau genommen, bei den kleinsten und einfachsten Wundverhältnissen ebenso seine strikteste Indikation.

Wieviel Nähte gegebenen Falles der Heilung am günstigsten sind, wie dieselben im Einzelfall zu liegen haben, ob nah oder fern vom Wundrand, wieviel Tiefennähte zu ziehen sind, ob dem betreffenden Individuum Seide oder Katgut bessere Dienste thun wird, ob ein aseptischer Fall wegen allgemeiner Chlorose und Anämie, wegen erheblicher Nervosität, wegen Atonie, Reizbarkeit besser garnicht zu nähen, sondern zu tamponiren ist, ob die Drainage im Einzelfalle zu entbehren ist oder nicht, welche Gefässe zu unterbinden sind und welche durch Kompression stehen, ob Ligaturen derselben den Wundverlauf belasten oder nicht, ob dieser oder jener Recessus der Wunde gefährlich werden kann oder nicht, ob und wie stark die allgemeine Kompression zu wirken hat? — das sind eine Unmenge von Fragen, wie sie vor Fachleuten ja nur angedeutet zu werden brauchen, und welche jeder gewiss aus der Erinnerung verdutzendfachen könnte, welche — das ist meine feste Ueberzeugung — noch hinzukommen müssen zur Garantie eines ungestörten Wundverlaufes und deren Missachtung die schönste und komplicirteste Asepticität von Operationsraum, Personal und Instrumentarium vollständig über den Haufen stossen können. Die kleinen individuellen Schwankungen sind eben geeignet, bisweilen den Nutzen des ganzen ungeheuren Apparates von reiner Wäsche, Bad, Filzschuhen, Bartbinden, Handschuhen und Zipfelmütze zu durchkreuzen. Es geht bei den Operationen manchmal wie beim Grossfeuer, bei dem sich herausstellt, dass der Wasserschaden durch die extremen Löschversuche zum Schluss grösser geworden ist, als der Schaden, den das Feuer anzurichten vermochte. So ist es oft bei menschlichen Ausgleichbestrebungen. Man schiesst zwar nach Spatzen, vertreibt sie wohl aus den Kirschbäumen, aber auch die Kirschbäume fallen und die Gärten werden devastirt, wenn wir mit Kanonen schiessen. Wir würden aber unsere Maassnahmen viel zielsicherer anzuwenden in der Lage sein, wenn wir uns bemühten, mehr als allgemein üblich auf die Besonderheit des Einzelfalles und den Ackerboden für Bakterien Rücksicht zu nehmen und das Kaliber unserer Kugeln gegen den Feind mehr der Natur seines Wirthes anzupassen versuchten, als in einer übertriebenen Verfeinerung nur allgemeiner, äusserlicher Bestrebungen zur Asepsis das ganze Heil zu sehen.

Gewiss, nun sollen nicht die Bemühungen, schematische, generalisirende Fortschritte in der Kunst der Asepsis zu erzielen, missachtet oder gar verhöhnt werden, wie das schon mehrfach geschehen ist (Dr. Behr, Stralsund, in einem mit den ernstesten Dingen witzelnden Artikel), es dürften diese Studien durchaus des Schweisses der Edlen werth sein. Auch die äusseren Bedingungen des Wundverlaufes müssen unbedingt bis ins kleinste Detail mit der Pedanterie philiströsester Umständlichkeit durchforscht werden. Meine Forderung geht unter aller Bewunderung der unentwegten, mühsamen Studien eines Mikulicz und Flügge nun dahin, neben diesen werthvollen Vertiefungen unserer äusseren Asepsis auch die Bedingungen nicht zu vernachlässigen, welche der inneren Natur des kranken Individuums entspringen und — auch vor Allem zu bedenken, dass selbst die innere Natur des Arztes, die Individualität des Chirurgen und der Heilperson, welche sich zu reinigen hat, Anpassungen und Modifikationen verlangt und jedem künstlichen Schema von Haus aus widerstrebt.

c) Individuelle Säuberung. Bakteriologische Kontrolle.

Damit wären wir an unserem Ausgangspunkte angelangt, nämlich der Sauberkeit in chirurgischen Dingen, und es ist hier noch einmal zu betonen: dass die Kunst, sich zu säubern, eine durchaus persönliche ist; dass hierzu ein besonderes Talent gehört, und wo es mangelt, eine Schulung der einzelnen Person unbedingt nöthig ist, eine Verfeinerung des Gewissens für Reinlichkeit, die nur auf einem einzigen Wege unserer Meinung nach zu erreichen ist — das ist durch die strengste bakteriologische Selbstkontrolle. Wir Chirurgen schulden dem grossen Begründer dieser Methoden, Koch, vor Allem aus dem Grunde dauernde Dankbarkeit, weil er uns durch die Reinzüchtung das Mittel an die Hand gegeben hat, festzustellen, in wie weit der Einzelne in der Lage ist, seine Haut auf die Fauna der Mikroorganismen durchzustudiren und von Bakterien zu befreien. Ich will hier gleich vorwegnehmen, dass es keineswegs angängig ist, die Resultate der Gelatineimpfung ohne weiteres zu übertragen auf die Resultate der Heilung, weil, wie wir noch fernerhin auszuführen haben werden, Wachsthum auf Gelatine und Wachsthum auf Wunden zwei himmelweit verschiedene Dinge sind, und weil es nicht der Zweck unserer Sauberkeit sein kann, sterile Röhren zu erhalten, sondern glatte Heilung zu erzielen und die Bedingungen für Beides keineswegs identisch sind, was noch zu erweisen sein wird. Sondern wir meinen, dass es absolut kein anderes Mittel, von sich selbst und von Anderen ein Urtheil der Leistungsfähigkeit ihrer persönlichen Art, sich zu säubern, zu erhalten giebt, als die solange wiederholte Uebung im Sterilisiren, bis eben die Röhren komplett steril bleiben. Die bakteriologische Impfprobe ist die einzige zuverlässige und ganz ehrliche Stichprobe, das einzige verlässliche Testobjekt für unsere Reinlichkeit. Dass dieselbe auch für den praktischen Arzt durchführbar ist, soll sogleich an der Hand unserer ausgiebigsten Versuche über diesen Gegenstand erwiesen werden. Vorher müssen wir jedoch in eine Kritik der bisherigen allgemein üblichen Methoden der Sterilisation unserer Hände eintreten.

D. Principien der rein mechanischen Säuberung.
Asepsis auf mechanischem Wege.

Kritik der chemischen und gemischt-chemischen Verfahren.
Die Bakterienvernichtung — eine falsche Tendenz.

Wir gehen bei unseren seit Jahren ununterbrochenen Bemühungen um die Asepsis der Hände und des Operationsterrains
von einem vorhergefassten Plane aus, welcher dahin abzielt, dass
erstens Methoden benöthigen, welche die Sauberkeit des Chirurgen
zu einer Eigenschaft machen, welche immer vorhanden ist, den
ganzen Tag über zu wahren ist und nicht nur in rigorosen Maassnahmen besteht, für eine bestimmte halbe Stunde steril zu sein, im
übrigen aber Alles gehen zu lassen, wie es will. Wir meinen vor
Allem, dass die Rücksicht, welche der Chirurg auf die Wundpflege
zu nehmen hat, keineswegs damit erschöpft ist, eine Methode zu
besitzen, welche ihn für bestimmte Momente ziemlich sicher an den
Händen reinigt, sondern wir fordern Methoden, welche über den
ganzen Tag ärztlicher Thätigkeit anwendbar sind und auch in ope-
rationsfreien Zeiten eine höhere mittlere amykotische Sauberkeit als
dauernd zu erhaltenden Zustand der Haut zu erreichen vermögen.
Und zwar deshalb, weil eine einmalige, rigorose, die Haut stark
mitnehmende Desinfektion, wie sie z. B. das Fürbringer'sche Verfahren darstellt, wenn nicht dauernde mittlere Asepsis tagsüber berücksichtigt wird, einer erschwerten Sachlage gegenübersteht. Es
ist mit einem Worte theoretisch vorzuziehen, sich mehr nach gethaner
Arbeit zu befreien von Infektionsmaterial und sich alsdann immer
fast völlig aseptisch zu erhalten, als in gegebenen Zeitpunkten, bei
sonstiger gänzlich unbeachteter Asepsis sich nur ad hoc zu sterilisiren.
Zweitens, waren wir der Ansicht, dass nur Methoden wirklich populär
unter Aerzten, Hebammen, Zahnärzten und dem übrigen Sanitätspersonal zu werden verdienen, welche den Sterilisationsmechanismus
in einen einzigen, kontinuirlich geübten Akt zusammenzudrängen
ermöglichen. Phasen der Desinfektion wie: erst Seife und Bürste,
dann Alkohol, dann Sublimat, erschweren ungeheuer und weit mehr,
als die Theoretiker ahnen, die Möglichkeit einer exakten Sterili-

sation in praxi. Drittens war unser Ziel, allen Chemismus im Sinne einer chemisch antibakteriellen, also einer antiseptischen Aktion zu verbannen, und an die Stelle des, wie wir zeigen werden, unzuverlässigen, Reinheit vortäuschenden aber nicht erreichenden chemisch-dynamischen Verfahrens ein rein mechanisch-physikalisches Princip zu setzen. Wir wollen die Vernichtung der Bakterien auf der Haut als ein überhaupt weder mit chemischen noch physikalischen Mitteln erreichbares Ziel nachweisen und statt ihrer unmöglichen Abtödtung ihre Verjagung von der Haut als möglich und allgemein durchführbar anstreben. Derselbe Sieg, den das rein physikalische Desinfektionsverfahren für die Instrumente erfochten hat über die chemische Kontaktdesinfektion sollte auch für das Instrument aller Instrumente — die menschliche Hand — und für die menschliche Haut — das Operationsterrain — erreicht werden. Daraus ergab sich aber viertens mit Nothwendigkeit die Forderung: fort mit Sublimat, Alkohol etc. und jeder Desinfektion mit Chemikalien. Fünftens war unser Hauptziel, mit aller Energie darauf hinzustreben, ein Instrument aus dem Arsenal der Chirurgen zu verdrängen, welches ganz und gar ungeeignet ist, irgend einen annehmbaren Zustand von Asepsis zu erzeugen, und doch in den Händen fast aller Chirurgen und Medicinalpersonen schier unausrottbar haftet: die Bürste. Fort mit der Bürste! das ist unser sehnlichster Wunsch; in ihr repräsentirt sich ein Stück so eingewurzelten Zopfes, ein Stück so unantastbarer Tradition, dass angesichts des erdrückenden Thatsachenmaterials, welches gegen die Bürsten spricht, es schier unbegreiflich ist, warum gerade dies in chirurgisch-bakteriologischem Sinne ungeeignetste Instrument so schwer aus seiner Position zu verdrängen ist.

Wir wollen damit beginnen, diesem unserem ärgsten Feinde, dem borstigen Beherrscher der aseptischen Situation, zu Leibe zu gehen.

a) Fort mit der Bürste!

Grober Schmutz.

Man bedenke, dass die Bürste, ein Instrument aus mehreren Hunderten einzelner Haarschäfte zusammengesetzt, die mit einzelnen Bündeln in mehr als ein Dutzend Holzlöchern eingelassen und an

ihrer Basis mit Bindfaden oder Metall umschlungen und anein-
andergepresst sind — so dass jedes Borstenbüschel gleichsam einen
kleinen Besen darstellt — ein Handwerkszeug ist, welches unserem
sonst in dem chirurgischen Instrumentarium allgemein peinlich
gewahrten Princip, mit möglichst glatten Flächen zu arbeiten,
geradezu ins Gesicht schlägt. Während wir sonst nicht genug
fordern können von den Instrumentenmachern, uns ganz glatte,
ungerillte, einstückige, in allen Theilen auseinandernehmbare Instrumente zu liefern, damit sowohl die mechanische Säuberung, wie
die Heissluft- oder Heisswasserdesinfektion in jede Fuge eindringt
und über keine todten Räume hinwegstreicht, nehmen die meisten
Chirurgen eine Bürste ruhig hin, obwohl sie, ein wahres Laby-
rinth von Trichtern und Kapillarröhren, Hohlbuchten, geschlossenen Lücken, todten Räumen, Kanten und Riffen mit Einsenkungen
von ansaugungsfähigem Material in quellbaren Holzfasern, peinliche Sauberkeit garnicht übermitteln kann. Welch eine günstige,
mechanische Vorbedingung für Ansammlung von Schmutz aller Art!
Unsere Schieberrinnen, unsere Gelenke an Scheeren und Spritzen,
unsere Riffungen an Pincetten und Klemmen müssen, das verlangen
wir Alle ganz kategorisch, wo sie nicht ganz zu vermeiden sind,
frei zu Tage liegen und jedem Reinigungsmechanismus auf das
leichteste zugänglich gearbeitet sein.

Welche Sorgfalt wird in allen Kliniken darauf verwandt, gerade
diese Vertiefungen, Dellen, Rinnen und Riffungen unserer Instrumente auf das peinlichste grobmechanisch säubern zu können, ehe
wir daran denken, den rein physikalischen Vorgang der Heisswassersterilisation in Anwendung zu ziehen. Ich wüsste nichts, was man so
allgemein in der Chirurgie anerkennen wird, wie den Satz: Erst
kommt der grobe Schmutz an die Reihe, dann erst die Sterilisation,
d. h. der mikroskopische. Erst muss die sichtbare Unsauberkeit entfernt sein, ehe wir daran denken können, der unsichtbaren zu Leibe
zu gehen! Und nun bedenke man einmal zunächst die rein theoretische Möglichkeit, eine Bürste gewöhnlicher und gebräuchlichster
Art mechanisch zu säubern? Wer wird sich getrauen wollen,
den mit dem abgebürsteten Schmutz, dem Fett, dem Blut, dem Eiter
vermengten Seifenschaum rein mechanisch aus all' den einzelnen
kleinen Borstenbesen zu entfernen? Jedermann weiss, was es heisst

einen struppigen Bart zu säubern, wenn er einmal beschmutzt
ist, und Jedermann glaubt eine Bürste, dieses Waschfrauen-
instrument, auch wenn es zehn, zwölf, zwanzig mal hintereinander
mit Blut und Schmutz in Kontakt gekommen ist, einfach durch
Spülung mechanisch säubern zu können? Aber selbst eine ganz
neue Bürste, die ich eben sauber in Gebrauch nehme, wird doch
in dem Augenblick des Bestreichens der menschlichen Haut Epidermisschuppen und Hauttalg, Heliophanen und Klebestoffe aller
Art lockern und verschieben. Durch direktes Einreiben dieser
Millionen Partikelchen in ihr Borstengitter, durch direktes Hinauf-
schieben zwischen die einzelnen Borstenschenkel, durch stetiges
kapillares Ansaugen und Auffischen aus der Spülungsflüssigkeit wird
sie immer wieder von neuem ein unsauberes Instrument. Wir müssen
dasselbe unbedingt wenigstens mit einem Theil des Schmutzes wieder
beladen, welchen wir mit ihm von unseren Händen aufrühren und
entfernen. Welch ein Circulus vitiosus hier um das gebräuchlichste
aller chirurgischen Reinigungsinstrumente! Müsste es nicht allerer-
erster Grundsatz sein, dass wir das Material, welches den gelösten
Schmutz aufzunehmen bestimmt ist, sofort nach ausgiebigem Kontakt
mit dem Träger der Unreinlichkeit — der Haut — auch fortschaffen
und unschädlich machen? Statt dessen rühren die Enden der Borsten,
die spitzen Haarlanzen, in der Epidermis herum, sie vermögen,
wollen wir einmal annehmen, die Epidermiskrume zu lockern und
die Bakterien von der Haut abzudrängen, wo hinein gelangen dann
aber die Träger der Gefahr? Ins Wasser oder in die Bürstenhaare.
Wenn auch ein Theil in fliessendem Wasser entfernt werden kann
— wie wenig Chirurgen desinficiren sich übrigens in fliessendem
Wasser! — so bleibt doch sicher ein anderer Theil in dem vielgestaltigen Borstennetz der Bürste hängen, und der nächste Bürsten-
zug schmiert unvermeidlich das schmutzige Material zurück in die
nur aufgelockerte und mit Recessus, Klüftungen, mikroskopischen
Ragaden und Sprüngen extra rauh und höckerig gemachte Haut.
So geht es fort ad infinitum. Abkratzen des Schmutzes von der Haut,
Einpressen in die engeren Borstenbündel aufwärts, Zurückbürsten
des Schmutzes in die Epidermis. Ich will gerne zugeben, dass auch
hier vielleicht Uebung und Heroismus der Geduld schliesslich zu einem
leidlichen Ziele führen kann, aber welch eine Présence d'esprit, welch

eine Ausdauer und stetige geistige Kontrolle des mechanischen Vorganges gehört beim einfachen Bürsten dazu, um die tausend und
abertausend Fehlerquellen auszuschliessen, welche sich einer einfachen
mechanischen Säuberung der Bürsten in den Weg stellen. Diese
Ueberlegungen haben ja auf der einen Seite dazu geführt, die Bürste
zu ersetzen durch schnell wechselndes und nach stattgehabter Verunreinigung eliminirbares Material wie aseptische Gaze, Holzfasern
und Loofahschwamm, auf der anderen Seite sollen durch Verschärfung
der Vorschriften zur Handhabung der Bürsten die Fehlerquellen zu-
gestopft werden. Es giebt aber nur eine einzige Möglichkeit, mit
sauberen Bürsten einigermaassen exakt zu arbeiten: das wäre, sie
als transitorisches Reinigungsmaterial nach jedem Gebrauch sofort
fortzuwerfen und damit auf sehr kostspieligem Wege die geradezu
unabweisliche Forderung zu erfüllen: Das, was unsern Schmutz aufnimmt, muss sofort weggespült, weggeworfen, vernichtet, auf Nimmerwiedersehen ausgeschaltet werden können. Wir haben genau wie
Spielhagen aus der Bergmann'schen Klinik Versuche angestellt,
ob es denn überhaupt möglich ist, eine Bürste zu sterilisiren, und
sind zu den Resultaten gekommen, dass einzig und allein, wie das
auch Spielhagen vor uns ausgesprochen hat, eine intensive Reinigung und Auskochung der gebrauchten Bürste über $\frac{1}{2}$ Stunde einigermaassen ermöglicht, die Bürste von dem gröbsten Schmutz, nicht
aber von den Bakterien zu befreien. Man extrahire nur eine so im
Blut und Eiter gebrauchte Bürste selbst nach halbstündigem Kochen
mit Aether und Chloroform, man wird staunen, was man alles für
schöne Sachen an Fettsäuren, Terpenen, Eiweissniederschlägen in den
gebildeten Trübungen nachweisen kann. So deutlich giebt sich in
dem extrahirenden Aether die Anwesenheit von allerhand Schmutz
kund. Möglich, dass Seifereste, Fettsäuren und Terpene von den
Bürstenbündeln selbst stammen, aber man wird doch nicht glauben
wollen, dass diese stets anwesenden Stoffe keinerlei Einfluss auf die
Verunreinigungen unserer Hände, und damit auf die Wunden, haben
können. Wir würden jedes Instrument, von dem wir nach seinem
Gebrauch Seifenreste, Fette, Terpene entfernen könnten, sagen wir
einmal eine Geburtszange, eine Nadel als ein beschmutztes Instrument bezeichnen, und wir sollten uns nicht scheuen, die Bürste, dies
Universallabyrinth für Schmutz und Schmiere, als einen wesent-

lichen Faktor in der Kette unserer Sterilisationsmechanismen anzusehen? Man mache doch einmal folgende lehrreiche Studie: feinster Seesand wird in die linke Hand genommen, etwa ein Esslöffel voll, man kann auch zerstossenes Glas oder feinen Bimmsteinstaub nehmen, und nun bürste man mit einer ganz reinen Bürste während fünf Minuten die linke Hand zugleich mit Seife recht energisch, wie ein Fanatiker der Bürstenreinigung. Dann reinige man die Bürste, so viel und so lange man will, und reisse zur Kontrolle des erreichten Sauberkeitsgrades ein paar Haare aus den Bündeln. Man braucht nur mit der Hand hinüber zu fahren oder gar ein einziges solches Haar unter das Mikroskop zu legen, und man wird für alle Zeiten belehrt sein, was es mit Möglichkeit einer mechanischen Reinigung der Bürste auf sich hat. Wenn aber schon der mechanisch verhältnissmässig leicht entfernbare, krystallinische, harte und körnige Staub schwer aus der Bürste fortzubringen ist, wie viel schwerer, ja wie ganz unmöglich muss es sein, die weichen, klebrigen, mikroskopisch kleinen Epidermisbröckel, die Heliophanen, die feinen Härchen- und Seifenpartikelchen aus den Bürsten mechanisch zu eliminiren. Das ist einfach eine technische Unmöglichkeit, und wenn es je gelingt, so müsste soviel Zeit und Sorgfalt allein auf diese vorbereitende mechanische Reinigung der Bürsten verwendet werden, dass wir uns inzwischen zehnmal bis zur exakten Sterilität die Hand auf rationellere Weise zu reinigen getrauten.

Bakterien in den Bürsten.

Wie aber sieht es nun erst mit der bakteriellen Sauberkeit dieses Instrumentes aus? Ich habe eine grosse Anzahl Bürsten untersucht und in der Anstalt befreundeter Anhänger der Bürstensterilisation gerade im Moment ihres entscheidenden Gebrauches, d. h. im Augenblick, wo die Desinfektion beendet war, einige Borsten entnommen und in ein bereitgehaltenes Gelatineröhrchen gethan. Die sechs auf diese Weise gewonnenen Kontrollen ergaben eine erschreckende Aussaat von unzähligen Kulturen. Aber auch vielfache, an eigenen Bürsten angestellte Kulturproben ergaben genau die gleichen, schon von Spielhagen und Anderen gewonnenen Resultate: Es ist nur möglich, die Bürsten zu sterilisiren, wenn man sie nach jedem einigermassen intensiven Gebrauch einer absolut sufficienten Heiss-

wasserdesinfektion unterzieht. Hier waltet nun ein sonderbarer
Optimismus unter den Chirurgen. Während wir sonst alle Desinfektionsmaassnahmen für doch viel saubereres Material wie Verbandstoffe und Instrumente, als die Bürsten naturgemäss darstellen, über mehrere Stunden auszudehnen uns bemühen, weil der
exakte Beweis vorliegt, dass z. B. vielbuchtige Kleidungsstücke von
festerem Fasergewebe überhaupt kaum zu sterilisiren sind, selbst
auf chemischem und physikalischem Wege (man vergleiche nur die
Resultate über Kleiderstoffdesinfektion mit Formaldehyddämpfen)
sollen wir uns in einer ganz unbegründeten Sicherheit wiegen, dass
Bürsten, welche noch dazu durch Kontakt mit specifischem Wund-
infektionsmateriale, das doch die ärztliche Hand bedeutet, innerhalb einer halben Stunde zu desinficiren seien? Ist denn wirklich
ein so erheblicher Unterschied zwischen den festen Leinen-, Baum-
woll-, Seidenfasern und den festaneinander geknüpften basalen
Borstensträngen eines Bürstenbündels? Solche an ihrer Basis fest-
eingelassene Bündel trägt aber jede Bürste mindestens 25—30.
Sollten diese vielbuchtigen, immer noch zwischen den einzelnen
Haaren ein ansaugendes Kapillarsystem darstellenden Konvolute
selbst in Heisswassersterilisation nicht s c h w e r e r zu desinficiren sein,
als Instrumente, für die wir eine direkte Zugänglichkeit der einzelnen Unebenheiten ihrer Oberflächen direkt fordern müssen? Ist es
nicht ein unumstösslich richtiger, empirisch tausendfältig bestätigter
Grundsatz, dass ein Gefüge aus organischem Fasermaterial um so
schwerer zu desinficiren ist, je fester die einzelnen Strähnen gefügt
sind? Und werden nicht die Strähnen der Borstenbündel an ihrer
fixirten Basis mit grösster Energie aufeinander gepresst, um in möglichst schmalem Einsatz in die hölzerne Decke eingelassen und mit
Leim, Siegellack resp. Metallfüllung fixirt zu werden? D i e s e
V e r h ä l t n i s s e   m ü s s t e n   d o c h   d i e   Z e i t   d e r   z u   v e r w e n d e n d e n
H e i s s w a s s e r b e h a n d l u n g   d e r   B ü r s t e n   g e g e n ü b e r   a n d e r e m
M a t e r i a l   e h e r   b e t r ä c h t l i c h   e r h ö h e n ,   s t a t t   e r n i e d r i g e n
l a s s e n. Nun, es würden eben auch die besten Bürsten nicht
aushalten, stundenlang in heissem Wasser zu schmoren bis zur
wirklich absoluten Desinfektion, ohne für die Zwecke, für die sie
bestimmt waren, unbrauchbar zu werden. Ein neuer Circulus
vitiosus! Zweistündige Desinfektion würde wohl freilich eine Bürste

sterilisiren, aber bürsten könnte sich dann kein Mensch mehr damit. Denn worauf doch die ganze Verwendung der Bürsten hinausläuft, die Härte der Fasern, sie nimmt um so schneller ab, je länger dieselben in Flüssigkeiten aufbewahrt oder sterilisirt werden. Der zuverlässige Weg der Sterilisation führt also direkt von der eigentlichen Bestimmung des Instrumentes fort, statt in ihm auszumünden. Aber wir wollen einmal annehmen, es sei trotz aller Unwahrscheinlichkeit der Voraussetzung eine halbstündige Desinfektion ausreichend, um eine Bürste exakt zu sterilisiren. Wie oft müsste dann z. B. in einer Klinik, in welcher ein Operateur, sechs Assistenten, vier Wärterinnen, ein Oberwärter, während einer Operation beschäftigt sind, die von Jedem gebrauchte Bürste dieser intensiven Desinfektion ausgesetzt werden? Doch genau so oft, als sie in Gefahr gekommen ist, ihre Sterilität einzubüssen, d. h. jeder neue Verbandwechsel, jede neue Operation, vor allem jede Berührung mit infektiösem Material, ja eigentlich jede Berührung mit nicht garantirt aseptischen Gegenständen erheischt einen neuen Desinfektionsmechanismus der Hand, d. h. eine neue Berührung mit der Bürste, ergo ein neues Auskochen der Bürste in nochmals und abermals einer halben Stunde! Wir wollen einmal den Fall setzen, dass jede mit Verbandzeug, Instrumenten, Seide und Wunden in Berührung gelangende Sanitätsperson seine eigene Bürste zur Verfügung hätte — was in praxi ganz und gar nicht der Fall ist, denn in unseren Musterkliniken selbst wird Niemand mehr als 5—6 Bürsten in gleichzeitigem Gebrauch sehen, und Jedermann kann beobachten, dass dieselbe Bürste von mehreren Betheiligten benutzt wird — wir wollen aber einmal annehmen, es stünde im Reglement, dass Jeder sein Bürstenmaterial selbst zu versehen hätte, so würde bei vier Operationen und zehn Verbandwechseln für jeden eine vierzehnmalige, je halbstündige Desinfektion der Bürsten erforderlich sein, das wären also sieben Stunden zur vorbereitenden Asepticirung der Hand! Wer kann das durchführen und welche Bürsten hielten das aus? Das geschieht also auch gar nicht, obwohl es ein direktes Erforderniss der Asepsis ist, dass jede Bürste die einmal gebraucht ist, auch von Neuem desinficirt werden muss. Denn dass die eben von einer Person in ein Sublimatbad gelegte Bürste bald nachher ohne Gefährdung der

Asepsis von einer zweiten gebraucht werden kann, ist einfach ein trügerischer Optimismus. Denn wir wissen, dass zur Abtödtung virulenter Bakterien viel längere Zeit nöthig ist, als der einfach transitorische Aufenthalt in Sublimat.

b) Unzulänglichkeit der chemischen Desinfektion.
Vorgetäuschte Asepsis.

1. Sublimat.

Die stets gewissenhaft nach Geppert ausgeführte Fällung des Sublimates mit schwefelsaurem Ammonium aus den zu prüfenden Borstenbündeln hat denn auch darüber jeden Zweifel ausgeschlossen: das Sublimat in kurzdauernder Anwendung vermag zwar die Vernichtung der Bakterien vorzutäuschen, sie aber nicht auszuführen, es vermittelt eine Entwicklungshemmung, nicht aber eine wirkliche Abtödtung. Auf die lebendigen Gewebe übertragen muss biologisch noch viel schneller und zwingender das durch Eiweissniederschläge gebundene Sublimat den Bakterien freie Lebensbethätigung gestatten, als auf dem künstlichen Nährboden, denn das Nahrungsmaterial, die Temperatur, die mechanischen Ansiedlungsbedingungen, die Anwesenheit von Sauerstoff begünstigen in der Wunde direkt das Bakterienwachsthum und die Paralysirung der entwicklungshemmenden Energie der Chemikalien wird durch die antitoxische Energie des lebenden Gewebes gewiss noch sicherer erreicht als im Reagensglase. So erweist sich dann leider auch hier die chemische Desinfektion durch Sublimat, dessen Kraft übrigens durch neuen Kontakt mit unreinem Material, mit Seife, Zellen der Haut, Fetten etc. sehr erheblich und schnell erlahmt, leider auch hier oft mehr als ein Akt der beruhigenden Autosuggestion dessen, der ihn vollzieht, und derer, die ihm zuschauen, welcher leider kaum höher anzuschlagen ist als eine gleichsam symbolische Handlung von demselben, nur in der Idee aseptificirenden Werthe, wie es auch etwa das „drei Kreuze machen" über der Wunde haben würde und gehabt hat. Wenn wir wissen, durch den leider so früh der Wissenschaft entrissenen Carl Schimmelbusch, den genialen Erheller unserer Begriffe über chemische Desinfektion, dass es nicht möglich ist, auf chemischem Wege die Bakterien in der Wunde zu vernichten, nun, warum erhoffen wir es denn für unsere Hände und das mit ihnen fest verwachsene Handwerkszeug?

Wir werden zu erweisen uns bemühen, dass auch für die Hände nicht früher eine absolut zuverlässige Aseptik gewonnen werden kann, als bis wir mit Hülfe der bakteriologischen Kontrolle einen rein physikalisch-mechanischen Weg gefunden haben, auf dem wir unter Ausschluss aller chemischen Verfahren, welche nur geeignet sind, das Urtheil über den reinen Sachverhalt zu trüben, zum Ziele gelangen. Denn der chemische Körper sagt mir zwar durch die Sterilität der Impfröhre, dass die Kulturen nicht aufgegangen sind, er sagt mir aber nicht, ob die Bakterien todt sind; denn es könnte der Fall sein und ist nachweislich der Fall, dass, sowie das chemische Agens vernichtet ist, das Bakterium ungeschwächt emporblüht. Für mich ist eben das Experiment im Reagensglase nicht ausschlaggebend: es kann stets bei unseren Methoden, die irgendwelche chemischen Stoffe wie Sublimat, Karbol, Alkohol, Lysol, Formalin mit verwenden, eine nur bewirkte Hemmung der Entwickelung eine Abtödtung der Bakterien vortäuschen. Der Vorgang von Geppert mit der Ausfällung des Sublimates vor der Impfung hat gelehrt, wie anders die Resultate lauten, wenn man diesen Hemmungsmechanismus bewusst berücksichtigt. Aber selbst die reinen Impfungen nach Niederschlag des Sublimates durch Ammoniumsulfat beweisen wohl nicht allzu viel, weil ja erstens im Niederschlag die Bakterien mitgerissen werden, also die Sterilität von Lösungen an sich nichts erweisen kann, und weil zweitens es durchaus nicht bewiesen ist, dass nicht das gebildete Schwefelquecksilber ebenfalls ein Bakterienhemmniss ist. Die interessanten Untersuchungen von Credé haben doch gezeigt, dass selbst Metallmoleküle um sich eine Zone der gehemmten Bakterienentwickelung verbreiten. Jedenfalls aber sehe ich keinerlei Möglichkeit, einer Anschauung zu widersprechen, nach welcher es den Körperzellen viel schneller gelingt als dem unbelebten Nährboden, die bakterienhemmenden Bedingungen durch Zerspalten der chemischen Ketten wegzuräumen und die fortlaufende Entwickelung der Bakterien, welche chemisch nur verzögert war, frei zu machen. Ich will an dieser Stelle theoretischer Erwägungen der Vollständigkeit halber

gern zugeben, dass darum die Verwendung chemischer Agentien an
sich nicht überflüssig erscheint, namentlich also auch die antiseptischen
Maassnahmen nicht immer durchaus nutzlos zu sein brauchen — wie
sich ja auch neuerdings lautere Stimmen gegen die Schimmelbusch'sche Entthronung der Antisepsis erhoben haben — die
Differenz der Deutungen erklärt sich unserer Meinung nach
leicht genug dadurch, dass die durch chemische Aktion erzwungene Wachsthumshemmung dem Gewebe Zeit lässt,
sich auf die Abwehr der geschwächten Mikroorganismen
einzustellen. Während der vielleicht nur kurzdauernden „Narkose" der Bakterien, hervorgerufen durch die Paralyse ihrer Funktionen oder durch Protoplasmalähmung, vermögen seitens der
vitalen Funktion des Gewebes Serum und Blutgerinnsel mit meinethalben antibakterieller Kraft eine schützende Decke über die zer-
rissenen Zellbündel zu ziehen; die Leukocyten haben Zeit, einen
dämmenden Wall an der Grenze des gesunden und noch nicht gefährdeten Gebietes zu bilden; der Tonus des genannten Gewebs-
materials, Gefässe, Zellen, Intercellularsubstanz gewinnt Zeit, sein
Wundernetz engmaschiger und impermeabler zu gestalten, und
damit allerdings rein mechanisch der drohenden Invasion der später
anstürmenden, neu erwachten Schwärmbewegung der Bakterien ein
Hinderniss, eine Mauer, einen Schutzwall zu bereiten. Dann ist
aber wiederum der Erfolg dieser Schutzmaassregeln abhängig nicht
allein von unseren antiseptischen Maassnahmen; denn wir dürfen
nicht vergessen, dass ein Zuviel nach dieser Richtung ebenso die
fixen Gewebselemente vergiftet, wie die freien Zellen der Bakterien. — Der Schutzeffekt ist eben das Ergebniss einer ausreichenden und normalen Gewebsthätigkeit; also wiederum leistet das
Wesentliche das Individuum, nicht die ausserpersönliche, abstrakte
chemische Desinfektion. Das ist der kardinale Unterschied zwischen
Nährboden und menschlichem Gewebe. Der Gelatine-, künstliche
Serum- oder Agar-Agarrasen ist rein passiv, im Gewebe waltet aber
ein durchaus aktiver Lebenskampf, der, entwickelungsgeschichtlich
gedacht, geübt worden ist im Kampf gegen die Mikroorganismen.
Denn diese bedrohen von Anbeginn der Welt den Zellaufbau*),

---

*) Bekanntlich werden in Petrefakten Bakterien nachgewiesen.

dieser und die gesammte Histogenese hat sich vollzogen, trotz der Bakterien, also muss an sich das gesunde, in der Entwickelungs-richtung geradeaus bewegte Zellleben dem Feinde durchaus über-legen sein, und der Gedanke, dass unbedingt der Sieg der organi-sirten Zelle über den anarchistischen Mikroorganismus die Norm ist, ist ebenso zwingend wie die weitere Konsequenz, dass also zu einer Umkehr dieser Verhältnisse, d. h. zum Siege des Bakteriums über die Zelle ein Moment hinzukommen muss, welches die naturgewollte Ueberlegenheit der fixen Organzellen schwer schädigt. Diese wider-natürliche, pathologische, anormale Unterlegenheit ist eben die Krankheit. Sie ist keine Eigenschaft des Bakteriums, dessen Art-kriterien (ein solches ist ihre Giftigkeit) eine konstante sein muss wie die aller Lebewesen, sondern Krankheit ist nach wie vor eine Form des verminderten und gehemmten Lebens der Zelle selbst.

Wir werden noch später erkennen, wie wichtig diese An-schauungen für die richtigen Fragestellungen im Experiment sein dürften, darum möge an dieser Stelle ein nochmaliges Ausweichen auf die Theorie der Infektionen entschuldigt werden. Zieht sich doch der Begriff der Infektion wie ein rother Faden durch unser gesammtes chirurgisches Denken und Handeln! Das ist ja der eigentliche Feind, dem wir auf Schritt und Tritt begegnen. Darum geschieht es unwillkürlich in einer Arbeit, welche unserem Mobil-machungsreglement gegen den Erbfeind chirurgischer Gesundung, die Infektion, ganz und gar zu Leibe geht, dass wir auf das aus-drücklichste unsere Ansicht über dieselbe formuliren und definiren müssen. Sind diese Grundanschauungen anfechtbar, nun so ist es auch das System; um sie aber vor ungerechten Angriffen zu schützen, darf niemand im Zweifel gelassen werden, was mit den Begriffen, welche zu Prämissen gemacht sind, thatsächlich gemeint sind. Es geschieht gar zu leicht, dass ein Missverständniss der Kernpunkt einer Kontroverse wird, und der Meinungsaustausch dürfte um so leichter sein, je klarer die Prämissen formulirt sind.

So musste auch schon hier bei der Bekämpfung der Verwendung von Chemikalien zur Sterilisation der Bürsten — alle Bürsten in unseren grossen Krankenhäusern liegen in Sublimat — festgestellt werden, welche Fehlerquellen theoretisch und praktisch-experimentell erweis-bar innerhalb der Vorstellung von der Aseptificirung der Bürsten

durch Sublimat als Aushülfe gegen die immer wiederholte halbstündige Auskochung gegeben sind. Wir werden bei unserer weiteren
Kritik des Fürbringer'schen Verfahrens, dessen hohen wissenschaftlichen Werth ich noch mehrfach Gelegenheit haben werde vollauf an-
zuerkennen, stets den Schwerpunkt unserer Fragestellung darauf zu
richten haben, wie weit ein Verfahren zur Aseptificirung der Hände,
mag es theoretisch noch so richtig sein, geeignet ist, in die breiteste
Praxis übertragen und durch alle Medicinalpersonen ohne jede
Schwierigkeit anwendbar zu werden. Da müssen wir erklären, dass
an eine vorschriftgemässe und allen theoretischen Kriterien des
Erfinders dieses Mechanismus zur Desinfektion erfüllende Praxis
durch die breitesten Schichten des Sanitätspersonals gar nicht zu
denken ist. Wer will uns glauben machen, dass ein praktischer
Arzt Zeit, Lust und Geld genug hat, nach jedem Gebrauch eines
halben Dutzend ausgezeichneter Bürsten, eine jede eine halbe Stunde
in heissem Wasser zu sterilisiren? Wer will uns einreden, dass der
praktische Arzt Erwerbsquellen genug besitzt, um die bei so
exaktem Gebrauch unausbleibliche Schädigung des Materials seiner
Bürsten durch eine Kette von Neuanschaffungen zu kompensiren
und stets Bürsten von tadelloser Beschaffenheit in seinem Besitze zu
erhalten? Wer will ferner auch nur wahrscheinlich machen, dass
die Handhabung der Bürsten durch Hebammen und Hülfspersonal
aller Art auch nur der oberflächlichsten, sachgemässen Kontrole und
Anforderung entspricht? Das ist auch gar nicht zu verlangen.
Möglich, dass die Einkünfte einer grossen Anstalt und eines be-
rühmten Klinikers derartige sind, dass alle 3—4 Tage ein Dutzend
neue Bürsten angeschafft werden können, was im Jahre 1092 Bürsten
bedeuten würde, so ist abgesehen hiervon es ferner nicht zu verlangen von einem praktischen Arzte oder von einer Hebamme, sich
ihre Hände, welche ihre Erwerbsquelle bedeuten, einige 20 bis
30 mal täglich mit gut funktionirenden Bürsten zu bearbeiten. Man
bedenke: jedesmalige Desinfektion setzt mindestens 3 Minuten langes
Bürsten voraus, also muss man bei 30 maligem exakten Säubern —
oder braucht man sich etwa nicht exakt zu säubern bei jedem Verbandwechsel? — $1^1/_2$ Stunde pro Tag seine Hände und Arme
energisch bearbeiten. Wo ist die Hand, welche das erträgt.
Wahrlich, die Zahl der Epithelialkarcinome der Finger müsste

viel häufiger sein, wenn das wirklich geschähe! Entweder also,
der praktische Arzt an sich kann überhaupt nicht Chirurgie
treiben, und die Chirurgie wird alleiniges Monopol der Specialisten und Krankenhausdirektoren, oder aber wir müssen uns
nach anderen, zugänglicheren und durchführbareren Methoden umsehen. Wie denkt man sich übrigens die Sache im Felde? Wieviel
Waggons mit tadellosen Bürsten gefüllt müssten mitgeführt werden,
und wie oft die letzteren auf grünem Rasen eine halbe Stunde desinficirt werden, nur um das oberste, wichtigste Erforderniss zu erzielen, dass das Material, mit dem wir uns reinigen sollen, selbst
sicher aseptisch ist. Möglich, dass diese Anforderungen für experi-
mentelle Studien, wie sie Fürbringer, Ahlfeld, Schäffer und
andere ausgeführt haben, wirklich zu erfüllen sind und sicher sogar,
dass im Einzelfalle auch wirklich mit Bürsten erfolgreich zu arbeiten
ist, das beweist immer noch nichts gegen die schwerwiegenden Bedenken, welche einer allgemeinen exakten Durchführung der
Bürstensterilisation unwiderlegbar im Wege stehen. Wir sehen
gerade in der Verwendung der Bürsten, in der Alleinherr-
schaft des Fürbringer'schen Verfahrens in der Praxis die
schwerste Gefährdung für die Ausübung der Chirurgie
durch den praktischen Arzt. Er kann einfach in diesem Punkte,
d. h. in der Exaktheit der Verwendung tadellosesten Materials zu
seinen privaten Operationen, schon was die Bürsten betrifft, nicht
konkurriren mit dem Specialisten und dem Krankenhaus. Wir
kämpfen aber bis aufs Aeusserste gegen die Entziehung der so
dankbaren chirurgischen Bethätigung durch den Arzt, und wir
glauben, dass seine materielle Existenz auf das schwerste geschädigt
wird, wenn er sich nicht wehrt gegen diese seine Abdrängung von
der Chirurgie. Vor allen Dingen wird für die Leidenden eine
Kette von Unzuträglichkeiten und Gefahren heraufbeschworen
wenn sie die ihnen zu gewährende Hülfe erst an ferneren
Centralstellen zu suchen gezwungen werden, statt sie bei einer
rationelleren Methodik unserer allgemeinen chirurgischen Vorschriften in nächster Nähe zu erhalten. Dazu muss aber der Arzt
in den Stand gesetzt werden, vor Allem mindesten so aseptisch arbeiten zu können, wie der scheinbar einzig berufene Specialist; so lange
er aber die Bürste und das ganze mehrphasige Fürbringer'sche,

komplicirte Verfahren benutzen muss, ist er unserer Meinung nach
nicht konkurrenzfähig. Aber sind denn wirklich die Resultate der
grossen Anstalten so ganz und gar angethan dazu, das Fürbringer'sche Verfahren zu sanktioniren und als allein selig-
machendes hinzustellen? Hören wir nicht ständig von 1—2 Procent
Infektionen auch der berühmtesten Institute? Wird nicht immer
wieder die Asepsis von Neuem zu vervollkommnen gesucht? Hören
doch die ultrakonsequenten Vorschläge (Handschuhe, Bäder, Luft-
desinfektion) gar nicht auf! Wäre das nöthig, wenn Alles in Ordnung wäre? Weiss man doch von Serien von Erysipelen und Sepsis
an dieser oder jener Stelle, und erfährt man doch, dass Himmel
und Hölle in Bewegung gesetzt werden, Böden aufgerissen und
Wände umgemauert werden, wenn einmal ein paar Infektionen den
Alarmruf: „der Feind ist da" ertönen liessen. Nun, solange überhaupt noch Infektionen durch Aerztehand vorkommen, so lange ist
man auch berechtigt, an der Zuverlässigkeit unserer Desinfektionsmethoden zu zweifeln, und ich fürchte, so leicht und dankbar wie
die Kritik an unseren Bürsten uns geworden ist, wird kaum ein
Punkt in dem ganz überflüssig komplicirten Apparat unserer Hände-
reinigung zu erschüttern sein. Unsere Verurtheilung wird übrigens
später durchaus positiv ausmünden, denn ich würde nicht so grau-
sam mit den Bürsten verfahren sein, wenn ich nicht überzeugt wäre,
dem ganzen üblichen schwerfälligen Mechanismus der Desinfektion
in mehreren Phasen eine einfache, in allen Richtungen überlegenere
Art der Reinigung entgegen stellen zu können.

2. Alkohol. Weitere Kritik.

In Bezug auf den zweiten Faktor des Fürbringer'schen Verfahrens, den Alkohol, welcher nach der Anwendung von Seife und
Bürste, der eigentlichen chemischen Desinfektion vorausgehen soll,
ist nun zunächst zu betonen, dass derselbe an sich, wie alle Untersuchungen lehren, auch in 90 procentiger Koncentration ein ziemlich
schwaches Antisepticum darstellt, was schon Koch betont hatte und
was Reinicke im Centralblatt für Chirurgie No. 47 in einer ausgezeichneten Studie „Bakteriologische Untersuchungen über die Desinfektion der Hände" S. 1189 nach seinen Untersuchungen acceptirt,

so dass also eine rein chemische Aktion von den Befürwortern der Verwendung des Alkohols auch von Fürbringer gar nicht erwartet wird. Reinicke hatte bekanntlich den Alkohol als den wesentlichsten Faktor der Fürbringer'schen Methode nach der mechanischen Säuberung mit Seife und Bürste proklamirt, er erhielt gleich überraschend günstige (aber falsch gedeutete) Resultate, wenn er den Alkohol nach 5 Minuten langer Seifen- und Bürstenreinigung allein anwandte, oder dieser Alkoholwirkung die Sublimatdesinfektion folgen liess, resp. wenn er die Hände nach Alkoholapplikation noch einmal seifte und bürstete. Reinicke, dessen Versuchsreihen wir in einer über Monate ausgedehnten gleichen Versuchsordnung (Dr. Wittkowski und ich) durchaus bestätigen konnten, sieht das Wesentliche der Alkoholwirkung in einer Lösung der Fettsubstanzen der Haut, mit welchen die Bakterien bei jenem Lösungsvorgang abgeschwemmt würden. Er stellt für die Möglichkeit einer Erklärung der vorzüglichen Alkoholwirkung drei Gesichtspunkte auf: 1) die Abtödtung der Keime, gegen welche Möglichkeit er die entgegenstehenden Koch'schen Versuche ins Feld führt, 2) die Erschwerung der Abimpfung durch Oberflächengerbung der Haut durch Alkohol, welcher er durch nachträgliches Abspülen zu begegnen sucht, und 3) die Abschwemmung der Keime durch gelöstes Fett. Zunächst muss gegen den dritten Punkt bemerkt werden, dass Alkohol kein sehr energisches Fettlösungsmittel ist: im Gegentheil, die Chemiker erkennen ihm nur eine schwache Wirkung nach dieser Richtung hin zu. Wir werden sehen, dass wir viel energischere Methoden kennen, welche diese Fettlösung und gleichzeitig Abschwemmung der Bakterien in ausgiebigstem Maasse vollziehen; hier soll nur im voraus bemerkt werden, dass in der That, wie übrigens Fürbringer selbst stets betont hat, diese Auflösung der Fettsubstanzen in der Haut nachweislich ein ungeheuer wichtiger Faktor der Desinfektion ist, nur muss für den Alkohol bedacht werden, dass derselbe kein derartig energischer Fettverflüssiger ist, als dass seine günstige Wirkung für das Impfexperiment dieser seiner physikalischen Aktion zuzuschreiben wäre. Reinicke meint ferner, dass die nachfolgende Spülung mit warmem sterilen Wasser genügen müsse, um die zweite Möglichkeit, welche eine so günstige Einwirkung des Alkohols erklären könne, die Schrumpfung der

Hautoberfläche und die dadurch verhinderte Entnahme von Impf-
schüppchen, auszuschliessen. Nun dabei vergisst er doch wohl
ganz und gar, dass der Alkohol, ähnlich wie das schwefelsaure
Ammonium im Sublimat unbedingt Niederschläge über der Haut
selbst veranlassen muss, deren Ausscheidung ohne alle Frage
die Bakterien, welche eventuell noch vorhanden sein könnten,
mit sich reisst und in den vielen Buchten der aufgelockerten und
der durch Alkohol zurückgeschrumpften Epidermiskrume ziemlich
fest und unentfernbar einschliessen muss. Das ist es doch, was
die Krönig'schen Versuche, welcher mit Milzbrand Leichenhaut
einrieb, mit Alkohol desinficirte und nach Excision von Hautstück-
chen im Röhrchen Milzbrandkulturen erhielt, unzweideutig beweisen,
und was eine ungezwungene Erklärung für die klaffende Differenz
zwischen Fürbringer-Reinicke einerseits und Krönig-Landsberg
andererseits darbietet. Bedenkt man, dass nach der Alkoholverdunstung Niederschläge von Fett entstehen müssen, und dass die
zugleich gerbende Eigenschaft des Alkohols diese Niederschläge mit
den eingeschlossenen Bakterien fester als vorher innerhalb der nun
sich zurückziehenden Riffe und Buchten der Haut haften dürften,
so erklärt sich leicht die Unmöglichkeit, Bakterien abzuimpfen, aber
auch ihr Wiederauftauchen aus excidirten Stücken im Nähr-
medium. Daran kann denn auch eine eventuell vorausgehende
nochmalige Warmwasserspülung nichts ändern; denn da diese die
neuen Niederschläge und die durch Alkoholverdunstung immer
wieder ausgeschiedenen Fettschichten nicht aufzulösen vermag, sogar
Seife allein die geschrumpften Epidermisbröckel, die lederartig ge-
gerbt sein müssen, nicht auflöst, so kann natürlich das Resultat
einer einfachen Abimpfung auch nach der Alkohol-Heisswasserappli-
kation diesmal wiederum ein höchst günstiges sein, wenn auch die
tieferen Hautschichten, das heisst die Lagen unterhalb der ge-
gerbten Epidermis, dennoch im Fett eingebettete Bakterienkeime
enthalten, wie eben die Krönig'schen Versuche unzweideutig beweisen. Man sieht also doch auch hier die Verwendung des Alkohols,
als eines chemisch differenten Körpers durchaus dazu beitragen,
den Sachverhalt zu Gunsten einer optimistischen Selbsttäuschung zu
trüben, dass seine Anwendung die Bakterien in tiefere Schlupfwinkel treibt, woraus die Impfnadel sie nicht aufzustöbern vermag.

Unzweifelhaft aber kann die Alkalescenz des Blutes und Gewebssaftes mittels des operirenden und in die Wunde streifenden Fingers des Operateurs diese Bakterienvehikel auflösen und damit die Noxen befreien. Wiederum ein erheblicher Unterschied zwischen Impfresultat in Gelatinekultur und lebendem Gewebe!

c) Bedeutung des Hautfettes als Hinderung der Asepsis.
Experimente.

Dass übrigens in der That die radikale Entfettung der Haut zugleich mit der Schmelzung des Fettes die Bakterien von der Haut sehr ausgiebig fortzuschwemmen geeignet ist, beweist folgende von mir angestellte Versuchsreihe:

I.

Am 10. VII. 98 wird der Zeigefinger der linken Hand mit Eiter und Blut aus einem Kieferabscess bestrichen und die angeschmierten Partikel während zehn Minuten auftrocknen gelassen. Nach zehn Minuten Waschung mit einfacher Seife beider Hände ohne jedes Desinfektionsmittel während einer Minute. Abtrocknung in steriler Gaze. Darauf wird in einen Messcylinder von 25 ccm Inhalt, welcher ungefähr die Länge eines Fingers hat, folgende Mischung gethan:

Chloroform	. . . . .	8 Theilstriche
Aethylchlorid	. . . .	4 „
Aether	. . . . . .	16 „

In dieser Mischung wird der linke Zeigefinger während ca. fünf Minuten hin und her bewegt. Derselbe wird häufiger herausgenommen und mit steriler Gaze derb abgerieben, darauf immer wieder in das Aethergemisch, welches dreimal erneuert wird, hineingethan. Diese Procedur wird so lange fortgesetzt, bis keinerlei Trübung mehr, die Anfangs deutlich sichtbar ist, in dem Aethergemisch wahrgenommen werden kann. Die Fingerhaut erhält einen weisslich-grauen, ungemein trockenen Farbenton, überall zeigen sich asbestartige Einsprünge der

6*

Epidermis. Darauf erfolgt Abimpfung auf fünf Gelatineröhrchen mittels Platinnadel.

15. VII. Sämmtliche Röhren sind keimfrei.

II.

6. VIII. Von einem nicht inficirten und medicinisch an dem Tage nicht gebrauchten rechten Zeigefinger wird ohne jede Maassnahme abgeimpft. Röhrchen A.

Sodann wird derselbe Finger in eine obige, frische Mischung Chloroform - Aethylchlorid - Aether gethan und wie unter I behandelt. Nach fünf minutenlanger Entfettung des Fingers unter mehrfacher Abreibung mittels steriler Gaze in freier Luft werden fünf Gelatineröhrchen beschickt, mit sterilem Messerchen Epidermisbröckel aufgewühlt und mit Platinnadel übertragen. Röhrchen B bis F.

10. VIII. Röhrchen A zeigt sieben Kolonien. Röhrchen B, C, E, F keimfrei, in D zwei Kulturen.

III.

8. VIII. Es werden Blut und Eiter etwa ein Theelöffel voll mit einem Esslöffel voll frischer Butter, der drei Tropfen Ammoniak (zur Alkalescenz!) hinzugesetzt sind, in einer Reibschale innig verrührt; mit diesem Gemenge der Zeigefinger der linken Hand dick bestrichen und dasselbe mittels eines Gazestreifens möglichst fest eingerieben. Abimpfung auf Röhrchen A bis C.

Darauf Behandlung des Zeigefingers in Aether-Chloroform-Aethylchloridmischung wie in I und II, Abimpfung mit Platinnadel in Röhren A_1 bis E_1.

12. VIII. A bis C enthalten sämmtlich Kulturen. A_1 bis D_1 sind frei. Nur in E_1 sind drei Kolonien zu sehen.

Diese Versuche habe ich mehrfach wiederholt und denke, sie beweisen zur Genüge, welche Wichtigkeit die Entfernung des Fettes von der Haut, aber in energischerer Weise als es der Alkohol leisten kann, zukommt zwecks der Sterilisation der menschlichen Haut. Ich würde nach diesen ausgezeichneten Resultaten, welche nur noch den einen Einwand zulassen, dass meine Haut überhaupt leichter sterilisirbar wäre, als die Anderer, ein Einwand, der nach meinen

späteren Ausführungen eine gewisse Berechtigung gewinnen dürfte,
der Meinung sein, dass in der That die Aether-Chloroform-Aethylchloridmischung ein ausgezeichnetes Desinfektionsmittel, und zwar
ein solches rein physikalisch wirkender Natur wäre, wenn es irgend
eine Haut gäbe, welche auf die Dauer diese Form der Entfettung ohne
Reizung ertrüge. Ich kann versichern, dass meine Fingerhaut nach
dieser Desinfektion jedesmal sehr erheblich misshandelt erschien,
und dass ich eine förmliche Kur einleiten musste mit Serumpaste
und Hautcrême (s. u.), um sie wieder zur Norm zurückzubringen
nach jedem derartigen Versuch. Die praktische Verwendbarkeit
einer solchen durchgreifenden Entfettung scheitert natürlich, wenn
nicht an der Intoleranz unseres Geldbeutels, so doch an der Intoleranz
unserer Haut. Die Versuche sollten aber auch nur beweisen, dass
thatsächlich die im Alkohol von Fürbringer und Reinicke vermuthete, aber praktisch unvollkommene Entfettung der Haut an
sich einer der mächtigsten Hebel ist, um auf rein physikalisch-
mechanischem Wege brauchbare Methoden zu erzielen. Aus dem
schon gegebenen Hinweis, auf die Verschiedenheit, welche biologisch besteht zwischen dem passiven Nährboden eines Gelatine-
röhrchens oder einer Agarplatte und dem belebten und aktiven
Zelllager des menschlichen Organismus, entspringt die zwingende Forderung, womöglich alle unsere chemischen Desinfektions-
versuche bei Seite zu lassen und radikal nur diejenigen Säuberungs-
methoden auszubilden, welche an sich die günstigsten aseptischen
Resultate bei der methodischen Abimpfung ergeben. Anderenfalls
werden wir stets zwar ausserordentlich günstige Impfresultate erhalten, wie z. B. Reinicke mit dem Alkohol, Schäffer mit dem
Formalin, Kümmel mit Karbol und Chlorwasser, wir selbst mit
Lysol, und Andere mit Sublimat, aber diese Resultate im Röhrchen
beweisen nichts, da das Heer von chemischen Umsetzungen, Niederschlägen, von Bindung, Gerbung und Einbettungen aufs wahrschein-
lichste durch die Alkalescenz des Gewebssaftes sowohl wie durch
Fermentwirkung, Phagocytose, Ozonwirkung, Desoxydation und Oxydation im Gewebe gegenüber der belebten Zelle wieder aufgehoben
werden und damit das nur gehemmte Wachsthum der Bakterien
gerade von Neuem sich einleiten kann. So kann sehr wohl das
Alkali des Gewebssaftes z. B. die Keratinsubstanzen, welche durch

die Alkoholschrumpfung ausgetrocknet und festmaschiger geworden
sind, mechanisch lockern und physikalisch dehnbar machen, damit aber
die lange Fessel, welche die Abimpfung verhindert, sprengen. So kann
allein das alkalische Blut und Serum das durch Alkoholverdunstung
aufs Neue niedergeschlagene Fett verseifen oder emulgiren und damit
gleichfalls eingeschlossene Keime im Gewebe freimachen; so mag
selbst das niedergeschlagene Schwefelquecksilber, welches doch
gleichfalls mechanisch Bakterien mitzureissen im Stande ist, durch
den Kontakt mit Gewebssäften fortgespült, umgelagert und abgetupft
werden, so dass die theoretisch nicht ausschliessbare Bakterien-
wachsthumshemmung durch diesen Körper in feinster Vertheilung,
wie wir sie auch vom feinsten metallischen Silber (Credé) kennen,
durch Berührung mit den Geweben in Fortfall kommt. Also auch
der Alkohol, so günstig scheinbar die mit ihm rein methodisch
erzielten Impfungsresultate sind, hält einer verfeinerten und die
Fehlerquellen berücksichtigenden Kritik und Fragestellung keineswegs stand, was übrigens schon Krönig's ausgezeichnete Experimente
vollauf erwiesen haben, immerhin soll hier anstandslos zugegeben
werden, dass auch mit dem Alkohol es möglich ist, für den Einzelnen
die Uebung und Geschicklichkeit im Säubern der Haut so weit zu
treiben, dass die experimentellen Resultate durchaus befriedigende
werden, es handelt sich aber hier vor Allem um die Frage, welche
Chancen hat eine Methode, durch das gesammte Sanitätspersonal
populär zu werden, und welche Chancen besitzt sie, populär zu sein
und doch den wissenschaftlich strengen Anforderungen zu entsprechen?
Da muss es denn einmal offen ausgesprochen werden,
dass der theure Preis des absoluten Alkohols auch dem
luxuriirenden Betrieb einer Staatsklinik nicht gestattet,
für jede einzelne Desinfektion einen halben Liter 90 procentigen Alkohol in Anwendung zu bringen, weil die Kosten
eines solchen Verfahrens ins Ungeheure sich steigern würden, eine
Thatsache, die dem praktischen Arzte die wissenschaftlich allein zulängliche Form der Alkoholanwendung, d. h. stets 90 procentigen
ungebrauchten Alkohol für jede einzelne Operation resp. aseptischen
Verbandwechsel — denn in jedem Lehrbuch steht geschrieben, dass
man zu einem Verbandwechsel genau so gut desinficirt sein müsse
wie zu einer Operation — absolut unzugänglich macht. Was ist

die Folge dieser Thatsachen? Die gefährlichste, die es überhaupt geben kann in einer Wissenschaft, wie der Chirurgie, auf deren gewissenhafter Ausübung jedesmal ein Menschenleben gestellt ist: Nachlass der strengen wissenschaftlichen Forderung zu Gunsten der praktischen Durchführbarkeit und Herabsinken der Desinfektionsmaassnahmen zu einem rein suggestiven Schematismus, zu einer Art optimistischen Symbolismus. Die Handlungen werden alle einzeln ausgeführt, es wird geseift und gebürstet, aber mit Bürsten, die nicht den Anforderungen der Asepticität entsprechen; es wird mit Alkohol desinficirt, aber mit durch mehrfachen Gebrauch minderwerthigem Alkohol, in dem schon nach fünfmaligem Verwenden Keime enthalten sind, der also ebenfalls nicht einmal selbst eine aseptische Flüssigkeit bleibt, geschweige denn die Asepsis erzeugen kann, und es wird sublimatisirt, um für das Bewusstsein auch den chemischen Götzen angerufen zu haben. Wie bei einer rituellen Handlung ist Alles erfüllt, was das vorgeschriebene Reglement sagt, aber einer wirklich rationellen Kritik hält keine einzelne Phase dieses komplicirten Mechanismus stand und der aufmerksame Beobachter der Desinfektionsmechanismen vieler unserer Musterinstitute erhält zu seinem Schmerze die Anschauung, dass gar zu oft der gute Glaube an die Stelle des Wissens auf Grund exakter Prüfung tritt, so dass man sagen muss: unsere Maassnahmen bedeuten die Asepsis, aber sie sind nicht die Asepsis.

d) Der Chemismus in der Chirurgie.

Wir meinen, unsere Kritik des Alkohols in der Desinfektion enthält sämmtliche Gesichtspunkte, welche sich auch gegen das Sublimat, den letzten Faktor in der Kette der Maassnahmen zur Sterilisation der Hände nach Fürbringer, und in ziemlich gleicher Weise gegen alle übrigen Chemikalien zu Desinfektionszwecken ins Feld führen lassen. Wir glauben genügend klargemacht zu haben, weshalb sich uns immer zwingender die Forderung aufnöthigt: fort mit dem Chemismus zu Sauberkeitszwecken. Die Sauberkeit sei ein natürlich, auf mechanisch-physikalischem Wege erreichbarer Zustand, sie werde ein Ziel, dass Jedem, auch dem Laien, auf dem

Wege einfacher mechanischer Handhaben zu erreichen ist, und man
weise es ab, sie auf medikamentösem Wege, welcher die Kenntniss
von Wirkungsweise und eine besondere Wissenschaft der chemischen
Körper, eine Einsicht in die komplicirte chemisch-biologische Dynamik
voraussetzt, zu erstreben, sondern man verlange die gegebenen, einfachen mechanischen Mittel, allerdings besonders wirksamer Säuberung,
die, wie wir zwingend nachweisen werden, absolut genügend sind,
auch die strengsten Anforderungen an unsere Asepsis zu erfüllen.
Wir haben uns zum Ziel gesetzt, auch die mikroskopische Sauberkeit
zu befreien aus dem Bann eines zünftlerisch einseitigen, medicinisch-
chirurgischen Chemismus, und sie als ein erstrebenswerthes und
erreichbares Ziel hinzustellen mit den Mitteln, welche uns die Natur
ohne Zwischenstufe der chemischen Fabriken an die Hand gegeben
hat. Wir sind eben der Meinung, dass die chemischen Mittel
sämmtlich die Forderungen einer Befreiung der Haut von Bakterien
nicht erfüllen können, wegen der höchst komplicirten Verhältnisse des mikroskopischen Baues der Haut, ja dass sie sogar,
was schlimmer ist, einen Zustand der Sauberkeit vortäuschen, der
in Wirklichkeit nicht vorhanden ist. Geppert's Ausfällung des
Sublimates durch schwefelsaures Ammonium, um die Mitimpfung des
Sublimates auf die Röhren auszuschalten, war der erste geniale
Schritt zur Niederreissung des Glaubens an die Chemie in der Chirurgie,
der in der Medicin überhaupt so stark wie eine Religion geworden
ist; ihm folgte die Erkenntniss, dass oft genug Bakterienwachsthum-
hemmung nur vorliegt, wo man an seinen Tod geglaubt hat; dass
ein Bacterium leben kann, wenn es auch nicht auf unbelebten Nährboden wächst, ferner die Erkenntniss, dass das Gewebe diese Hemmungen fortnehmen und alsdann das Wachsthum ungestört vor sich
gehen kann, — und diesen eingestürzten Mauern unserer falschen
Hoffnungen muss unbedingt das Sublimat und der gesammte
Chemismus in der Desinfektionsfrage unserer Hand nachfolgen. Das
Princip ist ein verkehrtes, und wenn irgend etwas beweist, dass dem
so ist, so dürften es die nicht ruhenwollenden Vorschläge sein, es immer
mehr zu verfeinern und doch zu kompliciren. Von den Vollbädern
schreitet man zur Behandschuhung, von der aseptischen Gewandung
zur Bartbinde und Haarkappe, von dem Verbot des Sprechens beim
Operiren zur Mundsperre und zum Respirator, von dem aseptischen

Glassaal, in dem jede Laparotomirte wie ein Schneewittchen ein-
gesargt wird, zum Zeltdach und zum Luftansauger und Luftsterilisator,
und zweifelsohne wird der ganze vielgliedrige Mechanismus immer
komplicirter, immer ausgeklügelter, immer verquerer werden, bis
zur kompleten Undurchführbarkeit und absoluten Monopolisirung in
den Händen ganz weniger mit Riesenkosten arbeitenden Genossen-
schaften von staatlich sanktionirten, dann allein befugten Operateuren,
die strenger wie eine mittelalterliche Zunft ihrer Sonderrechte walten
wird, wenn man sich nicht entschliesst zu einer radikalen Umkehr
auf diesem Wege, der unmöglich den Leidenden das Heil bringen
kann. Auf diese Weise werden stets eine grosse Anzahl von Kranken
aus den allermannigfaltigsten Gründen untheilhaftig bleiben müssen
der Segnungen unserer Kunst, weil die ihren engen Verhältnissen
nächsten Aerzte und Hilfen nicht mehr in der Lage sein werden,
den Erfordernissen einer so geschraubten Wissenschaftlichkeit nachzukommen. Der Effekt wird dann ein Arbeiten mit unzureichenden
Mitteln sein und ich scheue es mich gar nicht auszusprechen: schon
jetzt können viele Chirurgie treibende Aerzte einfach
nicht mehr die Bedingungen erfüllen, die sie zur Vor-
nahme auch der einfachsten aseptischen Operation kraft
ihres Gewissens befugt machen. Darum ist es die allerhöchste
Zeit, dass die Aerzte bewusst Front machen gegen Anschauungen
und gegen die von der Schule geforderte Maassnahmen, die über kurz
und lang sie ausschliessen von jeder chirurgischen Thätigkeit, und
dass sie sich nach Mitteln und Wegen umsehen, dieser drohenden
Abdrängung unter Erfüllung der strengsten wissenschaftlichen Er-
fordernisse zu begegnen.

Sind doch immer schon hier und da Stimmen laut geworden,
welche dem Chemismus in der Chirurgie den Krieg erklärten, freilich meist nur, um in den enthusiastischen Begeisterungsrufen der
Antiseptiker zu verhallen — und ein Lawson Tait, ein Neuber,
der schon ganz frühe mit genialem Blick die Ziele der Asepsis
voraussah und vorbereiten half, sind von Vielen als Sonderlinge zum
mindesten jahrelang gegen ihre offenbaren Verdienste angesehen
worden. Und jetzt? Nun das heisse Wasser, welches Lawson
Tait der Antisepsis entgegenzusetzen wagte, ist jetzt Allgemeingut aller Chirurgen, und unzählige Vorschläge des verdienten und

streitbaren Kieler Kämpfers sind peu à peu unter anderer Flagge
in den Bestand des chirurgischen Armamentariums übergegangen.
So gebührt auch Neuber das Verdienst als Erster die Bürsten ange-
griffen zu haben, welchem Angriff sich nachher Sänger, Reinicke
und Andere angeschlossen haben, und Kümmell, der Erste, welcher
überhaupt die Desinfektionsfrage methodisch vom Gesichtspunkt der
künstlichen Impfung angepackt hat, kam auch schon zu der Ueberzeugung, dass das Wesentlichste an der Desinfektion der Hände die
mechanische Säuberung sei; freilich standen wir Alle lange Jahre
so sehr unter dem Banne antiseptisch-chemischer Doktrinen, dass es
auch ihm, wie noch heute Manchem schwer wird, die stark und
überzeugend duftenden chemischen Mittel ganz von Hand und
Wunde auszuschliessen. Es war so beruhigend und erhebend, die
Hand in Karbol zu tauchen und mit den scharfen Dämpfen das Bewusstsein einzuathmen: Das wird den Bakterien gewisslich den Garaus
machen! Es war ja so selbstverständlich, dass die Bakterien starben
und ausgeschaltet waren in dem Augenblick, wo eine Hand, die eben
der Inhalt einer geplatzten Cyste überfloss, nun wieder sauber war, so
wie sie tief in das rothe oder blaue Meer von Sublimat eintauchte.
Freilich der immer weiter bohrende Vorstoss der Forschung hat
Alles so viel komplicirter in Erscheinung gebracht, dass in der That
den Verfeinerungen unserer Fragestellungen gegenüber der Chemismus sich aufgelöst hat in eine Reihe von Handlungen, an die
man glauben muss, um sie aufrecht zu erhalten. Auf der einen
Seite aber die zugegebene Insufficienz der Methoden, zugegeben
weil man auf den Kongressen stundenlang über Verfeinerungen
der Asepsis zu verhandeln nöthig hat, und auf der anderen Seite
ein immer komplicirteres und dichteres Netz immer strengerer,
immer rigoroserer und beinahe den Spott herausfordernder Vorschriften, und dann wieder der exakte Nachweis von der Unzulänglichkeit auch der ausgeklügeltsten Bakterienfallen — aus diesem
Dilemma hilft unserer Meinung nach nichts als das völlige Ver-
lassen der chemischen Seitenwege und bewusste Umkehr auf
gerade physikalisch-mechanische Hauptstrassen, die schon so oft
in der Medicin von der mystischen Doktrin zur Erstrebung rationellen
Handelns geführt haben.

Wenn wir in dieser Weise die chemische Desinfektion völlig

verdammen, von welcher sich bisher Niemand in der Chirurgie ganz
frei zu machen gewagt hat, so müssen wir natürlich den Beweis erbringen, dass es in der That möglich ist, auf rein mechanischem
Wege eine derartige Säuberung der Haut zu erzielen, dass eine
Infektion mit menschenmöglichster Sicherheit ausgeschlossen erscheint. Nun, dieser Beweis wird auf einem bisher noch
nicht beschrittenen Wege erbracht werden; bisher soll nur
betont sein, dass nach der grossen Diskussion über Desinfektion
der Hände in der Gesellschaft für Geburtshülfe in Leipzig
im Jahre 1894, welche in dem Aufeinanderprallen der Ansichten
als eine Hauptschlacht im Kampfe der Meinungen anzusehen
ist, die Sache so steht, dass weder der rein mechanischen noch
der chemischen noch der gemischt mechanisch-chemischen Desinfektion ein theoretischer Sieg zugesprochen werden konnte. Nach
Krönig's überzeugendem Angriff auf die Alkoholdesinfektion gegen
Reinicke's bestechende, aber mit Fehlerquellen arbeitende Empfehlung derselben und nach Diskreditirung der Sublimatdesinfektion ebenfalls durch Krönig, welcher diese nur zuliess, wenn das Sublimat
festes Quecksilberalbuminat auf der Haut bildet mit fixirtem, dem
Organismus unlöslichem Einschluss der Bakterien, was noch nach
15 Minuten langer Einwirkung des Sublimates nicht der Fall war,
bleibt auch nach Fürbringer's Erwiderung auf diese Angriffe,
dem Entdecker dieser Methode nichts übrig als einzugestehen, „dass
vorläufig ein non liquet in der Theorie vorliege". Wenn
aber dieser um die Desinfektionsfrage der Haut hochverdiente
Forscher behauptet, dass die Resultate der Praxis einen höheren
Werth beanspruchten als die im Laboratorium, so muss ihm gewiss
im Princip darin beigestimmt werden, nur zeigen die immer neuen
Empfehlungen von Verfeinerungen der Asepsis durch Handschuhe,
Bartbinde etc., dass diese Resultate der Praxis leider durchaus nicht
zweifelsohne sind. Es ist ja ein offenes Geheimnis, dass immer noch
ein grosser Procentsatz von Infektionen selbst aus den Muster-
anstalten nicht zu bannen ist, und wenn solche Dinge wie gehäufte
Fälle von Sepsis und Erysipel sich innerhalb der Lehrstätten für
Antisepsis gelegentlich, wenn auch schnell vorübergehend einmal
einstellen, wie oft mögen in der allgemeinen Praxis der Aerzte dann
unsere vielgerühmten „non liquet"-Desinfektionsmethoden versagen?

Wenn aber bisher den rein mechanisch-physikalischen Reinigungs-
methoden der entscheidende Werth abgesprochen wurde, so geschah
das im Wesentlichen auf Grund der Reinicke'schen und Krönig'-
schen Misserfolge. Wenn wir aber genau untersuchen, auf welche
Weise Reinicke und Krönig ihre sogenannten mechanischen Rei-
nigungsversuche angestellt haben, so ergiebt sich schon aus einer
einfachen Ueberlegung, dass diese Art der mechanischen Säuberung
freilich durchaus unzulänglich war, was übrigens auch an anderen
Formen der rein mechanischen Desinfektion der Haut nachgewiesen
werden kann. Krönig setzte über $^1/_2$ Stunde die rein mechanische
Säuberung mit Seife und Bürste fort und erzielte bei Abimpfung
zahllose Keime. Nun, nach unseren vorstehenden Auslassungen über
den Werth der Bürstendesinfektion dürfen wir dies mangelhafte
Resultat wohl ohne Weiteres als eine Bestätigung der Unzuverlässigkeit des Bürstenmateriales an sich, nicht der mechanischen Methode
als solcher ansprechen. Dass aber in der That allein die mechanische Verwendung wirklich sterilen Materiales zum Reiben der
Haut genügt, dafür dürfen wir gerade Reinicke citiren, welcher
bei Anwendung des natürlich sterilisirbaren Loofahschwammes besonders gute Resultate erzielte. Aber wenn Reinicke seine Versuche mit Loofahschwamm über eine grössere Reihe von Versuchen
ausgedehnt hätte, wie Wittkowski und ich das auch mit anderen
rein auf Reiben und Seifen der Haut abzielenden Methoden gemacht
haben (Sand, zerstossener Glasstaub, Seesand, zerstossener Bimmsstein)
so würde er im Ganzen doch ungünstigere Resultate, wie wir, mit
Seife und Reibungsmaterial allein erhalten haben, aus dem einfachsten Grunde der Welt, weil nämlich Seife und Reibung allein
nicht im Stande sind, die festen Fette der Haut aufzulösen
und völlig von der Hand zu entfernen. Man wiederhole nur
einmal unser oft angestelltes Experiment, um diese Fragen zu entscheiden, nämlich man bestreiche den Rücken seiner Hand mit einem
Stück Emplastrum adhaesivum und erprobe, welche Mittel diesen
Harzstrich zu entfernen im Stande sind. Man wird staunen, wie
wenig Seife und Bürste, Seife und Sand etc. allein, Watte, Gaze
oder Loofahschwamm dazu im Stande sind. Um das zu ermöglichen,
muss eben den fettigen und harzigen Substanzen in der Ausführung
der mechanischen Säuberung eine Hauptaufmerksamkeit gewidmet

werden, denn es ist nach allen Versuchen ausgeschlossen, dass man mit den bisherigen Methoden mechanischer Säuberung allein die Hand von dem festhaftenden Fett, in welchem die Bakterien entwicklungsfähig eingeschlossen liegen, säubern kann. Dies kann aber ganz und gar nicht geschehen, wenn man wie Reinicke die klebrige Schmierseife benutzt und ihr eine handvoll Sand beimengt. Dann wird die mechanische Wirksamkeit des Sandes durch die klebrige einhüllende, verbackende Schmierseife geradezu paralysirt, weil schliesslich gerade die Schärfe des Sandkornes, welches den Mechanismus der Reinigung übernimmt durch die dickliche Konsistenz der Seife gemildert und ausgeschaltet wird. — Bei diesen bisher verwandten rein mechanischen Verfahren ist also keineswegs genügend Rücksicht genommen auf die theoretische Grundlage, auf welche sich eine rein mechanische Säuberung der Haut zu stützen hat, wenn sie durchaus günstige Resultate in praxi ergeben soll. Wiederum muss hier auf die Unterschiede hingewiesen werden, welche sich ergeben für die Bedingungen der Experimente und für die Bedürfnisse der Wundheilung. Wie Fürbringer schon betonte, handelt es sich in der Ausübung unserer ärztlichen Thätigkeit wohl stets um Verunreinigung mit mehreren Formen von Bakterien, die Verunreinigung der Haut also durch eine Bakterienart, wie im Experiment (Milzbrand oder Pyocyaneus) entspricht wohl kaum den Vorkommnissen unserer täglichen Thätigkeit. Zweitens ist als wichtiger Grundsatz zu betonen, dass die künstlich der Hand aufgepflanzten Bakterien nach allen Erfahrungen eigentlich leichter davon zu entfernen sind als die dauernden und immer vorhandenen Bewohner unserer Epidermis. Wenn aber z. B. Krönig die eingeriebenen Milzbrandsporen auch an der geimpften Haut eines Sterbenden trotz Alkoholdesinfektion tief in den Epidermisschichten fand, so müssen wir nach unseren Auseinandersetzungen erschliessen, dass dies eben die Folge der Chemikalienanwendung war. Nicht trotz, sondern wegen des Alkohols und Sublimates sassen sie so tief. Alkohol und Sublimat vermögen unbedingt nach Krönig's Experimenten die oberflächlicher haftenden Bakterien mit den durch sie erzeugten Retraktionen und Niederschlägen von Albuminaten, Keratinschrumpfungen und ausgeschiedenen Fettpartikeln geradezu in die Tiefe zu treiben und jedes Mittel nach dem Fürbringer'schen Verfahren

angewandt, welches diese täuschenden Nebenwirkungen des Alkohols
oder Sublimats ausschalten, bringen die in tiefere Schichten einge-
pressten Bakterien zu Tage. Drittens aber muss immer wieder betont werden, dass der lebende Nährboden, d. h. das thierische
Gewebe, den Bakterien feindlich gegenüber steht und dass die
Virulenz, wie Gottstein sich treffend ausdrückt, ein schwankendes
Verhältniss zwischen Widerstandskraft des Bakteriums und Widerstandskraft des Gewebes darstellt. Trotz alledem werden wir noch
zu betonen Gelegenheit haben, wie hoch wir das Kulturverfahren
stellen als erziehliches Moment, als einziges Mittel, für sich und
Andere ein Urtheil über die mikroskopische Sauberkeit zu gewinnen.

e) Forderungen zur Methode der Sterilisation der Haut und Hände.

Nach diesen theoretischen Erwägungen stellen wir also an ein
exaktes Säuberungsverfahren der Haut folgende Anforderungen,
welche auf das peinlichste erfüllt sein müssen, wenn man eine Sterilisation der Haut mittels mechanischer Handhaben allein erreichen will:

1. Die Methode muss mit ganz sicher aseptischem, rein mechanisch wirksamen Material arbeiten.
2. Auch das zum definitiven Abspülen verwandte Wasser muss
   steril sein, die vorhergehende Reinigung aber in fliessendem
   Wasser erfolgen.
3. Das verwandte mechanische Princip muss die Epidermisschuppen der Haut herunterschaben und dieselben mit sich
   fortspülen.
4. Die zur Lockerung der Epidermisschuppen und zur Fettlösung verwandte Seife muss ammoniakalisch sein.
5. Die Seife muss ein Princip enthalten, welches die Fette der
   Haut mit Sicherheit emulgirt.
6. Die Seife muss ein Princip enthalten, welches nach dem
   Auftrocknen einen sterilen in Wasser, Blut oder Serum unlöslichen Ueberzug über die mechanisch entblösste Epidermisdecke bildet (Wachs).
7. Der Desinfektionsakt darf die Haut nicht angreifen und muss
   ein beliebig häufiges Desinficiren gestatten.

8. Der gesammte Desinfektionsvorgang muss in einem gleichmässigen und kontinuirlichen Akt zu vollziehen sein.
9. Das Ziel einer rationellen Asepsis ist Fortschwemmung,
nicht Abtödtung der Bakterien.

1. Keimfreies Material.

Dass eine ausreichende und zulängliche Methode der Aseptificirung
unserer Haut ganz sich stützen muss auf eine Verwendung von
absolut keimfreiem Material, ist eine so selbstverständliche Forderung, dass nach unseren breiten Ausführungen wir dieser These
kaum noch etwas hinzuzufügen haben. Leider verstösst ja gerade
die Fürbringer'sche, d. h. die verbreitetste Form der Desinfektion
in praxi so vielfältig gegen diesen obersten Grundsatz. Die Bürsten
sind eben den schnell sich folgenden und oft sich überstürzen-
den Forderungen des täglichen Lebens gegenüber nicht mit der
nöthigen Sicherheit und Sorgfalt steril und nicht einmal sauber
in gewöhnlichem Sinne zu erhalten. Sie wirklich rein zu gestalten,
mag möglich sein zur Anstellung ruhig vorbereiteter und bequem-
sorgfältig ausgeführter Laboratoriumsversuche, aber die Hast und
Last dringlicher Arbeit gestattet nun und nimmer diese peinliche
und langsam vorbereitende Akkuratesse des Experimentators. Man
kann auch nicht im Voraus wissen, wie viel sterile Bürsten man
tagsüber gebrauchen soll, und unmöglich berechnen, in welchem
Einzelfalle die einer Säuberung nothwendig folgende Auskochung
besonders lange und intensiv sein müsste. Anders, wenn ich ein
Material verwende, welches nur transitorisch gebraucht wird, das
heisst, dessen Werth dahin ist, sowie es applicirt wurde, ein Material,
welches, nachdem es seinen Zweck erfüllt hat, mit dem Spülwasser
fortgeschafft wird. Dann ist nicht wie bei den Bürsten dies Material
der Aufbewahrer und Aufsauger des verunreinigenden und ge-
fährdenden Stoffes, von dem es erst durch erneute Sterilisation besonders befreit werden muss, sondern dann wird mit dem Spülstrome
das Vehikel des entfernten Schmutzes den Abfuhrkanälen auf
Nimmerwiedersehen überlassen. Wenn man strenger Kontagionist
ist, wie doch die meisten unserer chirurgischen Kliniker, nun, warum
entzieht man dem Kontakt mit infektiösem Material nicht radikal
den Boden? warum macht man die Gegenstandsübertragung dadurch

nicht weniger möglich, dass man so selten wie irgend angängig Gegenstände und Apparate konservirt nach ihrem sie inficirenden einmaligem
Gebrauch? Ich hätte Nichts gegen die Bürsten, wenn sie stets nach
einmaliger Anwendung verbrannt würden; da das aber nicht
geschieht, halte ich sie für die vornehmlichsten Kontaktvermittler,
für die hauptsächlichste Fehlerquelle der unzureichenden Erfolge.
Wir haben gesehen, dass es um den Alkohol als sterile Flüssigkeit
ebenfalls unvollkommen bestellt ist, dass er im Laufe vielfältiger
Anwendung durchaus mehr nicht als steril zu bezeichnen ist, wie
denn überhaupt naturgemäss die Gefahr der mangelnden Asepsis
der verwandten Ingredientien steigt mit der Zahl der Akte, die
hinter einander zu erfolgen haben und für deren jeden einzelnen
der Gesichtspunkt der Asepsis besonders zu wahren ist. Vielfach,
z. B. auch von Schäffer, ist mit vollem Rechte der Anwendung
von Antisepticis wie 3procentiger Karbolsäure, deshalb das Wort
geredet, weil sie haltbare sterile Lösungen, gleichsam Wasser darstellen, welches nicht so leicht inficirt werden kann, wie thermisch
sterilisirtes Material. Nun, das ist gewiss für die Erhaltung der
Sterilität von Lösungen eine durchaus plausible Auffassung, für die
Desinfektion der Hände aber ist ihre Verwendung deshalb gefährlich,
weil, wie wir glauben gezeigt zu haben, aus den Krönig'schen Versuchen hervorgeht, dass die Chemikalien eigentlich den Sterilisations-
process erschweren, jedenfalls das klare Urtheil darüber, was eigentlich geleistet ist an Elimination der Bakterien, verdunkeln. Wir halten
unsererseits an dem erweisbar zulänglichen Gesichtspunkte fest: es
gilt die Bakterien unserer Haut viel mehr fortzuspülen,
sie abzudrängen, herauszustöbern, einzubetten und eingebettet zu vertreiben als sie zu tödten. Wir betrachten die
Abtödtung der Bakterien auf der Haut deshalb für verfehlt, ja für
unerreichbar, weil alle Maassnahmen gegen das Leben der Bakterien auch das lebende Material unserer Hautzellen gefährden.

2. Epidermis-Schuppen.

Unser Angriffspunkt zur Asepsis der Haut ist das, was
mechanisch eliminirbar ist: das sind Hautschuppen, eventuell Haare
und die daran haftenden Bakterien. Die Bakterien leben vornehm-

lich auf todtem Material, sie sind fast stets Begleiterscheinungen exkretorischer, desquamirender, nekrobiotischer Lebensprodukte, und so fristen sie ihr Leben auch mit Vorliebe an den der Abscheidung bestimmten sekretorisch-desquamirenden Theilen der Haut. Wir werden also auch ganz naturgemäss dann um so weniger Bakterien eine Zufluchtsstätte an unserer Hand darbieten, je weniger desquamirendes Material, also je weniger Schuppen unser Stratum corneum trägt. Je tiefer wir in die Epidermis hinabsteigen, je mehr wir uns den belebten Schichten des Rete Malpighi nähern, desto steriler wird schon von Natur unsere Haut. Das Uebel ist nur, dass diese Haut nicht überall eine glatte Fläche darstellt, sondern dass die eingesenkten Schweiss-, Talgdrüsen und Haarbälge tiefe Röhren in Epidermis und Cutis senken, deren innerste Auskleidung ebenfalls sekretorisch-desquamirendes Material enthält und die also gleichfalls Bakterienzellnester darstellen. Hier heran reicht kein Desinficiens, auch kein mechanisches Eliminationsmittel, hier giebt es nur einen Weg, dass ist Verschluss der Drüsen für die Zeit unserer chirurgischen Aktion. Wir werden zeigen, auf welche Weise dies schwierige Problem uns auf das glücklichste gelöst erscheint. Für die mechanisch entfernbaren Partien der Hautoberfläche aber ist es uns selbstverständliche Forderung, dass nur mit sterilem Reinigungsmittel, nur mit sterilem Spülwasser, d. h. abgekochtem, möglichst warm erhaltenem Wasser die exakte Säuberung unserer Hand zu übermitteln ist.

3. Fliessendes, steriles Wasser.

Natürlich muss das von uns in einem Heizofen abgekochte und in grossen verdeckten Kannen bereit gehaltene Wasser entweder durch dauerndes Uebergiessen direkt fliessend erhalten werden, oder aber während einer Waschung mehrmals gewechselt werden. Vorrichtungen, bei denen aus einem Hahn dauernd warmes, steriles Wasser abfliesst und gar kein Herumwühlen in Schalen zu erfolgen braucht, sind natürlich die idealsten. Da aber der einfache Medicus practicus selten in der Lage sein wird, derartige Herrlichkeiten bei sich einzuführen, so muss eben die eimerweise Verwendung sterilen Wassers, die jeder Haushalt zu leisten im Stande ist, die dauernde Ueberrieselung der Hände während des gesammten Desinfektions-

aktes ersetzen, was, wie ich versichern kann, vollauf genügt. Nur
muss man bei Verwendung von Kippbecken oder einfachen Schalen
immer sich vorstellen, dass der eben heruntergespülte Schmutz sofort
wieder auf der unnöthig im Wasser herumbewegten Hand sich
niederschlägt und man diesem Circulus vitiosus nur entgehen kann,
wenn man den Säuberungsakt mit erhobenen Händen ausserhalb
des Wasserniveaus, möglichst in der Luft vornimmt und nur zum
schnellen Abspülen des verriebenen Materiales beide Hände kurz
im sterilen Wasser freispült. Je näher man dem letztmaligen,
mechanischen Säuberungsakt kommt, desto länger vermag man
ohne Neuauffischung von abgespültem Zellmaterial seine Hände in
dem stets erneuten, sterilen Wasser verweilen zu lassen. Wir
haften seit unserer Kindheit an der Vorstellung der Reinigung im
einmal gefüllten Waschbecken. Eine grosse Schüssel mit Wasser,
die uns hingesetzt wurde, musste für Hände und Gesicht reichen,
meist ohne erneuert zu werden. An dieser durch Lebenszeit geübten
lieben, aber durchaus schmutzigen, alten Gewohnheit kleben die
Meisten suggestiv fest und vergessen immer wieder, das Wasser zu
wechseln. Eine richtige aseptische présence d'esprit sagt uns aber
jeden Augenblick, dass die Möglichkeit eines Kontaktes im stehenden
Wasser eigentlich dauernd gegeben ist, und dass nur die Aufwendung
von Energie es ermöglicht, diesen Kontakt selbst im sterilen Wasser
erfolgreich auszuschalten. Was das Maass der aufgewendeten Aufmerksamkeit anbetrifft, so kann man sich z. B. meiner Meinung
nach nicht richtig waschen und sich zu gleicher Zeit lebhaft unterhalten; und doch benutzen so gerne Chirurgen die Waschprocedur zum
wissenschaftlichen Meinungsaustausch etc. Ich halte es einfach
nicht für möglich, sich peinlich zu säubern, wenn man nicht seine
ganze geistige und körperliche Energie auf diesen Akt zn kon-
centriren im Stande ist. Wer sich ordentlich säubert, ist still. Darum
eben weil diese Koncentrationskraft individuell schwankt, weil auch
die Vorstellung der Phasen der Säuberung abhängt von einem mehr
oder weniger lebhaften Eindringen in den Hergang der Reinigung,
ist die ganze Kunst des sich Säuberns eine so durchaus individuelle.
Es giebt Talente und Talentlose, und nur der stete Fleiss und die
sorgfältigste Uebung kann diese individuellen Grenzen des Könnens
verschieben. Dieser Faden aber, an dem jedesmal Gesundheit und

Heil eines uns anvertrauten Menschenlebens hängt, muss unbedingt mit allem uns zu Gebote stehenden Eifer und mit einer gewissen Begeisterung gesponnen werden, die dem freudigstolzen Gefühl gleicht, mit dem man das Steuer eines mit theurer Last bemannten dahinstürmenden Segelbootes fest in der Hand hält und keinen Augenblick ausser Obacht lässt, woher und wie die Winde aufspringen und wie die Segel stehen. Gerade dies rechtzeitige Zurückziehen der Hand aus dem Spülwasser und die rechtzeitige Erneuerung desselben erfordern ganz ungetheilte Aufmerksamkeit, was man erst dann in ganzer Tragweite überschauen kann, wenn man sich entschliesst, wie wir, die einzelnen Phasen seiner eigenen Reinigung Schritt für Schritt bakteriologisch zu studiren, eine Form wissenschaftlicher Selbstkontrolle und Gewissenhaftigkeit, die Jedermann mit einigem guten Willen nachahmen kann.

4. Der sterilisirte Marmorstaub.

Dasjenige Material nun, welches die Bürsten in unserem Verfahren zu ersetzen bestimmt ist, ist der sterilisirte Marmorstaub. Dieser, durch Siebung aus jeder Steinmetzerei erhältlich, darf an sich weder zu grob noch zu fein sein, er muss grobkörniger sein als Seesand oder Glaspulver und doch nicht so grob, wie etwa geriebener Parmesankäse. Es ist schwierig, eine richtige Bestimmung über die zweckmässigste Körnigkeit des Marmorstaubes zu geben, das Gefühl wird hier am sichersten entscheiden, in welcher Grösse die einzelnen Körner am energischsten die Epidermis beackern. Der Marmorstaub ist in dem noch ausführlich zu beschreibenden und sehr wichtigen Vehikel so massenhaft vorhanden (7—8 fach), dass eine weichmachende Einhüllung in das einbettende Gemenge ausgeschlossen ist; denn unsere bakteriologischen Resultate werden sofort schlechter, je mehr wir uns dem Verhältniss von 1 : 1 Marmorstaub zu seiner Einbettung näherten; wir fanden ein Verhältniss von 1 Theil Vehikel zum etwa 7fachen des Marmorstaubes am günstigsten. Die Misserfolge Reinicke's mit Schmierseife und Sand können also unmöglich gegen unser Princip ausgespielt werden, wie das Fürbringer, leider ohne jede Kenntniss unserer Seife, gethan hat, denn die Fehlerquelle der mechanischen Behinderung zur Vollwirkung des Sandes durch

7*

die klebrige Seifenhülle ist eben bei unserer Komposition, wie wir noch zeigen werden, absolut ausgeschlossen. Das lehrt schon eine einfache Vergleichsprobe mit Schmierseife und Sand resp. Marmorstaub und unserer nach unten angegebenem Recept angefertigte Marmorstaubkomposition. Uebrigens kann man sich von der hohen Energie des Marmorstaubes, die Epidermis bis in ihre tiefsten Lagen aufzulockern, aufzurollen und abzurasen, am allerschnellsten und einfachsten überzeugen, wenn man folgenden Versuch anstellt, den wir zur Demonstration der Wirksamkeit unseres Reinigungsverfahrens zu Lehrzwecken wohl über hundertmal ausgeführt haben.

Versuch. Man zieht mit einer koncentrirten Eosinlösung resp. Methylviolettlösung drei Striche über den Rücken der linken Hand und lässt dieselben während 15 Minuten auftrocknen. Alsdann wird mit der Marmorstaubkomposition erst die ganze Hand wie gewöhnlich zur Desinfektion behandelt und ferner mit Hülfe eines Tupfers die tingirten Stellen zusammen mit dem Marmorstaub unter häufiger Wasserspülung und häufig erneuter Marmoranwendung gerieben.

Man vergleiche damit die Fähigkeit, mittels Seife und Bürste, Seife und Sand, Seife und Glasstaub, Seife und geriebenem Bimmsstein, Seife und Loofahschwamm die tingirten Stellen zu säubern.

Es erhellt aus diesem Versuch für Jedermann absolut unzweideutig, was die Marmorkomposition mechanisch an Entfernung der tingirten Epidermisschuppen zu leisten im Stande ist, und ebenso unzweideutig, dass die übrigen Methoden, namentlich die mit Seife und Bürste, Schmierseife und Sand auch nicht im entferntesten konkurriren können mit dieser vollkommenen Auflockerung der Hautschuppen durch Marmorstaub. Wenn man aber bemerkt, wie absolut unfähig namentlich die eben aufgekochte und in Sublimat getauchte Bürste dazu ist, diese tief tingirte Epidermis zu entschuppen, eine Thatsache, die übrigens jeder Patholog und Bakteriolog von seinen mikroskopischen Tinktionsstudien her zur Genüge kennt, so erhält durch dieses einfache Experiment die Bürstenverwendung einen neuen Stoss, dem sie, das hoffe ich von der Einsicht aller derer, die wenigstens einmal ernstlich diese so kardinalen und wichtigen Dinge prüfen, endlich wird erliegen müssen. Hier erweisen sich eben zur ganz intensiven Bearbeitung der Haut mit Marmorstaub, wie sie z. B. die Vorbereitungen zur Laparotomie erfordern, die übrigen verfügbaren Materialien wie sterilisirte Gaze, Holzfaser, Loofahschwamm so absolut der Bürste überlegen, dass Niemand nach obigem Versuch der Bürste irgend einen Vorzug vor dem sicher sterilisirbaren und eliminirbaren Fasermaterial zuerkennen kann. Die lebhaft in Reklameannoncen empfohlene Pflanzenfaserseife (Ubrigin-Seife) leistet im Vergleich z. B. mit Loofahschwamm oder Tupfermaterial weit Geringeres. Die Pflanzenfaser ist erstens zu weich und zweitens zu spärlich in der festen Seife vorhanden, um alle Epidermisschuppen, welche überhaupt zu lockern sind, zu entfernen. Eine ideale Seife für die Sterilisation muss breiartig, festflüssig sein, um gleichsam plastisch in alle Fugen und Rillen der Haut eingestrichen werden zu können, und ferner muss sie das mechanische Princip in einer Koncentration enthalten, dass die angreifenden Fremdkörper mindestens so dicht wie die Bürstenbündel nebeneinander beim Reiben über die Hautfläche dahinfahren. Uebrigens ist der Marmorstaub an sich viel ergiebiger im Stande, den gewollten Effekt der Auflockerung der Epidermis zu vollziehen, als die einzelnen Bürstenstacheln. Denn die letzteren stossen und stechen in die Hautkruste, biegen aber um, wo sie irgend welchen Widerstand finden, und um so mehr, je weicher, d. h. ausgekochter und steriler sie sind, während das einzelne feste Marmorkörnchen über der Haut in deren Riffe und Rillen schabt und rollt wie eine rauhe Kugel und die gelösten Epidermisplättchen an sich fesselt, etwa wie eine in Gold- oder Silberschaum ringsumbewegte Pille. Da viele Tausende solcher Körnchen gleichmässig her und hin rollen beim gegenseitigen Wringen und Verschränken der Hände, beim Verreiben mit den Fingern der einen Hand auf die Flächen und Falten der andern, so muss ganz naturgemäss die Befreiung der Epidermis von ihren desquamirten, aber noch organisch in der Tiefe haftenden Hornplättchen eine viel intensivere sein, als es die Bürstenstachel oder sonst ein Material leisten können. Im günstigsten Falle vermag die Bürste die kleinen Bröckel und Fetzen der Epidermis aber wirklich zu lösen, dann schiebt aber die kontinuirliche Reibung dieselben in das Gitterwerk der Borstenbündel hinein, und sicher nur einen Theil vermag das Spülwasser zu eliminiren, ein anderer Theil bleibt in der Bürste hängen, impft sie mit Bakterien, und noch ein anderer Theil gelangt durch die Reibung wieder zurück an seine

Ursprungsstelle. Das ist Alles ganz anders und viel günstiger beim
Marmorstaub. Die Körnchen, welche einmal beladen sind mit Haut-
schüppchen, fliessen mit denselben im rinnenden Wasserstrahl davon,
und jede neue Lage Marmorstaub greift eine neue Schicht der Epidermis an. So schiebt die mechanische Reibung den Staub ganz
allmählich in stets tiefere Lager und Decke um Decke wird gleichsam wie ein Teppich nach dem anderen abgerollt von der Unterlage. Was die eine mikroskopisch spitze Kante eines Körnchens
aufspiesst, rollt die andere auf, und das darf nicht vergessen werden,
wozu die Bürstenstacheln viel zu grobe und dicke Spitzen haben, die
Lücken zwischen den einzelnen Plättchen, die zwischen den einzelnen Schichten entstehenden Zellbalken erreichen sicherlich die
vielkantigen, mikroskopische Haken und Zacken tragenden Marmorkörnchen zweckentsprechender und ergiebiger. Wenn man unter
dem Mikroskope Marmorstaub, Sand oder Glasstaub vergleicht, so
sieht man deutlich die viel unregelmässigeren Konturen des Marmorstaubes, dem noch die fügsamere Weichheit der molekularen Konstitution zu Statten kommt.

Wo jedoch die Mehrschichtigkeit und hornartige Verdickung
der Keratinschichten der Haut, namentlich die Nagelgegend, allein
mit mechanischen Mitteln nicht auflockerbar erscheint, und solche
Stellen hat derjenige am meisten, welcher am seltensten nach
unseren Principien sich zu reinigen gewohnt ist und welcher durch
den Gebrauch der Chemikalien, wie Alkohol, Sublimat etc. erst recht
seine Haut dem Austrocknungs- und Verhornungsprocess darbietet,
da genügt es nicht allein, der mechanischen Frottirung durch den
Marmorstaub die Auflockerung der körnigen Schuppenlage zu überlassen. Dazu gebrauchen wir ein nach ganz besonderen Gesichtspunkten zusammengesetztes Vehikel für den Marmorstaub.

5. Ammoniakgehalt der Seife nothwendig.

Es ist keine Frage und nach allen unseren Studien und Versuchen ohne Weiteres eine einleuchtende Thatsache, dass die gewöhnlich dazu verwendeten Seifen nicht ausreichen, um die Horn-
substanzen genügend zu lockern. Unbedingt erforderlich ist, dass
die verwendeten Seifenmaterialien nicht neutral, sondern dass sie

alkalisch seien. Man inficire sich die Fingernagelbetten und -Falze einmal mit Pyocyaneus oder tingire die Haut mit Eosin resp. Methylviolett und mache Säuberungsstudien mit neutralen, überfetteten und alkalischen Seifen: es ist ganz evident durch die Impfung und durch den sichtbaren Frottirungsprocess erweisbar, wieviel energischer an sich die alkalische Seife zu wirken im Stande ist, weil sie eben zum mindesten die Keratinsubstanzen geschmeidiger und lockerer macht. Aber hier ist wiederum eine Fehlerquelle zu bedenken: je mehr Alkali man hinzusetzt, wenigstens soweit es sich um Natron oder Kali handelt, desto klebrig-schmieriger wird die Seife, wie ja Aussehen und Konsistenz der gewöhnlichen alkalischen grünen Schmierseife (daher ihr Name!) zur Genüge beweist. Man braucht aber nur irgend eine Verseifung von Fett mit Kali- oder Natronlauge resp. deren Verseifungssubstituten vorzunehmen, um zu bemerken, dass mit dem Alkaligehalt die Schmierigkeit und Klebrigkeit des Seifenkörpers zunimmt. Das ist aber eine Hemmung für die Einwirkung des mechanischen Principes, weil Bürstenstachel und Sand (Sänger) um so weicher wirken werden, je mehr ihre spitzen Enden und Kanten durch die schleimige Seifenhülle überdeckt werden. Hier bot sich uns nur ein Ausweg, nämlich zu der zu verwendenden Seife zwar einen neutralen Körper zu wählen, d. h. die überall erhältliche frische, ungefüllte und klare, bernsteingelbe, reine Harzseife aber sie durch Einfügung eines anderen Körpers ammoniakalisch zu gestalten. Dieser Ammoniakgehalt der Seife verleiht ihr nicht den klebrigen, schleimigen, fadenziehenden Charakter, sondern lässt ihre Konsistenz festflüssig, leicht in Wasser löslich, stark schäumend und erfüllt dennoch das Princip der Lockerung und noch energischeren Lösung der Keratinsubstanzen, als die Hinzufügung und Verwendung von Kali- oder Natronsalzen resp. Laugen zur Verseifung und Alkalisirung des Seifenkörpers selbst. Wir haben allem Anschein nach einen glücklichen Griff gethan, indem wir, um dies Ziel zu erreichen, die unten beschriebene (s. unten) ammoniakalische Stearinpaste (Steral Schleich) dem Seifekörper einverleibten.

6. Fettemulgirungsprincip in der Seife.

Dieser übrigens schneeweisse und sehr homogene Körper ist
nun mit Leichtigkeit jeder Seifenlösung hinzuzufügen, er erhöht die
Schönheit der Seife erheblich und ammoniakalisirt dieselbe, wie
das für unsere Zwecke dringend erforderlich ist. Denn einestheils muss das Ammoniak günstig auf die Lockerung der Keratinsubstanzen einwirken und so dem mechanischen Princip des Marmorstaubes den Boden vorbereiten, und zweitens ist das Ammoniak
namentlich unter Verwendung von möglichst heissem Wasser zum
Waschen ungleich geeigneter, die Hautfette an sich zu lösen resp.
zu verseifen beim Kontakt mit denselben, als das jemals irgend
eine Kali- oder Natronlauge ihrerseits zu leisten im Stande ist. Ebenso müssen durch freies Ammoniak in der Seife die auf der Haut
anwesenden fetten und Schweiss-Säuren, Cholestearine und Wachssäuren sämmtlich im Sinne einer leichten Löslichkeit durch Wasser
für unser Sauberkeitsbestreben in günstigstem Sinne beeinflusst
werden. Aber es kommt noch eine überaus willkommene physikalische Eigenschaft der Stearinpaste hinzu, um sie so unentbehr-
lich in unserer Seifenkomposition zu gestalten, das ist ihr hohes
Vermögen, die Fette direkt zu emulgiren. Ebenso, wie sie
beliebige Quantitäten von Wasser aufzunehmen fähig ist, wie eine
echte Emulsion, ebenso vermag sie auch durch einfaches mechanisches Reiben eine grosse Menge reinen Fettes direkt zu emulgiren. Man kann sich davon leicht überzeugen, wenn man seine
Hände etwa mit Butter, Leinöl oder Aehnlichem dick einreibt
und nun einen guten Esslöffel voll Stearinpaste mit dem Fette auf
der Hand verreibt; schon nach kurzer Zeit wird man bemerken,
dass die entstehende Schmiere mit Leichtigkeit wasserlöslich wird
und nach Abspülung mit Wasser keinerlei Fettgefühl mehr auf der
Haut hinterlässt. Das ist natürlich um so wichtiger, als ja die
natürlichen und unnatürlichen Fettkörper unserer Hand und der
menschlichen Haut nicht nur die Transporteure der Bakterien,
sondern, wie wir wahrscheinlich zu machen uns bemühten, auch die
Träger von allerhand fermentativen Wirkungen, von Reizungen und
Vermittlern für die Bakterienwirkung sein dürften. Die auf unserer

Haut haftenden Unsauberkeiten — und am schwersten dürften eben eingetrocknete, mit Hautschuppen verbackte Fettkörper zu entfernen sein — sind nun einmal nach unserer Meinung die Kuppler, welche den Bakterien erst Quartier machen im Gewebe. Im Uebrigen braucht hier nur daran von Neuem erinnert zu werden, dass ja Terpentin, Kadaverin, Kreosot etc. allein alle im Stande sind, „chemische Eiterung" d. h. Steigerungen des Gewebsstoffwechsels ad maximum herbeizuführen, und dass die Stase, gewiss der Typus einer Disposition für Bakterienhaftung im Gewebe, am besten studirt ist von Pathologen, die diesen Zustand sämmtlich durch rein chemischen Kontakt erzeugten, wobei — das möge beweisen, wie scheinbar harmlose chemische Körper doch different, d. h. Krankheit erzeugend wirken können — die Kochsalzstase bekanntlich eine grosse Rolle spielt. Wir müssen also unbedingt vom Standpunkt einer exakten Säuberung verlangen, dass sie im Stande ist, wirklich diesen auf der Haut krystallisirten und erstarrten Fettschmutz zu lösen, und das thut unsere mit Marmorstaub und ammoniakalischem Steral beschickte Seife in energischerem und bewussterem Grade als alle bisher empfohlenen Säuberungsmittel.

Aber mit allen diesen Vorsichtsmaassregeln sind wir doch noch nicht am Ende unserer nöthigen prophylaktischen Maassnahmen für die exakte Säuberung resp. Unschädlichmachung und Aseptificirung unserer Hände. Wir haben gesehen, dass jene Buchten und Einsenkungen der Haut, welche durch Einlagerung von Hautdrüsen und Haarbälgen in die Epidermis und Cutis gegeben sind, wegen ihrer mikroskopischen Zierlichkeit und Winzigkeit unmöglich sicher von dem in ihnen haftenden Bakterienmaterial zu befreien sind. Es ist Mikulicz' Verdienst, den Aufenthalt solchen voll virulenten Materials in den tieferen Schichten der menschlichen Haut überzeugend nachgewiesen zu haben. Kein noch so feines Bürstenhärchen, kein Marmor-, Sand- oder Glasstäubchen vermag in diese zierlichsten Kanälchen zu dringen, geschweige denn eine Ausbürstung dieser Schläuche, Säckchen und Retortenkölbchen vorzunehmen. Ich finde es durchaus konsequent, wenn Mikulicz auf die Idee kam, eben wegen dieser undurchführbaren Säuberung der tieferen Kanälchen der Haut diese Hautlücken mit Handschuhen

zuzudecken. Leider sind die Hoffnungen, welche auf diese Verfeinerung unserer Asepsis von ihrem Befürworter gesetzt wurden,
vornehmlich durch Döderlein's Experimente, welcher geradezu die
Schädlichkeit und die Gefahr dieser Maassnahmen erweisen konnte,
schnell entäuscht worden. Aber es giebt doch noch einen anderen
Weg zur Unschädlichmachung dieses kutanen Kanalsystems, wenigstens für die Zeit, während welcher wir operativ thätig sind: das
ist die Ausbreitung einer diese Kanäle verschliessenden,
in Blut, Eiter, Wasser, Serum unlöslichen Wachsdecke
direkt auf die Haut. Es war ein Zufall, welcher mich auf diesen Gedanken brachte.

7. Unlöslicher Wachsüberzug der Haut.

Wenn man die von mir schon 1892 beschriebene Wachspaste,
ein neutrales Wachspräparat, welches mit Wasser emulgirt ist, in
dünnerer Schicht über Blasen nach Verbrennungen und Ekzemen
streicht, so findet man einige Zeit nach der Verdunstung des
Wassers über diesen Blasen eine sichtbare Decke von reinem
Bienenwachs, welches wie eine weiche Collodiumhaut, aber elastischer und nicht sprüngig über die abgehobene Epidermis gebreitet ist. (Ihre Herstellung siehe unten.)

Wenn man ferner auf gesunder Haut verdünnte Wachspaste
einreibt, so kann man wiederum nach Verdunstung des Wassergehaltes der Paste konstatiren, dass die Haut in dünnster Schicht
von Wachs überzogen wird, was daraus erhellt, dass sie bei
fortgesetztem Reiben stark glänzend, spiegelglatt und thatsächlich
„gebohnert" erscheint. Auf dieser „gebohnerten" Haut macht
die Verreibung von wässerigen Substanzen den Eindruck,
als wenn man über eine Glasfläche hinreibt. Der fest rei-
bende Finger gleitet nicht mehr über die Fläche, sondern er springt
unter sehr charakteristischem Knirschen über die gänzlich veränderte Haut. Dieses Knirschen der Lederlappen auf Spiegel-
scheiben ist gewiss Jedem bekannt, er ist durch „Wachsung" der
Haut hier genau ebenso zu erzeugen. Da das so ausgeschiedene
Wachs eine Decke über die Haut zieht und es gar nicht anders
möglich ist, als dass es die Poren der Schweiss- und Talgdrüsen
der Haarbälge und der Haare selbst oberflächlich verstopft und

überzieht, da Wasser, Serum oder Blut dieses Wachs nicht zu lösen vermögen, anderseits jede neue Waschung mit Marmorstaub und ammoniakalischem Steral diese Decken wieder fortnimmt, um nach Wasserverdunstung von Neuem eine solche temporäre aseptische Verklebung der Poren der Haut einzuleiten, so muss man zugeben, dass die Verwendung der Wachspaste zu diesem Zwecke durchaus dazu beitragen muss, die Chancen einer exakten Asepticität der Haut zu erhöhen. Hier kann der Einwand gemacht werden, dass es gefährlicher sei, im Säuberungsplane ein Loch zuzustopfen, eine Sackgasse zu verschliessen, als den offenen Nachschub von Zellmaterial mit in den Kauf zu nehmen, man schaffe erst recht Brutstätten für Bakterien in zugedeckten Töpfen. Nun, erstens ist der Verschluss ein temporärer und zweitens ein durchaus den natürlichen Hüllen des Körpers, den natürlichen Verschlüssen der Drüsenschläuche innigst verwandter. Ist doch von Liebreich der ziemlich hohe Wachsgehalt der menschlichen Haut nachgewiesen worden, und hat dieser Meister der Pharmakologie doch nachhaltigst auf die Wichtigkeit dieses Wachsgehaltes der Haut als einer Art Bakterienschutzes hingewiesen. Ja, Gottstein*) hat direkt im Experiment bewiesen, dass die verschiedenartigsten Bakterien eine wachshaltige Fettschicht, z. B. Lanolin, nicht zu durchdringen vermögen. Diese von mir künstlich verstärkte Wachsbeimengung zum Hautüberzug, diese temporäre Verstopfung der Drüsen- und Haarbalgpforten ist also durchaus im Sinne einer auch von der Natur intendirten Schutzwirkung gegen Bakterien durch die von ihr producirten Wachskörper. Das ist um so weniger angreifbar als ja auch die Hände der mit Chemikalien arbeitenden Chirurgen ebenfalls schon jetzt nach jeder Alkoholeintauchung, nach jeder Sublimatwaschung gleichfalls temporär verstopfte Talg- und Schweissdrüsen haben dürften, und sicherlich sind auch ihre „Härchen" der Haut (manchmal zu Borsten entwickelt!) überzogen von Albuminat- und Fettniederschlägen aller Art. Das ist aber der erhebliche Unterschied zwischen meiner, den natürlichen Process nachahmenden unlöslichen Hülle über den Hautlücken und jener als unerwünschte Nebenwirkung sich einstellenden Verklebung, dass die Wachspaste in meiner Seifen-

---

*) Berliner klin. Wochenschrift 1887.

komposition ein absolut sicher steriles Material ist, dass sie einen
durchaus aseptisch zu gestaltenden, mikroskopischen
Handschuh darstellt, der impermeabel für Wasser, Blutsäfte und
Bakterien (Gottstein) ist, dafür aber durch erneute Waschung jeden
Augenblick entfernt und gleichzeitig neu erzeugt werden kann: eine
zwar in Wasser und Körpersäften unlösliche, aber durch die besondere Komposition meiner Seife jederzeit auflösbare Wachsdecke.
Man erwärme versuchsweise meine Wachspaste, wenn sie einge-
trocknet ist, d. h. wenn unter Wasserverdunstung sich das Wachs
ausgeschieden hat, in Wasser, dem man ein paar Tropfen Ammoniak
zugesetzt hat, man wird es sehen, wie sie sich auflöst und mit
Wasser abspülbar, natürlich erst recht mit Marmorstaub verreibbar
wird. Ferner macht es die leichte Mengbarkeit von Steral- und
Wachspaste ebenfalls wahrscheinlich, dass auch dieser der Seife bei-
gegebene ammoniakalische Körper die Forträumung der nur provisorisch über die Haut gezogenen Wachsdecke wesentlich unterstützt. Wer aber durchaus an der Verwendung chemischer Desinfektionen glaubt festhalten zu müssen, dem dürfte gerade einleuchtend sein, dass auf einer so glasirten, glatt gestalteten und
gebohnerten Haut das Antisepticum ungleich wirksamer zur Geltung
kommen muss, als auf einer Haut, die alle Unebenheiten und Vertiefungen ohne jede Füllung und Ueberbrückung bestehen lassen
muss. Es ist selbstverständlich, dass ein Glasfenster sich leichter
sterilisiren oder desinficiren lassen muss, als eine unpolirte Stein-
platte. Wer aber einmal mit Wachspaste allein sich seinen Vorderarm „gebohnert" hat, der wird auch zugeben, dass in der That
diese vollkommene Glättung der Haut vorhanden ist. Will man also
durchaus das Fürbringer'sche Verfahren beibehalten, so müsste
man von diesen Bestrebungen wenigstens diesen einen Punkt des
Wachsüberzuges der Haut nach der Verwendung von Seife und
Bürste anstandslos acceptiren, denn es ist gewiss wahrscheinlich, dass Alkohol und Sublimat auf einer Haut, auf der Niederschläge über der homogenen Wachsschicht gleichsam als eines
sechsten Stratum ceratum nicht mehr möglich sind, wirksamer
applicirt werden, als über dem natürlichen, nicht homogenen,
brüchigen, Einbettungen von Mykosen gestattenden Stratum corneum. Hätte die Natur uns eine homogene, nicht schuppende Haut-

decke gewährt, das Problem der Aseptificirung der Haut wäre nicht vorhanden*), denn es wäre ebenso ein Leichtes, sie auf hundert verschiedene Arten zu sterilisiren, wie es leicht ist, Glas oder Porzellan zu säubern, was die Aseptik der Küche und das eingemachte Kompot beweist; da uns Chirurgen dies Geschenk aber versagt ist, so müssen wir es doch künstlich zu ersetzen suchen, nicht durch wiederum poröses oder die Hautfunktion reizendes, heterogenes Handschuhmaterial, sondern durch ein möglichst den Hautdecken verwandtes, homogenes und durchaus steriles Material: ein solches ist aber das Bienenwachs in mikroskopisch feinster Vertheilung meines Präparates auf der Haut. Um diese feine Ueberschichtung der Haut zu vollziehen, muss man allerdings seine Hände mit dem aufgetragenen Reinigungsmaterial energisch reiben, d. h. Hand in Hand ineinander verschieben und aufeinander hingleiten lassen, oder aber man muss mit sterilen Handtüchern oder Tupfern länger als sonst nach Verdunstung des Wassers die Hautfläche bearbeiten, ähnlich wie es der Bohner mit unseren Fussböden macht.

Das Bienenwachs wird nämlich in dieser Form wässrig gelöst auf die Haut aufgetragen wie eine feine Emulsion, beim Auftrocknungs- und Reibungsprocess allmählich in ein unlösliches Wachs übergeführt, d. h. die Emulsion zersetzt sich und es scheiden sich die Wachssäuren wieder rein aus.

8. Unschädlichkeit der Seife.

Das hat noch einen zweiten ungeheuer wichtigen Vortheil, nämlich den der Schonung und Kräftigung unserer Haut. Von altersher ist es bekannt, welch' heilsame Kraft dem Wachs als Haut-

---

*) Glücklicher organisirt nach dieser Richtung ist die Haut der Neger, die nur ein sehr dünnes Stratum corneum besitzt, überhaupt von weit grösserer Zartheit und Dünnigkeit der Lagen gebaut ist, als die der kaukasischen Rasse. Auch ist ihre Haut erheblich wachshaltiger als die unsere. Ich glaube, Plehn hat Recht, wenn er den Negern nach seinen Beobachtungen eine bei weitem grössere Immunität gegen Mikroorganismen zuspricht als den europäischen Völkern. Nach ihm heilen bei Negern die eingreifendsten Operationen und die umfangreichsten Verletzungen in auffallend hohem Procentsatz ohne jede Wundkomplikation. Ich glaube, wir dürfen aber ohne Weiteres diese natürliche Asepsis auf den Mangel dicker Strata cornea beziehen und mit der Abwesenheit dieser uns

schutz- und Deckmittel zukommt, und in unserem besten Salben-
constituens, dem Lanolin, spielt der Wachsgehalt nach den Veröffent-
lichungen seines Erfinders selbst (Liebreich) die wesentlichste Rolle.
Wir werden die Wichtigkeit der Verwendung des Wachses für die
Hygiene und Kosmetik gerade der Chirurgenhaut noch des Näheren
zu besprechen haben, hier mag nur erwähnt sein, dass die innige
Verbindung, welche die obersten Cutisschichten mit der dünnen
Wachsschicht eingehen, ein vorzügliches Mittel ist, um der Haut
die für uns Chirurgen und für unsere Patienten so gefährlichen
Sprünge und Hyperkeratosen ganz abzugewöhnen. Ich kenne keinen
überzeugenderen Beweis für die Richtigkeit dieser Anschauung, dass
unsere Seife in glücklichster Weise neben dem scharf mechanisch
irritirenden Princip auch ein Mittel enthält, welches gleichzeitig die
Haut zu schonen und zu schützen geeignet ist, als die Weichheit
der Hände sämmtlicher in meiner Klinik beschäftigten Personen.
Wir alle waschen uns täglich unzählige Male und sehr intensiv, wir
gebrauchen auch die Seife zu Vollbädern, und unser Aller Haut ist
an den Händen weich und zart, und Sprünge, Risse, Schrunden
durchaus ungesehene und verpönte Gäste. Meine Haut ist an den
Händen fast frei von Schuppenbildungen, absolut elastisch, und kein
Mensch auf der Erde würde beim Anblick derselben auf die
Vermuthung kommen, dass ich von meiner Hände Arbeit leben
muss. So oft ich diese Haut meiner Hände mit der meiner Kollegen
verglichen habe, mussten sie mir zugeben, dass sie wohlgepflegter,
weicher, elastischer und schuppenloser ist. Wenn meine Assistenten
und ich, uns häufig tagelang hintereinander ausser unserer beruf-
lichen Säuberung bis zu 50 Malen täglich zu Abimpfungszwecken
mit meiner Seifenkomposition durch Wochen hindurch die Hände
abgerieben haben und wir auch nicht einmal irgend eine Reizung
unserer Haut verspürten, diese im Gegentheil immer feiner und geschmeidiger wurde, so wird man nicht behaupten können, dass diese
Methode die Hand schädige, wie ihr das rein theoretisch entgegen-

---

leider mitgegebenen Bakterienschlupfwinkel erklären. Die äthiopische Rasse ist
deshalb unserer Meinung nach besser disponirt zur Ausübung der Chirurgie als
die kaukasische, und die Kühnheit altägyptischer Chirurgen rechtfertigt sich vielleicht durch diese grössere natürliche Asepsis ihrer Hände.

gehalten ist. Die pathologischen Anatomen, welche sich bis jetzt
für diese Art der Sauberkeit im Ganzen empfänglicher gezeigt haben
als die Chirurgen (Proff. Langerhans und Hansemann), bestätigen,
wie überhaupt Jeder, der einen Versuch mit derselben gemacht hat
oder machen wird, ihren hautschützenden, aufspringende Hände
verhütenden Charakter. Freilich stehen wir ja auf dem Standpunkte,
dass der Chirurg sich die Pflege seiner Hände auch in der Zeit ausserhalb seiner chirurgischen Arbeit noch mehr angelegen sein lassen
soll, als innerhalb derselben aus dem einfachen Grunde, weil es um
so leichter ist, sich für eine Operation gründlich zu säubern, je
sauberer man von Natur und in der Ruhepause gewesen ist; wir
thun deshalb so viel für unsere Hautpflege, weil wir den Schwerpunkt chirurgischer Sauberkeit eben mehr auf ein dauerndes Gefühl
für Reinlichkeit basiren, als auf eine Parforceleistung für eine einzelne chirurgische Aktion. Wer an sich immer über seine Reinheit
wacht, wird es leicht haben, auch für die Operation sich aseptisch
zu gestalten. Sauberkeit als Selbstzweck wird auch den Zweck,
Anderen zu nützen, am leichtesten erfüllen. Gerade diese sehr
häufig erzeugte relative Keimfreiheit der Hände, welche ein 40- bis
50faches tägliches Waschen mit unserer Komposition ermöglicht, er-
schwert schliesslich auf die Dauer den Bakterien ihr Fortkommen
auf der menschlichen Haut. Der Weg, die Haut steril zu machen
gleichsam mittels der fraktionirten Aseptificirung, muss ebenso be-
schreitbar sein wie es die Sterilisirung von Flüssigkeiten in frakti-
nirter Erwärmung ist. Wie es ebenso sicher gelingt, einen Gegenstand zu steriliren, wenn ich ihn täglich eine halbe Stunde auf 60°
erwärme, wie wenn ich ihn 2 Stunden hintereinander über 100° er-
hitze, muss es auch möglich sein, die menschliche Haut der
Hände durch immer wiederholtes, selbst nicht ganz absolut sicher
sterilisirendes Verfahren allmählich doch absolut keimfrei zu gestalten und, was wichtiger ist, rein zu erhalten; zum mindesten
werden die neu anfliegenden, neu durch Kontakt aufgetragenen
Bakterien um so leichter entfernbar sein, je weniger Zeit sie haben,
sich einzunisten. Es läuft alles darauf hinaus, auf Grund der
Anerziehung eines kompletten Sauberkeitsbedürfnisses, in ganz
allgemein gesellschaftlichem Sinne, den Bakterien nicht Zeit zu
lassen, sich einzunisten und durch fortwährendes Aufstöbern sie

zu entfernen, als dem unlösbaren Probleme, sie zu vernichten nachzujagen. Diese Arbeit, die Bakterien von unserem Körper abzudrängen, kann immer geleistet werden, jene, ihre Abtödtung könnte nicht häufig vollzogen werden, ohne die Haut mit zu vernichten. In meiner Klinik ist oberster Grundsatz geworden: Wer nichts zu thun hat, muss sich sterilisiren. Dazu hat er stets die Pflicht, das ist immer nöthig. Ich lege diesem sich Sterilisiren auch ohne direkte Verwendung dafür, der Säuberung meinethalb aus Spieltrieb, zum Vergnügen, zur Pausenausfüllung, einen entscheidenden Werth für den Erfolg unserer Maassnahmen bei, besonders für den Augenblick, wo der Ruf „Alle Mann an Deck!" ertönt, und wenn anfänglich Jemand, der bei uns neu eintritt, spötteln möchte über diese Reinigungsmanie, so wird sein Lächeln beim Ausschlag unserer dauernd unterhaltenen Impfversuche zu Kontrollzwecken in noch näher zu schildernder Weise bald schwinden, wenn er sieht, um wieviel unsere Impfresultate seine im Gelatineröhrchen manifeste Unsauberkeit überflügelt haben. Wer sauber bleiben will, muss aber stets eine gesunde Haut haben, denn jede Reizung derselben, jede Hyperkeratose oder Hypersekretion, jede Sekretionsanomalie hat im Gefolge eine Urbarmachung des Bodens für Bakterienwachsthum. Jeder differente Stoff auf die Haut gebracht, jedes Chemicalium ist also gleichsam ein künstlicher Dünger für die intensive Schollenausnutzung durch das Bacterium. Darum muss gerade vom Standpunkt der Bakteriologie aus der Satz logisch richtig sein: je weniger chemische Desinfektion wir auf belebtem Material anwenden, desto besser müssen die Chancen für eine absolute Sterilisirung sein, und desto weiter werden wir mit rein mechanischer Sterilisation kommen, sofern auch diese die Haut nicht schädigt, sondern sogar kräftigt. Ein Desinfektionsmittel, welches die Lebensenergie der Bakterien angreift, muss — wer wollte das bestreiten — unbedingt auch die Energie der Haut angreifen; diese vermag sich nur zu wehren durch Hyperfunktion, vermehrte Desquamation, Rete Malpighi-Regeneration. Damit geht aber die gesteigerte Hypersekretion, Verhornung und Schuppenbildung Hand in Hand, und diese gewährt neu aufgeschwemmten Bakterien erst recht Brut- und Heimstätten. Wiederum ein Circulus vitiosus um unsere so allgemein beliebte chemische Handreinigung. Ich habe meine Seife jetzt

7 Jahre in ganz ausschliesslichem Gebrauch und könnte Hunderte von Aerzten und Familien namhaft machen, die dieselbe ebenso lange natürlich ohne jeden Zusatz von Lysol oder Borsäure gebrauchen, und noch niemals ist auch nur eine Klage an mich gelangt, dass die Seife die Haut angreife; für uns also, die wir seit Jahren diese Seife gebrauchen, erfüllt dieselbe vollkommen unsere Forderung: dass unbedingt ein Desinfektionsakt beliebig oft am Tage wiederholbar sein muss, ohne die Integrität und Funktion einer Haut zu beeinflussen, um seinen Zweck zu erfüllen.

9. Ein Akt der Desinfektion.

Nach diesen Auseinandersetzungen soll nur noch kurz, ehe wir uns der ausführlichen Beschreibung der Herstellung der Marmorstaub-Seife zuwenden, betont werden, welche praktische Wichtigkeit es hat, ein Mittel benutzen zu können, das die Koncentrirung des Vorganges der Aseptificirung in einen Akt, in eine kontinuirliche Handlung zusammendrängt. Wir haben die Nachtheile der Phasendesinfektion schon gebührend beleuchtet und möchten nur noch nachholen, dass je grösser ein Betrieb, je komplicirter die Bedingungen sind, unter welchen der Chirurg oder das Sanitätshülfspersonal zu arbeiten hat, je vielseitiger und unberechenbarer die Inanspruchnahme unserer Kräfte ist, um so schwieriger die Innehaltung eines Systems der Säuberung in Einzelphasen sein wird. Man vergegenwärtige sich einmal einen chirurgischen Dienst im Felde oder bei einer grossen Katastrophe im Frieden. Wer will sich dies Gedränge um die Waschbecken, Alkoholschalen, Sublimatschüsseln und dies Bürstengreifen vorstellen, ohne ein leichtes Gruseln vor der dann wohl erzielten „Asepsis" zu empfinden? Wer kann schon jetzt die vorgeschriebene „exakte" Sterilisation der Hebammen mit ansehen, ohne ein leises Stossgebet: „Gäbe doch der Himmel, dass Alles gut geht"? Wer betritt das Operationszimmer eines Heilgehülfen, die in Berlin bis auf Sehnennähte und Gelenktamponade ihre „Ausbildung" anwenden, ohne jenes intensive Brennen in den Fingerspitzen zu verspüren, was unseren psychischen Donnerwettern vorauszugehen pflegt? Das Alles könnte ganz gewiss anders und vernünftiger werden, wenn man sich entschlösse, der

chemischen Desinfektion der Hände radikal Valet zu sagen, und
ganz officiell und offen und ehrlich die Unhaltbarkeit unserer Lehren
über Antisepsis eingeständе, statt deren die Desinfektion lehrte
und lernte mit einem einfachen, mechanisch wirkenden Seifen-
körper, den jeder in einer Tube, in einer Büchse mit sich führen
kann, und zu dessen eingeübter und geprüfter Sterilisation nichts
nöthig ist als Wasser, der Gott sei Dank meist erhältliche und noch
unversteuerte Gegenstand auf der Erde.   Damit Jedermann aber
in den Stand gesetzt wird, sich diese Seife selbst zu bereiten,
resp. von seinem Apotheker bereiten zu lassen, um wenigstens einen
Versuch mit dieser Methode zu machen, darum soll hier zunächst
ausführlich die Bereitungsweise derselben beschrieben werden, ebenso wie die der sie konstituirenden Theile, der Wachs- und der
Stearinpasta.   Dann werden wir den exakten Beweis zu liefern
haben, dass thatsächlich diese Methode allen Anforderungen entspricht, um bei gewissenhafter Anwendung das Ziel einer verläss-
lichen Säuberung zu erreichen.

f) Meine Marmorseife.

1. Herstellung und Zusammensetzung.

Um etwa 8—9 kg der Seife zu bereiten, verfahre man auf
folgende Weise:

Man besorge sich eine möglichst frisch bereitete, reine Harzseife*), deren Konsistenz leicht schälbar sein muss, (wir beziehen
dieselbe durch den Apotheker Herrn Kohlmeyer, Berlin W.,
Königin Augustastrasse 23) und zerschneide davon 750 Gramm in
einzelne Scheiben von der Grösse von ca. 4 cm im Quadrat und
von der Dicke einer Kartoffelschale.   Diese Seife setze man in
einem grossen Kochtopf mit 1500 g warmen Wassers an und lasse
unter Umrühren die Seife vollständig zergehen. Während die Seifen-
mischung kocht, werden derselben 150 g Steral (dessen Herstellung
s. unten) und ebensoviel Ceral (Herstellung s. unten) hinzugesetzt
und unter Umrühren aufgelöst.   Nunmehr wird dem Gemenge
Marmorstaub (7 kg) hinzugefügt; derselbe ist in jeder Steinmetzerei

---

*) Man kann auch die officinelle Sap. domesticus flav. infrustis mit Sapo
kalinus im Verhältniss von 1 : 6 mischen und davon 750 g verwenden

erhältlich und durch jeden Apotheker rein und in gewünschter Form zu erhalten; er darf nicht staub- oder pulverförmig sein, sondern noch grobkörniger als Seesand — wir beziehen denselben von unserm Apotheker gesäubert und gesiebt (Sieb No. 4—5). Der Zusatz des Marmorstaubes erfolgt dergestalt, dass man die vollen 7 kg in eine grosse Schale neben das Kochgefäss stellt und nun Hand für Hand ziemlich langsam den Marmorstaub durch die Finger in die Seifenkomposition hinunterfliessen lässt, ungefähr wie man Zucker oder Mehl aus einer Düte langsam den Speisen zusetzt. Während des Einschüttens des Marmorstaubes mit der linken Hand muss man mit der rechten langsam und stetig die Seife umrühren; durch das langsame und gleichmässige Einschütten, sowie durch sehr sorgfältiges Umrühren wird das Klumpen und Verbacken des Marmorstaubes mit der Seife verhütet, derselbe muss ganz gleichmässig in dem flüssigen Vehikel vertheilt werden. Ist dies geschehen, so werden der Masse noch etwa 300 g Wasser hinzugesetzt, um die eingedickte Konsistenz wieder etwas weicher zu gestalten. Diese Menge Wasser kann unter Umständen etwas variiren je nach der Quantität, die verdunstet ist. Die Seife muss im fertigen Zustande auf dem Feuer ungefähr Syrups-, nicht ganz Honig-Konsistenz haben. Beim Eintrocknen und Erkalten erstarrt sie dann etwa zur Konsistenz des Fruchteises. Man kann die Seife übrigens ebenso gut auf freiem Feuer wie auf dem Wasserbade kochen, nur muss nach genügender Mischung dieselbe mindestens 1½ Stunden zwischen 90 und 95° Temperatur haben behufs vollendeter Sterilisation, während welcher Zeit natürlich mehrfach das verdunstende Wasser unter Umrühren ersetzt werden muss. Wenn man die Seife auf freiem Feuer bereitet, muss fleissig umgerührt werden, um das Ansetzen zu verhüten. Ueberhaupt empfiehlt es sich, möglichst gleichmässig den Marmorbrei umzurühren, weil auf diese Weise am besten verhütet wird, dass der schwere Marmorstaub sich senkt und oben die Seife sich abscheidet. Unser Seifen-Recept lautet also:

Sapon. domestici recent. parat.		750 g
Aquae fervid. fontan.		1500 „
Solve, solutioni adde		
Pastae steratae Schleich	} $\widehat{aa}$	150 „
„ cerata Schleich		

8*

Solve, solutioni adde leniter injiciendo et aequaliter distribuendo

     Marmoris pulverisat.   7000 g

Coque per horas $1\frac{1}{2}$

     Aquae destill. sterilisat. qu. s. ad consistentiam Mellis ut

     fiat „Sapo Schleich".

Oder auf gut Deutsch:

Klare, möglichst ungefüllte, bernsteingelbe Harzseife, frisch

     und schneidbar, in feine Scheiben zerschnitten   750 g

Warmes Wasser   1500 „

     Zu der gleichmässigen, überm Feuer gelösten Seife füge:

Wachspaste   } je

Stearinpaste   }   150 „

     Nach deren Lösung füge hinzu unter langsamem Ein-
regnenlassen und dauerndem Umrühren

Grobkörnigen, gereinigten Marmorstaub (Sieb 4)   7000 „

     Die Menge muss unter Umrühren und Ersatz des verdampften Wassers (ca. 300 g) während $1\frac{1}{2}$ Stunden bis zur Syrup-Konsistenz eingedickt und sterilisirt werden.

     Alle meine in diesem Buche angegebenen Recepte sind so ab-gefasst, dass Jedermann im Stande ist, sich die Präparate selbst zu bereiten, wie wir es in unserer Klinik thun. Wir würden es als einen Segen bezeichnen, wenn wir die Aerzte veranlassen könnten, sich ihre gebräuchlichsten und wirksamsten Präparate selbst zu bereiten. Es ist mit uns, wie mit den Malern: die Bilder waren besser und haltbarer in einer Zeit, in welcher die Meister ihre Farben sich selbst bereiteten. Sie verstanden mehr von der Kunst, als sie auch die Farbentechnik durch eigenes Zugreifen wie ein heiliges Erbe überlieferten. Wieviel Geld könnten die chirurgischen Institute und die Chirurgie treibenden Aerzte sich und Anderen ersparen, wenn sie die rechte Lust der Meister, ihr Handwerkzeug selbst zu versehen, ihre Verbandmittel in eigener Werkstatt zu bereiten, gewinnen könnten! Ich bereite mir fast Alles selbst und habe diese Zubereitung alle meine Assistenten und mein Pflegepersonal gelehrt. Ich bin der Meinung, es geht ein gesunder Sinn und ein echtes Gefühl der Meisterschaft aus diesen rein handwerksmässigen Bethätigungen auch auf den gelehrten Geist über. Das Reale, „das Wurzeln mit festen Knochen auf der wohlgegründeten Erde" gehört zu Hygiene und Gymnastik gerade des Gelehrtengehirns. Wir treiben doch ein Handwerk, warum wollen wir Handwerksarbeit missachten? Man muss eine Freude am rein Technischen haben, wenn man Chirurg sein will, wie sie jeder Künstler in sich trägt, und es ist doch gewiss eine befriedigende Thätigkeit, sich die Dinge, die man täglich braucht, in tadelloser Vollkommenheit selbst zu bereiten und seiner Individualität anzupassen. Mögen die Kollegen nur einmal den Versuch machen, sich selbst z. B. diese Seife zu bereiten — die Hausfrauen werden sie gewiss willig dabei unterstützen — sie werden so am ersten sich von der Sorgfalt überzeugen und die Grundsätze verstehen lernen, mit und nach welchen diese Seifenkomposition verfasst ist. Aber die Herren Kollegen werden auch eine grosse Menge Geldes ersparen, wenn sie diese Präparate nicht durch die Apotheker anfertigen lassen. Uns kostet die Herstellung eines Kilo Seife ca. 45 Pf., beim Apotheker kostet dieselbe ca. 1 Mk. Die Ingredienzien zu der Seife sind überall erhältlich, resp. kann man sie sich mit Leichtigkeit selbst herstellen.*)

2. Herstellung der Wachspasta (Pasta cerata, Ceral Schleich).

Man schmelze 100 g absolut reinen gelben Bienenwachses (jede Art der besonderen Reinigung und Verunreinigung desselben, Zusätze, Verchlorung etc. machen die Wachspastenbereitung ganz unmöglich) auf dem Wasserbade und setze Liq. Ammonii caustic. ca. 8 g unter Umrühren dazu. Alsdann träufle man unter fernerem Umrühren destillirtes und sterilisirtes Wasser hinzu (ca. 150 g), bis ein cholesterinartiger Brei entsteht. Unter weiterem Ammoniakzusatz und Umrühren event. vermehrtem Wasserzusatz erhält man eine absolut homogene Emulsion, welche durch Nachschmelzen von Wachs und event. Ammoniakzusatz leicht absolut neutral gehalten werden kann. Geringer Ammoniaküberschuss schadet nichts. Die Paste gelingt besser, wenn man auch das zuzusetzende Wasser mit etwas gesättigter Natr. carbonic.-Lösung (1 : 2) alkalisch gemacht hat.

---

*) Alle meine in diesem Buche publicirten Präparate fertigt in vorzüglicher Weise Herr Kohlmeyer (Adresse s. o. S. 114) an.

Rp. Cerae flav. pur.   100,0
        Solve leni calore et adde
     Liq. Ammon. caust. ca.   10,0
        cui adde
     Aq. destill.   (ca. 150,0)
  q. s. ut fiat Emulsio cerat. s. Pasta cerat. Schleich.

3. Herstellung der Pasta sterata (Steral, Stearinpasta Schleich).

Man nehme 100 g reinen Stearin und lasse dasselbe auf dem
Wasserbade schmelzen. Der geschmolzenen, wasserhellen Stearin-
säure setze man unter Abnehmen vom Feuer und Umrühren ca. 10 g
Ammoniak zu. Alsdann setzt man tropfenweise soviel kalten, mit
Natr. carbon. (1 : 2) alkalisirten Wassers hinzu, bis das Ganze zu
einem Cholesterinbrei erstarrt. Unter Wiederaufsetzen auf das
Feuer wird nochmals in der Mitte der Masse ca. 2 g Ammoniak ein-
getragen und von der Mitte beginnend mit einem Spatel so lange
umgerührt, bis die Masse schneeweiss und vollständig ohne jede
Körnung in Wasser lösbar geworden ist, was durch Mischen mit
Wasser auf einem glatten Holz- oder Glasplättchen, auch auf einer
Schiefertafel leicht kontrollirbar ist. Alsdann werden unter Umrühren noch ca. 50 g Wasser zugesetzt.

Rp. für die Herstellung der Stearinpasta (Steral Schleich).
        Acid. Stearin. pur.   100 g
           Solve et adde
        Liq. Ammonii caust.   8—10 „
           cui adde
        Aq. destillat.   150 „
q. s. ut fiat Emulsio stearinica reactionis alcalicae sive Steral Schleich
oder auf deutsch
        Reines Stearin   100 g
           in einem Tiegel geschmolzen, dazu
        Salmiak   8—10 „
           Umrühren, tropfenweise
        Destillirtes Wasser bis zur Breikonsistenz,
dann von Neuem einige Tropfen Salmiak und Wasser bis zur schnee-
        weissen Emulsion, die alkalisch sein muss.

Methodischer Beweis für die Wirksamkeit der Marmorstaubseife zwecks Sterilisation der Hände.

A. Schule der praktischen Asepsis.

Wir haben schon bemerkt, dass wir einen grossen Unterschied erkennen müssen zwischen den Resultaten einer Bakterien-Impfung auf künstlichem Nährboden und den Bedingungen einer Infektion lebendigen Gewebes. Wir haben aber auch darauf hingewiesen, dass es schlechterdings kein besseres Mittel giebt, den Lernenden und Lehrenden immer wieder von dem Stande seiner Fähigkeit, sich zu säubern, zu überzeugen, als die methodische Impfung. Diese Verwendung der Abimpfungsresultate unserer Nagelbetten und Nagelfalze, unserer Interdigitalräume und Beuge- und Streckfalten der Hand giebt einen erziehlichen Faktor von solch eminentem Gewicht, dass ich behaupten möchte, nur der Arzt, welcher seine Hände von Zeit zu Zeit im Spiegel des geimpften Nährbodens sieht, hat ein sachlich begründetes Urtheil darüber, ob er sauber resp. ein Schmierfink ist. Alles Andere ist guter Glaube und bisweilen gefährlicher Optimismus. Die Wahrheit erweist nur die gewissenhafte Prüfung. Denn selbst gesetzt den Fall, die Bakterien wären noch lange nicht das entscheidende Moment der Infektion, so sind sie und ihr durch Koch's unsterbliche Methodenlehre kontrollirbares Wachsthum ein herrliches Testobjekt für die Leistungsmöglichkeit einer Methode unserer gleichsam unter mikroskopischen Bedingungen verfeinerten Sauberkeit überhaupt, gerade in dem Falle der von uns geforderten völligen Ausschaltung aller Arten der chemischen Desinfektion.

a) Werth der bakteriologischen Methodik.

Denn wer es versteht die Bakterien von seiner Hand
mechanisch zu entfernen, der vermag auch jeden anderen
Schmutz von ihnen zu nehmen; und wenn es sich einmal
herausstellen sollte, dass auch noch andere Dinge für die Infektion
maassgebend sind, als das Contagium vivum, dass es auch ein
Contagium necroticum*) giebt, so wird sich auch herausstellen, dass
die Methoden, welche es verstanden, die belebte Noxe zu eliminiren,
auch im Stande waren, die unbelebte Schädlichkeit mit zu entfernen.
Darin wurzelt unserer Meinung nach der eminente Erfolg, welchen
ein Lister unseren Waffen gebracht hat, dass, trotzdem er sicherlich
über die Wirksamkeit der Antiseptica nachweislich unerfüllbare
und irrthümliche Postulate aufstellte, er dennoch uns die
praktische Sauberkeit in viel weiterem als rein bakteriologischem Sinne gebracht hat. Wenn wir uns aber an die
Bakterien allein halten, als ein Kriterium vom Grade unseres
Talentes uns zu reinigen, so wird hier die strengste bakteriologische
Methode die herrlichsten Früchte tragen. Und zwar wird dieses
Kriterium um so zuverlässiger sein, je weniger wir uns durch die
Möglichkeit der Vortäuschung einer Bakterienvernichtung irreführen
lassen und je mehr wir nicht ihre Abtödtung, sondern ihre örtliche
Vertreibung von unserer Haut anstreben, je mehr wir ihrer mechanisch
und je weniger wir ihrer chemisch Herr zu werden suchen. Es ist
ganz gewiss: je ausgiebiger es uns gelingen wird, auf rein
mechanischem Wege auch dem belebten Schmutze beizukommen,
desto sicherer werden wir auch alle anderen Möglichkeiten der
Vorbedingung zur Infektion (Fermente, ranzige Fette, Schweiss-
säuren, Staubpartikelchen, Toxine, Toxalbumine etc.) mit ihnen auf
mechanischem Wege eliminirt zu haben, Chancen gewinnen. Wir
streben also bei dem Vorschlag, die bakteriologischen Methoden zu
benutzen als eine „Schule der Sauberkeit", den Weg der
„natürlichen Säuberung" bis in seine mikroskopischen Bedingungen an und wollen in dem Folgenden den experimentell-
klinischen Nachweis bringen, dass es möglich ist, nicht nur sich

---

*) Todte Tuberkelbacillen als Tuberkelerreger (Vismann), todte Hefe-
zellen als Erreger der Gährung (Bucher).

exakt in bakteriologischem Sinne auf die von uns angegebene Art zu säubern, sondern dass sogar die Verwendung chemischer Substanzen durchaus geeignet ist, das Bild des mechanisch Erreichbaren auf das ungünstigste zu beeinflussen.

Vorweg soll hier die nähere Erklärung dessen genommen werden, was wir unter „Schule zur Sauberkeit", „Methodenlehre der Säuberung" zu verstehen haben. Wenn ich die Ehre und das Glück hätte, ein akademischer Lehrer der Chirurgie zu sein, so würde die erste Neuerung, mit welcher ich mein Amt anzutreten mich verpflichtet fühlen würde, die Einrichtung von Kursen zur Erziehung meiner Schüler zur Sauberkeit bilden. Ich würde es verlangen, dass jeder meiner Praktikanten einen Kursus durchgemacht habe, bei welchen ihm ein Urtheil mitgegeben wird über seine Fähigkeit, sich für eine Operation aseptisch vorzubereiten. Da vielleicht Einer der Kollegen, welchen die schöne Pflicht obliegt, die Jugend heranzubilden, diesen meinen Lieblingsplan aufzunehmen für werth erachtet, so möge hier eine Skizze der Durchführbarkeit solcher „Kurse für praktische chirurgische Asepsis" gegeben werden.

b) Aseptische Kurse.

Solche Kurse sind ein dringendes, allzu dringendes Bedürfniss nicht nur für werdende Aerzte, sondern auch für Hebammen und Heilgehülfen aller Art. Dieselben sollen nichts weiter erfüllen, als dem Lernenden die eigene Fähigkeit oder Unfähigkeit, seine Haut von den Bakterien zu befreien, in dem beimpften Reagensröhrchen ad oculos zu demonstriren, ihm zu beweisen, dass hier jene „keimlose" Meisterschaft erreichbar ist, die gewiss jedem akademischen Lehrer an sich selbst nachzuweisen gelingt — anderenfalls müsste er es sich ebenfalls erst einüben. Erst diese Impfresultate würden den Schüler belehren, dass er unsauber ist und ungeeignet, Wunden zu behandeln; ihn aber auch durch sorgfältigste Instruktion allmählich dazu bringen, sich eine Fähigkeit zu erwerben, welche für das Wohl derer, die ihm einst unter die Finger gerathen können, eine unerlässliche Bedingung ist. Nun, wenn nichts für die Brauchbarkeit meiner eigenen rein mechanischen Methode spräche und wenn Nichts gegen die chemischen Methoden, die gebräuchlich und allgemein empfohlen sind, anzuführen wäre — so wäre es das, dass dieser

Vorschlag undurchführbar ist unter Aufrechterhaltung der Für-bringer'schen Methode, und dass er auf das einfachste realisirbar ist nach meiner Methode der rein mechanischen Säuberung.

Man denke sich die enormen Kosten einer Massendesinfektion der Studenten nach Fürbringer, man denke an die Zahl der Bürsten, die Menge des Alkohols, an die Zahl Kochherde für ständige Sterilisation des Bürstenmaterials. Was aber wäre bei uns erforderlich? Nichts als ein Riesenkübel voll Marmorstaubseife. Da könnte einer der Praktikanten nach dem anderen herantreten an das Spülbecken, den Rock ausziehen, die Hemdärmel hochkrempeln und sich desinfi-ciren; zunächst nur so, wie er sich die Sache denkt, ganz nach Be-lieben, ohne Gêne. Der Lehrer steht mit Impfnadel und Gelatinerohr bereit. „Sind Sie fertig?" „Jawohl." „Bitte, Ihren Zeigefinger." — — — Nun wird das Röhrchen mit einem Zettelchen versehen, Name und Datum aufgetragen, und in zwei bis drei Tagen trägt der Lehrer in ein eigenes Testbuch den Erfolg der Säuberung ein. Da würde es sich herausstellen, wer Talent und Energie zur Sauberkeit hat, wer nicht. Da würden die jungen Kollegen praktisch lernen, wie man seine Nägel zu beschneiden, seine Hände und Haut zu schonen und zu stärken hat; da würde ihnen erst ein Verständniss aufgehen für das, was es heisst, aseptisch und doch sauber zu sein. Nun, es ist schlimm für unsere leidende Mitwelt, dass diese Skizze gemäss unseren heutigen Institutionen beinahe „romantisch" zu nennen ist, und doch ist es mir bitterer Ernst mit dieser Forderung. Wo soll denn eigentlich der werdende Arzt es praktisch lernen, wie man seine Hände von Bakterien säubert? Dadurch, dass er von thurmhohen Auditoriumssitzen die Scheitel der Herren Assistenten bewundern kann und im Hintergrunde die Waschbecken klappen hört? Da-durch, dass er nachschreibt: erst wird 3 Minuten gründlich mit Seife und Bürste, dann in Alkohol und dann in Sublimat gewaschen? Oder dadurch, dass er erfährt, die letzte kühne Operation sei wiederum auf das schönste aseptisch, ohne jede Spur von Fieber oder Störung der Wundheilung verlaufen? O nein! Das ist ganz und gar kein Weg dazu, und wenn er nicht das Glück hat, Assistent zu werden und selbst mit stolzem Scheitel zu gehen, so kann er nur an seinen Miss-erfolgen lernen, wie man es zu machen hat; oder, wenn er Gewissen hat, wie doch fast alle unserer Kollegen, so muss er verzichten, sich chirurgisch zu bethätigen, und allein im Kampf mit den Kurpfuschern und der Dummheit vieldeutige Resultate auf innerem Gebiet zu erzielen suchen. Die Methoden, wie sie jetzt ausgeübt, aber nicht methodisch eingeübt werden, sind nur dazu angethan, den Lernenden zu verschüchtern, zwar die Kunst des Lehrers ins Göttliche zu verklären, dem Jünger aber die Unerreichbarkeit des höchsten Zieles immer deutlicher vor Augen zu führen. Wie anders, wenn er sich auf Grund systematischer Schulung davon überzeugen könnte: „Du kannst Dich aseptisch machen, unter den 10 letzten Impfungen ist nicht eine Bakterienkolonie aufgefischt worden. Wenn Du festhältst an dieser Methode, wirst Du die so streng geforderten Grundbedingungen, aseptisch zu sein, leicht und freudig in Deiner Privatthätigkeit erfüllen. Der Erfolg muss Dein sein.“ Ich denke, das gäbe auch ethisch dem jungen Kollegen ein anderes Gefühl unter die Füsse, als das des schwankenden Bodens der Zaghaftigkeit im Innern: „Darfst Du es auch wagen? Woher weisst Du eigentlich, ob Du es kannst?“ Wenn aber Jemand kommen und sagen wollte: „Es ist auch gar nicht nöthig, dass jeder Arzt operirt, das wird nur immer ein Geschäft für Privilegirte sein!“ so muss man erwidern: „Ja, wozu unterrichten denn die Herren die Tausende von Studenten in der Chirurgie und prüfen sie in technischen Dingen bis auf die Nieren, wenn sie es unterlassen, sie zu schulen und zu examiniren in der wichtigsten Kunst, welche neben der Kunst zu anästhesiren die gesammte medicinische Wissenschaft zu Tage gefördert hat, in der Kunst, sich zu einem absolut unschädlichen Instrument zu gestalten.“ Meine Hände sollen dem Kranken, dem Hülfesuchenden die Gesundheit bringen, und ich sollte nicht praktisch lernen müssen auf der Universität, wie man ihre Vorbedingungen erfüllt? Das ist doch so, als liesse man Jemand aus einem Buche die Theorie des Orgelspieles auswendig lernen und setzte ihn dann als Kantor vor die Kirchenorgel. Ich möchte der Liturgie nicht beiwohnen. Und doch soll es möglich sein, Jemand ohne Bakterien aseptisch operiren zu lassen, der gar niemals Impfröhrchen und Impföse in der Hand gehabt hat? Es scheint mir ein schreiender Missstand auf unseren Schulen, dass wir ebensowenig wie Lehrstätten für Anästhesie, wir auch keine Lehrschule für praktische Asepsis der Hände haben.

Nun, so lange wir persönlich nicht diese Kurse abzuhalten und

diese „romantische" Idee, die zu verwirklichen doch eigentlich
so überaus nothwendig wäre, durchzuführen in der Lage sind,
konnten wir natürlich nur im Kleinen zu erproben versuchen, ob
diese Gedanken erfüllbar sind oder nicht. Da kann ich denn
aufs freudigste berichten, dass ich noch nicht einen Arzt, unter
den Hunderten, welche mir die Ehre ihres Besuches gegeben haben,
gesprochen habe, welcher mir nicht ohne jede Ausweichung begeistert
zugestimmt hätte, wenn ich ihm gezeigt habe, was wir als unum-
gängliches Postulat für eine Beurtheilung unserer Fähigkeiten zur
Säuberung allein anzusehen uns entschlossen haben. Erstens: ein
neu eintretender Assistent, ein neu eintretender Famulus oder eine
Wärterin oder ein Wärter, sie alle müssen zunächst lernen, sich zu
sterilisiren. Sie müssen ihre Nägel fallen lassen bis zur Umschlag-
stelle der Nagelfalzepidermis auf die Innenfläche des Nagels, sie
müssen es uns abgucken, wie wir uns waschen, sie müssen Alles
hören, was ich in diesem Kapitel auseinandergesetzt habe, und sie
müssen tagtäglich sich meiner Platinöse zur Abimpfung stellen. Der
Neuling ist leicht „klein" zu bekommen, so prätensiös er gewesen
sein mag in seinem Glauben, „mir kann Nichts passiren, ich habe
ja bei diesem oder jenem „gehört", er wird sich, ach! wie bald,
überzeugen, dass man Lehrling werden muss, um einst Meister zu
sein. Dann beginnt bald ein heilsamer Wettkampf seine Wirkung
auszuüben. Ein brennender Ehrgeiz, auf ein edles Ziel gerichtet,
das Anderen zum Segen werden wird, ist noch ein Widerschein von
prometheischem Feuer und wird Niemand versengen. Das Ziel ist
erreichbar und ich kann es versichern, dass ich Niemand kenne,
der es aufgegeben hätte. Sterilität der Röhren in mindestens 97 %.
— das ist die Forderung, welche erfüllbar ist. Was darüber geht,
ist Meisterschaft, darunter fällt die Unzuverlässigkeit, aber der gute
Wille wird stets dies Ziel erreichen.

c) Die bakterielle „Kassenrevision"! Bereitung der Nährgelatine.

Zweitens: Unvorhergesehen, ganz überraschend, heisst es bisweilen unmittelbar vorm Beginn einer Operation, wenn Alles bereit
steht: „Hände hoch zur Revision!" Und in aller Gemächlichkeit

nehmen wir gleichsam ein Protokoll auf von dem Status asepticus; eine aseptische Kassenrevision hat stattgefunden. Das ist sehr lehrreich, schärft das aseptische Gewissen und giebt vielfach zu denken. So geht Einübung und Kontrolle, Nachstudien und Modifikationen der Technik des Einzelnen nach individuellen Gesichtspunkten Hand in Hand. Das ist es, was ich praktische „Schule der Asepsis" nenne. Man wird sich denken können, dass es nicht gerade sparsam bei uns mit Nährgelatine und Reagensgläschen zugeht. Nun, das ist eben in der That selbst für den praktischen Arzt, geschweige denn für jede Klinik, leicht durchzuführen, wenn man sich die Nährgelatine selbst bereitet:

Ich setze hierher die Vorschrift zur Bereitung derselben nach Carl Günther's Lehrbuch, 4. Aufl. S. 119, wie wir sie vornehmen. Man wird daraus am besten sehen, wie wenig Kosten diese heilsame Mühe erfordert. Den Kollegen von der Praxis kann ich nicht dringend genug empfehlen, unter Selbstbereitung der Gelatine einige dieser Proben anzustellen. In jeder Küche kann man sich Nährgelatine bereiten, und ich bin der Meinung, dass auch die Asepsis der Küche dringend eines solchen kleinen Kursus bedürftig ist. Es würde nicht soviel „Eingemachtes" in den Kehricht wandern, wenn unsere lieben Gattinnen und theuren Köchinnen eine kleine greifbare Vorstellung davon hätten, was es eigentlich ist, das den ganzen Topf mit Himbeeren und Birnen „umschlagen" macht.

Vorschrift zur Nährgelatine-Bereitung.

Man thue 100 g reine Gelatine in 1000 g Wasser und füge 10 g Pepton und 10 g Liebig'sches Fleischextrakt und 5 g Kochsalz dazu. „Das Gemisch lässt man zunächst etwas stehen, damit die Gelatine aufquillt, und bringt dasselbe dann bei mässiger Erwärmung (durch Einstellen in 40—50° C. warmes Wasser) zur Lösung. Ist die ganze Menge der Gelatine und des Peptons gelöst, so nimmt man das Neutralisiren des Gemisches vor. Man bedient sich dazu einer gesättigten wässrigen Lösung von Natriumkarbonat, die, zuerst in grösserer Menge, dann vorsichtiger, tropfenweise, so lange zugesetzt wird, bis das Lackmuspapier schwache, aber deutlich alkalische Reaktion zeigt. Dann kommt das Gemisch, dem das Weisse eines frischen Hühnereies mit der Flüssigkeit gehörig durchschüttelt zu-

gesetzt wird, in das kochende Wasserbad, wo es 1 bis $1^1/_2$ Stunden
der Erhitzung durch den 100^0 C. heissen Wasserdampf ausgesetzt
wird. Hierbei werden die fällbaren Eiweisskörper aus dem Gemisch
ausgefällt; sie finden sich dann an den Wänden des Gefässes und
auf der Oberfläche der Flüssigkeit schwimmend, als zusammen-
hängende Massen vor, während die Flüssigkeit selbst klar erscheint.
Die letztere braucht nun nur noch filtrirt zu werden. Die Gelatine
säuert beim Kochen leicht etwas nach, daher muss eventuelle saure
Reaktion vor dem Filtriren durch Zusatz von Natriumbikarbonat
(1 : 2) aufgehoben werden. Nach Richtigstellung der Reaktion wäre
dann erneut kurze Zeit ($^1/_2$ Stunde etwa) zu kochen, dann zu
filtriren. Dass die Nährgelatine die richtige, d. h. eine deutlich
alkalische Reaktion zeigt, ist ein ganz hervorragend wichtiger Punkt;
und man darf denselben bei der Darstellung dieses Nährbodens nie
aus den Augen lassen. Die Mischung ist am besten vor dem ersten
Aufkochen neutral oder schwach alkalisch und ebenfalls vor dem
Filtriren schwach alkalisch zu halten. Dieselbe muss nach dem
Filtriren klar durchsichtig sein, richtige Reaktion zeigen, und darf
sich beim erneuten Aufkochen nicht mehr trüben." (Günther, Einführung in das Studium der Bakteriologie.)

Diese also präparirte Nährgelatine wird in flüssigem Zustande
in ausgekochte Reagensgläschen gegossen und mit einem sterilisirten
Wattepfropf verschlossen und ist gebrauchsfertig. Zur Vorsicht
pflegen wir die Gelatine in den einzelnen Reagensgläsern noch
einmal im Wasserbade (d. h. in ein Wasserglas gesetzt, welches in
Heisswasser steht) etwa $^1/_2$ Stunde lang aufzukochen. Das Verfahren
ist in der That wenig kostspielig, man bedarf nur noch einer Platinöse, welche in jeder Handlung für bakteriologisch-technische Dinge
zu haben ist. —

In welcher Weise nun mit Hülfe der Impfung die Untersuchung
über die Wirksamkeit unserer Seifenkomposition angestellt sind, ergeben folgende Versuchsreihen, die hier mit ihren Resultaten mit-
getheilt werden sollen, und welche durch Stichkultur auf die beschriebene Nährgelatine angestellt sind. Die angeführten Desinfektionen
wurden alle in derselben Weise ausgeführt, falls nichts Besonderes
hinzugefügt ist, indem nach vorheriger gründlicher Kürzung der
Fingernägel die Hände folgendermaassen behandelt wurden: Wir

nehmen mit einem sterilen Spatel etwa 1 Esslöffel steriler Marmorseife aus dem verdeckt gehaltenen, vorher sterilisirtem Seifennapf
aus Porzellan. Mit dieser Seife werden beide Hände ohne Wasserzusatz gegeneinandergerieben und gewrungen bis das Material ganz
gleichmässig über die Hautfläche vertheilt ist; sollen die Vorderarme mit sterilisirt werden, wie in praxi stets, so muss natürlich
mehr Seifenmaterial (2—3 Esslöffel voll) genommen werden. Diese
werden auch hier zunächst ohne Wasserzusatz verrieben, bis die
Schmiere auf Händen und Armen anfängt trocken zu werden (durch
Wasserverdunstung); dann tippen wir vorsichtig mit den Fingerspitzen in die bereitstehende Schale mit sterilem Wasser. Folgt
neues Verreiben unter allmählich immer erneuertem Wasserzusatz.
Fängt die Seife an zu schäumen, so wird unter stetem Verreiben des Marmorstaubes auf der Haut ca. nach $2^1/_2$—3 Minuten
derselbe in sterilem Wasser völlig heruntergespült. Bei dem ganzen
Verreibungsprocess werden die Fingernägel besonders energisch
behandelt, indem die Volarfläche der einen Hand die Marmorkörnchen
vielfach über die Nagelriffe hin und her reibt. Das geschieht nach der
ersten Spülung noch einmal besonders mittels eines metallenen und
sterilen Nagelreinigers, mit dem man Seifenmaterial tief in die Nagelbetten und -Falze einstreichen und die Körner hin und her schieben
kann. Hierbei überzeugt man sich stets von Neuem, worin der
Vorzug dieser Seife liegt; sie ist beliebig oft in alle Fugen einzupressen und kann durch Extrareibung jede Rille tief und lange aus-
wischen. Schliesslich kann man beliebig oft, also etwa 3—4 mal je
einen Esslöffel Seife von Neuem aus dem Napf nehmen und unter
stets erneuter Spülung mit Wasser die Procedur des Abreibens der
Haut im Allgemeinen und die der Nagelbetten im Besonderen,
wiederholen. Besondere Aufmerksamkeit wurde stets dem regulären
Fortspülen allen verbrauchten Materiales und der Verhütung des
Kontaktes der eben gesäuberten Haut mit dem getrübten Spülwasser
gewidmet. Ist die Hand so mehrfach gewaschen, wobei öfter
mit einem sterilen Tupfer aus Krüllgaze der Reibungseffekt unterstützt werden muss, so wurde noch einmal in steriler Flüssigkeit
gespült und nun die zu untersuchende Hand mit einem reinen
frischen Handtuche bedeckt und die Hand abgetrocknet, ohne dass
sie wieder sichtbar wird. Mit einem zweiten Handtuch wurde die

Haut glattgerieben, d. h. das Wachs verbohnert (s. S. 95 ff.). Dann erfolgte die Abimpfung, indem der zu untersuchende Finger durch eine Handtuchspalte zu Tage geschoben wurde.

B. Experimente.

Versuch I. Eine Dienstmagd (Köchin) wird mitten aus ihrer Beschäftigung (Kartoffelschälen) zur Desinfektion in die Klinik weggeholt.

Drei Impfungen werden von ihren unverkürzten Nägeln abgenommen:

   a) Zuerst ohne vorherige Säuberung.
   b) Nach Desinfektion eines Fingers nach Fürbringer's Methode (heisses Wasser, Seife und Bürste, Alkohol- und Sublimatwaschung).
   c) Nach Desinfektion mit Marmorstaub-Lysol-(4 %)Seife.

a) 1. Reagensglas 25 Keime ⎫
b) 2.   -   20   -   ⎬ keine Desinfektion.
c) 3.   -   4   -   ⎭

Desinfektion nach Fürbringer.

b) 1. Reagensglas 4 Keime, nach 10 Tagen   7 Kolonien.
   2.   -   0   -   - 10   -   1   -
   3.   -   1   -   - 10   -   11   -

Desinfektion nach Marmorstaub-Lysol-Seife.

c) 1. Reagensglas 0 Keime, nach 10 Tagen   1 Kolonie.
   2.   -   0   -   - 10   -   0   -
   3.   -   3   -   - 10   -   4   -

Versuch II. Hände mit Kartoffelerde inficirt. Die folgenden Versuche sind allemal so angestellt, dass zuerst eine Impfung zur Kontrolle stattfand ohne voraufgegangene Desinfektion, dann Desinfektion nach Fürbringer, dann mittels Marmorstaub-Lysol-Seife.

a) 1. Reagensglas ⎫
   2.   -   ⎬ unzählbare Keime.
   3.   -   ⎭

b) 1. Reagensglas nach Fürbringer⎫
   2.   -   -   -   ⎬ steril.
   3.   -   -   -   ⎭

c) 1.   -   nach Schleich⎫
   2.   -   -   -   ⎬ steril.
   3.   -   -   -   ⎭

Versuch III. Infektion mit Gartenerde, die feucht auf der Hand verrieben und angetrocknet verimpft wird. Plattenkulturen.

a) 1. Platte 3 Keime,
   2.   -   15   -
   3.   -   6   -

b) 1.   -   1 Schimmelpilz,
   2.   -   0   -
   3.   -   0   -

c) 1.   -   0   -
   2.   -   1 Kolonie,
   3.   -   0   -

d) ebenso wie in c), nur dass der subunguale Raum diesmal von sichtbarem Schmutz durch Eintauchen eines Wattepfropfens in Benzin gereinigt wird.

1. Platte⎫
2.   -   ⎬ steril.
3.   -   ⎭

e) wie oben c) und d). Nagelbettreinigung nach der Seifenbehandlung mit Aether-Aethylchlorid-Chloroformmischung behandelt (s. S. 83 ff.). Die 3 Platten bleiben steril.

Versuch IV. a) Einreibung der Hand mit Kartoffelerde. Antrocknen von 5 Minuten Dauer. Desinfektion mit Marmorstaubseife ohne Lysol während $3\frac{1}{2}$ Minuten. Keine besondere Nagelreinigung. Kein Desinficiens chemischer Natur. Stichkultur mit Platinnadel vom Nagelbett des linken Zeigefingers. Alle 3 Reagensgläser bleiben noch nach 5 Tagen keimfrei.

b) Einreibung mit Kartoffelerde. Antrocknenlassen während 12 Minuten. Desinfektion mit Marmorstaub-Seife ohne Lysol. Keine Nagelreinigung. Kein Sublimat oder anderes chemisches Mittel.

Stichkultur vom Nagelfalz des rechten Mittel- und Zeigefingers.

1. Reagensglas steril.
2.   -   -
3.   -   1 Kolonie.

c) Kontrollversuch. Stichkultur von reiner Kartoffelerde —
unzählige Keime.

Versuch V. a) Stichkultur von Prodigiosussaft — aufgegangen.

b) Einreibung von Prodigiosussaft. 10 Minuten Antrocknen.
Desinfektion mit Marmorstaub-Lysol-Seife. Nägel besonders
mit Marmorstaub-Seife behandelt.

1. Stichkultur vom Nagelbett des linken Zeigefingers — nach
2 Tagen steril.
2. Stichkultur von Zwischenfingerfalten und Hohlhand —
nach 2 Tagen steril.
3. Stichkultur vom Nagelbett des linken Daumens — nach
2 Tagen steril.
4. Stichkultur aus der Marmorstaub-Seife — nach 5 Tagen
steril.

Versuch VI. Haut einer Patientin, die Pyocyaneus hat, mit
Marmorstaub in der Umgebung der Wunde desinficirt.
3 Stichkulturen nach 6 Tagen steril.

Versuch VII. Hände und Arme mit Prodigiosussaft eingerieben. Antrocknung abgewartet. Dann sehr energische Desinfektion mit Marmorstaub-Lysol-Seife. Hände und Arme werden nach
Kümmel's Vorgang in grosse Bottiche von Nährflüssigkeit getaucht.

Nährflüssigkeit färbt sich nicht, während bei den beiden
Kontrollversuchen mit Prodigiosus, ohne Desinfektion und nach
Desinfektion mittels Fürbringer's Methode die Nährflüs-
sigkeit beide Male roth wird.

Versuch VIII, den 22. I. 95. Einreiben des dritten Fingers
(l. H.) mit frisch entleertem Eiter (Abscessus m. recti abdominis.).
Antrocknen während 15 Minuten; ca. 3 Minuten Desinfektion
mit Lysol-Marmorstaub-Seife, warmem Wasser. Abspülen mit
sterilem Wasser. Abimpfung mit steriler Platinöse.

1. Nagelbett. — Bis 2. II. 95 steril, dann Rasen zu sehen.

2. Beide Falze. — Am 4. II. nichts; 11. II. 2 Kolonien.

3. Hintere Nagelrinne und Volarfläche der Nagelspitze. — 3. II. beginnende Kultur; 10. II. deutliche Kolonien; 25. II. Verflüssigung der Kultur.

Versuch IX, den 27. I. 95.   Linken Mittelfinger mit Eiter (Pfropf eines Halsfurunkels) bestrichen. Antrocknen während 10 Minuten. Desinfektion mit Marmorstaub-Seife ohne Lysol, heisses Wasser, Benutzung eines sterilen Gazetupfers. Nachspülen mit warmem Wasser. Abtrocknen mit steriler Gaze.

1. Impfung vom Nagelbett. — 25. II. steril, bleiben steril.

2. Impfung vom Nagelfalz (Mond). — 25. II, steril, bleiben steril.

3. Impfung vom Seitenfalz und Beere. — 25. II. steril, bleiben steril.

Versuch X, den 4. II. 95.   Linker Mittelfinger mit Eiter von Phlegmonenwunde bestrichen. Sonst wie in Versuch II.

1. Unternagelraum. — 9. II. steril; 11. II. steril; 25. II. ein Schimmelpilz oben am Glase (letztes Ende der Gelatine). Gelatine am Boden steril.

2. Nagelfalz (Seite) ⎱
3.   -   (Mond) ⎰ 25. II. steril, bleiben steril.

Versuch XI, den 5. II. 95.   Vierter Finger der linken Hand mit Eiter von Abscesswunde bestrichen. Sonst wie in Versuch II und III.

1. Nagelboden. — 11. II. steril; 25. II. steril, bleiben steril.

2. Seitenfalz. — 11. II. Schimmelpilzrasen.

3. Nagelfalz (Mond). — 11. II. steril; 25. II. steril, bleiben steril.

Versuch XII, den 5. II. 95.   Einreiben der ganzen linken Hand mit Eiter von Abscesswunde. Sonst wie in Versuch II, III, IV.

1. Schwimmhaut zwischen drittem und viertem Finger. — 11. II. steril; 25. II. steril.

2. Rücken der Hand. — 11. II. steril; 25. II. steril.

Versuch XIII, den 9. II. 95.   Linker Mittelfinger in Eiter getaucht (sehr stark secernirende Fingerwunde — Sehnennekrose). 10 Minuten antrocknen. Desinfektion mit Marmorstaub-Seife und fünf Tropfen Lysol.

9*

1. Nagelbett. — 11. II. steril; 25. II. steril; 26. II. 2 Kolonien.
2. Nagelfalz. — 11. II. steril; 25. II. steril; 28. II. steril.

Versuch XIV, den 14. II. 95. Hände wie jeden Morgen desinficirt. Zehn Verbände gewechselt. Nach jedem Verband schnelle
Desinfektion, nur nicht so intensiv wie zu Anfang. Dann Verbandwechsel einer Sehnenscheidennekrosen-Wunde und Desinfektion wie
nach den vorhergehenden Verbänden, (jedoch ohne Nagelreiniger).
Kein Lysol.

    1. Nagelboden des linken Mittelfingers. — 25. II. steril; 12. III.
       steril.
    2. Volarfläche der linken Hand. — 25. II. steril; 12. III. steril.

Versuch XV, 23. II. 95. Der Eiter von einer Sehnenscheiden-
nekrose wird auf den linken Zeigefinger verstrichen und antrocknen
gelassen.

    A. Kontrollimpfung auf Gelatine. — Am 26. II. beginnen Kolo-
       nien zu wachsen; 1. III. Verflüssigung der Gelatine.
    B. Desinfektion mit Marmorseife 6 Minuten lang. Nagelboden
       mit Aether-Aethylchlorid-Chloroform behandelt; 28. II. Röhr-
       chen steril; 1. III. steril.
    C. Abimpfung vom Nagelfalz. — 1. III. steril; 21. III. steril.
    D. Abimpfung von der Handfläche und den Interdigitalfalten.
       — 1. III. steril.

Versuch XVI, den 23. II. Kartoffelerde - Verunreinigung der
beiden Hände. Antrocknung während 10 Minuten.

    A. Kontrollversuch ergiebt zahllose Kolonien am 25. II; Ver-
       flüssigung am 27. II.
    B. Abimpfung nach Desinfektion mit Marmorstaub-Lysol-Seife.
       (8%). Mittelfinger den 25. II. steril. Nagelboden den 25. II.
       steril. Nagelfalz den 25. II. steril. Vom 1. III. ab zeigen
       sich in sämmtlichen Röhren Kulturen; am 15. III. sind alle
       3 Kulturen verflüssigt.

Versuch XVII, den 12. III. Infektion des Mittelfingers der
linken Hand (Sehnenscheidennekrose-Eiter). Antrocknenlassen während 10 Minuten. Nachher Desinfektion mit Marmorstaub-Lysol-
Seife 2 %.

A. Nagelboden den 27. III. steril.

B. Nagelrücken und Nagelfalze beiderseits am 17. III. mehrere verflüssigende Kolonien.

C. Fingerbeere und Nagelfalzecken beiderseits am 27. III. steril.

D. Kontrollversuch ergiebt am 17. III. Verflüssigung der Kultur nach Aussprossen zahlloser Keime.

Versuch XVIII, den 19. III. Infektion des linken Mittelfingers mit verflüssigter Gelatine von XVII D. Antrocknenlassen während 10 Minuten. Desinfektion mit Marmorstaub-Lysol-Seife ($^1/_2$ %).

A. Nagelfalz 27. III. steril.

B. Nagelecken und -Boden 4. IV. steril.

Versuch XIX, den 19. III. Infektion des Zeigefingers der linken Hand wie bei XVIII. 10 Minuten Antrocknen. Dann Desinfektion von Marmorstaubseife ohne Lysol.

A. Nagelboden 21. III. steril; 27. III. steril; 4. IV. steril.

B. Nagelfalz   21. III. - 27. III. - 4. IV. -

C.   -   21. III. - 27. III. - 4. IV. -

Versuch XX, den 19. III. Infektion der ganzen Hände mit verflüssigter Gelatine von XVII D. Einreibung während 2 Minuten. Antrocknen während 25 Minuten. Waschen mit reiner Marmorseife ohne jedes Desinficiens und mit wiederholter Anwendung des Reibens mit steriler Gaze. Reinigung der Nagelbetten für sich mit Marmorseife und metallischem Nagelreiniger. Gebrauch von einfachem fliessenden Wasserleitungsstrahl.

Kontrollversuch ergiebt zahllose Kolonien.

A. Linker Handrücken 21. III. steril; 27. III. steril; 4. IV. steril.

B. Linker Interdigitalraum des dritten und vierten Fingers 21. III. steril; 27. III. steril; 4. IV. steril.

C. Nagelboden des rechten Mittelfingers 21. III. steril; 27. III. steril; 4. IV. steril.

D. Nagelfalz des linken Mittelfingers 21. III. steril; 27. III. steril; 4. IV. steril.

E. Volarfläche und Falten der linken Hand 21. III. steril; 27. III. steril; 4. IV. steril.

Versuch XXI, den 21. III. Ganze linke Hand mit Staphylococcus alb. -Kultur verunreinigt. Antrocknenlassen durch 10 Minuten. Dann während 2 Minuten mehrmalige Desinfektion mit reiner Marmorseife. Abimpfung.

A. Nagelfalz des Mittelfingers 27. III. steril; 4. IV. steril.

B. Nagelfalz des vierten Fingers und Interdigitalraum 3 und 4 27. III. steril; 4. IV. steril.

Versuch XXII, den 23. III. Verunreinigung wie vorher, ebenso die Desinfektion.

A. Nagelfalz und -Boden des vierten Fingers links steril am 4. IV.

B. Nagelfalz, -Boden und Rückseite des fünften Fingers steril am 4. IV.

Versuch XXIII, den 27. III. Verunreinigung des linken Vorderarmes mit Phlegmoneeiter. Antrocknen durch eine halbe Stunde. Desinfektion mit reiner Marmorseife.

A. Platinöse Stichkultur steril am 5. IV.

B. Mit Rasirmesser abgeschabte Epidermisplatten steril am 5. IV.

C. Drei herausgerissene Haare mit Haarbalgen auf Platten verimpft, Kolonien um die Haarbälge. Haarschäfte frei bis 30. III. Dann Verflüssigung der Gelatine.

Versuch XXIV, den 28. III. Ausführung einer Sektion mit akuter eitrig-käsiger Peritonitis. Desinfektion wie vorher.

Kontrollabimpfung ergiebt zahlreiche Kulturen auf Agar-Agar-Platten.

A. Nagelfalz des linken Daumens
B. Volarfläche der linken Hand   } steril am 4. IV.
C. Nagelbetten des vierten und fünften Fingers

Versuch XXV, den 30. III. Ausräumung eines jauchigen Abortes.

In den Kulturen von den Fingern entnommen gehen Staphylokokken und Streptokokken auf.

Nach Desinfektion der linken Hand:

A. Nagelecken des vierten und fünften Fingers steril.

B. Vorderarm steril.

C. Beugefalten aller fünf Finger nach 8 Tagen 1 Schimmelpilz.

D. Daumennagelbett nach 8 Tagen 1 Kultur.

Diese Versuchsreihen, die ich im Laufe der Jahre in immer neuen Variationen und mit durchaus gleich günstigen Resultaten wiederholt habe, und die durch die Betheiligung meiner Assistenten und meines Wartepersonales, welches natürlich sich fleissig schulen musste, um ähnliche Erfolge zu erzielen, eine grosse Ausdehnung gewonnen haben, beweisen, denke ich, zur Genüge die Brauchbarkeit meiner einaktigen, rein physikalischen Desinfektions-Methode. Sie lehren, dass die Beimengung des Lysols, also eines chemischen Desinfektionsmittels, die Impfresultate direkt verschlechtert. Das ist auf den ersten Blick ein paradoxes Resultat und hat auch uns anfangs förmlich verblüfft. Die Versuche XVI—XIX ergeben jedoch den Schlüssel zu dieser interessanten Beobachtung; während die Reinigung mit 8 % Lysolzusatz zur Seife absolut schlechte Resultate ergab (Versuch XVI), werden die Ergebnisse in demselben Maasse besser, je niedriger der enthaltene Procentsatz an Lysol wird (XVII, XVIII) und erst bei völligem Fortfall des Lysols (XIX, XX ff.) werden die Resultate tadellos. Das beweist meiner Ansicht nach aufs evidenteste, dass das chemische Mittel geeignet ist, die Aepsis zu verschlechtern, und zwar aus einem durchaus plausiblen mechanischen Grunde: das Lysol verleiht der Seife einen schmierigen, schmierseifeähnlichen Charakter. Dieselbe, sonst schön schmantig, gleichmässig verstreichbar, wird fadenziehend, mehr klebrig und backig: das verhindert den Marmorstaub, mechanisch voll zur Geltung zu kommen. Diese Experimente beweisen zwingend, dass die Resultate um so besser sein müssen, je ausgiebiger und radikaler man von rein mechanischen Mitteln Gebrauch macht, je weniger man die Bakterien zu tödten sucht, und je mehr man Alles darauf anlegt, sie von der Haut einfach zu verjagen und ihre Vernichtung durch Verspülung zu ersetzen. Wir sehen ferner aus den Experimenten I bis VIII, dass die Marmorseife selbst mit diesem mechanisch hemmenden Zusatz von Lysol die Resultate mit Fürbringer's Methode vollauf erreicht, welche ja noch schlechter lauten würden, wenn wir durch Zusatz von schwefelsaurem Ammonium das Sublimat ausgefällt hätten; im Uebrigen beweisen sämmtliche ohne Lysolzusatz ausgeführten Desinfektionsverfahren (Versuch IX, X, XI, XII, XIV, XV, XIX, XX, XXI, XXII, XXIII, XXIV,

XXV), dass meine Methode der rein mechanischen Säuberung die chemischen Methoden sämmtlich erheblich in
den Schatten zu stellen geeignet ist. Ich will gern zugeben,
dass man erst nach langer Uebung mit dieser Art sich zu säubern
so vorzügliche Resultate erhalten wird, aber es ist doch anzunehmen,
dass auch Fürbringer seine Methode auf das höchste Maass der
technischen Beherrschung gebracht haben wird; wenn also meine
gewiss gleich eifrig betriebene Methode bei mir selbst dennoch
bessere Resultate ergiebt, so meine ich, das kann nicht an der individuellen Geschicklichkeit, sich zu säubern, liegen, sondern es ist
ein Beweis für die Richtigkeit der von mir aufgestellten Principien:
rein mechanische Säuberung, Emulgirung des Hautfettes und Wachs-
überzug über die mechanisch nicht säuberungsfähigen Theile der
Haut (Haarbälge, Drüsenlumina und feinste Rillen der Haut). Daraus
folgt, dass

1. die mechanische Verwendung von Marmorstaub und Seife
   der Bürste und Seife überlegen ist,
2. dass die Fettextraktion durch Alkohol der Emulgirung und
   Verseifung der Fette durch ammoniakalische Stearinpaste
   nachsteht,
3. dass, die für Bakterien impermeable Wachsdecke (durch
   Wasserverdunstung aus der Wachspaste gewonnene Bohnerung
   der Haut) ein sichereres Mittel ist, die Buchten und Kanäle
   der Haut unschädlich zu machen, als ihre problematische
   Unschädlichmachung durch Chemikalien (Sublimat, Lysol,
   Chinosol, Karbol etc.).

In allen Fällen also halten wir das Fürbringer'sche Princip
für geschlagen durch unsere bewusst nur mechanisch wirkende,
einem anderen Ziele zustrebende Methodik; wir aber vereinigen jene
drei Phasen in einen Akt, welcher alle Einzelakte nach Fürbringer zusammenfasst, und wir stellen bewusst die erreichbare Fortschwemmung der Bakterien durch mechanische Reinigung der
Haut vorwiegend von Fett an die Stelle der aus physikalisch-histo-
logisch-biologischen Gründen unmöglichen Abtödtung der Bakterien
durch chemische Mittel.

C. Reagensglas und Wunde.

Diese ganze Methodik des Nachweises der Wirksamkeit der mechanischen oder chemischen Mittel zur Unschädlichmachung der Bakterien mittels der Kulturproben ist nun aber unserer Meinung nach noch gar kein Beweis für die praktische Brauchbarkeit einer Methode. So instruktiv diese glänzend exakte bakteriologische Prüfung unserer Fähigkeit der Säuberung ist, so wenig beweist sie für die Infektionsbedingungen auf lebendem Gewebe. Wachsthum auf Gelatine heisst noch lange nicht Infektion, und möglicher Weise könnte ein Fall infektiös verlaufen, ohne dass die Impfung vorher wesentlich andere Resultate ergeben hätte als vorher in Hunderten von Proben. Bei diesen Ueberlegungen waren wir also genöthigt, uns nach einer anderen, noch zwingenderen und einzig Ausschlag gebenden Methode der Beweisführung umzusehen. Das Thierexperiment erschien uns deshalb absolut mehrdeutig, weil wir ja stets an geschwächten Individuen einer durchaus in Degeneration befindlichen Species zu arbeiten gezwungen sind. Unsere domesticirten Thierrassen (Kaninchen, Tauben, Mäuse, Meerschweinchen, Hunde, Kälber) sind ja Sklaven des Menschen. Sie leben nicht in Freiheit, und damit unterliegen sie auch jenen Schädlichkeiten der Entwicklung, welchen jedes Mal eine schwächere Art in Symbiose mit einer lebensfähigeren anheimfallen muss. Freiheitsberaubung, Gefangenschaft, Zucht und Dienstbarmachung sind die Quartiermacher für Degeneration, Krankheit und Bakterienansiedelung. Man denke nur an die Tuberkulose der Gefangenen uud des im Stalle gezüchteten und ausgenutzten Rindviehes, an Kaninchen-Tuberkulose und an die relative Seltenheit der Tuberkulose bei ihrem wildlebenden Stammvater, dem Hasen. Es ist gewiss ein sehr erheblicher Unterschied in der Stellung der Bakterien zum Wild uud zum zahmen Vieh, was übrigens selbst im Kadaver zum Ausdruck kommt: in dem Widerstand eines Wildkörpers gegen die echte Kadaverisation; was bei diesem als Haut-goût für manche (merkwürdige!) Gaumen noch geniessbar ist, würde beim geschlachteten Hausthier in derselben Zeit auch für den perversesten Geschmack absolut eklig und genussunmöglich sein. Hier zeigt sich noch im Tode die Zelle widerstandsfähiger gegen den Zerfall; wie sehr muss erst im Leben der Aufenthalt in freier Natur und die freie Naturbestimmung die Zelle souverän machen gegen Bakterienangriff. Jede Kulturannäherung aber bringt sociale und konstitutionelle Gefahr. Und wenn ich Experimente von degenerirendem Thierkörper übertrage auf Menschenleiber, von denen doch sicher der grössere Theil in aufsteigender Entwicklung (Ascendenz) sich befindet, so vergleiche ich Unvergleichbares. Möglich, dass die belasteten Individuen unter den Menschen Vergleichspunkte darbieten mit den rein bakteriologischen Erfahrungsthatsachen an Thieren, die Verallgemeinerung muss unter allen Umständen falsch sein und in verhängnissvolle Sackgassen führen: ich denke, das wenigstens hat die Geschichte des Tuberkulins und des Tetanusserums klipp und klar erwiesen, wie überhaupt die Geschichte der Bakteriologie wimmelt von logisch falschen Verallgemeinerungen. — Die Zahl neuer Nackenschläge durch diese schiefe Uebertragung aus Thierexperiment und Erfahrung an dekadentem Menschenmaterial auf jeden Thier- und Menschenkörper, auch auf den in produktiver Entwicklung (Ascendenz) befindlichen, dürfte mit den schon empfangenen sicherlich noch nicht geschlossen sein (Tuberkulin, Tetanus- und Streptokokkenserum).

Wenn wir also ein Urtheil darüber erhalten wollten, ob für eine klinisch ausreichende Säuberung unsere Methode Sicherheit gewähre, so mussten wir uns zunächst auf unsere langjährigen Erfahrungen stützen, nach welchen eine Infektion, d. h. eine durch den Operationsakt übertragene oder erregte Wundkrankheit seit Verwendung dieser Desinfektionsmethoden nicht vorgekommen war. Da ferner schon hundertfach es nöthig geworden war, sogen. septische und aseptische Fälle durcheinander zu operiren, so haben wir uns im Gefühl absoluter Zulänglichkeit unserer Methode entschlossen, bewusst in einer Serie von Fällen unsere Operationen in demselben Raum so zu gruppiren, dass die Möglichkeiten einer Infektion unserer Hände an den einzelnen untersuchten resp. operirten septischen Fällen besonders fixirt wurde und bakteriologische Proben von unseren Händen entnommen wurden zur Kontrolle unseres Säuberungseffektes, und dass danach sofort eine (oder mehrere) nachfolgende aseptische Operationen ausgeführt wurden. Das dürfte am meisten den Anforderungen der Praxis entsprechen, für welche unmöglich eine „prophylaktische Abstinenz" durchgeführt werden kann. Wir werden unbedingt nur das Desinfektionsverfahren als fehlerlos bezeichnen können, welches es uns sorglos gestattet, derartige Anordnungen, wie sie sonst der Zufall bringt, bewusst zu treffen und septisches und aseptisches Material bunt durcheinander zu versehen, ohne dass der aseptische Verlauf gegebenen Falles die geringste Störung erleidet. Denn da wir absolut von der Zuverlässigkeit meines Desinfektionsverfahrens überzeugt sein konnten auf Grund zahlloser, exakter Experimente im Reagensglase, da ich es persönlich Jedermann einwandfrei demonstriren kann, dass ich im Stande bin, mich nach jedem Kontakt mit vollvirulentem Material gänzlich zu entlasten, da ferner eine grosse Reihe von Erfahrungen mir zu Gebote stand, dass thatsächlich meine aseptischen Wunden durch interkurrirende Berührung mit septischem Material, nach gründlicher, ganz methodischer Reinigung keinerlei Heilungsstörung erlitten, so konnte ich es sorglos unternehmen, auf Grund dieser einwandfreien und zwingenden Beobachtungsreihe auch für Andere den Beweis zu führen, dass mein Desinfektionsverfahren auch die klinische Probe bestehen kann, d. h. dass die Zulänglichkeit der Aseptificirung unmittelbar nach stattgehabter Verunreinigung bewiesen wird durch konstanten tadellosen Wundverlauf. Wir beschreiben im Folgenden die während 8 Tagen meiner poliklinischen und klinischen Thätigkeit in anderer Reihenfolge, als sonst bei mir operirt wird, gruppirten Fälle. Dabei soll bemerkt werden, dass in unseren Aufzeichnungen nur die besonders charakteristischen und am Meisten gefürchteten Fälle von Infektiosität als Stadien der Infektionsmöglichkeiten, als ganz zweifelsfreie Infektionsquellen fixirt sind, dass dazwischen aber oft noch Dutzende von Untersuchungen, Verbandwechseln und chirurgischen Handhaben gelegen waren, welche an sich ebenfalls zahlreiche Gelegenheit, sich zu verunreinigen, geboten haben. Vor Gruppirung dieser Fälle wurde noch einmal zum objektiven Beweis unserer Berechtigung zu diesem bisher unmöglichen Beweisverfahren eine Serienimpfung vorgenommen, stets nach Verbandwechseln resp. Operationen an virulentem Material. Die auf diese Weise ausgeführten Impfstiche auf Nährgelatineröhrchen blieben sämmtlich steril. Ausserdem darf vorausgeschickt werden, dass die für diese Fragestellung

nöthige Art, uns zu desinficiren, selbstverständlich in besonders
sorgfältiger Weise vorgenommen wurde, sodass die Zeit der Seifenapplikation gut das Doppelte unserer gewohnten Säuberungsdauer
betrug.

D. Klinischer Beweis der Zulänglichkeit der Methode. — Umgekehrte Reihenfolge der Operationen.

I.

14. X. 98. 10$^{1}/_{2}$ Uhr.

A. Ausräumung eines Abortes. (Temp. 39,3). Jauchiger, übel-
riechender Fluor.

Abimpfung auf Gelatine: den 17. X. zahllose Kolonien.

10 Uhr 50 Min. Desinfektion mit Marmorstaub - Seife.

Impfung von Nagelbetten beider Hände: den 17. X. steril.

11 Uhr.

B. Verband eines Panaritium necroticum. Abimpfung: den
17. X. zahlreiche Kolonien.

11 Uhr 10 Min. Desinfektion.

Impfung vom Daumen, Nagel des vierten und fünften
Fingers: 18. X. steril.

11$^{1}/_{2}$ Uhr.

C. Operation eines Furunkels und phlegmonöser Fettnekrose
der Wange.

Zehn Minuten später Desinfektion und Abimpfung von
allen fünf Fingernägeln der linken Hand: 18. X. steril.

11 Uhr 50 Min.

D. Verband eines eiternden Jodoformekzems. Desinfektion und
Impfung: 18. X. steril.

E. 12. Uhr.

Frl. E. S. Operation eines gänseei-grossen Sehnenscheidenganglions am Vorderarm. Vier versenkte
Nähte in die Sehnenscheide. Sechs Hautnähte. Ungestörter aseptischer Verlauf. Heilung am 26. X.

II.

15. X. 10 Uhr.

A. Operation einer Sehnenscheidenphlegmone der rechten Hohlhand.

10 Uhr 20 Min. Desinfektion. — Impfung: 21. X. Reagensglas steril.

B. 10 Uhr 30 Min. Operation eines Kankroids der Lippe mit
Plastik. (Zehn Hautnähte). Ganz aseptischer Verlauf. Am
21. X. Entfernung von fünf Nähten, am 24. X. von zwei,
am 29. X. der letzten Nähte. Heilung. 62-jähriger Herr.

C. 10 Uhr 50 Min. Operation eines Submaxillar-Abscesses.

Impfung: 20. X. im Gelatineröhrchen zahlreiche Kolonien

11 Uhr 15 Min.

D. Untersuchung eines jauchenden Mastdarmkarcinoms.

Desinfektion. — Impfung: 20. X. Impfröhrchen steril.

Von 11 Uhr 15 Min. bis 11 Uhr 45 Min.

E. Verbandwechsel; darunter Phlegmone, Panaritien, Furunkel,
Ulcera cruris etc.

12 Uhr.

F. Operation einer Hydrocele bei einem 35-jährigen
Manne. Spaltung und Theilexcision der Tunica va-
ginalis. Vernähung der Ränder der Tunika mit der
Haut. Glutol-Tamponade und Vernähung der Haut
über den Tampons bis auf eine Lücke für den Tampon.
Zwölf Nähte. Aseptischer Verlauf. Heilung in $^1/_2$ Wochen.

Von 12 Uhr 20 Min. ab:

G. Scheidenuntersuchungen, Massage nach Thure-Brandt auch
bei Fluorfällen, Verbände eines Halsdrüsenabscesses (käsig).
Behandlung von einer Mastdarmfistel und einer Knochen-
nekrose am Fuss. (Mal perforant).

Desinfektion. — Impfung: 20. X. Impfröhrchen steril.

12 Uhr 35 Min.

H. Operation von fünf Atheromen des Kopfes, eines
der Wange. Es wurden im ganzen zwölf Nähte angelegt. Entfernung sämmtlicher Nähte. Per primam Heilung in acht Tagen. 28-jähriger Herr.

III.

16. X, 10 Uhr. Tamponadenwechselung von I. A. (jauchiger Abort).

A. Verbandwechsel von verschiedenen eiternden Wunden (darunter I. B. II. A.), Ulcera cruris, gynäkologische Fälle.
10 Uhr 30 Min.

B. Spaltung einer Mastdarmfistel. Excision der Granulationskanäle. Vielfache Fingerpalpation auch im Rectum. Desinfektion. — Impfung: den 20. X. Impfröhrchen steril.
10 Uhr 45 Min.

C. Operation einer Hasenscharte bei 3 Monat altem Kinde. Den 27. X. Entfernung der Nähte. Heftpflasterverband. Aseptischer Verlauf.

IV.

17. X. 10 Uhr. Verband eines Panaritium, Oeffnung einer eitrigbullösen Abhebung der Haut.

A. Verband von I. B. und C. (Furunkel und Panaritium).
    -    - II. A.   (Sehnenscheidenphlegmone).
    -    - I. D.   (Jodoformekzem).
Desinfektion. — Impfung: den 20. X. Röhrchen steril.
10 Uhr 40 Min.

B. Operation eines faustgrossen Lipoms des Oberschenkels. Sechs Nähte. Aseptischer Verlauf. Den 23. X. Entfernung dreier Nähte, den 27. X. Heilung vollendet.
11¼ Uhr.

C. Operation eines eitrig zerfallenden Atheroms mit phlegmonöser Infiltration über Handtellergrösse am Rücken. Excision des Sackes. Kreuzschnitt in die infiltrirte Haut.
11 Uhr 40 Min.

D. Ausräumung eines aseptischen Abortes wegen profuser Blutung. Fieberloser Verlauf.
12 Uhr.

E. Verbandwechsel von II. C. (Maxillarabscess). Mehrere Ulcera cruris, Massage nach Thure-Brandt, Untersuchung eines Karcinoms der Portio und der Scheide (jauchend). Desinfektion. — Impfung: 21. X. Gelatine steril.
12 Uhr 30 Min.

F. Exstirpation von fünf Hämorrhoidalknoten mit zusammen vierzehn Nähten. Völlig aseptischer Verlauf.

V.

18. X. 10 Uhr. Verbandwechsel mehrerer Phlegmonen und Panaritien, Ulcera cruris etc.

A. Incision eines Peritonsillarabscesses, Erweiterung der Incision mit dem linken Zeigefinger.

Desinfektion. — Impfung: den 22. X. Gelatine steril.

$10^1/_2$ Uhr.

B. Plastische Operation (extrem abstehende Ohren) bei einem 14-jährigen Knaben. Keilexcision. Zwölf Nähte durch Knorpel und Haut. Aseptische Heilung. Am 26. X. aus der Behandlung geheilt entlassen.

VI.

19. X. 10 Uhr.

A. Verband von I. B. (Panaritium), C. (Furunkel), IV. C. (Phlegmone am Rücken) und II. C. (Maxillarabscess).

$10^1/_2$ Uhr.

B. Künstliche Ausräumung des Mastdarms bei Fall III. B. wegen Stuhlverhaltung. Die Hände kommen vielfach in Kontakt mit der Spülflüssigkeit, auch manuelle Räumung der Cavum rectale.

10 Uhr 40 Min.

C. Operation eines Drüsenabscesses der Achsel.

Desinfektion. — Impfung: den 24. X. Gelatine steril.

10 Uhr 50 Min.

D. Excision eines taubeneigrossen Corpus librum aus dem Knie eines 27-jährigen Mannes. Zwei Nähte in die Kapsel, vier in die Haut. Völlig aseptischer Verlauf. Heilung am 29. X.

11 Uhr 10 Min.

E. Verbände; unter Anderem Herausnahme eines durch sechs Monate (!) liegenden Pessars. Jauchung.

11 Uhr 30 Min.

F. Abmeisselung einer Exostose am Fuss. Naht. Aseptischer Verlauf. Heilung am elften Tage.

VII.

20. X. 10 Uhr. Verbände aller Art, darunter Phlegmone, Panaritien, Abscesse.

A. Spaltung einer Parulis.
  Desinfektion. — Impfung: den 24. X. Gelatine steril.
  10 Uhr 30 Min.

B. Trepanation eines 1-jährigen, idiotischen Kindes
  mit Schädeldeformität (Schinocephalus) und präma-
  turer Ossifikation der Fontanellen. Ω-schnitt nach
  Lauenstein von Fünfmarkstückgrösse. Zwölf Nähte.
  Heilung per primam in sieben Tagen.
  11 Uhr 10 Min.

C. Operation eines Nackenkarbunkels von über Faustgrösse.
  Bildung von acht Hautlappen, Resektion des nekrotischen
  Fettes bis auf die Fascie.
  Desinfektion. — Impfung: den 24. X. Gelatine steril.
  11 Uhr 40 Min.
  Verbandwechsel von IV. C. I. B. und A (eiternde Wunden).
                IV. F.
  Desinfektion. — Impfung; den 24. X. Gelatine steril.
  12 Uhr 30 Min.

D. Operation einer Hernia inguinalis nach Bassini.
  Aseptischer Verlauf.
  1 Uhr 5 Min.

E. Exstirpation dreier Atherome am Kopf. Aseptische
  Heilung.

VIII.

21. X. 10 Uhr.

A. Ausräumen des Cavum recti von IV. F. (Hämorrhoidalexci-
  sion). Sechsmaliger Einlauf von je 1 Liter Wasser.
  10 Uhr 45 Min.

B. Zehn Verbände eiternder Wunden, Ulcera und Scheiden-
  palpation (Thure-Brandt).
  $11^1/_2$ Uhr.

C. Bei der Untersuchung einer stark Fiebernden per vaginam
  fliesst der Inhalt einer vereiterten Hämatocele recto-vaginalis
  über die linke Hand.

Desinfektion. — Impfung: den 25. X. Gelatine steril.

12 Uhr.

D. Extraktion von vierzehn Zahnwurzeln. Aseptischer Verlauf.

12 Uhr 15 Min.

E. Naht einer Kopfwunde (Glasscheibenschnitt). Sieben Nähte. Aseptische Heilung.

12 Uhr 30 Min.

F. Exstirpation eines Sehnenscheidenganglions der Hohlhand und des Vorderarms (Reiskörper). Sechs tiefe Nähte, acht Hautnähte. Heilung per primam in zwölf Tagen.

1 Uhr.

G. Operation eines Nasen-Lippen-Furunkels mit Phlegmone der Lippen.

Desinfektion. — Impfung: 25. X. keine Keime.

1 Uhr 30 Min.

H. Operation eines Inguinalbruches bei einem 1-jährigen Knaben. Einnähung eines Formalingelatinstückes mit Kalksalzen imprägnirt von Zweimarkstückgrösse. Heilung per primam in dreizehn Tagen.

E. Undurchführbarkeit der Abstinenz von infektiösem Material, namentlich für den Arzt.

Aus dieser durch 8 Tage fortgesetzten bewussten Verschiebung unseres aseptischen Materiales zeitlich hinter die Berührung mit infektiösem und eitrigem Wundmaterial und dem dennoch erreichten völlig aseptischen Wundverlauf ergiebt sich wohl zur Evidenz, dass unser Verfahren, uns zu säubern, kontrollirt durch Impfungen zwischen septischen und aseptischen Operationen, ausreicht, uns sowohl von Bakterien, wie von jeden anderen den Wundverlauf schädigenden Verunreinigungen zu befreien. Das ist es aber, was diese besondere und bisher nicht ausführbare Fragestellung überhaupt erst ermöglicht hat: die vielfältige Erfahrung, welche wir in der Praxis machen konnten, in welcher uns unvorhergesehene

10

Ereignisse zwangen, von unserem sonst stets und auch jetzt noch
innegehaltenem Princip, erst die aseptischen dann die septischen
Fälle zu behandeln, abzuweichen. Ich könnte aus den Operations-
protokollen die Fälle vervielfältigen, bei welchen ich gelegentlich
Tage lang genöthigt war, infektiöse Sachen vor aseptischen zu behandeln, so viel ich mir auch Mühe gab, die Dinge durch eingeschobene Ruhepausen von einander zu distanciren. So kam ich
soeben von der Operation einer malignen, zweifaustgrossen Nacken-
phlegmone (Karbunkel) nach Hause. Da wartete schon ein Arbeiter mit Blutung aus dem Arcus volaris, die durch Tamponade
und Schlauch provisorisch gestillt war. Ich musste also einfach
operiren; es zeigten sich bei der stattgehabten Verletzung 2 Sehnen
durchtrennt, die genäht wurden. Der Fall verlief tadellos. Ein
andermal waren wir gerade mit der Operation einer Phlegmone
fertig, als wachsbleich eine Verblutende hereingetragen wurde in
mein Operationszimmer. Es war einfach unabweisbar, die Placenta
zu entfernen und die atonische Uterusblutung durch Eingehen mit
der Hand zu stillen. Noch ein andermal musste ich wohl oder übel
bei einer Verwandten eine Geburt übernehmen und den Dammriss
nähen, trotzdem ich vor drei Stunden einen Fall von Rachendiphtherie
untersucht hatte. Prof. Kossmann kam von der Ausräumung eines
jauchigen Abortes in seine Klinik, woselbst er den Assistenten bei der
schwierigen Stillung einer intraabdominalen Stielblutung beschäftigt
fand. Er desinficirte sich mit meiner Marmorseife während 5 Minuten,
währenddes tamponirt war, und manipulirte über $\frac{1}{2}$ Stunde am Peritoneum der Patientin. Der Fall verlief tadellos aseptisch. Aehnliche Fälle wird jeder Arzt erleben, und wenn wir, wie ich, eine
Methode der Säuberung besitzen, welche mit solcher Energie alles
locker anhaftende Material entfernt, so kann ich solch Durcheinander von Sepsis und Asepsis nicht als eine besondere Gefahr für
das Leben unserer Mitmenschen anerkennen, falls man durch vielfache gewissenhafte Impfproben und Schulungen, wie mein Assistent
und ich, genau Bescheid weiss über den Grad seiner Fähigkeit,
aseptisch zu werden, selbst nach Kontakt mit septischem Material.
Was heisst aber eigentlich für einen Chirurgen, die Abstinenz von
purulentem Material, von prophylaktischer Asepsis? Sollen wir uns
etwa auch noch scheiden in aseptische und antiseptische Chirurgen?

Wenn aber, wie doch überall, eine absolute Enthaltung vom Kontakt mit septischem Material nicht durchführbar ist, so bedürfen wir dringend eines Verfahrens, wie das meinige, welches eben diese Säuberung vom Septischen zum Aseptischen gestattet. Darauf wird sich natürlich durch Impfkontrolle jeder Chirurg zu prüfen haben, ob er im Stande ist, diesen Anforderungen der Praxis zu genügen, und das eben geht nur mit Hülfe einer systematischen, individuellen Schulung und stetiger (sagen wir einmal alle 14 Tage) wiederholter Kontrolle auf die Zuverlässigkeit unserer Methodik. Wie diese Methodik heisst, auf welchem Wege sie erreicht wird, mag freilich ganz gleichgültig sein; ich bin sogar überzeugt, dass auch mit Fürbringer'scher Methode zum Beispiel Herr Kollege Schäffer im Stande ist, praktisch absolut die gleichen Resultate zu erzielen — ich glaube nur, dass eben meine Methode den Vorzug viel grösserer allgemeiner Durchführbarkeit und grössere Zielsicherheit besitzt, als eine in Einzelakte zerlegte, nicht rein mechanische, sondern chemisch antibakterielle Desinfektion.

1. Die Zeit gleicht bakterielle Verunreinigung nicht aus.

Wenn übrigens verlangt wird, septische und aseptische Operationen auseinanderzuhalten und tagsüber die septische Dinge nur nach den aseptischen zu operiren, so ist das doch gleichfalls nur eine auto-suggestive Bewusstseins- und Gewissensberuhigung. Denn wenn ich keine ganz zuverlässige Methode der Aseptificirung besitze, nun, so habe ich doch nach 24 Stunden erst recht Chancen, dass belebte Kontagien an meinen Händen zur Ansiedelung gebracht worden sind, andererseits ist doch zweifellos selbst bei mässiger Desinfektion unmittelbar nach dem Kontakt die meiste Aussicht, das noch nicht angesiedelte, mechanisch nur aufliegende Bacterium zu eliminiren. Das entnehme ich Kroenig's Experimenten ohne Weiteres: je mehr Zeit man dem Bacterium lässt, sich einzunisten, desto schwieriger ist es, es zu vertreiben, und je oberflächlicher es haftet (Anstreichen, Einreiben), desto leichter ist es zu eliminiren.

Eine sogenannte Karenzzeit kann also nur dazu beitragen, eventuell nicht entfernte Keime auf der belebten Hand geradezu zur Reinkultur, bei dem eminent schnellen Wachsthum der Bakterien zur

ungestörten Vervielfältigung zu veranlassen. Wenn man aber
andererseits eine Methode so beherrscht, dass sie jederzeit auch
ohne bakterielle Verunreinigung die Impfröhren steril bleiben lässt,
so ist es meiner Meinung nach ganz gleichgültig, wie lange man nach
einer Berührung mit septischem Material eine aseptische Operation
stattfinden lässt, falls man nur unmittelbar nach der Verunreinigung die Sterilität wiederherzustellen sucht und ebenso vor der Ausübung der Operation nochmals sich exakt sterilisirt. Bei
jeder rein mechanisch arbeitenden Desinfektion muss logischer Weise
gerade unmittelbar nach stattgehabter Verunreinigung es am leichtesten
sein, die vorher und stets gewahrte Asepsis schnell wiederherzustellen.
Wir sind daher im Laufe der Jahre ganz von selbst immer mehr
dazu gekommen, den Schwerpunkt der Säuberung nicht auf
die selbstverständliche Sterilisirung vor einer aseptischen Operation, sondern auf die exakte Reinigung unmittelbar nach jedem
Kontakt mit verdächtigem Material zu verlegen. So kann
es kommen, dass wir uns nach einem einfachen Verbandswechsel
einer unreinen Wunde genau so energisch reinigen, wie andere vor
einer Laparotomie, und dass wir mit Vorliebe unsere Kontrolle
im Reagensröhrchen auf diese Zeit der Purifikation nach Kontakt
mit Unsauberkeiten aller Art ausdehnen. Das eben gestattet meine
Marmor-Stearin-Wachs-Seife, dass wir uns hundert Male und mehr
sehr vollendet reinigen können, ohne unsere Haut im mindesten zu
verletzen oder zu reizen.

2. Sauberkeit in arbeitsfreier Zeit.

Das Grundprincip jeder Sauberkeitsbestrebung im chirurgischen
Sinne ist: Sauber zu sein, auch wenn man nicht gerade vor
offenen Bauchdecken steht, und dem Impfröhrchen nicht
nur sein Urtheil abzuzwingen über die individuelle Reinlichkeit zur Zeit, wenn das Messer durchs Peritoneum
dringt, sondern auch zur Zeit unseres dolce far niente.
Wer nicht den Drang hat stets saubere Nägel, reinen
Athem, weiche Fusssohlen und wohlgepflegte Haare zu
haben, der wird das alles auch nicht im Glaskasten moder-
ner aseptischer Baderäume gewinnen und es werden ihm

alle Hüllen der Sauberkeiten von aussen nicht helfen, den innerlichen Menschen umzumodeln. Sauberkeit muss eine stets lebendige Sehnsucht des Chirurgen sein, und wo er sie zu verletzen gezwungen ist, da muss eine Art Heimweh nach Reinlichkeit ihn nicht ruhen lassen, bis er im Stande ist, sein gewohntes, mikroskopisch verfeinertes Bad der Hände zu nehmen. So bin ich der Meinung, dass die eigentliche Qualifikation zur Asepsis an unseren ausserberuflichen Waschtischen, Mundspülnäpfen, Badewannen und Aborten gewonnen wird, und dass die Vorbedingung für chirurgische Sauberkeit die rein menschliche bis ins Tittelchen zu sein hat, sonst dürfte dennoch im Auge des Bakteriologen, wie Gottstein sich ausdrückt, der Händedruck eigentlich nichts anderes sein, „als ein freundschaftlicher Austausch des gegenseitigen Bacterium coli". Unserer Mutter dürften wir fast alle den Grad unserer instinktiven Reinlichkeit verdanken, und wer es von ihr nicht gelernt hat, sauber zu sein, dem wird, glaube ich, auch die alma mater schwer die Methoden beibringen, wie man es für die Laparotomie zu machen hat, und mir scheint ein Bewusstsein davon aufzudämmern, dass auch in puncto Bakterien ein hohes Maass vererbter und anerzogener, natürlicher Reinlichkeit mehr zu leisten im Stande ist, als die so lebhaft empfohlenen und so stark und beruhigend duftenden künstlichen und leider vor Allem aber schädlichen, chemischen Mittel.

F. Weiteres zur Asepsis.

1. Die Desinfektion des Operationsfeldes. Haare und Rasur.

Es erübrigt noch, darauf hinzuweisen, dass genau wie diese subjektive Asepsis des Operateurs auch die objektive des zu Operirenden sich gestaltet, d. h. die Haut wird energisch mit Marmorseife gewaschen, an besonders fettreichen und schweisszersetzenden Stellen (Achsel, Inguinalfalte, Damm, Scrotum, Labien, Zwischenzehengebiet) noch extra mit reiner verdünnter Wachspaste entfettet und in toxischem Sinne entgiftet. Die Rasur der Haare habe ich bei diesem Verfahren durchaus für unnöthig befunden, sofern sie nicht direkt die Operationslinie verdunkeln. Ich schneide mit der Scheere davon nur soviel fort, als für die Schnittlinie erforderlich ist. Wir haben Hunderte von Atheromen, Dermoiden, Lipomen etc. in behaartem Gebiet exstirpirt, ohne völlige Rasur und noch niemals hat das Stehenbleiben der Haare irgend einen Fehler in der Asepsis verschuldet. Natürlich werden behaarte Gebiete doppelt sorgfältig gewaschen, und gelingt es sehr wohl, die Haarschäfte zu säubern; denn in den Kulturproben gingen die Kolonien stets von den Haarbälgen aus, niemals sah ich primäre Pilzkolonien von den gereinigten und direkt nach der Reinigung in Gelatine gebetteten Haarschäften sich entwickeln. Den Haarbalg befreit man aber auch durch Rasur und Reinigung nach der Rasur nicht von seinen Keimen. Uebrigens erhält man die besten Resultate der Asepsis der Haare, wenn man vor der Uebertragung auf die Nährgelatine das Operationsfeld mit Aethylchlorid-Aether-Chloroformmischung abwäscht mittels eines aseptischen Tupfers (s. S. 83 ff.), was ich zur radikaleren Entfettung noch nach der Seifenapplikation in durchaus physikalischem Sinne, namentlich vor lang dauernden Operationen, zu thun pflege. Ich scheue mich auch gar nicht, im Laufe einer Operation die durchschnittenen Hautränder mit einem in obige Aethermischung getauchten Tupferstreifen abzuwischen, um vor der Naht die durch den Schnitt geöffneten Drüsen und Balgsäcke möglichst zu entfetten und die im Fett gebetteten Bakterien abzusaugen. Denn wir dürfen es uns nicht verhehlen, dass die Gefahr der Infektion auch nach exaktester Säuberung noch von 3 Quellen unterhalten wird: erstens von diesen durchschnittenen und offenen cutanen Luminen, zweitens von unserem Unterbindungs- und Nahtmateriale (direkt oder indirekt), drittens von der Luft (inklusive Bart und Respiration des Operateurs).

2. Intrakutane Schmarotzer und ihre Entfernung.

Die Entfernung der intrakanicularen und intrakutanen Mikroorganismen kann ebenfalls nur auf rein mechanischem Wege der Elimination derselben, nicht auf dem chemischen der Abtödtung derselben, erstrebt werden, weil jedes Antisepticum, welches das Leben der Bakterien gefährdet, ein Gleiches an den Gewebszellen vollbringt und damit die Heilungschancen herabsetzt, zweitens Niederschläge und neue Eiweissverbindungen macht, von denen wir nicht ausschliessen können, dass sie erst recht den nicht abgetödteten Bakterien Nahrung und Unterkunft bieten. Wir meinen, dass die saprophytisch auf einem sonst gesunden Organismus lebenden intra-kutanen Bakterien unmöglich eine grosse Infektionsgefahr bedeuten können. Dazu werden denn doch zu viele Wunden, die ausser-chirurgisch entstehen, „von selbst" wieder heil, dazu verheilt auch ein zu hoher Procentsatz von operativ angelegten unter völliger Vernachlässigung dieser Hautschmarotzer der Wundflächen zu oft und zu ideal, als dass man die Möglichkeit einer auf diese Weise stets gegenwärtigen Gefahr allzu hoch anzuschlagen brauchte. Immerhin denken wir jedesmal an diese theoretische Möglichkeit und suchen durch häufiges Tupfen und durch interkurrirende Aether-applikation derselben zu begegnen*).

3. Heisswasserspray als Staubfänger.

Die Infektionsquellen, welche die Luft speist, können am wirksamsten durch die Prophylaxe verstopft werden. Wenn man nicht in der Lage ist, durch grosse Filter seinen Operationsraum luftkeimlos zu machen, so muss es genügen, durch Heisswasserspray oder Heisswasserdämpfe die Luft in seinem Operationszimmer stets so feucht zu erhalten, dass alle Keime sich niedersenken, woselbst sie buchstäblich auf antiseptischen Boden fallen mögen. Wir empfehlen also vor allem, stundenlang vor der Operation in dem Zimmer, in welchem operirt werden soll, eine kräftige Feuchtigkeits-quelle zu etabliren. Bei uns liefert der Fischkocher, in welchem die Instrumente sterilisirt werden, und der fast den ganzen Tag

---

*) Anm. Vor der Operation eines purulenten Leidens chemisch zu desin-ficiren, erscheint uns als die sinnloseste Bekundung des weit verbreiteten Aber-glaubens an die Allmacht des Chemismus. Auch hier genügt gewiss mechanische Sauberkeit. Was hat es für einen Sinn, eine Haut zu desinficiren, über die im nächsten Augenblick vollvirulentes Material dahinströmen wird?

im Gebrauch ist, genügend Wasserdampf, um meine Operationsräume
stets genügend in niederreissenden Nebel zu hüllen. Der grosse,
herrliche Lister hat auch hier instinktiv das Richtige getroffen:
2 Stunden vor der Operation den Dampfspray mit Karbol gehen
zu lassen, ist noch heute theoretisch das wirksamste Mittel, die
Luftkeime zu eliminiren, nur dass wir mit heissem Wasser auf
mechanischem Wege genau denselben Effekt erreichen. Auch hier
gilt es zunächst nur, die Bakterien aus der Luft niederzureissen.
Ihre chemische Abtödtung mag auf dem Fussboden erfolgen. So
sehr ich sonst gegen die Antiseptica am Lebenden geeifert habe,
ein so energischer Fürsprecher derselben bin ich für unbelebtes
Material, wie ich noch näher ausführen werde. Dasjenige, was an
rückständigen und nicht mit dem Wasserdampf zu Boden gesenkten
Keimen in der Luft suspendirt bleibt und auf die Wunden fallen
kann, muss durch häufiges Betupfen der Wundfläche mit steriler
Gaze möglichst entfernt werden. Spülungen nehmen wir gar nicht
vor, operiren überhaupt ganz trocken, weil wir glauben, dass, wenn
wir eine klebrige Fläche (die Wunde) mit einer nicht homogenen
Flüssigkeit, wie Wasser, bespülen, wir nur erwarten dürfen, die
haftenden Keime um so fester durch die Flüssigkeit adhärent zu
machen. Wollte man also Flüssigkeiten verwenden, so müsste man
gummöses, gelatinöses, glutinhaltiges, mucinöses Material anwenden,
dessen Adhärenz grösser ist als die der Wundfläche, wenn man
wirklich Aussicht auf mechanische Entfernung der anhaftenden
Partikelchen durch den Flüssigkeitsstrom haben wollte. Wasserdampf der Luft — häufiges Absaugen von Blut und Gewebssaft von
der Wundfläche mittels steriler Gazetupfer — scheinen uns also die
rationellsten Mittel zur Begegnung der Gefahren der Luftübertragung.
Wir haben in letzter Zeit häufiger mit feuchten Tupfern die Wunden
ausgetupft, nachdem wir sie vorher in flüssige sterile Nährgelatine,
welcher 1 % Schering'sches Formalin hinzugesetzt war, getaucht
haben in der Ueberlegung, dass aufgefallene Luftkeime und Staubpartikel nur durch ein Betupfen mit klebrigem Materiale zu entfernen sind. Man hat darin ein gutes indifferentes Mittel, um auch
überflüssige Gerinnsel, Gewebsbröckel etc. ziemlich sicher anzu-
saugen und abzuheben von der Wundfläche.

4. Antisepsis gegen todtes Material.

Wir bekennen uns völlig zur Antisepsis, da wo es sich um Desinfektion von Wänden und Fussböden handelt. Hier kann der heisse Wasserdampf, hier kann das physikalisch-mechanische Verfahren nicht ausreichend genug wirken, hier mag auch Sublimat und Karbol in Strömen fliessen. So lasse ich häufig ausser der peinlichsten Sauberkeit in meinen Operationsräumen an sich Fussböden und Wände mit Sublimatlösungen abwischen. So giesse ich zunächst über die Stelle jeder Verunreinigung meiner Operationsräume und meiner Geräthschaften, soweit sie nicht beweglich und unter den Wasserleitungshahn zu transportiren sind, sofort Schüsseln von Sublimat. Dann erst kommen Besen und Wischtuch zu ihrem Recht. Die Wischtücher (meist nehmen wir Zellfaserstoffplatten) werden verbrannt und die Besen werden in Sublimateimern aufbewahrt.

5. Fort mit dem Catgut.

Wie steht es mit unserem Unterbindungs- und Nahtmateriale?

Wir haben schon seit 1891 dem Gebrauch des Catguts radikal entsagt und verwenden zu allen Unterbindungen, versenkten Etagen- und Hautnähten einzig und allein Seide in verschiedener Stärke. Catgut entstammt der Darmwand, und selbst gesetzt den Fall, dass alle Bakterienkeime, auch die Sporen absolut sicher abzutödten wären, können die Toxalbumine, die Nukleïne der thierischen, kadaverisirten Darmwand, können die Kadaver der Bakterien vernichtet und unschädlich gemacht werden? Giebt es keine Kadaverineiterung (Grawitz), giebt es keine chemische Catguteiterung ohne Bakterien (Poppert)? Wenn es Tuberkel giebt auf Impfung mit todten Tuberkelbacillen (Prudden und Hodenpyl, nachgeprüft und bestätigt von Vismann in Virchow's Laboratorium), nun, sind nicht auch todte Bakterienleiber anderer Species, welche doch zu Milliarden im Catgut sein müssen, chemotaktische, d. h. leukocytäre Aggregationen veranlassende, wirksame Fremdkörper? Gerade am Catgut zeigt sich das Zutreffende unserer Anschauung, dass es für die Asepsis nicht genügt, amykotisch zu sein, sondern dass man auch atoxisch und überhaupt „reizlos" arbeiten muss, dass Sauberkeit in chirurgischem Sinne nicht allein mit „bakterienfrei" so ohne Weiteres zu identificiren ist. In unserem Sinne ist das Catgut ein unsauberes Material, es stammt aus dem Thierdarm und war durch Jahre in innigem Kontakt mit den Verdauungsprodukten, folglich war und ist es nicht zu vereinen mit unseren Vorstellungen von Reinlichkeit. Die Catgutfrage ist die Achillesferse der gesammten Chirurgie. Wir verstehen nicht den Konservativismus, welcher trotz des Widerspruchs einer Autorität wie der Kocher's, welcher sich auf dem Chirurgenkongress 1896 genau in demselben Sinne geäussert hat, wie wir schon 1891*), nämlich: fort mit dem Catgut aus der gesammten Chirurgie! Wir verwenden ausschliesslich die auf mechanischem Wege gut sterilisirbare und möglichst stets vor dem Gebrauch frisch ausgekochte Seide**), sowohl zum Unterbinden grosser wie kleiner Gefässe, zu Darmnähten, zu versenkten Nähten, zu Stiel- und Stumpfbildungen und zur Naht der Haut und Schleimhäute.

6. Nahteiterung und „chirurgische Ehre".

Es ist wahr, die Seidenfäden kommen bisweilen unter lokalen Eiterungen in einer Anzahl von Fällen noch sekundär wieder zu Tage; nach meinen Erfahrungen aber nur die dicht unter der Haut gelegenen Unterbindungsschlingen. Was will aber auch dies ganz harmlose Ereigniss, dem man unter Ankündigung seines eventuellen Eintrittes auch für den Patienten alle seine Schrecken nehmen kann, besagen, gegenüber dem Vortheil einer ungeheuer erhöhten Sicherung des primären Wundverlaufes? Erst kommt doch das Leben, dann erst die glatte Heilung. Wir können aber auf eine Spanne Zeit von 7 Jahren hinweisen, innerhalb deren nicht ein Faden Catgut durch unsere Hände gegangen ist, und innerhalb deren von einen Seidenfaden resp. von einer sekundär hervorkommenden Seidenschlinge, dem Patienten keine grössere Unbequemlichkett entstanden ist, als etwa durch eine Aknepustel. Auf der anderen Seite giebt es eine ganze Reihe von Chirurgen, welche

---

*) Jahresbericht meiner Privat-Klinik.
**) Ueber ihre Aufbewahrung siehe weiter unten.

offen erklärt haben, dass an diesem oder jenem tödtlichen Misserfolge
das Catgut Schuld gewesen sein dürfte. Nun, wenn ich die Wahl habe
zwischen Lebensgefahr und einer eventuellen Unannehmlichkeit, die
noch dazu durchaus nicht die Regel ist, so wähle ich gern die
letztere. Denn es ist nicht bekannt, dass eine sekundäre Seiden-
fadeneiterung schon einmal jemandem das Leben gekostet hat, und
ich habe an eine Fadeneiterung überhaupt sich keinen Misserfolg
anschliessen gesehen. Wir hängen hier allzu fest an Vorstellungen,
welche auch den geringsten Tropfen Eiter für eine Schmach des
Operateurs und seiner Anstalt anzusehen sich bewogen fühlt. Jedes
Tröpfchen eines trüben Sekretes bei sonst ganz aseptischem Verlauf geht uns ja schon an unsere wundärztliche Ehre. Wir müssen
endlich aufhören, es als ein Unglück zu betrachten, wenn wirklich
einmal an einem Nahtfaden ein Perlchen Eiter hängt. Wissen wir
doch jetzt, dass das nicht im geringsten ein Vorwurf für uns sein
kann, da erstens jeder durchzogene intrakutane Kanal an den
Seidenfaden Bakterien abgeben kann, für deren Virulenz wir absolut nicht verantwortlich gemacht werden können, und wissen wir
doch ferner, dass auch die mechanische Irritation eines Fadens hin-
reicht, um eiterähnliche Exsudationen in der Nähe des Fadens zu veranlassen. Ja, sollte wirklich einmal unter der Progredienz der Fadeneiterung einem Arzte eine Wunde sich nicht per primam schliessen, nun so
wird er bei rechtzeitigem Verbandwechsel eben die Gazetamponade
an die Stelle der Naht treten lassen müssen. Sagt ihm doch Temperatur, Puls und Allgemeinbefinden (Schmerz etc.) ganz genau, ob
eine solche eventuelle Störung des Wundverlaufes allgemeine Gefahr
bedingt oder nicht. Das ist doch aber die Hauptsache. Solange
eine Bakterienwirkung lokal begrenzt ist, und möge sie die ganze
Wunde klaffen machen, handelt es sich zwar um eine Störung
der Wundheilung, um den Ausdruck eines Kampfes zwischen Bacterium und Gewebszelle, in dem aber der Organismus siegreich sein
kann. Die „Infektion", die „Pyämie", die „Sepsis" aber beginnt erst,
wenn dies Bacterium die natürlichen Abwehrmaassregeln, gleichsam
die lokalen Dämme, durchbrochen hat. Von demselben Augenblick
sind auch die Allgemeinwirkungen da, weil eben der Einbruch der
Mikroorganismen in das allgemeine Getriebe des Individuums erfolgt ist. Solange die Natur und unsere Kunst im Stande sind, diesen

Einbruch aufzuhalten, die Nachschübe der Infektionsvermittler zu verhindern, solange sind wir auch Herren der Situation und solange arbeiten wir auch nach dem Wortlaut „aseptisch". Dazu gehört aber auch eine sorgfältige Kontrolle des Wundverlaufes n a c h der aseptischen Operation und, wie ich meine, ganz im Allge - meinen ein häufigerer Verbandwechsel, als er in der antiseptischen Periode Mode geworden ist. Finden wir dann bei der Herausnahme der Fäden an einem Stichkanal einen Tropfen Eiter, nun, so braucht man beim besten Willen das nicht tragisch zu nehmen, und nöthigt uns eventuell schon eher eine Reizung von den Stichkanälen aus, die Fäden heraus zu nehmen, nun so werden wir eben auf die prima intentio rechtzeitig Verzicht zu leisten haben, deshalb bleibt der Gesammtverlauf doch „aseptisch". Uebrigens will ich nur hier kurz bemerken, dass wir auch diesen Uebelstand der Fadeneiterung ziemlich sicher auszuschliessen im Stande sind, ich glaubte nur, dass es einmal an der Zeit sei, zu be - tonen, dass die durch unsere Kunst beherrschbare lokale Wund - reizung inkl. der beschränkten Stichkanaleiterung nicht so tragische Ereignisse sind, dass die hier und da zu lesende Verzeichnung dieser Thatsachen nun geeignet sei, das ganze Prestige aseptique der Meister im Fach zu erschüttern und ihr Gewissen schwer zu belasten.

Heilung ohne Schädigung ist die Hauptsache, und es ist eine Frage der Erfahrung und Beobachtung, bei welchem Individuum die prima und bei welchem die sekunda intentio der direkteste Weg zur Heilung ist. Wer aber bei jeder aseptischen Operation durch - aus die prima intentio erzwingen will, scheitert gewiss hier und da an seinem eigenen Schema, denn es ist viel mehr von dem Individ - uum abhängig, als von unserer Kunst, ob es die glatte Heilung zu Stande bringt oder nicht. Wenn man seine Seide kocht, sie sicher steril aufbewahrt (s. u.) und immer wieder vor dem Gebrauche in heisses Wasser thut, nun so kann diese unmöglich die Ursache der lokalen Eiterentstehung sein, wenigstens nicht im Sinne einer Ueber - tragung virulenten Materials von derselben auf den Stichkanal; wohl aber kann die mechanische Reizung an sich sowohl, wie die Anwesenheit intrakutaner Keime die lokale Leukocytenansammlung veranlasst haben. Das hat aber an sich ganz und gar nichts mit „Sepsis" zu thun, folglich ist der Eintritt solchen Ereignisses auch kein Einwand gegen unsere „Asepsis". Wir verstehen eben nicht unter „Asepsis" „Amykosis", sondern einfach physiologische, natürliche und ungestörte Heilung ohne Schädigung und unter aseptischer Methode die Schulung auf Vermeidung des pathologischen Wundverlaufes. Wir räumen nur die Hemmungen des natürlichen Ablaufes der Dinge fort, dürfen aber nie vergessen, dass auch im Individuum selbst Quellen der Störungen des physiologischen Wundverlaufes stecken, deren Eintritt in die Erscheinung nicht unserer Kunst zur Last fällt.

7. Mundhöhle und Bart des Operateurs.

In wie weit der Operateur gezwungen ist, auf seine Mundhöhle und seinen Bart und Kopfhaare Rücksicht zu nehmen, ergiebt sich nach allem bisher Gesagten so gut wie von selbst. Wer den Besitz eines Vollbartes seinem Beruf nicht zu opfern gewillt ist, muss allerdings meiner Meinung nach auf Mittel sinnen diesen Theil seiner Schönheit während der Dauer einer Operation zu verhüllen. Ich habe es mit eigenen Augen gesehen, dass Barthaare in die Bauchhöhle fallen können, und da dieselben durch Kamm und Pomade nicht ganz zureichend sterilisirt werden können, so muss solch Ereigniss verhütet werden. Ich meine, dass ein direktes Verbot, Bärte zu tragen für Operateure zum mindesten mehr Sinn hätte, als für Kanzelredner. Freilich ist es gewiss bei nöthiger Aufmerksamkeit für Jeden leicht, diese Fehlerquelle zu vermeiden.

Die Desinfektion unserer Mundhöhle, d. h. die exakteste Sauberkeit auch in dieser Richtung ist ein so absolut nothwendiges und selbstverständliches Erforderniss für Chirurgen, dass ich es für eine Beleidigung derselben ansehen würde, wollte man hierüber noch ein Wort verlieren.

Wir säubern unsere Mundhöhle vor jeder streng aseptischen Operation neben der regulären Reinigung nach Mahlzeiten mit folgender Paste:

Marmorstaubseife (Schleich) 100,0
Ol. Menth. pip. 10,0
Formalin 1,0
Eosin gutt. V.
M. f. Zahnpasta zur Sterilisation der Mundhöhle.

Für die Desinfektion der Körperhöhlen möge hier erwähnt werden, dass sich dazu die Marmorseife vorzüglich eignet. Wir haben seit Jahren keine andere Scheidendesinfektion vorgenommen, als dadurch, dass eine handvoll Marmorseife vorsichtig in die Vagina eingeschoben wird und nun mit den beiden Mittelfingern der linken Hand die Vagina gleichsam ausgeschrubbert wird. Man kann auf diese Weise jede Falte der Vagina viel vollkommener ausreiben, als mit irgend einem anderen Material (Bürsten oder Faserstoffen) weil es eben ein Hauptvorzug dieser Seifenkomposition ist, dass sie sich plastisch, gleichsam wie ein sich willig anpassender Bimmsstein in alle Falten und Schleimhautnischen eindrücken lässt; durch die Schleim und Sekret emulgirende Kraft der alkalischen Stearinpaste und der Wachspaste ist sie viel geeigneter aus mechanischen Gründen, die Epithelauflagerungen, Krusten, Fluormassen etc. fortzunehmen, als andere Reinigungsmittel. Wir haben sogar uns gedrängt gefühlt, der Behandlung von Fluor albus, chlorot., gonorrhoic., simpl., catarrh., und nach Portioerosion und Uterinleiden stets eine solche gründliche Scheidensäuberung mit Marmorseife voranzuschicken (d. h. erst Ausreiben mit trockener Seife, dann allmählichem Verdünnen des Seifebreies durch Spülwasser unter dauerndem mechanischem Ausreiben der Schleimhaut). Wir können versichern, dass die event. zu verwendenden Medikamente (Jod, Ichthyol, Salben etc.) (s. u.) in ganz anderer Weise wirksam waren, als wenn man dieselben direkt auf eine nicht so energisch aseptificirte Scheidenschleimhaut applicirt. Nach unseren Erfahrungen ist die mehrmalige Säuberung der Scheide mittels Marmorseife an sich bei Fluor allein geeignet, dies lästige und der Therapie leicht trotzende Symptom zu beheben (s. u.).

Dass das Rectum sich nach vorangegangener Defäkation und Eröffnung durch das Speculum in gleicher Weise sehr viel energischer säubern lässt, als mit anderen Methoden, bedarf wohl nur der Erwähnung. Die Seife ist auch hier unser einziges vollkommen ausreichendes Reinigungsmaterial. Marmorseife und Ströme von sterilem Wasser sind eben die Vehikel unserer Sauberkeit unter allen Verhältnissen.

8. Instrumente.

Auch unsere Instrumente werden unmittelbar nach dem Gebrauch mit Marmorseife gereinigt, ehe sie der Heisswasserdesinfektion unterworfen werden. Letztere tritt ebenso wie die exakte Sterilisation bei uns im Princip energischer gleich nach dem Gebrauch, als vor demselben, in Aktion, weil wir der Meinung sind, dass, je eher nach dem Kontakt wir die Säuberung durch mechanische und physikalische Reinigung beginnen, desto leichteres Spiel wir bei der Desinfektion ad hoc haben werden. Die Instrumente sollen auch beim Nichtgebrauch möglichst steril sein, dann sind sie es sicher im Augenblicke, in dem sie es unbedingt sein müssen. Gerade bei der Reinigung der Instrumente von Blut, Eiter und Gewebsmassen kann man es sehen, wieviel der Marmorstaub an mechanischer Säuberung zu leisten vermag. Für nichts aber ist die Seife so angenehm als für die schnelle und exakte Entfernung von Blut etc. von unseren Händen event. auch während einer Operation. Es bedarf nur eines kurzen Reibens des Staubbreies zwischen unseren Händen und eines schnellen Abspülens in sterilem Wasser, um jede Spur eines Klebrigkeitsgefühles oder sichtbarer Verunreinigung zu entfernen. Uns hindert übrigens nichts während einer Operation beliebig oft eine volle Desinfektion mit unserer Seife zu vollziehen; das Gefühl der Schlüpfrigkeit an den Händen verschwindet vollständig nach Verreibung selbst von Spuren der Seife mit Blut, Eiter, Schleim etc. und sicherlich ist die exakte Säuberung an einer Hand, die eben ganz rein war, in kürzester Zeit von Neuem zu erreichen.

9. Rückblick auf die Seife.

So besitzen wir denn in unserer Seife, die sich jeder Arzt nach unserem Recept selbst anfertigen kann, und sowohl in Tuben (geliefert von jedem Apotheker) als auch in kleinen Büchsen überall mit sich tragen kann, ein Präparat, welches mit wünschenswerthester Sicherheit die aseptische Säuberung unserer Hände zu vollziehen im Stande ist, falls kurze Nägel und Hygiene der Haut überhaupt gewahrt werden, weil sie, wie keine andere Methode, daraufhin komponirt ist, die Fette der Haut zu emulgiren, mit ihnen die

Bakterien fortzuspülen, die Epidermisschuppen bis auf nicht lockerbare
Schichten zu entfernen und mittels des Ammoniaksgehaltes der
Stearinpaste die Hornschichten zu erweichen und abzureiben, nach
vollendeter mechanischer Säuberung aber einen feinen, für wässerige
kalte oder blutwarme Lösungen impermeablen und für Bakterien
nicht durchdringbaren Ueberzug von Wachs zu liefern. Diese Seife
gestattet also sämmtliche durch die dankenswerthen Untersuchungen
von Fürbringer, Kümmell, Krönig, Reinhardt, Landsberg,
Schäffer, Kossmann, Ahlfeld als theoretisch unbedingt zu for-
dernden Principien einer exakten Säuberung der Haut in einem einzigen Akt des Waschens, der natürlich mit Geschick, Verständniss und
Uebung auszuführen ist, zu vollziehen. Das aber ist ihr ungeheurer Vorzug vor allen anderen Methoden, und das ist es, was ihr über kurz oder
lang die allgemeine Anwendung erzwingen muss. Ich denke, nichts
wird so geeignet sein, die Ueberzeugung heraufzuführen, dass es
schlechterdings kein Mittel zur Hautreinigung giebt, was den Vergleich
mit dieser Komposition aushält, als der Selbstversuch. Ich bin daher
gern bereit, den Herren Kollegen auf Wunsch von der in meiner
Anstalt zu unserem Gebrauch fabricirten Seife Proben zu übergeben,
soweit es mir möglich sein wird, den eventuell geäusserten Wünschen
nachzukommen. Ich bitte namentlich alle die Herren, welche exakte
bakteriologische Proben anzustellen geneigt sind, sich die Seife aus
meiner Anstalt beschaffen zu wollen, denn ich habe den begreiflichen
Wunsch, dass die Kontrollversuche durchaus mit gleich vorzüglichem
Materiale angestellt werden wie die meinen. Erwähnen will ich
nur, dass zur Sicherheit natürlich vor jedem bakteriologischen Versuch
die Sterilität der Seife nachgewiesen sein muss. Uebrigens hält sich
die Seife gut verschlossen über viele Monate absolut unverändert, sofern man die Austrocknung durch feste Bedeckung in Porzellanbüchsen
verhütet. Aber auch das trockene aus der Seife gewonnene und
durch Verreiben hergestellte Marmorseifenpulver ist anscheinend gut
zu verwerthen. Es löst sich in Wasser so ziemlich zu demselben
Brei, wie die flüssige Seife. Vielleicht kann man später einmal die
Seife überhaupt in Pulverform dauernd aufbewahren, sterilisiren und
transportiren, was seine Vorzüge hätte. Darauf abzielende Versuche
sind zur Zeit noch nicht abgeschlossen.

Das mechanische Princip als Hauptwaffe gegen intercellulare Bakterienansiedelung.

---

1. Parasitismus im Gewebe. Syntoxischer Parasitismus.

Haben unsere prophylaktischen Maassnahmen und die später noch zu beschreibenden direkten wundtherapeutischen Handhaben nicht genügt oder waren sie überhaupt nicht in Anwendung gekommen, so bildet sich meist eine Oberflächenansiedelung, aus der reinen Kontaktwirkung der Bakterien die Invasion, welche in dem Augenblick des Ueberwindens der lokalen Schutzmaassregeln des Gewebes zur Infektion, d. h. zur Entfaltung einer allgemeinen Reaktion der Abwehrmaassregeln des Gesammtorganismus führt. Selbstverständlich muss auch hier scharf unterschieden werden zwischen reinem Parasitismus, d. h. zwischen intra- und intercellulärem Einbruch von solchen Bakterien, welche unter allen Umständen das attaquirte Zellmaterial sich zum Nährboden umgestalten können, wie z. B. Milzbrand, Tetanus etc., und ferner fakultativem Parasitismus, bei welchem unter gewissen Umständen die Parasiten gegen die Zellen den Sieg davontragen, wie z. B. Tuberkulose und Lepra, bei denen unserer Meinung nach die vorbereitenden Bedingungen erblich, d. h. organisch gestaltet sind, und drittens syntoxischem Parasitismus (Verf.), bei welchem die Bedingung zur Ansiedelung und besonderen Bewegungsrichtung (Krankheitsbild) vorbereitet wird durch eine gleichzeitige, die Widerstandskraft der Zellen akut oder chronisch paralysirende toxische Noxe. Dazu gehören die sogen. specifischen Wundkrankheiten, Hospitalbrand, Erysipel und das Heer der purulenten Infektionen, deren klinisch und prognostisch so ungeheuer differentes Bild sich eben nicht durch den wenig variirenden Parasitismus (Bakterienbefund) erklären lässt, sondern bei denen nur gleichzeitige Schädigungen der Zelle anderer Art die besonderen Begleitumstände der Bakterienwirkung verständlich werden lässt. Wir haben uns im ersten Theile dieser Arbeit bemüht, die Beweise für dieses logisch sich immer energischer aufzwingende Postulat beizubringen. Hier handelt es sich jetzt um die Frage, was haben wir therapeutisch-chirurgisch zu thun, um solche in den Zellstaat sich unter diesen oder jenen Bedingungen einnistenden Bakterien noch nachträglich gegenüber den Regenerationsbestrebungen des Organismus zu den Unterliegenden zu gestalten.

2. Chemismus und Parasitismus.

Die strenge Antisepsis hatte hier das chemische Princip wiederum in den Vordergrund gestellt und hat über ein Jahrzehnt streng an dem Dogma festgehalten, dass das Karbol, das Sublimat in der Lage seien, auch intracellulär die Bakterien zu vernichten und das einmal im Gewebe wuchernde belebte Contagium auch noch nachträglich abzutödten. Schimmelbusch hatte das Verdienst, die Unzulänglichkeit dieser Anschauungen nachzuweisen, und nach ihm haben Andere zunächst nur an die Stelle der antiseptischen Berieselung wenigstens die sterile Kochsalzlösung gesetzt. Aber von der Applikation des Jodoforms, der antiseptischen Gaze und eines anderen Antisepticums, vom Dermatol bis zum Itrol, hat man sich bis auf den heutigen Tag nicht freizumachen vermocht. Zwar wurde durch Rovsing die nicht antiseptische Eigenschaft des Jodoforms schon frühzeitig nachgewiesen, und Behring war meines Wissens der Erste, welcher die Zersetzung des Jodoforms durch den Gewebssaft und die Abspaltung des freien Jod als das antiseptische Princip, also immer im chemisch-biologischen Sinne der Bakterienvernichtung aufstellte. Hier finden wir aber zum ersten Male den Appell an Etwas, was nicht mehr allein von aussen an den Körper herangetragen wird, sondern von ihm übermittelt wird — ein unserer Meinung nach ungeheuer wichtiger Gedanke, dessen Konsequenzen, wie wir erweisen wollen, absolut nothwendig zu einer völligen Umkehr unserer chirurgisch-therapeutischen Bestrebungen führen muss. Zunächst war aber das Resultat der Forschungen von Schimmelbusch bis Brunner ein durchaus negatives: man erwies die Unzulänglichkeit der Antiseptica, ohne aber klare positive Vorschläge zu machen, deren Tendenzen unserer Ansicht nach nur auf zweierlei hinauslaufen können: erstens auf eine absolut bewussteste Benutzung aller mechanischen Faktoren, welche die Herausbeförderung der Bakterien aus den Geweben, nicht ihre Abtödtung herbeizuführen geeignet sind, und zweitens auf den bewussten Appell an die funktionellen Eigenschaften der Gewebszellen selbst, d. h. die direkte Kräftigung der Zelle in ihrem Kampf gegen das Bacterium.

3. Die Incision als bakterienfeindlichstes Mittel.

Wir wissen es schon Alle — die Hauptwaffe gegen die Progredienz einer purulenten Infektion, des häufigsten Gegenstandes chirurgischer Therapie — ist die Incision. Lange hat es die Empirie festgestellt, ohne dafür direkte Erklärungen geben zu können, dass die Eröffnung der Decken über eitrigen Ansammlungen die Heilung eminent beschleunigt, manchmal sogar einzig erzwingt. Ubi pus, ibi incidatur. Es ist aber ebenso gewiss, dass sämmtliche purulenten Infektionen schon in dem Stadium, in welchem noch keine eitrige Ansammlung sich etablirt hat, ebenfalls durch die Incision (Entspannungsschnitte, wie man sagt) behoben werden können. Noch heute wird oft genug in praxi es von Aerzten abgelehnt, eine Incision bei Eiterinfektion zu machen, weil das betreffende „Geschwür", der Wurm, die Entzündung „noch nicht reif" sei. „Es ist noch nicht Zeit." Bei den Laien ist diese Vorstellung, von Aerzten früherer Generationen und deren Epigonen in unseren Tagen unterhalten, so fest eingewurzelt, dass die Meinung vom „zu frühen Schneiden" oder vom „gleich schneidenden Doktor" schier unbekämpfbar erscheint. Und doch wissen wir es Alle: eine Incision bei einem eitrigen Process ist nur dann überflüssig, wenn die Heilung schadlos auch ohne Operation erfolgt; in allen Fällen, in denen sie sich bei Zuwarten später doch als unvermeidbar herausstellt, hätte sie gewiss auch schon früher mit Nutzen gemacht werden können. Denn, das einzige Mittel, dessen Wirksamkeit wir noch auf seine

11*

wahrscheinlichen Ursachen zu prüfen haben werden, welches mit
grösster Sicherheit den purulenten Process zu beenden im Stande
ist, ist eben die Incision. Wäre doch erst das Publikum so weit,
einzusehen, dass der „Schnitt" bei fortschreitenden Infektionen
unter allen Umständen das kleinere Uebel gegen alle folgenden Möglichkeiten darstellt. Ist zwar zum grossen Theil die Scheu des Publi-
kums auch bedingt durch die Furcht vor dem Schmerz oder vor
der Narkose, die zu bekämpfen Verfasser sich ja nicht ohne Erfolg
bemüht hat, so darf man doch auch sicher annehmen, dass andrerseits
auch Incisionen angerathen und vorgenommen werden da, wo sie thatsächlich überflüssig waren. Wird dann im Falle der Verweigerung
des Schnittes gar ein Kurpfuscher citirt und erfolgt nun die
Spontanheilung, die der Kundige schon vorhergesagt hätte, so tragen
derartige Ereignisse nicht dazu bei, den Kredit chirurgischer Eingriffe seitens der Aerzte zu erhöhen.

4. Indikationen zur Incision.

Die Frage also, welche für den Chirurgie treibenden Arzt die
wichtigste ist, ist jene nach der strikten Indikation zur Operation
bei purulenter Infektion. Das ist natürlich die schwerste und wichtigste Seite unserer Kunst, und es ist fraglich, ob es gelingen kann,
aus der Erfahrung des Einzelnen heraus hier allgemein gültige
Thesen aufzustellen. Wer aber, wie Verfasser, sich seit Jahren bemüht hat, unter der einmal gewonnenen Ueberzeugung, dass viel zu
viel operirt wird, nicht nur von Gynäkologen und Rhinologen, sondern auch von Chirurgen vom Fach, gerade die Indikationen zu
Operationen purulenter Processe aufs schärfste zu prüfen, dürfte
es wohl wagen dürfen, nach dieser Richtung hin nicht seinen
Specialkollegen, die ja gewiss alle von gleichen Grundsätzen ausgehen, sondern den praktischen Aerzten einige vielleicht willkommene Winke in Bezug auf die Behandlung der Eiterung zu
ertheilen. Ich bin nämlich durchaus nicht der Meinung, dass jedes
Panaritium, jeder Furunkel, jede Phlegmone vortäuschende Affektion
geschnitten, jedes Geschwür ausgebrannt oder ausgekratzt werden
müsse, sondern habe erfahren, nicht während meiner Studienzeiten
allerdings, dass es für jede dieser Formen purulenter Infektionen

Paradigmata giebt, deren operative Behandlung, wenigstens in dem Stadium, in welchem zumeist sie uns zugeführt werden, überflüssig ist, weil die Heilung auf anderem Wege sich ungefährlicher und schneller einstellt. Wir werden, wenn wir versuchen, für diese Fälle scharfe Definitionen zu geben, um so präciser auch diejenigen Fälle zu umgrenzen in der Lage sein, welche unbedingt der mechanischen Wirkung der Incision unterzogen werden müssen. Ganz allgemein kann man den Satz aufstellen: dass äussere Eiterungsprocesse, welche sich zur Elimination nekrotischen Materiales etabliren, also Dissekations- und Sequestrirungseiterungen, dann nicht unbedingt nothwendig operativ zu behandeln sind, wenn der zerschmelzende Sequester die Möglichkeit hat, die Körperdecken spontan zu perforiren, oder wenn bei Tiefeneiterungen dieser Sequestrirungsprocess unter Umständen und erfahrungsgemäss als Inkapsulirung des todten Materiales resp. Resorption der purulenten Exsudate sich beenden kann. Es giebt Formen der Panaritien, z. B. die rein diffus lymphangoitischen, unter Tumor, hoher Röthung, diffusem Oedem, hoher Schmerzhaftigkeit, Fieber einhergehend, bei welchen bei einer eventuellen Incision ganz sicher kein Tropfen Eiter gefunden wird. Diese Affektionen können äusserlich betrachtet durchaus Phlegmonen gleichen, sie haben aber nichts mit Eiterung zu thun, sondern sind entzündliche Reizungen der Lymphbahnen, erkennbar durch den Mangel scharf cirkumskripten Druckschmerzes und eines eigentlichen Eintrittsherdes der Affektion: solche Pseudo-Panaritien zu incidiren ist ein Fehler. Wenn sich uns ferner ein Panaritium darbietet, bei welchem unter heftigem Schmerz, Röthung, prallem Oedem des ganzen Fingers die Epidermis über der Volarfläche desselben zu einer Blase abgehoben erscheint, so werden wir die Blase eröffnen, und findet sich wie fast stets in der Tiefe derselben eine siebförmige Perforation der scharlachrothen, glänzenden Cutis, so werden wir ganz sicher den Versuch machen, ob nicht nach Abtragung der Blasenwand durch Seifenbäder der spontane Process der Sequestrirung eines Stückchens Fett oder Fascie bis zum nächsten Tage erheblich günstig beeinflusst wird. Hier kann man also beim Mangel allgemeiner Symptome und der Progredienz der entzündlichen Schwellung ruhig durch exspektatives Verfahren die Heilungsdauer abzukürzen versuchen. Wenn ferner

eine subunguale Eiterung in einem Stadium zu unserer Kenntnissnahme kommt, in welchem zwar diffuse Röthung, Schmerz und
Schwellung fortbesteht, der Nagel aber schon aus dem Bett
emporgehoben ist und der Eiter an dem unterminirten Nagel
hervorquillt, so habe ich nur nöthig, den von seiner Unterlage
schon sequestrirten Nagel mit einer Scheere abzukneifen, und
Seifenbäder plus Glutol-Serum (s. u.) werden sicherlich die spontane Heilung des Panaritium subunguale vollziehen. Für alle
diese Fingereiterungen mit spontanen Oeffnungen muss man die
Art der Perforation der Haut sich sehr scharf betrachten. Ist dieselbe siebförmig, scharf umschrieben ohne Granulationswall, und ist
in dem pathologischen Lumen ein nekrotischer Fetzen sichtbar, so
kann man annehmen, dass der Sequester dicht unter der Haut
steckt, dass man ruhig seine spontane Elimination abwarten kann.
Denn eine allgemeine Infektion kann nicht erfolgen, wenn unter
Rückgang der Allgemeinsymptome eine Sequestrirung sichtbar eingeleitet ist. Die Abstossung des todten Materials ist eben der Beweis,
dass der schon allgemein gewordene Infektionsprocess durch die
natürlichen Abwehrmechanismen seine lokale Begrenzung, mit
welcher er begann, wieder von Neuem zurückgewonnen hat. Ist
aber die Haut zwar durchbrochen, aber mit Granulationswulst ausgekleidet, so liegt der Sequester tiefer, als dass ihn die Natur
spontan ohne Schwierigkeiten auszustossen vermag. Hier werden
wir durch Operation den Heilungsprocess erheblich abkürzen, obwohl
derselbe auch spontan aber in längerer Zeit möglich ist. Panaritien
aber, welche frisch zu uns kommen, bei denen nach stattgehabter
Verletzung, nach einer Hautschrunde, nach einer Rhagade, nach
einem eingerissenen Nietnagel der Nekrotisirungsprocess noch gar
nicht begonnen hat, sondern noch Alles primäre Reaktion ist: die
diffuse Röthung, die Schmerzhaftigkeit, die Schwellung gar nichts
Charakteristisches pathologisch-anatomisch Definirbares an sich
trägt, die operiren wir deshalb sofort, weil wir unter Umständen
rechtzeitig einer allgemeinen Infektion vorbeugen können, und weil
die Operation an sich eine Linderung und Abkürzung der Krank-
heitsdauer mit sich bringt. Von ganz ähnlichen Gesichtspunkten
lassen wir uns leiten bei der Behandlung der Furunkel und Drüsen-
eiterungen (s. u.).

Nach ähnlichen Grundsätzen verfahren wir bei der Sequestrirung am Knochen z. B. nach akuter Osteomyelitis. Auch das Knochenmark soll man nicht ohne zwingende Noth total entfernen und zu einer Totalaufmeisselung des Knochens unter ausgedehnter Entfernung des Markes sollte man sich erst dann entschliessen, wenn eine breite Incision über den Periost, manchmal den ganzen Knochen entlang, keinerlei Umschwung der allgemeinen Symptome herbeigeführt hat. Dass die Behandlung der Sequester bei Osteomyelitis ganz vom mechanischen Gesichtspunkte der breiten Eröffnung der Lade und Eliminirung des todten Knochenstückes zu erfolgen hat, ist selbstverständlich.

Perityphlitis, Perimetritis, Parametritis.

Bezüglich der Indikationen zur Operation der Perityphlitis und Para- et Perimetritis abscedens vermag ich mich nicht auf den extremen operativen Standpunkt zu stellen, welcher den Eingriff für nöthig erachtet, sobald ein schmerzhafter Tumor diagnosticirt ist. Denn erstens giebt es ganz sicher fieberhafte Perityphlitiden und Parametritiden mit Intumescenz und enormer Schmerzhaftigkeit, welche keinen Tropfen Pus produciren, d. h. rein lymphatisch-ödematöse Formen, und zweitens ist gerade das Peritoneum an sich, wie kein anderes Gewebe des Körpers, befähigt, purulente Processe zum Stillstand, zur Absackung, zur Eindickung und zur Resorption zu bringen. Es wird hier nie allgemein gültige Regeln geben, und es ist durchaus Sache der jedesmaligen Erwägung, ob im gegebenen Falle der Organismus ohne Kunsthülfe Herr einer lokalisirten Eiterung bleiben wird. Man bedenke stets, dass viele dieser Operationen an Gefährlichkeit das Grundleiden erreichen, ja vielfach übertreffen, und dass man mit gutem Gewissen nur operiren kann, wenn man sicher ist, dass der operative Weg zur Heilung gefahrloser ist als der natürliche. Für ganz und gar verkehrt halte ich alle principiellen Resektionen bei Perityphlitis und Parametritis und Perimetritis, denn es ist daran festzuhalten, dass die Dissekation bei purulenten Processen sehr häufig spontan erfolgt, und dass Resektionen, z. B. des ganzen Proc. vermiformis, der ganzen Tube, wenn nur Theile derselben nekrotisirt sind, gerade hier oft durch schwere Auffindbarkeit und Isolirbarkeit der ganzen Organe die Operationen meist besonders gefährlich machen. Der Operateur hat aber auf das Charakterfesteste sich jeden Eingriffes zu enthalten, dessen Konsequenzen eventuell zu einer Komplicirung des Wundverlaufes führen können: er möge es sich völlig abgewöhnen, von typischen Eingriffen bei Krankheitsbildern mit individuellen Färbungen zu sprechen. Es heisst nicht: was ist bei Perityphlitis das Richtige, sondern wie überwindet gerade dieser Kranke da vor mir am leichtesten seine Perityphlitis? Ich kann mir den Fall denken, dass ich die Frage, ob ich einen Proc. vermiformis aufsuche und resecire, viel mehr nach dem Gesichtsausdruck als nach dem lokalen Befund entscheide. Lokalisation, Abkapselung durch Fibrinbildung, Leukocytosenwall und Organisation sind eben Dinge, deren individuelle Verfügbarkeit in breiten Grenzen schwankt und sicher einst wissenschaftlich scharf präcisirt werden können. Die Entwicklung unserer Medicin wird mit einer immer schärferen Analyse des Begriffes „Individualität" zusammenfallen.

5. Umkehr der Stromrichtung im Gewebe. Der Ort des geringsten Widerstandes.

Nach diesem kurzen Ausblick auf die Indikationsstellung zur Operation bei purulenten Processen wollen wir untersuchen, was wir am rationellsten thun können, um die einmal ausgebrochene und nicht ausgleichbare Infektion des Gewebes mit und ohne sekundäre Allgemeinsymptome zum Rückgang zu bringen. Als souveränstes Mittel hat die Empirie, wie wir schon sagten, hier die Incision angewandt. Dieselbe wirkt in der That nicht nur als Entspannung des unter hohem Druck stehenden Gewebes, wie man allgemein annimmt, sondern sie bewirkt, was mechanisch weit wichtiger zum Verständniss ihrer Heilkraft, bei ausgiebiger Anwendung eine Umkehr der Stromrichtung innerhalb des afficirten Gebietes. Solange die Cirkulation geschlossen ist, die Lymphbahnen, Venen und Kapillaren abnorm weit sind, theils weil sie den vermehrten Zustrom nicht in derselben Zeiteinheit wie früher abzuführen vermögen, theils weil eine Parese ihrer Wände den Gefässen den Tonus genommen hat, in höheren Graden, weil Stase und Thrombose gleichsam Infarkte bilden, vor denen sich der Säftestrom staut, solange fliesst Saftstrom und Blut mit erhöhtem Druck zur afficirten Stelle und unter erhöhtem Druck von daselbst ab.

Der Ort des geringsten Widerstandes ist also bei geschlossenen Hautdecken stets die rückwärts, d. h. centralwärts zur Resorption gelegene Gewebspartie. Der pathologische Process ist nun ständig bemüht, dies Verhältniss umzukehren in der Art, dass durch Auflockerung der Decken, Erweichung
und verminderte Elasticität derselben über dem Herde Verhältnisse
geschaffen werden, welche die Einschiebung eines seitlichen Ent-
lastungsgebietes zwischen Zustrom und Abfluss im Gewebe ermöglichen. Es ist also die Tendenz des pathologischen Processes, den Ort des geringsten Widerstandes von der centralwärts liegenden Partie in ein peripheres Seitengebiet zu
verlegen. Nun, dasselbe thut der Einschnitt und es ist ohne Frage,
dass die Incision ein durchaus physiologisches, im Plane der Natur-
bestrebungen gelegenes Mittel ist. Die Incision kehrt dann
ebenfalls die Druckverhältnisse im befallenen Gewebe
dergestalt um, dass der Ort des geringsten Widerstandes
für Blut- und Saftstrom die Wunde selbst wird. Das ist aber
sowohl für die Elimination der Bakterien, wie für die mechanische
Entfernung ihrer toxischen Produkte von höchster Wichtigkeit,
und auch hier erweist sich die rationelle Benutzung der
mechanisch-biologischen Hülfsquellen des Organismus
wirksamer als die chemischen Subsidien ärztlichen
Handelns. Kein Antisepticum kann die Progredienz einer purulenten Entzündung verhüten, wenn die Incisionen so angelegt sind,
dass noch irgendwo im entzündeten Gebiet der Saftstrom mechanisch
zum Centrum, also in der Richtung der Resorptionströme gerichtet
ist, sondern nur dann vermag die Infektion sich zurückzubilden,
wenn diese Stromrichtung überall gegen die freie Fläche der Wunde
gerichtet ist, als zum Orte des geringsten Widerstandes. Soweit
also im Gewebe erhöhter Druck vorhanden ist, so weit
muss auch die Spaltung des Gewebes vorgenommen werden,
damit das Plus an Gewebsdruck auf einer freien Fläche
gewissermaassen einen seitlichen Ausgleich erfahren kann.
Das ist von ungeheurer Wichtigkeit für die mechanische Ausschwemmung der Bakterien. Sie können sich unmöglich gegen den
Ueberdruck einer akuten entzündlichen Spannung aufwärts in die
Zellen hineinschieben. Es ist, als ob im inficirten Gebiet auch von

Natur zunächst möglichst für Druckerhöhung und verhinderten
Abfluss gesorgt würde (darauf deuten die erhöhte Fluxion und die
bald bei Progredienz sich einstellende Insufficenz der Abführungs-
kanäle, Exsudation, seitlicher Druckausgleich und Stase). Dadurch
wird auch von Natur zugleich mit der Leukocytenaktion in der
Umgebung des pathologischen Herdes dieser wie ein gesperrtes
Quarantänegebiet nach den verfügbaren Kräften isolirt: es soll unter
allen Umständen verhütet werden, dass die Noxe aufwärts in die
Resorptionswege gelangt. Das wird den Naturkräften nur erreichbar
durch erzwungene Insufficienz des Abflusses, welche theils durch
Stase, theils durch Kompression vermittelst des seitlich ausgetretenen
pathologischen Exsudates erzwungen wird. Alle diese Faktoren be-
grenzen schliesslich auch allmählich den Zustrom. Wir müssen uns
vorstellen, dass die Fluxion zunächst den Versuch des Organismus
darstellt, durch erhöhten Stoffwechsel die Unschädlichmachung der
eingedrungenen Schädlichkeit, ihre Oxydation resp. Desoxydation,
ihre Verarbeitung, gleichsam ihre Verdauung an Ort und Stelle zu
bewirken. Für den mechanischen Transport eventueller fremder
korpuskulärer Bestandtheile ist die Leukocytenauswanderung gesteigert. Gelingt es nicht, durch Steigerung der Ernährung an Ort
und Stelle Herr der Gefahr zu werden, so treten die mechanischen
Faktoren des Isolirungs- und Dissekationsversuches in Kraft. Der
Druck im Herde wird de facto so gesteigert, dass ein Ausgleich
nicht mehr an der Peripherie, sondern nur innerhalb des Gewebes
selbst möglich wird. Die Folge ist allmähliche Behinderung des
Zuflusses, Ernährungsaufhebung, Nekrose und Dissekation. Gelingt
diese aber, so ist der Herd, die ganze Regio, wie etwas Fremdes,
Unzugehöriges abgetrennt und eliminirt, da es unmöglich war,
nur den locus morbi zur Norm zurückzuführen. Denn in dem ab-
gestossenem Bezirke befindet sich stets die Noxe central eingeschlossen. Das ist genau so, als wenn man bei einem Waldbrand
eine fern vom brennenden Herde gelegene Linie ringsum ausrodet,
um die Zerstörung des Ganzen unter Preisgebung eines die Brand-
stelle umgreifenden Waldterrains zu verhüten.

Zwischen den ersten Symptomen der gesteigerten Gewebsspan-
nung (Exsudation zwecks Fixirung des Herdes) und dem Eintritt der
Nekrose als eines Ausfluchtsmittels des Organismus zur Heilung hat nun

unsere chirurgische Aktion mit der meisten Aussicht auf Erfolg einzu-
setzen. Dieselbe wird also stets die Stromrichtung zu Gunsten der
Elimination der Entzündungserreger umzukehren in der Lage
sein. Das sonst in den Gewebsmaschen zu immer höherem Druck
sich abscheidende Exsudat, das Plus an ausgetretenem Plasma,
schwemmt mit der Richtung zum Orte des geringsten Widerstandes
die Bakterien mit heraus. Da die durchschnittenen Gefässe sich
sehr bald thrombisch schliessen, so bleibt dem transvaskulären und
lymphatischen Strom allein, also dem Plasma, diese Berieselung im
Sinne einer Durchspülung der Gewebe zur Wundfläche hin überlassen. Es findet hier dasselbe statt, was wir künstlich bei der
Infiltrationsanästhesie als Nebenwirkung im Sinne der Verhütung
einer Bakterienansiedelung auffassen. Die künstliche Aufschwemmung
der Gewebe, der sekundäre Abfluss auf die freie Wundfläche spült
korpuskuläres Material aus den Gewebsmaschen direkt heraus, um
so mehr, je näher die Wundfläche bis an die fremden Gewebs-
bestandtheile heranreicht. Wir halten daher die natürliche und
künstliche Infiltration für ein Schutzmittel allerersten
Ranges gegen die Infektion. Und zwar ahmt hier die Infiltration
einen natürlichen Process nach. Das überall durch die Gefässwände aussickernde Exsudat drückt und presst sich, wie die künstliche Infiltration mit dem Blutdruck als vis a tergo auf die freie Wundfläche; es drängt fraglos Bakterien mit hinaus, zum mindesten aber
verhütet es ihr Wachsthum gegen den Strom, also in der Resorp-
tionsrichtung. Das allein müsste genügen, die Bakterienvitalität zu
schwächen im Kampfe gegen die Zellen und diese durch überreiche
Nahrungszufuhr in den Stand zu setzen, den erhöhten Anforderungen
an ihre Lebensbethätigung bis zu gewissen Grenzen zu genügen. Wir
sehen, welch' eine Wichtigkeit das mechanische Princip auch bei
intra- und intercellulärer Ansiedelung der Bakterien haben muss und
wie angepasst die biologischen, cellularen Processe überall an die
Gunst mechanischer Bedingungen sich darstellen lassen. Daher gilt es
aber auch für unser operatives Handeln bewusst die Konsequenzen zu
ziehen, welche sich aus dieser mechanischen Betrachtungsweise mit
zwingender Nothwendigkeit ergeben. Ist unsere Vorstellung von
der rein mechanischen Wirksamkeit der Incision die richtige, so
können nicht „Incisionen" an sich genügen, auch nicht, wenn sie

„breit" und „lang", „ausgiebig" und „energisch" sind, wie die landläufigen optimistischen Kunstausdrücke lauten, sondern sie genügen
nur, wenn sie überall das pathologische Gebiet bis ins gesunde,
und zwar bis ins augenfällig gesunde Gewebe durchsetzen wie
Drainagefurchen das überschwemmte Ackerland. Diese scheinbar
so selbstverständliche Forderung erheischt dennoch eine ganz besondere Technik für die Behandlung phlegmonöser Processe. Ihr
kann nur nachgekommen werden, wenn man an die Stelle der
schnellen, kurzen und tiefen Einschnitte, die völlig auf eine pathologisch-anatomische Okularinspektion der erkrankten Gewebe ge-
stützte, also mehr präparatorische, langsam von Schicht zu Schicht
schreitende Methode der Anlegung unserer Incisionen setzt.

6. Typische Operation einer Hohlhandphlegmone. Ein Paradigma.

Wir nehmen als Beispiel eine Phlegmone der Hohlhand, aus-
gehend von dem Mittelfinger. Hier finden wir eine besonders
schmerzhafte hochgeröthete und glänzende Hautpartie an der Volarseite der mittleren Phalanx. Wir schneiden ein, und es quillt Eiter
hervor. Derselbe wird abgetupft und ihm so lange Abfluss gewährt,
als ohne Druck noch etwas hervordringt; dann halten wir die
Hautränder auseinander: wir sehen nichts mehr vom Fettgewebe,
dasselbe ist geschmolzen, nur in dem nach der Fingerspitze zu
etwas erweiterten Schnitte erscheinen zwar trübe aber deutlich
differenzirbare Fetttrauben. Wir spalten dann die Haut nach der
Fingerspitze zu, bis wir reines Fett zu sehen bekommen. Hier etwa
über dem Interphalangealgelenk zwischen Phalanx II und III ist auch
die Fascie klar, durchscheinend, glänzend, seitlich Licht reflektirend:
sie ist also gesund. Durchtrennen wir sie in der Richtung zum
Eiterherd, so sehen wir die darunter liegende Sehnenscheide trübe
und gegen die Incisionsstelle immer unreiner, flockiger und eitriger
infiltrirt werden, das heisst von der glashellen Spiegelung in
ein beschattetes, seitlich nicht Licht reflektirendes Graugelb übergehen. Wir müssen hier auch die Sehnenscheide spalten und richtig,
der Eiter war auch schon abwärts gekrochen bis in die Gegend des
bezeichneten Gelenkes, über welchem das Fett und die Fascie noch
intakt erschienen. Die Innenfläche der Sehnenscheide ist trübe,

fibrinbeschlagen. Wir spalten sie, bis wir ihre glänzende, reine
Endotheldecke spiegelnd vor uns sehen. Wir legen etwas sterile
Gaze in dies untere, peripherische und erledigte Gebiet unserer
Operation; denn ein Blick unterhalb der mit der Pincette empor-
gelupften Sehnenscheide gegen das Gelenk zu, ein Scheerenschlag,
ein Messerzug in das Bindegewebe des Mesotenons zeigt uns, dass
retrotendinös Alles klar und rein ist: wir sehen die Gelenkkapsel
durchscheinen; eine partielle Flexion in dem betreffenden Gelenk
zeigt uns die Abwesenheit von Gelenkexsudat. Die vordere Gelenkkapsel faltet sich ein bei der Bewegung; das thut sie nur, wenn kein
Erguss in ihr ist, sie stände sonst auch schon vorher in volarer Aus-
weitung (Bonnet'sche Gelenkstellung, d. h. leichte Flexion). Wir
wenden uns also, belehrt, dass peripherwärts nichts vorliegt, dem
centralen Verlauf der Affektion zu. Bei Druck auf die Sehnenscheide des Fingers, ja auch der Hohlhand bis zur Handwurzel hin,
können wir einen kleinen Eiterstrudel in der Incisionsstelle erzeugen.
Woher stammt dieser Zustrom, der uns schon gleich nach der Incision
durch die Haut und das Fettgewebe entgegenquoll? Nun, aus einer
augenscheinlich durch Nekrose bedingten Lücke in der Sehnenscheide des Fingerbeugers. Die Ränder des pathologischen Sehnen-
loches sind fetzig, flottirend, gleichsam mit Eiterfranzen umrahmt.
Hier müssen wir also aufwärts dringen; wir können gleich einen
tüchtigen Schnitt bis in die Hohlhand wagen, denn von hier aus
liess sich noch Pus herabdrücken; also wird wohl mindestens bis
hierher der pathologische Process vorgeschritten sein. In der That:
wir spalten gleichzeitig die Sehnenscheide, und finden überall die
Sehne von Eiter umspült; ihr Silberglanz ist einem trüben Grau
gewichen und die Innenfläche derselben ist mit einer schmutzigen
Fibrintapete ausgeschlagen, die sich hier und da in Fetzen abziehen
lässt. Das Fettgewebe über diesen Stellen, anfangs noch starr,
gleichmässig trübe und weisslich, wird gegen die Vola immer
normaler gelb und gelappt, und nur die bindegewebigen Interstitien
heben sich deutlicher ab, als in der Norm, sie sind ödematös; aber
das Oedem ist klar, durchsichtig und spiegelnd. Anders die Fascie
über der Sehnenscheide: sie ist trüb und mit Eitersammet beschlagen.
Wir wollen sie seitlich rechts und links etwas genauer betrachten,
indem wir die Hautlappen von ihr seitlich abpräpariren; sie wird

neben der Schnittfläche beiderseits reiner, weisslicher, glänzender, also frei von pathologischer Infiltration. Nur nach unten zu über der ersten Phalanx erblicken wir, wenn wir den ulnaren Hautlappen etwas abpräpariren, da, wo auch die Haut stark geschwollen und geröthet ist, eine die Peripherie der Phalanx umgreifende und zum Dorsum aufsteigende Trübung. Wir machen dorsalwärts einen Querschnitt durch die Haut: überall dieselbe flockige Beschlagenheit und Beschattung der sonst sehnig glänzenden Fascie. Auch auf das Dorsum selbst scheint diese Trübung überzugehen. Wir entschliessen uns also zu einem dorsalen Längsschnitt über dem Finger. Die auseinandergezogenen Wundränder erweisen hier eine direkt eitrige Fettinfiltration an dem ulnaren Theil der Fascie; diese muss natürlich ebenfalls nach der Vola zu durchtrennt werden, und jetzt sehen wir den Ursprung dieses Infektionszapfens: er geht von der volaren Sehnenscheide rückwärts neben dem Periost in die Höhe, dieses selbst ist jedoch rein. Ebenso der dorsale Sehnenapparat.

Jetzt können wir, beruhigt, an der Ursprungsstelle der Affektion nichts übersehen zu haben, uns wieder zur Vola manus zurückwenden. Da am Ende unseres Schnittes die Sehnenscheide noch nicht rein erscheint, müssen wir weiter spalten, langsam unter stets genauer Inspektion der Sehnenscheide aussen und innen. Diese ist dicht neben dem Lig. carpi volare proprium aussen schon ganz leidlich klar, nur etwas ödematös, ebenso, wie das sie bedeckende Fett; innen aber leider trüber und wie bereift. Wir müssen also bis dicht an das Ligament. volare proprium herangehen und machen hier Halt. Jetzt tritt eine schwere Frage an uns heran. Die eitrige Tendovaginitis geht sicher etwas unter das Ligament fort, obwohl die Scheide selbst aussen schon rein erscheint. Durchtrennen wir das Ligament, so können wir uns auf schwerste Funktionsstörungen gefasst machen; andererseits lassen wir eventuell eine ernste Lebensgefahr bestehen, wenn wir der vorhandenen Eiterstrasse nicht nachgehen. Um diese Frage zu entscheiden, drücken wir fest auf die Sehnenkonvolute oberhalb des Ligamentes am Vorderarme und streifen den Inhalt peripherwärts aus: wir wollen annehmen, es fliesse kein Tropfen Eiter aus der Sehnentasche unter dem Ligament hervor. Wir sind dann nicht unbedingt genöthigt, eine Gegenöffnung oberhalb des Ligamentes zu machen, was bei Anwesenheit von Pus oberhalb dessel-

ben unbedingt erforderlich wäre. Ich lasse es alsdann davon abhängig
sein, wie die Sehnen dieses supraligamentären Beugerkonvolutes aussehen, ob ich Gazestreifendrains unter dem Ligament unter Gegenöffnung hindurchleite oder ob ich direkt das Ligament durchschneide
zur weiteren, konsequenten pathologischen Aufdeckung der Infektions-
strassen. Im Falle der trockenen Trübung und Beschlagenheit pflege
ich allein mit der Gazedrainage auszukommen, findet sich aber fliessen-
der Eiter zwischen den Sehnen, so bin ich unbedingt für Durchtrennung und noch weitere Verfolgung der Infektionswege. Da in
unserem Falle kein Exsudat supraligamentär gelegen ist, können
wir auf eine Durchtrennung verzichten, machen aber doch zur
Vorsicht mit neuen sterilen Messern und Instrumenten eine proba-
torische Incision über den Sehnen des Vorderarmes. Sie sind klar
und rein. Diese Stelle wird gleich mit sterilem Verband versorgt.
Wir wenden uns nun zur Vola zurück und müssen noch die Sehnenscheide der übrigen Finger begutachten; denn gar zu leicht kriecht
die Tendovaginitis fibrino-purulenta vom gemeinsamen Sehnenbeutel
aufwärts. Dabei erinnern wir uns, dass der Flexor pollicis seine
eigene Sehnenscheide besitzt, also dieselbe voraussichtlich intakt
sein wird, dass aber die unter dem Ligament gelegene gemeinsame
Sehnenscheide der beiden Fingerbeuger es ermöglicht, dass der
zweite bis fünfte Finger rückläufig inficirt sind. Wir drücken von den
Phalangen her jeden einzelnen Sehnenraum aus, finden aber keinerlei
Exsudat, nur von der Beugesehne des vierten Fingers her entleert
sich Eiter. Wir spalten unbedenklich die Haut auch über dieser
Sehne und finden auch hier die purulente Tendovaginitis, jedoch
nicht durch rückläufigen Eiterstrom im Sehnenkanal entstanden,
sondern durch seitlichen Einbruch des Exsudates vom Interdigitalraum zwischen drittem und viertem Finger her. Da finden wir denn,
dass von der oben schon aufgefundenen vereiterten Partie an der
ulnaren Seite des dritten Fingers eine eitrige Einschmelzung des
Fettes durch die Volarfläche des dritten Fingerraumes bis an die
Sehne des vierten Fingers fortgekrochen ist und hier die Entzündung
paratendinös auf das Sehnenscheidenlumen übertragen hat. Natürlich
legen wir alle diese Gänge dem Auge zugänglich frei. Bei weitem
Auseinanderklaffen des Hautschnittes im Zwischenfingerraum sehen
wir hier die Fascie wieder erheblich eitrig infiltrirt, und ein Blick

auf das Dorsum der Hand zeigt uns, dass hier auch die Musc. interossei betheiligt sind, und dass die Entzündung dorsalwärts im Intercarpalraum aufgestiegen ist. Da die Schwellung des Dorsum einfach ödematös erscheint bei kleinem Einschnitt, und dies Oedem hell und ungetrübt ist, so drainiren wir hier nur an kleiner Stelle mit Gaze vom Dorsum zur Hohlhand. Jetzt erst sind wir fertig, wir behandeln nun die Wundfläche durch ganz gewissenhafte Tamponade jeder Bucht und jeder Lücke der Schnittfurchen.

Das ist ein Paradigma einer Phlegmonenoperation, wie wir sie auszuführen gewohnt sind und welche uns allein geeignet erscheint, dem infektiösen Process mit einem Schlage Einhalt zu gebieten. Wir stehen nicht an, zu behaupten, dass eine exakte Phlegmonenoperation viel grössere Anforderungen an Technik und wissenschaftliche Kenntnisse eines Chirurgen stellt, als die komplicirteste Abdominaloperation, und es ist mein grösster Stolz, keinen Fall in meiner Klinik erlebt zu haben, bei welchem eine Phlegmone nicht zum Stillstand gekommen wäre; das ist vielleicht doch eine Folge der Kombination pathologischer Vorstellungen mit konsequentem chirurgisch-mechanischen Handeln. Wir stellen während einer Phlegmoneoperation eine genetisch-pathologische Untersuchung der vorliegenden Affektion bis ins mikroskopische Bild hinein an und ziehen aus dieser Feststellung durch den Augenschein in jedem Falle die chirurgisch-mechanisch nothwendigen Konsequenzen, um überall den Infektionswall durch Schnittfurchen zu durchqueren, welche die Kanalisation und die folgende Abschwemmung der Bakterien und Toxine auf die freie Fläche vermitteln. Vergessen wir hier eine Ecke, bleibt eine Sackgasse, ein Eiterzapfen bestehen, so bin ich niemals sicher vor Fortentwicklung eines eventuell tödtlichen Leidens gerade von hier aus.

Habe ich aber mit dem Messer gleichsam nach Art des Obducenten die Geschichte der Infektion festgestellt (es hat jeder Fall sein durchaus individuelles Gepräge), erst dann weiss ich, was ich als Chirurg zur Entlastung der Gewebe vom Druck und wo und wieviel ich zu thun habe. Wer nicht die Phantasie hat, sich mitten in die Fascienzüge und ihre anatomische Entfaltung hineinzuversetzen, wer nicht aus Schulung und Erfahrung die Wege kennt, welchen an bestimmten Lokalitäten die bakteriellen Destruktionen zu folgen pflegen, und wer die Mühe scheut, in jedem Einzelfalle das Atypische von dem Typischen zu unterscheiden, und jeder Station des entzündlichen Processes nachzuspüren unterlässt, der wird niemals alles dasjenige erfüllen, was thatsächlich von unserer Kunst geleistet werden kann, um eine progrediente Eiterung mit einem Schlage zum Stillstand zu bringen. Hier handelt es sich stets in erster Linie um die Indicatio vitalis, und deshalb darf der Operateur sich nicht allein damit begnügen, „tiefe und lange" Incisionen gemacht zu haben, sondern diese Incisionen müssen den Invasionswegen der belebten Noxe folgen wie etwa das Schienennetz der Bahnen unseren Armeen im Felde; denn nur die mechanische Offenlegung der intercellularen Labyrinthe kann den Abwehrmechanismen die Bedingungen erleichtern, die Eindringlinge zu eliminiren. Im Verfolg dieser Grundsätze darf der Chirurg aber auch nicht zurückschrecken, mit allzu ängstlicher Rücksicht auf die Funktion, etwa eine Sehnenscheide, eine Gelenkhöhlenöffnung für überflüssig zu halten, weil solche Dinge manchmal „auch so" zurückgehen können. Dieser Optimismus kann einem Menschen das Leben kosten, denn wir sind nicht in der Lage, die Widerstandskraft eines Menschen zu prüfen; wenn wir ihn operiren, bedarf es vielleicht nur noch eines kleinen Anstosses, um das Zünglein an der Waage seines labilen Gleichgewichtes im Kampfe gegen die Bakterien sich gegen ihn und sein Leben senken zu lassen. Wir inspiciren also nicht nur das kranke Gebiet selbst, sondern führen unsere Schnitte auch überall, wo die Grenze des pathologischen Processes erreicht zu sein scheint, rein probatorisch ein Stück weit ins Gesunde, und zwar nicht nur in der Haut, sondern wir inspiciren in der Nähe der Sehnenscheide, des Gelenkes, des Schleimbeutels unbedingt das Aussehen des Innern derselben, ferner des Periostes und Knochens, und sei es alles auch nur an kleinster Stelle, um unbedingt sicher zu gehen, keine Seitengassen der Invasion übersehen zu haben. Wir heben die Sehnenscheide empor, um ihre rückwärts gelegene Bindegewebseinbettung zu inspiciren, wir verfolgen die typischen Fascienstrassen z. B. am Halse, in welche die Eiterung sich zu senken beliebt, und zeichnen mit Gazedrainage und Schnitten oftmals die Kanäle voraus, in welche eine eventuell noch progrediente Eiterung sich zu senken hat. Wir diagnosticiren an

einem einfachen Panaritium ganz genau, ob und welche Form der
Dermatitis dabei vorliegt, ob eine Stase oder Thrombose oder Nekrose in der Haut zu sehen ist, ob das Fett ödematös, nekrotisch,
getrübt, ob die Interstitien desselben klar glasig oder eitrig trübe
sind, ob blande Thromben oder Periphlebitiden mit Thromben-
trübung zu schauen sind, ob Lymphangitiden, und welche Form im
Gewebe, Lymphthromben oder ihre Einschmelzung vorhanden sind,
ob die Fascien trüb oder hell, ob Sehnenscheideninfiltration, Erguss in
das Cavum tendineum, ob Gelenk- oder Periostaffektionen und in
welcher Form vorliegen, ob der Knochen kariös oder nicht, ob das Mark
betheiligt ist oder nicht — und so fort: in jedem Falle von Eiterung
verlange ich, dass der ganze Chirurg bis ins kleinste Detail über den Zustand und die Entwicklung des pathologischen Processes Bescheid weiss,
und zwar weil nur auf diese pedantisch-minutiöse Weise eine Sicherheit in der Behandlung der Eiterungen erreicht werden kann. Wir
geben gern zu, dass Panaritien und Phlegmonen gelegentlich einmal auch ohne diese rigorosen Postulate heilen können, wir wollen
aber diese günstige Wendung nicht einem glücklichen, unberechen-
baren Nebenumstand verdanken, sondern wir wollen der Natur den
Erfolg mit Sicherheit abringen und Alles so einrichten, als wüssten
wir im voraus, dass dieser vorliegende Fall unter weniger accurater
Behandlung verloren gehen müsse. Ich gebe auch gern zu, dass es
Fälle giebt, in denen möglicherweise auch diese exakte Methode der
präparatorischen Incision bei Eiterungen den deletären Charakter der
Blutvergiftung nicht umzustossen vermag — obwohl ich keinen solchen Fall erlebt habe, soweit es sich überhaupt noch um operable
Fälle handelte — aber diese Fälle sind sicherlich extrem selten, und
bei den landläufigen Infektionen kann man unendlich viel Segen
stiften, wenn man auch den scheinbar unbedeutendsten Fall von
Eiterung mit grösster Sorgfalt und dem ganzen Aufwand pathologischer Schulung zu operiren trachtet! Ist doch meiner festen Ueberzeugung nach die Behandlung der Eiterungen die verantwortlichste
und zugleich dankbarste Seite der gesammten Chirurgie.

7. Abfluss und Gazetamponade. Kein Drain!

Neben der Wirksamkeit der Incision steht natürlich die Gaze-Tamponade und -Drainage im Vordergrund der Möglichkeiten, den Wundverlauf günstig zu gestalten. Wirkt sie doch durchaus in gleichem Sinne der Ansaugung des eliminirten Materials auf die freie Fläche der Wunde. Wir wollen beiläufig bemerken, dass wir seit 1891 eine andere Drainage als die mittels aseptischer Gaze-streifen nicht anwenden und selbst diese bei primären Wundinten-tionen überhaupt für überflüssig, ja sogar schädlich halten (als Fremdkörperreiz); dass wir aber bei sekundärem Wundschluss und jeder Form der Granulationsbildung die Gazedrainage für eins der wirksamsten Mittel zur ungestörten Erzeugung der Granulation halten. Wir bedürfen unbedingt eines mechanischen oder auch chemotaktischen Anreizes der leukocytären, vaskulären und auto-chthonen Zell-Regeneration und ich bin geneigt, hierfür neben der Gaze sogar die Anwesenheit der gewöhnlichen Bakterien als eines granulationerzeugenden Mittels par excellence anzusprechen.

Es ist ganz gut denkbar, dass gewisse Bakterien im symbioti-schen Sinne nöthig sind, um die Granulationen üppig emporschiessen zu lassen. Nach meinen früher publicirten Studien über das Ver-halten von Eiweissstoffen auf Wunden kann ich versichern, dass die Anwesenheit zersetzungsfähigen Materiales zusammen mit Bakterien durchaus geeignet ist, die Granulationsbildung auf das kräftigste anzuregen, natürlich darf dieser Reiz nicht die Höhe einer para-lysirenden toxischen Valenz erreichen, sondern es muss durch Tamponade und häufige Verbandwechsel erreicht werden, dass die Richtung des exsudativen Gewebsstromes stets in die Verbandstoffe hinein, nicht von ihnen fort stattfindet. Wir sehen ja bei jeder Eiterverhaltung, dass die Resorption, d. h. die Umkehr der Exsudat-ströme sofort Allgemeinsymptome auslöst. Sobald es also glückt, auch den massenhaft abgesonderten Eiter abzusaugen, sehe ich nicht ein, warum man durch allerhand chemische Mittel die Granulations-bildung einzuschränken und zu variiren sich bemühen sollte in der unerfüllbaren Absicht, die vorhandenen Bakterien abzutödten. Ein geschulter klinischer Blick wird immer zur rechten Zeit erkennen, ob eine Sekretion so reichlich ist, dass eine Schwächung durch

Eiweissverluste eintreten müsste. Für Fälle aber, bei denen es sich neben der Elimination der Bakterien auch noch um die Elimination miliarer Sequester, Auflösung von diphtheroiden Belägen, Trübungen und Verunreinigungen aller Art handelt, habe ich schon von einer bewusst durch Aufstreuen von reinem Serumpulver erzeugten Eiterung, also einer Bakterienunterstützung, die allerschnellste und energischste Säuberung der verschmierten Wundfläche gesehen, ja wir haben uns nicht gescheut, derartige fibrinöse Beschläge direkt durch Pepsinapplikation aufzulösen. — Wir werden sehen (s. u.), wie wir bei Ulcera cruris von einer solchen homogenen Gewebsreizung mit Eiweisskörpern und Bakterien den ausgiebigsten Gebrauch machen. — Also Tamponade und Drainage waren diejenigen Faktoren, welche die Umkehr der plasmatischen Stromrichtung im Gewebe auf die freie Fläche der Wunde neben und nach der Incision am wirksamsten beeinflussten. Uns bleiben aber noch andere biologische Principien übrig, von deren deutlichster Wirksamkeit wir uns nun schon mehrere Jahre hindurch ebenfalls überzeugen konnten.

Es ist das einmal der Appell an das thierische Gewebe selbst und zweitens der Appell an die Bakterien selbst. Beides soll auf einem bisher noch nicht beschrittenen Wege erreicht werden.

Natürliche Wundheilung.

A. Verwendung homogener Wundmittel.

Es ist schon betont worden, dass nach Schimmelbusch's exakten Arbeiten über Antiseptis der Wunden die Anschauung nicht mehr zu halten ist, dass es etwa gelänge, die Bakterien innerhalb der Wunden mit solcher Sicherheit, so dass darauf eine exakte Methodik sich stützen könnte, zu vernichten. Auf der anderen Seite hat erst jüngst Brunner in einer meisterhaften Arbeit nachgewiesen, dass auch gut verheilende Wunden Bakterien enthalten. Aus diesen Thatsachen folgt unbedingt: erstens, dass wir Verzicht leisten müssen auf eine chemisch-antiseptische Methode im Sinne Lister's und zweitens, dass, wenn wir es verhüten können, die übrigen die Wundheilung störenden Faktoren auszuschliessen, wir die Heilung auch trotz anwesender Bakterien zu erreichen im Stande sind. Es ist klar, warum die Antiseptica nicht zureichend sein können: wir haben in ihnen gleichsam ein Gewehr mit einem vor- und einem rückwärts gerichteten Lauf. Jeder Schuss giebt eine Kugel dem Feind, eine zweite dem Freund. Denn wir können die Annahme durch keine Beweisführung stützen, dass die einzelne Körperzelle etwa resistenter gegen die chemischen Gifte sei, als die Bakterienzellen; im Gegentheil, Alles spricht dafür, dass die letzteren widerstandsfähiger gegen Desinfektionsmittel sind. Wenn wir aber bedenken, dass jede Welle Karbol oder Sublimat nur einen Theil, sagen wir den Randsaum der durch den Schnitt freigelegten Zellen auch nur lähmt, so wird wohl der Rest der nicht gelähmten Bakterienzellen (über die das Chemicalium ohne Kontakt hinweggeströmt ist, da sie in Eiweiss- oder Fetthüllen geschützt liegen)

mit um so grösserer Aussicht auf Erfolg an diese kampfesmüden
Gewebszellen sich heranmachen. Es ist ein bewegliches Heer, das
gegen festgewurzelte Gegner heranrückt. Die die Wunde austape-
zirenden Niederschläge aber werden den Ernährungsbedingungen vieler
Bakterien erst recht günstige Verhältnisse schaffen. Das sind ja wohl
ziemlich allgemein angenommene Grundanschauungen, und die
meisten Operateure verzichten auch wohl, wenigstens bei aseptischen
Operationen, vollkommen auf die chemische Desinfektion während
der Operation. Man überlässt eben die Wunde ihren natürlichen
Regenerationsbedingungen.

1. Schnelles Operiren. Luft und Heilung.

Da die Aufrollung des Zellgewebes an der Luft durch den
Schnitt, wie wir gesehen haben, an sich einen pathologischen Zustand bedeutet, so müssen wir zuvörderst bestrebt sein, diesen pathologischen Kontakt mit der Aussenluft, der geeignet ist, die Dynamik
des Zelllebens zu alteriren, möglichst kurz zu gestalten, und es ist
eins der Geheimnisse untadeliger Wundresultate, schnell zu operiren. Dieselbe Laparotomie, welche ein Meister der Technik in
10 Minuten auszuführen vermag, bietet doppelt soviel Heilungschancen, als wenn sie in 30 Minuten noch nicht vollendet ist. Das
ist nicht nur eine Folge der korpuskulären Niederschläge aus der
Luft, sondern es ist auch eine Folge des besonderen Chemismus
der Luft und der Austrocknung an sich in dem auf diesen Kontakt
nicht eingestellten Gewebe. Immer offenbarer wird der Einfluss, den
allein die Luft z. B. auf das Bauchfell ausübt. Wenn schon der Luftkontakt ausreicht, die Tuberkulose zu heilen — mag das der Chemismus der Sonnenstrahlen oder die Luft an sich bewirken — also
selbst pathologisches Gewebe zu alteriren, so können wir auch mit
der Wahrscheinlichkeit rechnen, dass unter physiologischen Ge-
websverhältnissen der Luftkontakt ein heterogener Reiz ist. Ob
derselbe allein chemotaktisch, Stoffwechsel steigernd, Leukocytenauswanderung und damit progressive Gewebsregeneration (s. S. 49)
anregend wirkt, oder ob in der That das Licht der Sonne mit
ultravioletten Strahlungen aller Art — es giebt doch auch wohl noch
Y- und Z-Strahlen — uns noch völlig undefinirbare Wirkungen aus-

übt, zweifelhaft kann es nicht sein, dass Luft und Licht das ihnen sonst unerreichbare innere Zellgetriebe zu beeinflussen vermögen. Wenn das schon für die Körperhüllen gilt, wenn es für die Einstülpungen des Körpers (Peritoneum und Darm) nachgewiesen ist, nun, warum sollte es weniger Gültigkeit haben für das parenchymatöse Gewebe des Innern. Es ist ein höchst geistvoller Gedanke von Braatz, dass der offene Kontakt mit der Luft den anaërobiotischen Lebensbedingungen mancher Bakterien an sich den Garaus machen müsste, woraus auch die Nothwendigkeit folgt, die Incisionen bis in jeden Schlupfwinkel derselben methodisch anzulegen, und es ist gewiss nicht unmöglich, dass auch die Tuberkulose innerer Gewebsschichten wie die der Flächen auf das günstigste allein durch den Luftkontakt bei der Operation und beim häufigen (!) Verbandwechsel beeinflusst wird. Ein Reiz, welcher den Stoffwechsel im Gewebe steigert, kann, ein gewisses Maass überschreitend, aber ebensogut die Schwelle pathologischer Irritation erreichen. Wir werden uns daher bei jeder Operation bemühen, den Luftkontakt möglichst abzukürzen. Was geschieht nun, wenn die Operation vorüber ist, und die Wunde, sei es durch Naht, sei es durh Tamponade geschlossen wird?

2. Wundplasma und Wundkitt. Gute und schlechte Heilhaut.

In beiden Fällen überzieht sich die Wundfläche mit einem plastischen Materiale aus Serum, Blut und Gerinnsel, dessen Umbildung zur Narbe zu den am besten gekannten Kapiteln der chirurgischen Histogenese gehören, und um die sich unsere Altmeister Billroth und Thiersch besonders verdient gemacht haben. Wissen wir aus zahlreichen Experimenten (Senfftleben, Cohnheim, Ziegler etc.), dass auch in heterogenes Material Vaskularisations- und Granulationszellen hineinranken, so wissen wir erst recht, dass in dies gewissermassen natürliche plasmatische Material des verklebenden Wundleimes die Vorposten der Organisation und bindegewebigen Substitution, der Regeneration und Reparation gleichsam wie auf einem hingebreiteten Weberrahmen ihre jungen Gespinnste entfalten. Je unveränderter diese zwischen den Wundrändern ausgespannte und angeheftete Indifferenzschicht plasma-

tischer Substanz ihre natürliche chemisch-physiologische Zusammensetzung bewahren kann, desto ungestörter wird der Regenerations-
process ablaufen. Nun sind ja gerade die Bakterien Vernichter und
Auflöser solcher indifferenten, nicht cellularen Eiweissmoleküle, und
die Zersetzung dieser natürlichen Wundrasengelatine ruft ohne
Weiteres eine Störung der Wundheilung hervor. Zerfällt diese
Brücke zwischen den Wänden der Wunde, so gelingt eben niemals
das Sichentgegenwachsen und Sichverschlingen der beiderseits ausgebreiteten und durch die ausgefüllte Kluft geschobenen Ranken-
arme der Gefässsprossen und Granulationspfeiler, sondern jede
Seite muss für sich, stütz- und haltlos ihre Bausteine auf einander
thürmen, bis sich die Kuppen ohne Vermittlung der Zwischensubstanz berühren und sich indirekt konjugiren. Die prima intentio
unterscheidet sich also von der secunda in histologischem Sinne
allein durch die vorhandene Persistenz oder den Fortfall des natürlichen Wundleimes zwischen den Rändern derselben. Es giebt Fälle
wo auch ohne Bakterienzuthun durch mangelnde individuelle Plasma-
lieferung die Bildung einer solchen gerinnenden Zwischenschicht
nicht zu Stande kommt, ferner Fälle, in welchen das bactericide
Vermögen dieses Plasmas nicht einmal ausreicht, die wenigen, auch
der strengsten Asepsis unvermeidbaren und mitimplantirten Keime zu
vernichten, ferner Fälle, in welchen die molekulare Plasmazusammen-
setzung gerade einen besonders günstigen Nährboden für Mikroorganismen abgiebt, in allen diesen Fällen sagen wir, dass die Patienten
„eine schlechte Heilhaut" haben. Es kann sich also ereignen,
dass das vom Individuum gelieferte Plasma nicht die nöthige Konsistenz hat, um in sich die Wundrasen aufs innigste zu adaptiren.
Da wird uns alle Naht nichts helfen, die prima reunio wird nicht
gelingen, wenn wir nicht sonst der natürlichen Verklebung der
Wunde zu Hülfe kommen. Bei der secunda intentio aber, bei der
Heilung durch Granulation, richtet sich Alles nach der Fähigkeit der
dem Gewebe innewohnenden Kraft, Baumaterial zu produciren.
Hierbei muss scharf zwischen drei Faktoren der Wundheilung
unterschieden werden: erstens die Produktion von freiem Zell- und
Plasmamaterial auf die freie Fläche, zweitens die Zellproduktion
zur Lieferung des künftigen festen Stützgewebes, drittens die
Bildung der künftigen Ernährungskanäle: Sekretion, Organisation,

Vaskularisation. Es giebt nichts Interessanteres in der gesammten Chirurgie als das Studium der Granulationen. Nichts ist vielgestaltiger, bunter und individueller als die Art, wie der reparatorische Aufbau vollzogen wird. Ich möchte sagen, durch nichts offenbaren sich die inneren Triebkräfte des Individuums, seine eigentliche Natur so unverhüllt, so direkt beobachtbar, als durch das Studium der Art, wie an ihm die Granulationsbildung vor sich geht. Alle Störungen der Säftemischungen, Dyskrasien, Blut- und Lymphkomposition, seine Reizbarkeit, seine Gewebsproduktivität, ja das Maass allgemeiner Widerstandskraft und Ausgleichsfähigkeit, sie liegen hier klar vor den Augen des Beobachters, gleichsam wie ein aufgeschlagenes Buch, in dem man allerdings verstehen muss zu lesen.

3. Höchste biologische Probleme bei der Granulationsheilung.

Darum ist ein Verbandwechsel für mich die interessanteste Seite meiner chirurgischen Thätigkeit, interessanter zumeist als die Operation mit ihren doch vorwiegend technischen Problemen. Beim Studium der Granulation aber giebt es für jeden denkenden Arzt biologische Probleme genereller und individueller Natur aller Art. Der Verbandwechsel erscheint mir gleichsam wie das Auspacken einer seltenen, eben hereingetragenen Pflanze, auf deren erstmaligen Anblick man sich schon Tage lang gefreut hat. Welche Vielfältigkeit der Abweichungen von der Norm, und wie wunderbar und räthselhaft der still beobachtbare Aufbau des neuen Teppichs! Hier sieht man die Natur am direktesten in ihrer Arbeitsstätte, ihr stilles Walten am Webstuhl des Lebens. Wer keine Freude empfindet, der fleissigen Biene, der Spinne zuzuschauen minuten- und stundenlang, der wird auch keine Freude empfinden, die wandernden Lymphocyten im Mesenterium des Frosches zu beobachten, dem mag es auch gleichgültig sein, die Wunder der Granulation zu betrachten, aber der wird nie und nimmer ein Naturforscher und nie und nimmer ein ganzer Arzt sein. Wer sich aber gewöhnt hat, die mikroskopischen Bilder direkt zu übertragen auf die beobachteten Granulationsbilder, wer in jedem Augenblick aus freier Hand ein mikroskopisches Pendant zu der dort offen liegenden Wunde und von jeder Stelle

derselben auf die Tafel zu entwerfen versteht, dem werden die Verbandwechsel keine Crux medicorum erscheinen. Was die Gedanken-
losigkeit natürlich eine bittere und langweilige Arbeit nennt, die
man dem jüngsten Assistenten aufpacken muss — alle klinischen
Institute kennen diese Antiklimax: der Chef bittet den Assistenten,
doch „jene“ Fälle noch zu verbinden, der Assistent die Volontäre, der
Volontär den Famulus, der Famulus die Pflegerin —, das erscheint
dem suchenden Blick als eine Fundgrube neuer Auflösungen von
diesem oder jenem Räthsel der Natur. Wir werden noch reichlichst
Gelegenheit haben, nachzuweisen, wie sehr die Kenntniss aller
Formen der pathologischen Granulationsbildung unser therapeutisches
Handeln erleichtert, wir wollen an dieser Stelle nur die Gesichtspunkte aufstellen, nach welchen wir die Granulationsbildung überhaupt zu betrachten und zu klassificiren haben.

4. Phasen und Komponenten der Wundheilung.

Wir gruppiren jede nicht per primam heilende Wunde unter
drei Fragestellungen:

1. Wie verhält sich die Sekretion?
2. Wie die Vaskularisation?
3. Wie die autochthone Zellbildung?

Die Sekretion vermag serös, serös-eitrig, eitrig-fibrinös, serös-
fibrinös, hämorrhagisch-serös-fibrinös etc., reichlich und spärlich sein.
Hierbei gleichen die Granulationsflächen also absolut serösen Flächen
und die Formen ihrer Exsudate entsprechen ganz den von der
Pathologie, etwa der Gelenkflächen, gewonnenen Bildern. Eine
Granulationsfläche vermag also trocken und feucht, glänzend oder
trübe, flockig oder streifig, fetzig oder teppichartig beschlagen zu sein.
Die Beschläge können grau, weisslich, schmierig, grünlich, schwärzlich, gelblich, blutig etc. sein, je nachdem das Sekret Fibrin, Eiter,
Blut und ihre Derivate enthält. Auch bakteriogener oder histogener
Farbstoff kann das Sekret tingiren (Pyocyaneus, farbiger Schweiss).
Die Frage, welche wir uns diesen Sekretionsanomalien der Granulationen gegenüber vorzulegen haben, ist die nach dem Warum?
dieser Abweichungen. Wir wollen es unterlassen, alle die Formen
von Reizen aufzuzählen, welche im Stande sind, die Sekretion der

Granulation zu verändern, sondern uns zunächst im Allgemeinen klar machen, woher die Sekretion überhaupt stammt. Sie ist natürlich ein Produkt der mechanisch geöffneten Lymphspalten und Blutspalten einer Wunde, deren klaffende Lumina nicht sämmtlich durch kleine Fibrinpfröpfe geschlossen werden können, weil die bedingte Lymphorrhoe theils mechanisch die Bildung der Pfröpfe verhindert, zweitens, weil in den durchtrennten Bindegewebsbalken ein nachgewiesenes fibrinolytisches Ferment vorhanden ist, welches die Bildung des Fibrins überhaupt verhindert, resp. den gebildeten Faserstoff wieder auflöst.

5. Wichtigkeit des fibrinolytischen Fermentes.

Normaler Weise sind die gesunden Granulationen stets frei von Fibrinbeschlägen, und Fibrin auf Wunden ist durchaus das Zeichen einer Störung der Wundheilung: das gilt von der einfachen Fibrinpfropfbildung, sagen wir einmal um einen Unterbindungsfaden, wie um ein Sandkorn in der Granulation, wie von den dicken membranösen Beschlägen der echten oder der Pseudo-Wunddiphtherie. Wenn wir bedenken, dass unter allen Umständen in einer durchtrennten Wunde Faserstoff entstehen müsste, da alle Bedingungen der Gerinnung (Plasma, fibrinoplastische, fibrinogene Substanz, Luftzutritt) gegeben sind, so muss, wenn wir auf einer Granulationsfläche kein Fibrin finden, dasselbe wieder aufgelöst sein oder sein Entstehen verhindert sein. In der That, untersuchen wir eine gesunde Granulationsfläche 2—3 Stunden nach der Operation, so finden wir die Wundfläche ganz trocken und in allen Buchten und Täschchen derselben dünne, fein abziehbare Fibringerinnselchen. Schon am nächsten Tage ist ein grosser Theil dieser feinsten Beschläge verschwunden, dafür ist aber auch die deckende Gaze feucht und die Wundfläche glänzend und lichtreflektirend. Nach etwa abermals 24 Stunden ist keine Spur von Beschlag mehr zu sehen, ausgenommen um unsere Unterbindungsfäden oder um Stellen, wo nekrotisches Material z. B. ein torquirtes Gefäss, ein nicht ernährtes Fascienstück, ein kleiner gequetschter Muskelbalken etc. sich befindet. Wie kann das Fibrin sich entfernt haben? Spontan zerfallen kann es nicht sein, denn sonst müsste es doch überall zer-

fallen, auch an den Stellen seines Verbleibs, wo wir es noch nach Wochen
bisweilen nachweisen können, es muss also entweder durch die Zellen
aktiv molekular zerlegt sein, oder es muss, wie viele Pathologen
annehmen, ein Ferment im Gewebe stecken, welches es löst. In der
That ist ein solches Ferment nachgewiesen worden, und wir haben
daher alle Ursache, daran festzuhalten, dass die Fibrinbeschläge, welche
auf Wundflächen sichtbar werden, die Folge eines Mangels oder einer
Zerstörung dieses fibrinlösenden Fermentes sind. Fibrin auf Wunden
ist also eine Ausfallserscheinung, der Ausdruck einer Funktionshem-
mung im Gewebe. Der Ausfall dieser auflösenden Wirkung des gesunden Gewebes kann nun nachweislich bedingt sein erstens durch
rein mechanische oder physikalische Irritation. Die Anwesenheit von
Fremdkörpern, wozu auch nekrobiotisches Material gehört, genügt,
um Fibrinbeschläge haften zu lassen, resp. ihre Bildung zu begünstigen:
darum finden wir um Fäden, um Fremdkörper, um todte Knochenstückchen, um todtes Material überhaupt, Fibrinbeschläge genau so, wie
wir sie um einen Fremdkörper sich bilden sehen, den wir in ein Gefäss-
lumen versenken, wie etwa um eine im Aneurysma persistente
Nadel. Aber auch Druck und Reibung von schlecht sitzendem
Verbandzeug, Verhaltungen, Stauungen vermögen solche Beschläge
entstehen oder vielmehr nicht verschwinden zu lassen, und endlich
giebt es ohne Frage Bakterien, welche im Stande sind, die fibrinolytischen Fermente zu vernichten. So z. B. findet man stets, wo
Pyocyaneus vorhanden ist, auch Fibrin, und andererseits kann man
ziemlich konstant aus dicken grauweissen Beschlägen die Löffler-
schen resp. ähnliche Bacillen aufspüren. Wir unterscheiden bei der
Frage der Wunddiphtherie, genau so wie Virchow es für die
Schleimhäute gelehrt hat, zwischen Fibrinausscheidung auf die freie
Fläche (Wundcroup) (membranöse Beschläge ohne Substanzverlust
und nur durch Adhärenz Gefässe bluten lassend) und zweitens echte
Diphtherie der Wunde (das Fibrin ist im provisorischen Granu-
lationsgewebe infiltrirt, es kann nur durch Dissekation, Eliminations-
nekrose entfernt werden, natürlich unter Blutung). Hier ist in einem
Falle das fibrinolytische Ferment auf der freien Fläche an seiner Wirk-
samkeit durch die Anwesenheit bestimmter Bakterien (Pyocyaneus,
Löffler's B.) verhindert, im anderen Falle ist durch Eindringen der
Bakterien zwischen die Gewebszellen die Bildung des Fermentes selbst

im Gewebe verhindert. Wir gewinnen jetzt eine Vorstellung von der Schnelligkeit, mit welcher dieser Process der Fibrininfiltration und der sekundären Nekrose bei der Nosocomialgangrän, der echten, progredienten Wunddiphtherie, zu Stande kommen kann (s. S. 22). Das Gift, welches den Geweben die Fähigkeit nimmt, alles Plasma flüssig zu erhalten, bewirkt, dass diffus und über weite Strecken der Gewebssaft gleichsam wie im tödtlichen Frost erstarrt, die Folge ist, wie stets, wo die Cirkulation total behindert nnd der Stoffwechsel aufgehoben ist, Nekrose und bei Anwesenheit von Zersetzungserregern Gangrän. Wir sehen also wiederum, wie sehr ein rein chemischer Process in diesem Falle der specifischen Bakterienwirkung, das eine Mal vorangehen, das andere Mal ihr folgen kann. Für mich ist übrigens gar keine Frage, dass die in der gereizten, durch schlechten oder gar keinen Verband geradezu gebürsteten Wunde auftretenden Fibrinbeschläge durchaus nicht die Folge der Bakterienwirkung sind, sondern ebenfalls der Ansiedelung derselben vorangehen. Verschmutzte und verschmierte Wunden kommen eben auch mit Löffler'schen Stäbchen in Berührung; diese werden sich da ansiedeln, wo ihnen das Feld für ihr Fortkommen am günstigsten ist. Und so wenig ich geneigt bin, die Giftwirkung der Bakterien zu leugnen, so wenig möchte ich es mit Liebreich, Gottstein, Rosenbach u. A. für bewiesen halten, dass erst der Bacillus und dann der Belag kommt. Ich weiss durch besondere Studien über Auflösung der Beschläge mit Speichel, Pepsin*), Trypsin etc., dass diese Fermente im Stande sind, Fibrinbeschläge auf Wunden schnell zu lösen — man beobachte nur, wie schnell Granulationsflächen unterhalb einer fliessenden Speichelfistel sich zu reinigen vermögen (ich sah einmal nach 10 Stunden eine faustgrosse, grünlich-schmierige Abscesshöhle der Wange nach Entstehung einer Speichelfistel sich komplett reinigen, man denke auch an die Heilung der beleckten Hundewunden) — und es kann sehr wohl sein, dass eine

---

*) Es ist inzwischen auch von anderer Seite (Therap. Monatshefte Januar 1899) empfohlen worden, die bei Verbrennungen auftretenden, als Folge der diffusen Nekrotisirung sich darstellenden Fibringerinnsel mit Pepsin zu behandeln. Die Auflösung der Beschläge erfolgt sehr prompt, wie ich das gelegentlich meiner Glutolarbeit ebenfalls erwähnt hatte (1897).

Anomalie der Speichelzusammensetzung und der Speichelsekretion, für welche tausend Ursachen denkbar sind, primär an Stellen kleiner mechanischer Reizungen der Mundhöhle zunächst die Fibrinausscheidung über den Tonsillen bedingen und dass sekundär erst der ja so häufig in der Mundflüssigkeit angetroffene Bacillus Loeffler in den nun vorhandenen Fibringerinnseln sich einnistet. So ist es genau in den Wunden: fällt die Bildung des fibrinolytischen Fermentes, eines physiologischen Bestandtheils fort (wofür mechanische Irritation schon genügt), so vermag auch der Bacillus Löffler da zu gedeihen, wo er sonst ein harmloser saprophytischer Wanderer auf Reisen ist. Es ist wunderbar, dass, trotzdem der Hospitalbrand, also die echte Diphtherie der Wunde, schon durch die antiseptische Periode aus der Chirurgie total verbannt wurde, der Diphtheriebacillus Loeffler dennoch verhältnissmässig so oft auf maltraitirten Wunden zu finden ist (Brunner) und dass seine Wachsthumsenergie dennoch nicht den Granulationssaum zu passiren vermag. Ein gewiss einleuchtender Beweis für unsere Anschauuugen, dass es das Bacterium allein nicht sein kann, dessen Anwesenheit und Ansiedelungsfähigkeit die specifische Krankheit hervorruft, sondern dass es noch andere Dinge (Enzyme, Fermente, Fettspalter) geben kann, welche noch früher vorhanden und übertragen sein müssen, um die stets mehrgliedrige Kette der Kausalität zu schliessen. So ist das Fibrin auf Wunden durchaus nicht die alleinige Folge bakterieller Präsenz, sondern sein Ursprung kann vielgestaltig sein, das allen Formen Gemeinsame ist aber der Mangel des fibrinolytischen Fermentes im Gewebe. Es ist also auch hier, wie so oft im Biologischen, ein Ausfall, eine Hemmung, ein Deficit, also etwas Negatives die eigentliche Ursache für die scheinbar positiven Erscheinungsformen. Wir werden sogleich sehen, welche Wichtigkeit diese Feststellung für unsere Therapie der Wunden gewinnen kann.

6. Sekretion, Vaskularisation, Granulation (Organisation).

Natürlich vermischt sich, wie auch auf den serösen Häuten in bunter Kombination das fibrinöse Sekret mit dem serösen, eitrigen und sanguinulenten. Ist die Sekretion rein cellulär, so werden mehr Zellen producirt, als für den Aufbau verwandt werden können; es liegt dann eigentlich eine Störung oder vielmehr Hyperplasie der Granulationspfeiler vor, welche aus dem Muttergewebe sich zur Vereinigung mit Nachbarbalken emporbilden. In solchen Fällen ist natürlich auch die Vaskularisation gestört, weil die Aussprossung der Gefässe bedingt ist durch die vorherige reine Zellproliferation und -Verdichtung, an welchen die sprossenden Endothelien und geschlossenen Endothelsäcke sich vorschieben. Daher ist bei luxuriirender Zellproduktion, d. h. profus dünnflüssigen Eiterströmen, die von der Granulationsfläche gleichsam abschmelzen, die Granulationsbildung blass, glatt, ungeheuer weich und schwappend, während die gesunde Granulation zwar auch Eiter, aber dickflüssigen, serumärmeren producirt und die Zellpfröpfe überall ein grobkörniges, schön rothes Aussehen und derbe schwer komprimirbare Konsistenz besitzen. Rein seröse Sekretion ist ein Zeichen von Reizung der Granulationsfläche. Wir finden sie ebensowohl bei medikamentöser Applikation (Jodoformekzem, bei welchem die Irritation sich auch auf der Wundfläche geltend macht), als auch bei Pyocyaneusinfektion und bei anderen bakteriellen Reizungen, auch als chemotaktische Wirksamkeit der Anwesenheit zersetzlichen Materiales in den Wunden (nekrotische Unterschenkelgeschwüre) namentlich, wenn die Umgebung der Wunde durch Lymphgefässdilatation in den Zustand chronischer Ueberfüllung mit naturgemäss allzuwässerigem Gewebssaft durch permanenten Entzündungsreiz gesetzt ist (Salzfluss). Ferner ist die vorwiegend serös-eitrige Sekretion den Granulationen der Skrophulösen und Tuberkulösen eigen, auch ohne dass Tuberkeln in den Geweben etablirt zu sein brauchen. Auch begünstigen diese Dispositionen sämmtlich überaus die Bildung von Fibrin auf den Granulationsflächen.

Die Vaskularisation der Granulationen betreffend muss betont werden, dass auch hier sich zunächst alle Formen der allgemeinen Gewebserkrankungen bemerken lassen. So finden wir bei Hämophilen Granulationen mit ungeheuer leicht und schwer blutenden, dünnwandigen Gefässschlingen; wir finden bei Syphilitischen Endothelverfettungen, welche durch allgemein glasige Blässe der Granulationen mit Verfettungskernen sich dokumentiren, neben reichlichem Auftreten von speckig fibrinösen Gerinnseln, die sehr fest und derb sitzen; wir finden bei Nephritis und Herzkrankheiten ödematöse und Stauungs-Granulationen, ja wir sehen ohne nachweisbare Ursache förmlich aneurysmatisch-angiomatöse Granulationen, die bei jeder Gelegenheit bluten, und in deren kleinen Granulationspfröpfen sich kirschgrosse Blutsäcke ausbilden können, ohne dass sonst Hämophilie oder irgend eine Dyskrasie vorgelegen hätte. Ich glaube bei Chlorose mehrfach die Neigung der neugebildeten Granulationen beobachtet zu haben, leichter als sonst zu bluten und kleine angiomatöse Blutherde in sonst derben, aber blassen Granulationsrasen zu bilden. Natürlich liegt hier immer eine mangelnde Elasticität der kleinen neu aufsprossenden Endothelblindsäcke vor, welche die geringste Blutdrucksteigerung zum Zerreissen bringt. Uebrigens ist es mir interessant gewesen, zu beobachten, dass auch Granulationsflächen des Gesichtes mit „erröthen" oder „erblassen", also mit unter dem Einfluss psychischer Gefässerregung stehen. Ich habe auch mehrfach beginnende Ohnmacht der Patienten beim Verbandwechsel an plötzlichem Erblassen der Granulationsfläche auf dem Rücken, im Nacken etc. eher gesehen, als meine Assistenten, welche den Patienten ins Gesicht blickten. Oft sieht man über Granulationen die Pulswelle rhythmisch hinfliegen, eins der wunderbarsten Phänomene bei Herzfehlern. Die ganze Granulationsfläche bildet dann gleichsam eine einzige Pulsuhr. Dass allgemeine Anämie auch an Granulationen zum Ausdruck kommt, ist eine alltägliche Beobachtung, aber keineswegs deuten anämische Granulationen stets auf allgemeine Blutmischungsanomalien. Das kommt daher, weil bei völlig normaler Blutmischung die Neubildung der Gefässe doch nicht in wünschenswerther Weise stattfindet, wo die Zellproduktion die Gefässsprossung überbietet. Auch giebt es Medikamente, welche die Gefässsprossung entschieden inhibiren, zu denen z. B. das durch längere Zeit applicirte Jodoform gehört. Man kann mit Jodoformgazetamponade eine Wunde beliebig lange am Zuheilen verhindern. Auf der anderen Seite vermag man, wie allgemein bekannt, durch Arg. nitric. die Gefässsprossung auf Kosten der luxurirenden Zellbildung in den Granulationen anzuregen. Pathologische Zustände der Vaskularisation vermögen sich unter allerlei Bedingungen auszubilden, zu welchen auch die therapeutischen Missgriffe gehören, und es ist eben eine grosse Kunst, den Granulationen anzusehen, ob einer der drei Faktoren, Sekretion, Vaskularisation,

Organisation, und welcher gestört ist, und wie dem abzuhelfen ist. Nicht unerwähnt möge bleiben, dass es auch Thrombosen und Embolien in den Gefässschlingen der Granulutionen selbst giebt, und die früher oft beschriebenen Eiterherde innerhalb der Granulationsherde waren sicherlich ebenso oft pyämisch-embolischer Natur, als im Granulationsgewebe angesammelte miliare Abscesse, was übrigens auch vorkommen kann.

Der eigentliche Aufbau des Stützgerüstes, das sich später zur Narbe verdichtet, geht naturgemäss vom Mutterboden, den das Messer des Chirurgen durchtrennt hat, aus. Sein neues Zellmaterial entstammt daher im Wesentlichen dem fixen Zellbestand unter Betheiligung der ausgewanderten Leukocyten. Ich will hier den Streit nicht aufwärmen, der zwischen der alten Virchow'schen Anschauung von den Bindegewebszellen als alleiniger Matrix und der Cohnheim-Weigert'schen von der alleinigen Betheiligung der Gefässe mit ihren ausgewanderten Leukocyten entbrannt und noch nicht zum Stillstand gekommen ist, ich will nur bemerken, dass wenn man, wie Klebs und Verfasser annimmt, die Leukocyten ihren Nukleïnkern an die festen Gewebszellen abgeben können, und dass hierdurch unserer Meinung nach die Regeneration erst als ein echter Zeugungsakt begreifbar und verständlich wird, diese Anschauungen durchaus zu vereinigen sind. Da unleugbar Beides zu beobachten ist, so kann keine der extremen Anschauungen allein zu Recht bestehen. Wenn man aber mit uns annimmt, dass auch physiologisch deshalb Leukocyten das Gewebe durchwandern, weil sie stets im Gewebe zerfallend Nukleïnsubstanz an dasselbe abzugeben haben zwecks neuer Zellkonjugation und neuer Zellregeneration, dass demnach die Emigrationszellen gleichsam wandernde Seminien der lokalen Ergänzung und Erneuerung des Lebens sind, so wird es verständlich, warum dieser Vorgang bei jeder Bedrohung (Reizung) des Gewebes so excessiv mobil wird. Wo Gewebe zerstört wird, muss sein schneller Ersatz intendirt werden, dann wandern so viel Zellen aus, zerfallen so reichlich und befruchten so viel bis dahin ruhende, fixe Gewebszellen, dass mein verehrter Lehrer Grawitz auf die fast poetische Idee kommen konnte, sie schlummerten nur und die Entzündung sei der Ritter, der sie erweckte. Jeder Untersucher wird die ein-

gewanderten Leukocyten wiederfinden können. Ueber ihren Ver-
bleib aber tobt der Streit. Was man nach ihrem Verschwinden sieht,
ist der Beginn von Zellproliferation. Ist das etwa nicht bei jeder
Zeugung so? Das Seminium verschwindet, es geht in der mütterlichen Zelle unter und die sichtbare Folge des Kontaktes ist die
Kerntheilung in der Keimzelle. Sie stösst Tochter- um Tochterzellen
ab, und jede Zelle gelangt schliesslich, wenn sie nicht als luxuriirende
Hyperproliferation abgestossen wird auf die freie Wundfläche, schliesslich durch Umbildung zu der mütterlichen Form und Funktion.
Viele der neugebildeten Zellen werden abgestossen und finden sich
im Sekret wieder, so dass dieses schliesslich durch ihr Ueberwie-
gen über den producirten Gewebssaft rein eitrig werden kann,
wenige nur werden zum Aufbau verwandt. Wenn man diese Verschwendung von Baumaterialien beim Verbandwechsel auf der freien
Fläche der Wunde durch die Natur betrachtet, so kommt Einem
unwillkürlich der Gedanke, ob diese Ueberproduktion nur ein
Symptom der ungeheuren Luxusentfaltung des Lebens ist,
welches es überall da in Anwendung bringt, wo es seinen
Fortbestand gefährdet sieht, oder ob nicht vielmehr hier
ein anderer Kausalnexus zum Ausdruck kommt, der gegen
die Bedrohung der Granulationen, des frisch angelegten
Wundrasens von aussen, gerichtet ist. Wir wissen, dass zerfallende weisse Blutkörperchen Nukleïne und Globuline frei machen,
gegen deren bactericide Kraft nichts mehr einzuwenden ist, und es
mag in der Aussaat dieses reichlichen Nährmaterials ein
Princip zum Ausdruck kommen, auf das wir noch ausführlich zurückkommen werden. Vielleicht ist es eine Art Antisepsis,
die die Natur versucht, es ist aber auch noch etwas mehr, nämlich
eine Ablenkung der Bakterien vom bedrohten Angriffs-
feld, daraus zu entnehmen (s. u.). Mag nun mit menschlich unzu-
länglicher Zweckdeutung dies oder jenes der Sinn der Vorgänge
bei der Organisation der Narbe sein, wir müssen uns als Aerzte in
jedem Falle genau Rechenschaft darüber geben können, ob eine
Störung, und welche, in der Zellproduktion vorliegt. Dass gerade
an dem Gewebsneubau sich allgemeine dyskrasische Zustände besonders kundgeben müssen, ist selbstverständlich. Namentlich der
lymphatische Habitus, d. h. die Neigung zur zelligen Hyperplasie

mit der Neigung der Produktion grosser, mehrkerniger, vakuolen-
haltiger, nicht anbildungsfähiger Zellen, mit Mast- und Riesenzellen
durchsetzt, deren Druck schnell die aufsprossenden Gefässe ver-
drängt und an der Entwicklung hindert, und die ebenso gern der
Verkäsung wie der Verfettung verfallen, ist häufig zu beobachten.
Er ist meiner Meinung nach ebenso oft bei Tuberkulose, wie bei
Lues zu beobachten, ist aber auch überaus charakteristisch für
toxisch gereizte Granulationen und Ulcerationen. Diese die Ränder
schnell überwuchernden, pilzförmigen, hahnenkammartig über-
hängenden, schwammigen Granulationen sind fast stets der Ausdruck einer Erkrankung des lymphatischen Systems überhaupt. Es
ist, als ob die Lymphe diese Zellen besonders gebläht und glasig
hydropisch gestaltete, denn fast stets findet man neben diesen
schwammigen Granulationen auch die Umgebung der Wunde lymph-
angiektatisch, hydropisch, leukophlegmatisch, eigenthümlich beulig
und glasig sulzig verdickt. Ich habe bei Ulcerationen im elephantiastischen Gebiet stets diese glasigen Granulationen gefunden, wenn
es gelang, durch Kompression den Lymphstrom soweit abzudämmen,
dass er nicht überhaupt jede Form der Bildung von zelligem Material verhütete, was freilich die Regel ist. Bei Lymphorrhoe schwemmt
der überreichliche Sekretstrom die Zellen direkt ab.

Noch häufiger sieht man bei elephantiastischen Unterschenkeln
an Stelle der früheren Ulcerationen vollständig bürstenartige, blumen-
kohlähnliche, ziemlich trockene, diffus pseudopapillomatöse Rasen
oft centimeterhoch über die Haut emporragen, zwischen deren
Bündel man im Grunde noch die Ulceration erblickt. Ich erkläre
mir diese sonderbaren Bildungen so, dass sie eine merkwürdige
Form pathologischer Granulation, nämlich die kondylomatöse bei
Erkrankung des Lymphsystems des befallenen Ortes, darstellen. Wir
sehen überhaupt im Kondylom eine Spielart der Granulation, bei
der sich gewissermaassen Granulation und Epidermisirung durchfilzen.
Während sonst gleichsam ein subordinirtes Verhältniss besteht, derart, dass die Granulationszellen sich zurückbilden im Augenblick,
in welchem die Epidermis seitlich beginnt sich über die Granulationsrasen hinwegzuschieben, durchkreuzen hier die ungehemmten
Zellproliferationen immer von Neuem die Epidermisschuppung. Uebrigens entsteht diese Anarchie meiner Beobachtung nach nur da,

13*

wo chronisch-lymphatische Störungen in der allgemeinen oder —
lokalen Cirkulation etablirt sind. Diese Störungen der Lymphcir-
kulation können wie bei der Gonorrhoe durch Kontakt von Gift bedingt, resp. wie bei der Syphilis Symptome der Ausscheidung von
Gift sein. Es soll hier nicht verabsäumt werden zu erwähnen, dass
ohne solche begleitende lymphatische Störung, über die Wundränder
hängende pilzförmige Granulationsrasen immer auf die Anwesenheit
nekrotischen Materiales hinweisen, und dass sie deshalb ebensowohl
bei fistulösen Panaritien, wie bei Fistula ani und bei allerhand
Knochenfisteln sich geltend machen.

7. Harmonie und Anarchie der Baumaterialien.

Es sind wunderbare Probleme bei der Wundheilung zu beobachten. Warum bildet sich ein Granulationswall um eine Fistel
nicht eher zurück, als bis solch ein kleiner Sequester entfernt ist?
Fordert die Dissekationseiterung einen offenen Abfluss oder muss
dem Stapellauf des todten Knochenstückchens die Passage zur
endlichen Ausstossung freigehalten werden? Wer heisst aber die
Zellen an der Ausmündung es zu vermeiden, sich frühzeitig zu
organisiren, zu schrumpfen und unter die Epidermisdecke zu begeben; wer giebt ihnen die Weisung, provisorisches Gewebe zu
bleiben? Wer heisst diese Epidermisdecke, es zu vermeiden, sich
frühzeitig über den Fistelwall zu breiten? Warum steigt die Epi-
dermiszelle niemals bergan bei Granulationen, wenn sie doch gewohnt
ist, über Berg und Thal der Hautpapillen sich zu regeneriren? Das
Alles erinnert mich immer an das gleich mystische Kommando,
welches das frei auf der Uterusfläche rollende befruchtete Ei an
den Gesammtorganismus ohne jeden Nervenstrang und ohne jede
Blutgefässkommunikation rein durch Kontakt ergehen lässt: die
nächste Menstruation wird nicht stattfinden, die Brustdrüsen sollen
schwellen — und mit einem Schlage beginnt der jungfräuliche
Organismus sich zum mütterlichen zu gestalten! Die Spiritisten
sollten mehr auf die Wunder im Diesseits achten und sie wenigstens
zu formuliren suchen, vielleicht verginge ihnen vor Erstaunen die
Lust, sich aus dem Jenseits mit Kartoffeln und Stiefelknechten be-
werfen zu lassen. Ich wenigstens kann mich des stillen Staunens

niemals erwehren, welches mich befällt, wenn ich es sehe, wie der milchweisse, zarte Epidermissaum, gleichsam ein dünnes, lebendes Hornblatt, sich über den Wundrasen schiebt und von demselben Augenblick an die darunter liegenden Zelllager sich in das innere Leben ohne Protest, ohne Entfaltung ihrer eigenen Triebkräfte zurückziehen. Welche Ordnung, welche Harmonie, welches Einfügen, welches Streben nach einem Ziel!

8. Gewöhnung der Granulationen an Reize. Anpassung.

Natürlich giebt es auch mannigfache Formen der Aplasie des Zellmateriales auf Granulationen, von denen die interessanteste diejenige durch Gewöhnung, Anpassung an ein bestimmtes Wundmittel ist. Es ist gar keine Frage, dass Granulationen an Reize bestimmter, oft wiederholter Art sich gewöhnen, und dass die Gewöhnung in einer Aplasie, einem Stillstand des Restaurationsbaues sich ausdrückt. Es ist, als stellten sie die Arbeit ein, so lange die ihnen unüberwindliche Hemmung bestehen bleibt, und meiner Meinung nach ist diese Gewöhnung ein Ausdruck der Lähmung der Zellkörper und ihrer Fähigkeit, sich unbeschränkt zu regeneriren. Da gerade die Leukocytenauswanderung in diesen Fällen medikamentöser Anpassung der Granulationen stockt, so habe ich darin einen Beweis gesehen, dass in der That die Leukocyten dennoch mit dem Gewebsaufbau etwas zu thun haben, wenn auch aus ihnen selbst keine fixe Gewebszelle werden sollte, dass aber durch ihren Kontakt die autochthone Zellwucherung erst vermittelt wird. Die Degenerationsformen der Granulationen, welche man am häufigsten zu sehen bekommt, sind eben Fibrinbeschläge und die damit gegebene Abplattung und Entwickelungshemmung der Regeneration; ferner der molekulare Zerfall der einzelnen Granulationspfröpfe, ein Vorgang, der dem Abort im grossen deshalb gleichzusetzen ist, weil er ebenfalls nur bei Lebensunfähigkeit einer neugebildeten Keimzelle eintreten kann, und welcher durchaus etwas anderes ist als die Verfettung der Granulationen, welche der Lues zu eigen ist, und die makroskopisch schwer erkennbar, weil fast stets von Fibrinbeschlägen verhüllt ist; mikroskopisch aber kann man die Fettbildung in jedem Falle leicht nachweisen, auch sind die vielkernigen, grossen Mastzellen

mit den Fettkörnchen doch typisch hier, wie überall, wo es sich um
Lues handelt. Dass direkte miliare Tuberkel in Granulationen
entstehen können, habe ich, wie viele Andere, mehrfach beobachtet.

Ein wahres Museum fast aller vorhergenannten Formen pathologischen Granulationsbodens finden wir bei Ulcus cruris, diesem
stets etwas stiefmütterlich behandeltem Gebiet schwierigen ärztlichen
Handelns.

9. Die intermediäre Plasmaschicht als Nährmittel.

Es ist, wie wir bei der Besprechung der natürlichen Heilungsbedingungen aseptischer Wunden gesehen haben, wesentlich die
primäre Verklebung und provisorisch organische Verschmelzung der
Wundwände durch die unzersetzte und normale plastische Intermediärsubstanz aus Serum, Fibrin und zelligem Material gebildet, an welche
die Verheilung in einem kontinuirlichen organischen Bildungsprocess
geknüpft ist. Es wird gleichsam diese organische, provisorische
Füllung als Baugerüst für die Strebepfeiler der späteren Narbe
benutzt und bei dieser Füllung mit dauerzelligem Material direkt
von diesen Zellen aufgezehrt. Man kann sich sehr wohl vorstellen,
dass die neu producirten Zellen, ehe sie der Cirkulation a tergo
eingereiht sind, ehe sie der Ernährungsstrom des geweblichen Stoffwechsels erreichen kann, in ihrer Ernährung direkt auf diese
provisorische Nahrungsschicht angewiesen sind. Sie erfüllt für die
einwandernden Leukocyten, für die Gefässsprossen-Endothelien der
Blut- und Lymphräume, für die Abkömmlinge der fixen, bindegewebigen Stützsubstanz also erstens die Rolle eines Baugerüstes
und zweitens die eines Ernährungsmaterials. Das giebt uns für
unser therapeutisches Handeln eine normale Richtschnur. Wenn
wir die Primaheilung unterstützen wollen, so müssen wir also erstens
für die Fernhaltung aller Möglichkeiten des frühzeitigen Zerfalles
der plasmatischen Intermediärsubstanz sorgen. Das thun wir durch
unsere exakte Asepsis, welche Fermente wie Bakterien nach
Menschenmöglichkeit ausschaltet. Da wir Nähte legen müssen und
diese Nähte durch nicht völlig bakterienfreies Gebiet laufen können
(Haarbälge, Drüsensäcke), so habe ich es rathsam gefunden, wo es
irgend angängig, diese Suturen so anzulegen, dass stets der Stich-

kanal ausserhalb des Wundtrichters zu liegen kommt, also so, dass die Konkavität der Nahtlinie unter dem Boden der Wunde hindurchläuft. Das hat den Vortheil, dass die eventuell mitgerissenen Bakterien möglichst ausserhalb der plasmatischen Zwischensubstanz zu liegen kommen, wo ihre Ansiedelungsneigung weit weniger günstige Bedingungen findet. Wir müssen auf der anderen Seite auch möglichst von aussen her die Abtödtung der Mikroorganismen, ja selbst ihre nur zeitweilige Hemmung der Entwickelung als Ziel anstreben, falls wir das erreichen können, ohne die Zellsubstanzen selbst zu schädigen. Drittens werden wir im Verfolg, alle naturgemäss gegebenen Heilfaktoren zu unterstützen, danach streben, den Verklebungsprocess möglichst zu begünstigen. Wir thun das im Groben durch die Naht; zwischen den Nähten aber sickert stets Plasma hervor, dieses Plasma in seinem natürlichen Erstarrungsprocess (Verschorfung) zu unterstützen, scheint mir sehr wesentlich; denn erstens deckt der Schorf die Wunde zu und schützt sie vor Ausseninfektion und zweitens hilft er sehr energisch die Adaptirung der Wundflächen zu vervollkommnen.

Diesen drei naturgemässen und aus der Wundlehre logisch folgenden therapeutischen Indikationen habe ich nachzukommen gesucht, als ich die Gelatine als Wundmittel einzuführen empfahl. Seit vielen Jahren habe ich Studien gemacht über die Verwendung der Eiweisskörper in der Chirurgie, deren Resultate ich schon mehrfach angedeutet habe. Ich habe das Verhalten sterilisirten Serums, der Peptone, Nukleïne, der Fermente (Pepsin, Trypsin) auf Wunden studirt und werde noch Gelegenheit haben, darauf zurückzukommen. Jetzt will ich nur die letzte Phase dieser Untersuchungen, die Formalingelatine, das Glutol in Betracht ziehen.

10. Das Glutol als künstlicher Wundleim und homogene Wundhülle.

Mir erschien es von Anfang dieser Fragestellung an geboten statt die Zellen des Organismus mit chemischen Mitteln zu schädigen ihre Lebensbedingungen zu erhöhen, um sie womöglich zu kräftigen im Kampfe mit den Bakterien. Ich habe direkt an eine Ernährung der Zellen von der Wunde aus gedacht. Ernährende

Verbände sind schon einmal in der Chirurgie dagewesen, und zwar hat ein ungarischer Kollege, dessen Name mir leider entfallen ist, es versucht bei kachektischen, durch profuse Granulationseiterung heruntergekommenen Individuen die allgemeine Ernährung zu heben durch Bedeckung grosser Granulationsflächen mit peptonisirter Nahrung. Es gelang auch wirklich, die Kräfte zu beleben. Das war es aber nicht, was mir vorschwebte. Ich war der Ansicht, dass alle Verbandstoffe, alle unsere gebräuchlichen Lösungen, selbst Wasser und Kochsalzlösungen, immer noch differentes Material darstellten gegenüber dem Saftmedium, in welcher die Gewebszellen normaler Weise eingebettet liegen. Werden sie durch den Schnitt mit der Luft in Kontakt gebracht, so ist diese Luft etwas Pathologisches, etwas für ihr Leben Bedrohliches, Hemmendes. Noch mehr ist das mit der Tupfergaze, dem Spülwasser, den Verbandsmaterialien der Fall. Der direkte Kontakt mit allen diesen Dingen war meiner Vorstellung nach etwas Unphysiologisches, mit einem intimen Verständniss des Zelllebens nicht Harmonirendes. Tausendfältige Erfahrung freilich ergab, dass diese Einwirkungen fast sämmtlich überkompensirt werden können durch den wunderbaren Anpassungs- und Regulationsmechanismus in allen biologischen Dingen, aber auf tausend gut verheilende Wunden kamen doch immer noch mehrere Fälle, in denen unsere gesammte Kunst gröblichst versagte. Wenn Andere völlig logisch und gewiss unter gerechtem Dank der Wissenschaft alle Mühe und Erfinderkraft darauf richteten, von der Seite des Bakterienkampfes her diesem unerklärlichen Manko unserer chirurgischen Abrechnung mit der Krankheit beizukommen, so war es mein a priori gewiss ebenso berechtigtes dauerndes Streben, von der Seite der Zelllebenförderung der Frage auf den Grund zu kommen, warum unsere Asepsis gelegentlich immer noch total versagt. Mein Plan war, die Zellen zu kräftigen gegen die sich ihnen von aussen aufdrängenden Feindseligkeiten. Das waren eben meiner Meinung nach durchaus nicht die Bakterien allein. Ich habe daher stets gestrebt, deckende Hüllen für die Wunden (auch für die nicht per primam heilenden) zu suchen, welche den Mangel einer ausreichenden plastischen Intermediärsubstanz, die Vermittlerin schnellster und unkomplicirtester Heilung, zu ersetzen im Stande waren. Unwillkürlich musste ich hier an die Schede'schen Versuche mit dem feuchten Blutschorf anknüpfen, für

deren logische Folgerichtigkeit ich schon frühzeitig (1886 Chirurgenkongress) einzutreten auf Grund eigener Experimente Gelegenheit
hatte.

11. Anfänge der homogenen Wundbehandlung.
Schede'scher Blutschorf.

Diese Schede'schen Bestrebungen bezwecken zum ersten Male
bewusst, die Verbandsmaterialien durch Ernährungsmaterialien zu
ersetzen, wenngleich ihr Befürworter die Konsequenzen derselben
nicht gezogen hat. Die Hoffnungen, welche Schede auf die Praxis
des feuchten Blutschorfs, d. h. das absichtliche und methodische
Vollblutenlassen der operativ angelegten Gewebslücken, gesetzt hatte,
erfüllten sich leider nicht. Aber jeder, welcher feuchte Blutschorf-
therapie getrieben hat, wird, falls er zu beobachten verstand, zugeben, dass zwar häufig der Blutschorf zerfiel, dass daraus auch
gelegentlich, wenn auch selten, eine Bedrohung der Gesundheit für
den Patienten erwuchs, dass aber dennoch die unter dem zerfallenen
oder nicht zerfallenen Blutschorf liegenden Granulationen von einer
Schönheit waren, wie man sie sonst sehr selten mitten in der Aera
antiseptica zu sehen bekam. Ich habe bei meinen Experimenten
über Blutschorf (1886 Greifswald) diesen Eindruck stets verstärkt
gefühlt und habe nicht aufgehört, über diesen Kausalnexus nachzu-
denken. Nun, ich glaube heute beweisen zu können, dass die
Schönheit und der gute Ernährungszustand unter dem zerfallenden
Blut einzig die Folge jeder Abwesenheit von fremdartigem Reiz,
der Homogenität der so geschaffenen Wunddecke, der direkten Aufnahme von adäquatem Nährmaterial durch die entblössten Zellen zu
danken ist. Wie, so musste man sich fragen, war diese Thatsache zu
benutzen, ohne dass man Gefahr lief, durch Zersetzung des ange-
sammelten Blutschorfes den ganzen Wundverlauf zu gefährden? Hatte
doch v. Bergmann es auf das strengste perhorrescirt, irgend welche
Blutpunkte in einer Wunde (Eisenacher Naturforscherversammlung
1886) bestehen zu lassen, und die Abwesenheit irgend welchen
zersetzlichen Materiales in der Wunde als das erste Erforderniss
der Antisepsis gestellt.

Gewiss, solange man kein Mittel wusste, absolut sicher die

Zersetzung der plastischen Substanz zu verhüten, solange war es ein gefährliches Spiel, Blutschorf, namentlich über pathologischen, mit bakteriellem Material durchsetzten Höhlen (Osteomyelitis, Nekrose), anzuhäufen. Immerhin hatten die Versuche mit Blutschorf das Eine ergeben, dass die Gefahr nicht so ungeheuer sein konnte, denn es sind Hunderte von Blutschorfversuchen angestellt worden, ohne dass man die Behauptung gehört hat, dass dadurch irgend eine Sepsis oder Pyämie bedingt gewesen sei, und wenn es geschehen ist, so doch gewiss nicht in der Häufigkeit, dass man gezwungen wäre, dieselbe mit Sicherheit auf die Etablirung des Blutschorfes zu beziehen. Es steckte eben zweifellos ein guter Kern in Schede's origineller Idee. Ihn herauszuschälen war einer meiner brennendsten Wünsche, und ich meinte, es müsse das möglich sein. Gelingt es, ein ähnliches indifferentes, plastisches und dem Gewebe homogenes Material an die Stelle des Blutes zu setzen, gelingt es, durch besondere Behandlung dieses Materiales seine Zersetzung zu verhüten, so müsste man ein Wundmittel in der Hand haben, welches allerdings für die Wundtherapie reizlosere und günstigere Bedingungen setzt, als alle Anti- und Asepsis, solange sie nicht direkt an das Leben der Gewebszellen selbst, als Unterstützung der Heilfaktoren appellirt.

12. Die Formalingelatine als aseptischer Blutschorf und Haemostaticum.

Dieses Material fand ich in der Formalingelatine. Dies unter dem Namen Glutol*) erhältliche Pulver in grobkörniger Form erfüllt meiner Meinung nach alle die oben aufgestellten Indikationen einer natürlichen Wundheilung. Es verschorft auf das energischste das zwischen den vernähten Rändern einer per primam zu heilenden Wunde aussickernde Blutplasma in kurzer Zeit zu einer festen plastischen Borke. Ferner ist es ein ausgezeichnetes Haemostaticum, wie die Gelatine überhaupt (eine Thatsache, die nach meinen Publikationen über diese Eigenschaften der Gelatine als Wundmittel, namentlich von Frankreich her, unberechtigterweise als

---

*) Schering'sche Fabrik, Berlin Müllerstrasse 170—71.

Originalentdeckung verkündet wurde). Ist man doch in der durch mich bekannt gewordenen hämostatischen Kraft der Gelatine so weit gegangen, dieselbe subkutan und in Aneurysmasäcke einzuspritzen, ein Versuch, der nach zwei plötzlichen Todesfällen durch Embolie wohl nicht zu den glücklichen zu rechnen ist. Genug, die hämostatische, Blutschorf bildende Eigenschaft der Gelatine ist auch für die Primawunden ein sehr willkommenes Mittel, die natürliche Heilung durch Verklebung zu unterstützen. Es kommt hier aber noch ein anderes Princip zur Wirkung, welches ich als eine kontinuirliche und selbstthätige Desinfektion des Organismus bezeichnet hatte. Ich hatte bei meinen anderweitig publicirten Versuchen (Therap. Monatshefte No. 2, 1896) vermuthet, dass die an sich nicht vorhandene antiseptische Kraft des Glutols dadurch im Kontakt mit der Wunde zu Stande käme, dass die aktive Thätigkeit der Zellen und der von ihnen gelieferten Fermente es zu Wege brächten, in kontinuirlichem Strom das enthaltene Formalin aus der festen unlöslichen und an sich nicht antiseptischen Gelatineverbindung abzuspalten.

13. Selbstthätige Desinfektion.

Nun ist es meinem Freunde Gottstein gelungen, durch exakte Experimente, welche er in der Hufeland'schen Gesellschaft Berlin 1896 demonstrirt hat (Therapeutische Monatshefte, Februar 1897), diese meine Anschauung als zutreffend zu erweisen. Ich gebe an dieser Stelle mit Gottstein's gütiger Erlaubniss den Bericht der Hufeland'schen Gesellschaft wieder.

„Vor einem Jahre führte Schleich die geraspelte Formalingelatine unter dem Namen „Glutol" in die Wundbehandlung ein. Schon 1893 hatten Gegner und Hauser festgestellt, dass thierische Leimsubstanzen durch die Einwirkung von Formaldehyd derart verändert werden, dass sie in Wasser in der Wärme nicht wieder löslich werden. Schleich fand nun im Thierversuch, dass dieser so resistente, nach völliger Wasserverdunstung hornartige Körper durch die Zellen des thierischen Körpers zur Auflösung gebracht wird. Schleich und ich stellten später fest, dass auch Pepsin nach 24stündiger Einwirkung die Formalingelatine auflöst, und dasselbe theilte bald darauf auf Grund gleichzeitiger Versuche Weyland*) für Pankreasferment mit. Auf Grund seiner Beobachtungen wandte nun Schleich diese Substanz in gepulverter Form zur Behandlung von Wunden an und erzielte namentlich zur Verhütung primärer Infektion und bei progredienten Eiterungen Erfolge, welche seither auch von anderer Seite bestätigt wurden. Das hierbei angewandte Mittel, an sich ein antiseptisch indifferentes Pulver, wurde hierbei in der Wunde gelöst, und Schleich erklärte die Wirkung durch die Hypothese einer cellularen Antisepsis, welche ein neues Princip antiseptischer Wundbehandlung bedeutete. Die bisher gebrauchten Antiseptica waren entweder Körper, welche an sich schon antiseptische Eigenschaften besassen oder, an sich indifferent, dennoch einen antiseptisch wirkenden Bestandtheil enthielten, welcher bei der Berührung mit Wundsekreten oder dem alkalisch reagirenden Serum sofort in erheblicheren Mengen abgespalten wird. In beiden Fällen wird die Wunde momentan mit grösseren Mengen des Antisepticums überschwemmt; durch den Ueberschuss dieser Mittel kann es zur Zellentödtung oder zur sofortigen Bildung chemisch indifferenter Verbindungen zwischen Antisepticum und Eiweiss kommen, wodurch der Zweck einer reizlosen antiseptischen Dauerwirkung vereitelt werden kann. Beim Glutol dagegen, welches gegenüber dem alkalischen Sekret unzerlegt bleibt, würde successive durch die fortschreitenden Vorgänge des Wundreaktionsprocesses und durch die beständige Zellenthätigkeit eine minimale, gewissermaassen mikroskopische Menge des antiseptischen Formaldehyds proportional der Stärke der Zellenhäufung und der durch sie bewirkten Auflösung der Gelatine frei.

Gegen diese Theorie hat neuerdings Classen eingewandt, dass die Formalingelatine überhaupt kein chemisch gebundenes Formaldehyd enthalte, sondern nur eine physikalische Veränderung der Gelatine darstelle, welcher unbestimmbare Mengen Paraforms äusserlich anhafteten. Die Unrichtigkeit dieser Behauptung lässt sich durch eine einfache Reaktion darthun, mit welcher auch zugleich die Richtigkeit der Schleich'schen Hypothese erwiesen werden kann. Wenn man Fuchsin in schwefliger Säure löst, so entsteht eine

---

*) Therap. Monatsh., März 1896.

strohgelbe Flüssigkeit, welche bei Zusatz minimaler Mengen freien Formaldehyds nach wenigen Minuten sich roth bis rothviolett färbt. Zu unseren Versuchen diente uns ein von Professor Merling besonders hergestelltes Glutolpräparat, aus welchem durch ein besonderes Verfahren alle Spuren äusserlich anhaftenden Paraforms entfernt waren. Dieses Präparat giebt bei der Behandlung mit dem Reagens auch nach tagelangem Stehen keine Spur einer Rothfärbung, ebensowenig bei der Anwesenheit von Alkalien oder Säuren. Es enthält also sicher keine Spur von freiem oder durch Säuren bezw. Alkalien abspaltbaren Formaldehyds. Wenn man aber dasselbe Präparat 24 Stunden durch Pepsinsalzsäure verdaut und dadurch zur Lösung bringt, so tritt bei Zusatz des Reagens sofortige Rothfärbung ein, die Flüssigkeit enthält jetzt also freies Formaldehyd. Kontrollversuche ergeben, dass weder Pepsin noch gewöhnliche, durch Pepsin verdünnte Gelatine das Reagens färben. Damit ist unter Widerlegung der Behauptung von Classen erwiesen, dass Glutol eine feste Verbindung von Gelatine und Formaldehyd ist, welche aber weder durch Alkalien noch Säuren, wohl aber bei Behandlung mit Pepsin Formaldehyd abspaltet.

Wenn man ferner dieses Glutol mit Eiterzellen, welche an sich das Reagens nicht röthen, in Gegenwart von Wasser in Berührung bringt, dann filtrirt und das Reagens der Flüssigkeit zusetzt, so tritt ebenfalls Rothfärbung ein, ein Beweis für die Richtigkeit der Schleich'schen Theorie, dass Eiterzellen das Glutol unter Abspaltung von Formaldehyd auflösen.

Classen hat nun bald nach dem Erscheinen der ersten Mittheilung von Schleich, dessen Theorie er für das Glutol aus chemischen Gründen bekämpfte, Verbindungen anderer indifferenter Körper mit Formaldehyd herzustellen unternommen, für welche er die Schleich'sche Theorie seinerseits in Anspruch nimmt. Es ist uns von vornherein klar gewesen, dass die Darstellung einer ganzen grossen Zahl von chemischen Verbindungen oder Kondensationen zwischen organischen indifferenten Substanzen und Formaldehyd möglich war; der Versuch musste aber entscheiden, ob diese Substanzen antiseptisch wirksam waren, und in diesem Falle, ob die Abspaltung des Formaldehyds nur durch die Zellen selbst oder schon durch die alkalische Wundflüssigkeit eintritt. In dem letzteren

Falle hätte ein solches Produkt nichts vor den schon bekannten Antisepticis voraus. Aus diesen Gesichtspunkten hatten Schleich und ich schon lange vor der ersten Mittheilung Classen's eine ganze grosse Zahl von Körpern hergestellt und an Wunden geprüft. Unter anderen Körpern habe ich selbst schon im Februar 1896 Amylum mit Formaldehyd in verschiedener Weise behandelt, und die erhaltenen Substanzen wurden von Schleich an Wunden geprüft. Ueber die praktische Minderwerthigkeit aller dieser Körper gegenüber dem Glutol hat Schleich schon im Novemberheft dieser Zeitschrift berichtet. Nach den bisherigen Kenntnissen erfährt eben nur die Gelatine unter dem Einfluss des Formaldehyds jene specifische Veränderung, dass ein nur noch durch Fermente und Zellen löslicher Körper resultirt.

Es ist daher eine missverständliche Auffassung von Classen, wenn er für sein Amyloform die gleichen Eigenschaften beansprucht wie für das Schleich'sche Glutol. Schon er selbst giebt an, dass Amyloform durch Alkalien und Säuren zerlegt wird; bei Berührung mit dem alkalichen Wundsekret wird also sofort Formaldehyd in erheblichen Mengen abgespalten. Dementsprechend verhält sich auch das Amyloform gegenüber der fuchsinschwefligen Säure ganz anders als Glutol. Während letzteres in diesem Reagens selbst bei Bluttemperatur keine Rothfärbung erzeugt, tritt bei Zusatz von Amyloform in der Kälte langsam, bei Bluttemperatur fast sofort eine Rothfärbung*) ein, welche stetig bis zu erheblichen Graden der Violettfärbung zunimmt. Das Formaldehyd ist im Amyloform so locker gebunden, dass es unter der Einwirkung der schwefligen Säure völlig abgegeben wird.

Das Amyloform ist also zwar ein Antisepticum, aber dessen Princip unterscheidet sich in keiner Weise von dem der schon bekannten Antiseptica, bei welchen der wirksame Körper schon durch alkalische Wundsekrete in erheblichen Mengen abgespalten wird."

---

*) Bei Erhitzung des Reagens bis zum Sieden tritt, namentlich wenn dasselbe sehr viel Fuchsin enthält, in dem Reagens an sich Rothfärbung ein. Bei Anwesenheit von Glutol bleibt nach dem Erkalten nur das Pulver, nicht die darüberstehende Flüssigkeit gefärbt, während Amyloform spontan und beim Erwärmen Formaldehydfärbung in die Flüssigkeit übertreten lässt.

Aus diesen Untersuchungen geht also hervor, dass, wo Formalingelatine mit lebenden Gewebszellen in Kontakt kommt, minimale
Mengen von Formaldehyddämpfen kontinuirlich entwickelt werden;
das ist übrigens noch direkter zu erweisen, wenn man Formalingelatine, welche etwa 12 Stunden auf eine Wundfläche gelegen hat,
in ein Reagensglas thut und nun mit fuchsin-schwefliger Säure über-
schüttet, dann ergiebt sich rothviolette Aldehydreaktion. Führt man
jedoch denselben Versuch an derselben Wunde nach 4—5 Tagen
aus, so erhält man keine oder nur noch schwache Reaktion. Noch
exakter lässt sich der Versuch ausführen, wenn man in beiden Fällen
die über den Wundrasen gebreitet gewesene Gelatine vorher über
dem Filter mit Wasser durchspült und die Probe am Filtrat anstellt.
Es kann daher gar keine Frage sein, dass die Formaldehydmenge,
welche allmählich abdampft, resp. sich in der vorhandenen Wundflüssigkeit auflöst, geeignet ist, noch nachträglich unter dem Verbande die Bakterien zum mindesten in ihrer Entwicklung zu hemmen.
Für aseptische Wunden ist das gewiss um so mehr eine sehr willkommene Unterstützung der Heilung, als ja bei Trockenheit der
Wunden das entwickelte Gas direkt in alle Buchten und Taschen
der Wundfläche, welche dieselbe in mikroskopischem Sinne stets
aufweisen dürfte, dahinstreichen und den Fortbestand der Asepsis
bis zur Heilung garantiren dürfte. Anders in nicht per primam
heilendem Gebiet; hier wird zwar auch durch den Kontakt mit gesunden Gewebszellen sicherlich das Princip der Ausdampfung des
Formaldehyds in antiseptischem Sinne thätig sein. Das wird aber
um so weniger geschehen können, je mehr etwa labiles, nekrobiotisches ja direkt nekrotisches Material vorhanden ist und je mehr
etwa Fibrinbeschläge und Verunreinigungen aller Art die Gelatine
von dem Kontakt mit dem Zellmaterial und der Entfaltung der
Spaltungspotenzen abhält. Hier muss naturgemäss die Formalin-
abspaltung versagen, wenngleich überall, wo gesundes Gewebe operativ durchnitten ist, dieser Kontakt die Progredienz einer Infektion
auf das Energischte zu verhindern im Stande sein muss. In der
That ist das der Fall und mir erscheint kein Mittel unserer Wundpflege so im Stande Eiterungen zum Stillstand zu bringen, wie das
Glutol, wenn die Incision überall in unserem Sinne, d. h. im Sinne
der Kontaktmöglichkeit mit gesunden Gewebszellen angelegt ist.

Wenn wir seit der Anwendung des Glutols, also seit 1894, auch keine einzige Eiterung progredient werden sahen, was mir die vielen Herren Kollegen, die mein Material mit zu beobachten reichlich Gelegenheit hatten, vor allem Dr. Wittkowski, Dr. Symmes, Dr. Schwersenski, jederzeit auch publice zu bestätigen bereit sind, so können wir das wohl als einen Beweis für die Wirksamkeit des Glutols mit einigem Recht ins Feld führen.

Aber wie gesagt, an Wundstellen an denen dieser Kontakt nicht möglich ist, müsste das Glutol an sich natürlich wie ein indifferentes Pulver wirken. Im Glutol aber ist noch ein eigenartiger wundtherapeutischer Gedanke verwirklicht, der auch von einer andern Seite her die Verwendung des eiweissähnlichen Materiales auf Wunden absolut rationell erscheinen lässt.

14. Die luxuriirende Zellproliferation und die „Bakterienablenkung". Princip der geopferten Nährböden.

Wir haben es oben erwähnt, dass eine luxuriirende Zellproliferation über nicht ganz aseptischen Wundflächen, eine Produktion von ungeheuer zahlreicherem Zellmaterial, als zum Aufbau der Narbe zweckmässig erscheint, die Regel ist, und dass sogar die Produktion von Eiterplasma und Zellen in einer direkten Abhängigkeit von der Zahl der vorhandenen Mikroorganismen zu beobachten ist. Das legt die Vermuthung nahe, dass auch in diesem Vorgang, wie so vielfach bei der Wundheilung, ein Schutzmechanismus zum Ausdrucke kommt in dem Sinne der Hinopferung eines ungeheuren Ernährungsbestandes auf die freie Fläche der Wunde, eines überreichlichen Eiweissmateriales, welches ganz und gar unzweifelhaft den Bakterien zum Raube fallen muss. Diese Thatsache an sich ist aber geeignet, die Bakterien von der Invasion zwischen die Zellen des Gewebes abzuhalten. Denn es müssten die Mikroorganismen nicht belebte Wesen sein, wenn sie die Nahrungsmittel nicht da am liebsten nähmen, wo sie dieselben am bequemsten erhalten können. Es ist ein durchaus allgemein biologischer Grundsatz, dass Lebewesen von zwei Möglichkeiten sich zu ernähren, stets jene mit dem geringsten Widerstand zu erreichen und sich zu erhalten suchen. Das ist das Gesetz des geringsten Kraftverbrauches, ohne welches die Oekonomie des Belebten überhaupt unverständlich ist. Wenn also die Natur es unternimmt, den Bakterien auf einer Wunde massenhaft Nährmaterial auf die freie Fläche zu liefern, so werden dieselben wahrscheinlich darauf verzichten, sich dasselbe in dem zweifelhaften Kampfe mit den fixen Gewebszellen erst zu erobern. Wo dies Ernährungsmaterial minderwerthig wird (Säftearmuth, mangelnde Zellproduktion)*), da greifen die unersättlichen Gegner des Zellaufbaues, die Unterwühler aller organischen Synthese, in das nun willkommene belebte Gefüge des Gewebes unerbittlich ein. Wir haben uns im Laufe unserer Glutolstudien immer mehr davon überzeugt, dass nach Vernichtung und Abspaltung des Formaldehyds, die von uns auf die Wunde gebrachte Gelatine geradezu als ein solches rationell ablenkendes Nährmaterial für die Bakterien, welches den natürlichen Vorgang der zweckmässigen Opferung von Eiweisssubstanz auf die freie Wundfläche, nachahmt und verstärkt, zu gelten hat. Sie bildet einen Nahrungsdamm, den man ihrem Einbruch in die Gewebe auf deren freie Fläche aufwirft, ein bequemes und willkommenes Nahrungsmaterial, das sie eher zu vernichten trachten, als sich mit den cellularen Abwehrmechanismen einlassen. Jedes Lebewesen zieht es vor zu fressen, statt gefressen zu werden. Wir glauben, dass wir jenen einfachen, neuen wundtherapeutischen Gedanken vollauf durch unsere Erfahrungen über Wundpflege als zutreffend beweisen können. Wir haben es ganz konsequent unternommen, gleichsam die bakteriologischen Erfahrungen vom Reagensglase her auf die freie Fläche der Wunde zu übertragen und wir haben lange Zeit geglaubt, dass die durch die Wissenschaft eruirte Lehre von dem specifischen Nährboden eine dankbare Aussicht auf die Therapie, auch auf die der specifischen Granulationsanomalien (wie Tuberkulose, Lues etc.) gewähren müsse. Nun, es ist nicht gelungen auf diesem Wege durch specifische Eiweisssubstanzen ein Herauslocken der diesen specifischen Nährboden entsprechenden specifischen Bakterien aus den Geweben zu ermöglichen.

---

*) Resp. es durch Lähmung der Produktionsquellen überhaupt nicht geliefert wird, wie bei gleichzeitigem Angriff einer toxischen Substanz.

15. Glutol und Serumpulver. Fibrinolyse, Chemotaxis und Gewebsaufbau.

In Bezug auf die Eiterungsprocesse aber hat sich dieser Gesichtspunkt in der That als ungeahnt dankbar erwiesen. Denn, um für purulente Processe günstige natürliche Bedingungen zu schaffen, auch da, wo grössere Mengen nekrotischer Beschläge den Gewebskontakt mit Glutol beeinträchtigen, hat man nur nöthig dem Glutol direkt Serumpulver zuzusetzen und man erreicht damit: erstens eine noch intensiver ablenkende Fütterung der Bakterien auf freier Fläche, und zweitens durch die im getrockneten Blutserum enthaltenen Fermente die nöthige und von den Gewebszellen nicht genügend erzwungene Abspaltung des Formaldehydes. Ueber die Verwendung des Glutols mit Serumpulver $\widehat{aa}$ (Schleich) können wir berichten, dass es durchaus bei der Abstossung nekrotischer Fetzen und fibrinöser Beschläge mehr leistet als das reine Glutol und andere Wundmittel und von uns stets bei eitrigen unreinen Wunden verwandt wird.

Pulvis serosus (Schleich)

Glutol (Schleich) $\widehat{aa}$.

Zur Behandlung unreiner Wundflächen mit Nekrosen.

Der Grund, warum gerade auf beschlagene und unreine Wunden das Serumpulver an sich so günstig wirkt (dessen Bereitung s. u.) ist übrigens nach unseren theoretischen Auseinandersetzungen ein einfacher und direkt mit dem biologischen Chemismus der Wunde zusammenhängender. Wir sahen, dass die Entstehung fibrinöser Beschläge um Fremdkörper, Reizungsstellen und Nahtstücken seine Ursache hatte in dem Mangel des fibrinolytischen Fermentes im Gewebe und im Gewebssaft; wenn wir nun normales Rinderblutserum in koncentrirter Form dem Wundsekret verunreinigter Wunden, welches die Filter durch Fibrinbeschläge zu passiren hat und deshalb meist stark wässerig ist, hinzu mischen, so geben wir dem pathologischen, hydrämischen, zell- und fermentarmen Sekret einen Theil seiner physiologischen Zusammensetzung wieder, und wir sehen in Folge dessen die Wunden genau sich so allmählich reinigen, als wenn wir früher auf die Wunden Pepsin und Salzsäure zur

Verdauung und Fibrinolyse der Beschläge applicirten. In der That habe ich in dutzenden von Fällen bei solchen verunreinigten Wund-processen dem Glutol Pepsin-Salzsäure-Lösung hinzugefügt und konnte ganz deutlich unter den allmählich schwindenden (verdauten Beschlägen) die guten, gesunden Granulationen aufschiessen sehen. Solche Behandlung erwies sich auch bei Verbrennungen mit dicken fibrinösen Beschlägen als dankbar.

Aehnliche Resultate ergaben Trypsin- und Ptyalinzusätze — alles Fermente, welche sicher einen Theil der pathologischen Be-schläge zu lösen im Stande sind. Wenn ich nun unter Zuthat sterilen Serums zum Glutol ebenfalls die Fibrinbeschläge sich auf-lösen sehe, so darf man doch die Annahme wagen, dass auch das normale Blutserum an sich ein fibrinolytisches Ferment enthält, welches der Wirkung des Glutols auf die freie, nicht verunreinigte Wundfläche zu statten kommt. Diese Anschauungen erklären aber auch zur Genüge, warum das Glutol durchaus versagt bei specifi-schen Wundprocessen, z. B. bei der Tuberkulose und der Lues, bei denen nachgewiesenermaassen das fibrinolytische Ferment mangelt (Weigert). Einestheils verhindern eben die in Folge dieses Fer-mentmangels entstandenen Beschläge die Berührung zwischen Ge-latine und Zellen und damit die Abdunstung des Formaldehyds, andrerseits aber wird durch den specifischen, verdünnten und hy-drämischen Wundsaft das Glutol an sich nicht zerlegt, es muss also bei diesen Processen wie ein indifferentes Pulver sich verhalten. Ich habe gerade in diesem Verhalten des Glutols zu specifisch ver-änderten Wundflächen einen starken Beweis für die Richtigkeit meiner Anschauungen über Glutolwirkung und über die Bedingungen einer natürlichen Wundheilung erblickt. Es wirkt eben nur in der oft wunderbaren Promptheit da, wo gesundes Material von Zellen mit ihm in Berührung kommt resp. da, wo es gelingt durch Hinzu-thun fibrinolytischen Fermentes (Serumpulver, event. Pepsin) die Beschläge von Fibrin auf der freien Fläche der Wunde zu lösen. Möglich, dass es noch einmal gelingt auch für die specifischen Wundgranulationen die Lösung der pathologischen Beschläge zu erzwingen, bis jetzt ist es mir nicht gelungen von aussen her, d. h. von der Wunde aus den Tuberkeln oder den gummösen Processen in specifischer Weise beizukommen. Andererseits ergab sich mir

14*

aus meinen früheren Studien über Wundschorf, dass man durch
Jodkalidosen, innerlich verabfolgt, auch nicht specifische, verunreinigte Wunden schnell zur Reinigung bringen kann, gerade in
Fällen, bei denen fast jedes äusserliche Wundmittel versagt. Wir
verabfolgen für solche Zwecke Kal. jodat. 2,0 : 200 3 mal tgl. 1 Esslöffel in Milch. Da kann man in oft verblüffender Schnelligkeit
die trüben Beschläge sich reinigen sehen, gleichsam als handele es
sich wirklich um Lues. Da man ganz dasselbe aber auch bei
skrophulösen Wunden erreichen kann, da man weiss, dass überhaupt
das Jodkalium auf eine ganze Reihe leukocytärer Aggregationen
wirkt, so braucht man mich nicht der falschen Diagnosestellung zu
zeihen. Ich übersehe so leicht keinen Luesfall, aber ich behaupte
ohne Scheu, dass das Jodkalium wie das Quecksilber absolut
keine Medikamente sind, welche nur auf Lues wirken. Ich
könnte eine ganze Reihe von Fällen aufzählen, bei denen auf Quecksilberinunktion ganz rein skrophulöse, käsige Drüsen sich zurückbildeten, und Fälle, bei welchen Lymphome und sogar Kröpfe der
Involution anheimfielen, die absolut nichts mit Lues zu thun hatten.
Das nur nebenher, um den Verdacht auszuschalten, meine Jodkalium-
beeinflussung der schlechten Granulation beruhe auf einem Verkennen seiner Bedeutung für die syphilitischen Processe.

16. Jodkalium und Emigration.

Es ergab sich bei meinen Versuchen über Blutschorf, dass das
Jodkalium an Stellen geschädigter Cirkulation, also allgemein an
Orten minoris resistentiae, im Stande ist, eine verstärkte Leukocytenauswanderung von innen her anzuregen, eine interessante Beobachtung, welche fast gleichzeitig von Heinz in Breslau am Mesenterium des Frosches nach subkutaner Jodkaliumapplikation gemacht
wurde (ich arbeitete an Knochenhöhlen der Kaninchentibia mit
gleichzeitiger Blutschorffüllung) (Bericht des Chirurgenkongresses
1886) und die von Leichtenstern klinisch am Menschen bestätigt
und diagnostisch verwerthet wurde. Seitdem habe ich nun stets
bei dauernd jeder Therapie spottender Verunreinigung
von Wundflächen Jodkalidosen gegeben und meine, dass die
auffallende Reinigung der Wundflächen in Zusammenhang mit der

erregten Leukocytose zu bringen ist. Wundheilung ist ja, wie wir sahen, gebunden an eine regulär funktionirende Ernährungssteigerung der befallenen Gewebe und an eine dabei integrirenden Steigerung der Emigration von weissen Blutkörperchen. Da diese aber die Rolle der die Regeneration anregenden, belebten Seminien spielen, so ist mir wenigstens verständlich, warum Jodkalium und übrigens alle Leukocytämie erzeugenden Mittel die Wundverhältnisse verbessern. Die Wirkung aller äusserlich chemotaktisch reizenden Mittel ist eben eine gleiche wie diejenige der von innen her durch Leukocytenvermehrung eine Steigerung der Auswanderung an Stelle defekter Blutgefässbildung hervorrufenden Mittel. Diese Fälle chronisch beschlagener, mit halb organisirtem Fibrin und nekrotischen Gewebsresten gespickten und mit Eiweissniederschlägen austapezirten, meist gebuchteten Wundflächen (Ulcerationen) sind es, von denen die oben schon berührte paradoxe Therapie zu gelten hat (s. S. 61), bei welcher die Anwesenheit von Bakterien und die bewusst erzeugte Eiterung geradezu im Sinne der Heilungsintention wirksam ist. Wir werden bei der Therapie der Unterschenkelgeschwüre darauf zurückkommen. Es ist aber nach dem Gesagten schon jetzt vielleicht einleuchtend, dass die Umbildung einer torpiden, gleichsam wie ein neues pathologisches Sekretionsorgan immer von Neuem nur filtrirtes Serum producirendes Geschwür geradezu durch Eiterung zu einem Zustand produktiver Zellbildung gezwungen werden kann, durch deren Eintritt die Beschläge gelöst und bei nun vorhandener Deckung des jungen Zellnachschubes mit homogenem Material (Glutolserum) eine reine Granulation sich ausbildet; zumal, wenn man auch von innen her durch Jodkalium diese zellige Produktion auf der tapezirten und wie lederbeschlagenen Granulationsfläche energisch unterstützt. Wir haben also in der That Mittel, auf den reparatorischen Aufbau des jungen substituirenden Gewebes zu wirken*), und wir werden noch andere Faktoren kennen lernen, welche bei dem Testobjekt exakter Wundpflege, dem Unterschenkelgeschwür, die Heilung auf mechanische Weise erheblich zu unter-

---

*) Bekanntlich gilt es seit Billroth für unmöglich, irgend welchen Einfluss auf die Art der Granulationsbildung von innen her zu entfalten (Billroth, Allgem. Patholog. u. Therap.).

stützen geeignet sind. Ohne Frage aber ist eine Hauptbedingung jeder glatten Heilung die ausschliessliche Verwendung homogener Wundmittel deshalb, weil diese Substanzen Eiweiss, Glutin, Serum, Globulin, Nukleïn, Pepton etc. den natürlichen intermediären Wundhüllen, dem Plasma und Fibrin physiologisch nahestehen und das Minimum von Zellreiz bedeuten, während alle differenten Wundmittel: vom Jodoform bis zum Itrol, von den antiseptischen Lösungen bis auf das sterile Wasser direkt Zellgifte darstellen, welche die Funktionen der Reparation und Regeneration seitens der durchtrennten Gewebe ebenso wie ihre Widerstandskraft gegen die Bakteriendestruktion zu lähmen geeignet sein können. Wir sehen also auch hier in den feinsten Details der Wundpflege, dass wir des heterogenen Chemismus ganz zu entrathen in der Lage sind, und dass überall die bewusste Anpassung an die natürlichsten Bedingungen, ja die direkte Nachahmung und Ergänzung dieser natürlichen Bedingungen zugleich auch die wirksamsten Mittel zur Heilung darstellen. Auch hier wird es wissenschaftlich darauf ankommen, mit Hülfe aller Methoden immer sorgfältiger und immer detaillirter die Vorgänge der individuellen Wundheilung zu studiren, und die rationellste Therapie wird dann stets die sein, auch in chirurgischen Dingen, welche es versteht die Hemmungen fortzuräumen, die der Entfaltung der natürlichen Reparationsbestrebungen sich gerade in dem vorliegenden Falle in den Weg stellen. Die eigentlichen Baumeister, die Zerstörtes neu errichten, sind eben die Milliarden leicht verletzlicher Heinzelmännchen: Zellen, die man in ihrer stillen Emsigkeit nicht stören darf.

17. Flüssige Formalingelatine und Winke zur Glutolbehandlung.

Von grösstem Interesse war es für mich, diese Studien mit Glutol auf der freien Wundfläche zu übertragen auf Wundkanäle und -Höhlen, welche nicht direkt dem Blick und der Beobachtung ausgesetzt sind. Ich habe, da es nicht möglich ist, die Formalingelatine, d. h. das geraspelte Glutol wieder zu verflüssigen, seit mehreren Monaten folgendes Verfahren angewandt, dessen Resultate ermunternd genug sind, um es hier zu publiciren: es handelt sich meist um Therapie von Fisteln und Fistelkanälen.

Die auf S. 25 beschriebene Nährgelatine wird sterilisirt, in Reagensgläschen gefüllt und aufbewahrt (übrigens liefert ja z. B. die Firma von Rohrbeck, Berlin, Karlstrasse, dieselben in tadellosem Zustand). Ein solches Röhrchen wird in warmes Wasser gesetzt, die Gelatine aufgelöst und in ein Schälchen gegossen, derselben werden alsdann 2—3 Tropfen der Schering'schen Formalinlösung hinzugefügt und mit einem sterilen Spatel umgerührt. Diese dickflüssige Mischung wird zum Durchspritzen und Ausfüllen von Wundhöhlen, deren Tamponade mit festem Glutol nicht möglich ist, mittels einer 5 g-haltigen Spritze benutzt. Es ist mir doch auffallend gewesen, dass meine fünf letzten nicht operativ behandelten Mastdarmfisteln komplett oder inkomplett nach 6—10 maliger Durchspritzung (alle 3 Tage) ganz spontan sich geschlossen haben.*) Das Einspritzen verursacht geringes, leicht erträgliches Brennen, was man dem Patienten vorhersagen muss.

Ich meine, dass auch hier nach vorübergehender Desinfektion und Sterilisation des Wundkanales die Gelatine vielleicht eine Decke abgiebt, unter welcher die abgeplatteten, sklerotischen und nicht vaskularisirbaren Granulationsauskleidungen der Fistelgänge in einen besonders günstigen Ernährungszustand gelangen. Wenn man zwischen den Granulationspfröpfen der Wunde einer Fistel unter möglichster Abtödtung der Bakterien eine intermediäre, plasmaähnliche, gerinnende Substanz ausbreitet (die Nährgelatine), so ist es denkbar, dass diese natürliche Füllung (gleichsam Plombirung der Hohlkanäle) zur Heilung günstig wirkt. Natürlich vermag ich in der Kürze der Zeit kein Urtheil über die Zuverlässigkeit der Methode abzugeben. Ich habe aber auch in einem Falle von tiefem, trichterförmigem Mal perforent, bei Tabes mit Nekrose des Metatarsus III von Fingergliedgrösse durch diese Füllung mit flüssiger Formalingelatine Heilung erzielt, was ich früher ohne Operation nicht für möglich gehalten hätte. Das nekrotische Stück sequestrirte sich ohne erheblichere Eiterung, und die Wunde verheilte in $4\frac{1}{2}$ Wochen bei jedesmal 3 tägiger Ausspritzung ohne jede entzündliche Reaktion seitens der Umgebung. Ich habe auch in anderen Fällen, bei denen ich versuchs-

---

*) Diese Resultate beweisen natürlich nichts für die Brauchbarkeit der Methode.

weise für die Tamponade mit Glutol die Gelatine flüssig einspritzte, niemals entzündliche Reaktion gesehen. In Bezug auf die Glutolanwendung möge hier betont werden, dass man natürlich bei eiternden Wunden dasselbe häufiger erneuern muss, da eine Schorfbildung natürlich nur auf aseptischen Wunden gelingen kann und, wo sie eintritt, leicht Ursache zu Sekretverhaltungen werden kann. Der häufigere Verbandwechsel zwecks Erneuerung der Gelatine bringt sich reichlich ein durch Abkürzung der Heilungsdauer, welche bei richtiger Glutolanwendung stets zu erzielen ist. Nach Anlage der Schnittflächen wende ich gleichmässig bei jeder Wunde die Glutolbehandlung an. Ueber die vernähten Wunden wird dasselbe ziemlich dick aufgestreut. Es saugt gleich das aussickernde Blut in sich ein und bildet bald Schorfe, die auch um die Stichkanäle sich bilden und schön trockene Wundverhältnisse garantiren. Bei offenen Wunden wird ebenfalls das reine Glutol in alle Wundnischen eingedrückt und über dasselbe die tamponirende Gaze gebreitet. Man darf sich beim erstmaligen Verbandwechsel nicht beirren lassen durch das meist trübe, beschlagene Aussehen der Wundhöhlen. Das macht das gelöste Glutol. Die organisch an die Wunden angelegte Gelatine sieht grau, bisweilen fibrinähnlich manchmal röthlich, bräunlich vom aufgesaugten Blute aus. Dieselbe wird ganz allmählich resorbirt, und dann erst erscheinen, oft sie direkt durchwachsend, die auffallend schön vaskularisirten Granulationen mit normalem Tonus und von resistenter Konsistenz. Namentlich, wenn noch im Gewebe nekrotische Substanzen stecken und ein reiner Eiterungsprocess zu ihrer Elimination unterhalten bleibt, können die Glutolbeschläge einen direkt schmutzig schmierigen Eindruck hervorbringen, der die Chirurgen stutzig machen kann. Wenn man aber die stets vorhandene Reizlosigkeit der Wundränder, den Mangel jeglicher entzündlichen Infiltration, die Weichheit und Frische der Hautlappen, die Unempfindlichkeit derselben sieht und zugleich sich vergegenwärtigt, dass es nicht die Wunde ist, die den Beschlag liefert, sondern die künstliche Glutoldecke, und wenn man ferner aus hundertfältiger Erfahrung weiss, wie schnell diese Gelatinehülle verzehrt wird von üppig aufsprossenden Granulationen, so nimmt man den ungewohnten Eindruck gern in Kauf, der schliesslich der einzige nicht ganz befriedigende Punkt dieser Behandlung ist und

garnichts zu sagen hat gegenüber der eminenten Sicherung des gesammten Wundverlaufes. Auch die gerade bei Eiterungsprocessen
auftretende, manchmal ziemlich reichliche, rein wässerige Sekretion
ist kein Symptom irgend welcher Bedeutung. Im Gegentheil scheint
mir das fast konstante Umschlagen des eitrigen Sekretes in rein
seröses nach reichlicher Glutolapplikation gerade für meine Anschauung von der Glutolwirkung zu sprechen. In dem Augenblicke,
in dem die Formaldehydabspaltung beginnt, also die bakterielle
Reizung der Wunde nachlässt, wird eben die luxuriirende Zellproduktion mit ihrer opfergleichen Auslieferung von Nährmaterial
an die Bakterien überflüssig, und zur Verflüssigung der Gelatine
genügt im Sinne der natürlichen Heilungstendenz die reichliche
Produktion von fermenthaltigem Serum. Wenn auch der Causalnexus
dieser Symptomatologie ein anderer wäre, als er von mir mit guten
Gründen vermuthet ist, so muss man doch zugeben, dass die hervor-
gerufenen Erscheinungen nach all' unseren wissenschaftlichen Kenntnissen vom Wesen des Heilungsprocesses durchaus nur die Wirksamkeit meiner homogenen Wundmittel zu unterstützen geeignet sind.

18. Serumstrom und Bakterienausschwemmung.

Denn wenn das Glutol nichts anderes wäre, als ein stark hygro-
skopisches Pulver, was es nebenher in der That auch ist, so müsste
doch die energisch angeregte Exosmose direkt im Sinne der Entlastung
der Gewebe von Bakterien thätig sein und durchaus den Principien
der Aussickerung auf mechanischem Wege, welche auch eine rein
bakteriologische Betrachtungsweise der Wundheilung als rationell
anerkennt, entsprechen, d. h. also mehr der mechanischen Elimination als ihrer chemischen Vernichtung. Dass solche Ausschwemmung in der That antibakteriell wirksam ist, hat mich meine ausgedehnte Erfahrung an künstlich infiltrirten Wundrändern gelehrt
(s. schmerzlose Operationen S. 179), und seither weiss ich aus noch
nicht publicirten Versuchen am Thierkörper, dass direkt die Infiltrationen, d. h. die energische Ausströmung von wässerigen Flüssigkeiten auf die freie Wundfläche, die Umkehr der plasmatischen
Stromrichtung, ein vorzügliches Mittel ist, die Bakterienansiedelung
illusorisch zu machen.

Diese Ausschwemmung von Serum ist aber nur im Beginn der Wundheilung von Nutzen, später ist die chemotaktische, Leukocyten anregende Wirksamkeit des beigemengten künstlichen Serumpulvers durchaus rationeller, und die mit der Chemotaxis verbundene Gefässerweiterung, diese durchaus physiologische Reizung, wirkt sicherlich den Vaskularisations- und Dissekationsprocess eher unterstützend als hemmend. Darum verbinden wir nach 24 Stunden eiternde Wunden jedesmal mit Glutol und Serumpulver zu gleichen Theilen, wie dasselbe ebenfalls Herr Kohlmeyer (s. S. 114) liefert, welches sich aber jeder Arzt durch Mischung von Serumpulver (Herstellung s. u.) und Glutol selbst bereiten kann.

Die überraschend günstige Einwirkung des Glutols auf Wunden ist namentlich in der Veterinärmedicin einmüthigst anerkannt*). Aber auch beim Menschen haben Thomalla, Saalfeld, Gottstein, Keen und Da Costa-Philadelphia u. A. die hervorragende Brauchbarkeit dieses auf ganz anderen Vorstellungen als alle bisherigen Wundmittel aufgebauten Heilmittels anerkannt. Dass es im Stande ist, auch frische, nicht desinficirte Wunden (Risse, Schnitte, Schrunden, Quetschungen etc.) ohne Weiteres durch aseptische Verschorfung zu heilen, beweisen meine 230 Fälle von Verletzungen, bei denen es ohne jede andere Desinfektion direkt die glatteste Heilung vermittelt hat. Das kann bei solcher Anzahl und Regelmässigkeit unmöglich ein Zufall sein und muss auf der bewiesenen dauernden Abspaltung des Formaldehydes, solange zersetzungsfähiges Glutol die Wunde bedeckt, beruhen. Damit können wir also getrost unsere frischen Verletzungen diesem selbstthätigen Desinfektionsakt, welchen die lebende Zelle übernimmt, übergeben, und der Wirksamkeit des Naturprocesses überlassen, was die Kunst doch nicht in der Vollendung zu erreichen im Stande ist. Beim Glutol desinficirt sich das Gewebe selbst und nach stattgehabter Desinfektion liefert es den überlebenden Mikroorganismen Nahrung zur Genüge auf freier Fläche, statt sie zu zwingen, intercellulär ihre Unterkunft und Versorgung zu erzwingen. Allerdings muss das Präparat an sich tadellos sein, was es vielleicht im Anfang der Herstellung, ehe die Schering'sche

---

*) DDr. Jess-Charlottenburg, Wagenheuser, Rodewalt, Tiburtius, Alleux, Schnemacher.

Fabrik das Präparat lieferte, nicht immer gewesen war, woraus sich wohl einige absprechende Vota erklären lassen, es muss auch wirklich gebundenes Formaldehyd enthalten und zweitens an sich steril sein. Beides garantirt man sich am besten dadurch, dass man in das Aufbewahrungsgefäss von Zeit zu Zeit ein paar Tropfen Formaldehydlösung (Schering) einträufeln lässt. Denn man darf nie vergessen, dass das Glutol an sich kein Antisepticum ist und dass es, einmal verunreinigt, die Bakterien ruhig zwischen sich wachsen lässt. Man muss also vorsichtig sein bei seiner Aufbewahrung, das heisst: der Kontakt mit nicht sterilem Material muss streng vermieden werden. Es ist aber durch ein paar Tropfen Formalinlösung dauernd steril zu erhalten. Durch Nichtbefolgung dieser Vorschrift können leicht Fälle eintreten, bei welchen das gestern noch vorzüglich wirksame Präparat am nächsten Tag durchaus versagt, wie mir das leider mehrfach berichtet ist; das liegt stets an einer Beimengung von Bakterien zu dem Material. Denn wenn Bakterien im Glutol anwesend sind, so ist es nicht ausgeschlossen, dass diese selbst die Entgasung des Formaldehydes übernommen haben, damit entweicht aber das wirksamste Princip aus dem Präparate schon ehe es zu seiner Verarbeitung durch die Körperzellen gelangt. Bewiesen wird diese Annahme dadurch, dass es gelingt, stark verunreinigtes Glutol nach einiger Zeit in heissem Wasser auszuschmelzen, was mit frisch aus der Fabrik bezogenem niemals gelingt, sondern nur mit verdorbenem Material. Allen diesen Gefahren beugt die sorgsame Aufbewahrung des Glutols in einem Glasgefäss vor, in welches gelegentlich einige Tropfen Formaldehydlösung fallen.

19. Andere homogene Wundmittel und ihre Verwendung in der Chirurgie.

War es auf Wunden die Gelatine, welche unserer Anforderung an die verwandtschaftliche Natur unserer Heilmittel zu den Gewebssäften am besten zu entsprechen geeignet schien, so sahen wir schon bei der Frage einer sachgemässesten Säuberung der Haut, dass hier das Wachs im Vordergrund unseres Interesses stand. Wir müssen überhaupt für die Pflege der Haut und die Erhaltung eines gleichmässig schönen, zarten und möglichst dünnschuppigen Habitus der-

selben übereinstimmend und bestätigend die Liebreich'schen und
Gottstein'schen Untersuchungen über die Bedeutung des Wachses
in der Haut und in den Hautmitteln, dem reinen Bienenwachs eine
hervorragende Rolle auch in der chirurgischen Hautpflege zuerkennen. Ja, wir müssen gestehen, dass die Herstellung der
Wachspasta, d. h. eines wasserlöslichen Wachskörpers, der Ausgangspunkt unserer Erfahrungen, Betrachtungen und Studien über die
homogenen Wundmittel überhaupt geworden ist. Erst an die Anwendung und Empfehlung der Wachspaste knüpften sich die übrigen
noch zu beschreibenden Verband- und Wundmittel, von deren Verwendung ich mir einen nicht unerheblichen Nutzen für die allgemeine chirurgische Praxis deshalb verspreche, weil die ausschliessliche Verwendung dieses Rüstzeuges in meiner fast zehnjährigen
Praxis unter den doch nicht einfachen Bedingungen einer Kon-
kurrenz mit den Rieseninstituten einer Grossstadt und mit den
klangvollsten Namen der Vertreter unserer Kunst mir und dem
Ruf meiner Wundpflege besonders förderlich gewesen sind. Aus
der Anerkennung so vieler Patienten und noch mehr aus der Zustimmung einer für einen einfachen praktischen Arzt exceptionell
grossen Zahl von Kollegen verschiedenster Länder nehme ich den
Muth, alle diese Dinge zu beschreiben, sie für werthvoll zu halten
und die Gesichtspunkte ihrer Anwendung zu skizziren. Das Eine
oder das Andere aus der Mehrheit des Gebotenen dürfte doch wohl
hier und da die gleiche günstige Beurtheilung finden, die sie in den
Augen des Erfinders, seiner Schüler und seiner kollegialen Zeugen-
schaft gefunden hat.

Das Wachs, seit Alters ein hochberühmtes Mittel gegen allerhand Hautaffektionen, war bisher in der Medicin stets in einer Form
verwandt, welche eine direkte Beimengung von Wasser nicht gestattete. Erst Liebreich's Lanolin. anhydricum war ein Präparat,
in dem eine Salbengrundlage mit ca. 10% Wachsgehalt zugleich
fähig war, Wasser aufzunehmen. In meiner Verfolgung der Tendenz,
allen denjenigen Körpern als Vehikeln medikamentöser Wirkung
den Vorzug zu geben, bei denen sich irgend ein Verwandtschafts-
verhältniss zu den organischen Bestandtheilen der Gewebe selbst
konstatiren liess, erschien mir das Lanolin stets als eine vorzügliche Bestätigung der Richtigkeit meiner Anschauungen über

Wund- und Hautpflege im Sinne der geforderten Homogenität der Präparate. Hier war ein Stoff direkt aus dem Thierkörper gewonnen, der als wesentliche Bestandtheile Wachs und Cholestearinfette, Wassergehalt etc. gerade mit dem Gewebe gemein hatte, auf welches er applicirt werden sollte. Ich meine, die Vortrefflichkeit des Lanolins dürfte durchaus zurückzuführen sein auf diese natürliche Kongruenz. Denn man darf doch wohl ganz allgemein als richtig annehmen, dass bei den verschiedensten pathologischen Processen dieser oder jener Stoff der Sekretion, Desquamation und Organisation der erkrankten Haut ausfallen wird, und dass ein künstlicher Ersatz des Defektes zum mindesten symptomatisch von kompensirender Wirkung sein muss. Wo die Epidermis z. B. keine Neigung zur Verhornung besitzt, sodass die kontinuirliche Bedeckung mangeln muss, da wird man von einem Stoff wie dem Wachs im Lanolin erwarten können, dass er ein homogenes provisorisches Deckmittel abgeben kann, unter dem der Ausgleich der Desquamationsstörung sich ungestörter vollziehen kann als im direkten Kontakt mit der Luft oder mit heterogenem Material. Wo Sekretionsanomalien vorliegen, wird voraussichtlich die künstliche Ergänzung des unfertig oder unvollkommen gebildeten Stoffes durchaus im Sinne einer natürlichen Heilung liegen, es wird also die Applikation eines möglichst unzersetzlichen Cholestearinfettes einer Haut mit Sekretionsanomalien gewiss wohlthun. So kann man sich nach vielen Richtungen hin vorstellen, dass die künstlichen Mittel, z. B. für die Hautpflege, Ausfallssymptome überzukompensiren die Bestimmung finden müssten, um als rationell zu gelten. Meine Wachspaste erstrebte, den anscheinend wirksamsten Körper des Lanolins, das Wachs, an sich zur alleinigen und höher procentigen Anwendung zu bringen, gewissermassen wie man das Morphin aus dem Opium isolirt zur energischen Bethätigung seiner specifischen Valenz. Bisher war es ja nun durchaus unbenommen, jeder Salbe so viel Wachs hinzuzusetzen, wie man wollte. Man brauchte ja nur beides mit einander zu verschmelzen, um beliebig hoch procentiges „Unguentum cereum" zu erhalten. Aber das Lanolin verdankt seine Wirksamkeit wesentlich ferner der Fähigkeit, Wasser aufzunehmen. In der That, wenn man sich die natürlichen Verhältnisse wiederum als Paradigma vorstellt, so muss man zugeben, dass ein Mittel,

welches ebenso zu den Fetten der Haut, wie zu den wässerigen
Absonderungen derselben (Schweiss) Beziehungen hat, Aussicht auf
„mildeste" Wirkung hat. Ferner war das Lanolin ein unzersetz-
licher Fettkörper, was von ungeheurer Tragweite sein dürfte. Denn
unsere alten Salbenkörper waren alle nicht unzersetzlich, erst das
Kohlehydrat Vaselin und das Wollfett Lanolin haben nach dieser
Richtung heilsamen Wandel geschaffen. Wollte man also gleichsam
das wirksame Princip herauskrystallisiren aus dem Lanolin, so
musste man zum mindesten alle drei Eigenschaften derselben: die
Doppelbeziehung zu Fett und Wasser, die Unzersetzlichkeit und das
Wachs beibehalten.

a) Wachspaste und Hautcrême.

Die von mir konstruirte Wachspaste enthält überhaupt nur
Wachs in einer neutralen, beliebig viel Wasser und Fett auf-
nehmenden Form (deren Herstellung s. S. 117). Die Wachspaste und
ihre Verbesserung, die Wachsgelatine, sind nun durchaus im Stande,
die Lanolinwirkung zu verstärken, wenn man folgende Recepte aus-
führt und an die Stelle eines Vehikels für das Lanolin substituirt.

Wachs-Hautcrême, Wachsvaseline.

Pasta cerata Schleich
Vaselin flav. $\widehat{aa}$ 50,0
(Zinc. oxydat.   10,0
Ol. rosarum gtt. 5
Eosin. solut. gtt. 2)*).

Dieser Crême ist ein ganz eminent wirksames Mittel für alle
Schrunden, Sprünge und Risse der Haut; für die Chirurgenhand
eine wahre Wohlthat, verwenden wir denselben regelmässig nach
Vollendung unserer chirurgischen Arbeit. Er ist aber auch ein vorzügliches Mittel für Erytheme, namentlich Intertrigo (auch der Scham-
lippen), und beseitigt vorzüglich das Jucken und Brennen bei der
Menstruation und beim chronischen Fluor.

Die Herstellung erfolgt am besten, indem man beide Kom-

---

*) Der gewöhnliche und passendste Zusatz zum Hautcrême.

ponenten, die Pasta cerata und das Vaselin, erwärmt und im
Momente des Erstarrens miteinander in einer Reibschale vermengt
und die Zuthaten hinzufügt.

b) Die Wachsgelatine (Glutincerat Schleich).

Man löst gelbes, gutes Bienenwachs (100 g) in einem Schmelz-
tiegel und löst in einem zweiten Gefässe (20 g) beste Gelatine in
200 g Wasser auf. Die Gelatine muss durch dreistündiges Kochen
sterilisirt und mit einem Eiweiss geschüttelt und alsdann filtrirt und
gelöst bereit gehalten werden, nachdem ihr 10 g Natr. carbon. (zu
1 : 2) hinzugefügt sind. Man thut alsdann zu dem geschmolzenen
Wachs unter Umrühren Salmiaklösung, ca. 10 g, und lässt langsam
unter Abnehmen vom Feuer die flüssige Gelatine bei stetem Umrühren in das Wachs einfliessen. Es entsteht allmählich ein chole-
stearinartiger Brei, dem noch einige Tropfen Ammoniak zuzusetzen
sind. Von der Stelle aus, in welcher die Salmiaktropfen in den
Brei eingefallen sind, muss das Verrühren desselben zu einem
schönen homogenen salbenartigen Körper erfolgen. Bei einiger
Uebung und eventuellem Nachschütten von Salmiaklösung gelingt
stets die vollendete Emulgirung zwischen Wachs und Gelatine.
Dieselbe stellt abgekühlt einen auf der Haut völlig homogenen und
beliebig dünn verstreichbaren Wachseiweisskörper dar, unserer Meinung
nach das vortrefflichste Mittel, die Haut zu bedecken in allen
möglichen Formen der entzündlichen und namentlich mechanischen
Reizung der Haut. Für Verbrennungen kennen wir keine mildere,
kühlendere und schneller den Schmerz aufhebende Decke als diese
an Stellen, bei welchen keine Blasenbildung entstanden ist. Die
Wachsgelatine hält sich, im Wasserbade nochmals sterilisirt, lange
Zeit ohne Eintrocknung und durch Auflösung in der Wärme und ist
eventuell durch Wasserzusatz stets neu in geeigneter Konsistenz zu
erhalten. Bei Fällen, in welchen es auf völlige Sterilität ankommt,
kann dieselbe beliebig lange sterilisirt werden. Ich halte es für
das Geeignetste, die Herren Apotheker entschlössen sich, für diese
Gelatine-Verbindungen, dazu die Wachsgelatine in sterilisirte Reagensgläschen, à 20 g haltend, überzufüllen, mit Wattepfropf zu verschliessen und so steril abzugeben in Einzeldosen à 20 g. Der Arzt

hätte dann nur nöthig, das Reagensglas in warmes Wasser zu halten, und könnte dann zum Gebrauch die flüssig gewordene Wachsgelatine in ein Schälchen übergiessen und verbrauchen. Das wäre gewiss die Art der Applikation von salbenähnlichen Körpern, die am besten unseren modernen Sauberkeitsbedürfnissen entspräche. Da wir Aerzte doch wohl alle mit kochendem Wasser arbeiten, da ein Fischkocher doch wohl bei jedem Chirurgie treibenden Arzte zur Hand ist, ist es wirklich kein allzu hoher Anspruch an die Energie eines Therapeuten, ihn zu veranlassen, hier und da sein gebrauchsfähiges Salbenmaterial, genau wie seine Instrumente stundenlang, auf wenige Minuten in das heisse Wasser zu setzen. Ein steriles Reagensgläschen aber, immer von Neuem sterilisirbar vor dem Gebrauch, scheint mir das Idealgefäss für eine saubere Methode der Salbenapplikation.

Natürlich kann man der Wachsgelatine zu kosmetischen Zwecken Zinc. oxydat. und etwas Glycerin beimengen und sie durch Eosin „ansehnlich" färben.

Glutinceratcrême.

Glutin. cerat. (Schleich)	90,0
calore soluto adde	
Zinc. oxydat.	9,0
Glycerin gutt.	3
Eosin gutt.	2
Ol. rosarum gtt.	2.

Wie man sieht, giebt sowohl die Mischung der Wachspasta mit Vaseline, wie mit Gelatine, die beide in der Wärme im Moment des Erstarrens am intensivsten und glattesten geschehen, ausgezeichnete Salbenvehikel; denn auch die Wachsgelatine bleibt in der Art, wie wir sie darstellen, direkt als eine Salbe verstreichbar. Auf diese Weise kann sich jeder Arzt bequem und überaus billig seine Salbenvehikel selbst bereiten. Auch zweifle ich nicht, dass die Pharmakologie und die Herren Apotheker von diesen im Sinne des Pharmakologen „sehr schönen" Salbenkonstituentien ausgiebigen Gebrauch machen werden. Uebrigens kann man natürlich allerhand Zusätze zu diesen wasserhaltigen Substanzen hinzufügen, auch Mischungen mit anderen Fetten oder fettähnlichen Substanzen, wie auch mit wasserlöslichen und alkoholischen Flüssigkeiten sind möglich. Dass ist eben der Vorzug der Wachsgelatine als Salbenkonstituens, dass sie gleichsam amphoter ist, d. h. ebenso leicht wässrige, wie fettige oder seifige Substanzen aufnimmt. Nur Säuren können ihr nicht in beliebig hoher Koncentration zugesetzt werden, weil sonst das Wachs ausfallen könnte und die Gelatine körnig würde. Es ist Sache weiterer rein pharmakologischer Studien, festzustellen, wie weit man hier gehen kann. Für den ärztlichen Verbandtisch genügt es, die reine Wachsgelatine mit Zinkoxyd resp. mit Ichthyol. liq. âa zu mischen, um den gewöhnlichen Anforderungen der Praxis zu entsprechen, resp. Wachsvaseline zu benutzen. Ein im Anhang gegebenes Verzeichniss der einzelnen Präparate weist übrigens auch das kurze Schema der Indikationen zu den verschiedenen Präparaten auf.

Ein immer theurer werdender Artikel ist das Vaselinum americanum. Es zu verbilligen, habe ich es mit der sehr wohlfeil herzustellenden Steralpaste (s. S. 118) zu gleichen Theilen gemischt. Da die Steralpaste ebenfalls Wasser enthält, und zwar in beliebigem Procentsatz bis zu zwei Dritteln, so erhält man hierdurch Präparate, welche vollkommen die Vasogene, Emulsine und andere wasserhaltige Vehikel ersetzen und erheblich billiger gestalten. Diese wasserhaltigen Präparate, welche sämmtlich nach dem Paradigma des Lanolins komponirt sind, stellen eben wie dieses, meiner Meinung nach, wenn auch unausgesprochen, eine Koncession an die Forderung der physiologischen Homogenität unserer Wundmittel dar. Aber für die allgemeine Benutzung dieser Principien scheint es nicht ganz verdienstlos, Methoden anzugeben, welche ebenso wirksam und erheblich wohlfeiler als die meist patentirten und gewerblich geschützten Fabrikpräparate dieser Art sind. Ich bin an sich durchaus nicht der Ansicht, dass es nicht angängig sei, dass ein ärztlicher Erfinder durch Patent- oder Musterschutz sich seine geistige Arbeit lukrativ gestalte, nur sollten diese Dinge möglichst auf Präparate beschränkt werden, deren Herstellung dem Arzte oder dem Apotheker deshalb nicht überlassen bleiben kann, weil nur durch komplicirtere Maassnahmen die Minderwerthigkeit eines ärztlichen Produktes sicher vermieden werden kann. Jede, auch die glänzendste Erfindung muss es sich aber gefallen lassen, durch Besseres oder Einfacheres ersetzt zu werden.

Die aus der Wachsgelatine und aus dem Steral herstellbaren, wasserhaltigen Salbenvehikel erfüllen aber in der That sämmtliche wissenschaftlichen Anforderungen: sie sind sterilisirbar, unzersetzlich, werden nicht ranzig, haben Wassergehalt und nehmen zahlreiche Arzneikörper auf.

Die auf diese Weise gewonnenen Präparate aus Steral (s. S. 118) sind folgende:

c) Steralvaseline.

Steral.

Vaselin. flav. $\widehat{aa}$

M. f. unguentum simpl. aquosum. Steralgelatine cum Zinc. oxyd. etc.*)

Steral.

Gelatin. sterilis. $\widehat{aa}$

calore liquifactis adde semper terendo Zinc. oxyd. sive Ichthyol

sive Dermatol. 10 % etc.

d) Die Wachsvaselin- und Steralvaselinbinden.

Wenn man 200 g Wachsvaselin (s. o.) in einer Reibschale anwärmt und eine 6 m lange und 8 cm breite Binde aufgewickelt in das leicht angeschmolzene Gemenge eintaucht, tüchtig durchknetet und mit sterilisirten Händen die Salbe gleichmässig einpresst, dann auf einer Glasfläche die glatt ausgebreitete Binde wieder fest und sorgfältig aufwickelt, erhält man eine Salbenbinde, welche einen vielseitigen Gebrauch zu meist mechanisch-chirurgischen Zwecken gestattet. Natürlich kann man in allen Fällen das billigere Steralvaselin an die Stelle des Wachsvaselins setzen**). Zunächst sind diese Binden ein ausgezeichnetes und sehr billiges Ersatzmaterial für die kostspieligen Kompressionsbinden aus Gummi- oder Trikotstoff. Während eine solche Trikot- oder Gummibinde 5—8 Mark kostet, lassen sich zehn bis zwölf solcher Binden für dieselben Kosten fabriciren. Dieselben komprimiren genau so energisch, wie die elastischen Gummi- oder Trikotbinden, sie sind ein vorzügliches Mittel

---

*) S. für die Bereitung der Steralgelatine S. 223, wo für Ceral stets Steral einzufügen wäre, für Wachs Stearin.

**) Für gewisse Zwecke der Granulationsbehandlung fertigen wir dieselben Binden mit 10 % Borvaselin (Acid. bor.) an (s. u. Verbrennungen).

die Kompression bei Gelenksergüssen zu ersetzen, wo ein allzu energischer Druck nicht vertragen wird (s. unter Kompressionsverbänden).
Auch bei Hämatomen, Oedemen (Chlorotischer), Exsudationen chronischer Art sind sie ein vorzügliches Mittel durch vollendet gleichmässigen,
anschmiegenden und doch Bewegung gestattenden Druck die Resorption zu unterstützen. Ich habe diese Salbenbinden schon 1890 in
meinem zweiten klinischen Jahresbericht publicirt und seitdem in
dauernden Gebrauch gehabt. Man kann nicht billiger und schöner
Kompression anwenden, als mit diesen Binden. Ja sogar für die
Anlage der Esmarch'schen Blutleere ersetzen sie mir ganz und
gar die Gummipräparate, weil sie genau so energischen Zug
und Druck auszuüben im Stande sind. Für Fälle bei denen sie
längere Zeit zu tragen sind, gewähren sie den Vortheil, dass sie
vermöge ihres Wassergehaltes die Perspiratio insensibilis der Haut
und die Funktion derselben nicht stören, was ein grosser Vorzug
vor wasserundurchlässigen Stoffen ist. Wir wissen seit Doederlein's
energischer Abwehr der Gummihandschuhe auf dem letzten Chirurgenkongress sehr genau, dass die Absperrung der Haut von ihrem
physiologischen Stoffwechsel sehr erhebliche Nachtheile für dieselbe
hat. Sollte eine solche Binde nach mehrtägigem Gebrauch trocken
werden, so kann sie durch neue Tränkung mit Wachs- oder Steralvaselin wieder vollkommen funktionstüchtig gemacht werden, was
sich die Patienten schliesslich allein besorgen können. Der Haupt-
vortheil aber dieser Salbenbindenapplikation für die Kompression
liegt darin, dass sie wirklich vollendet glatt den individuellen
Körperformen anzupassen sind, was bei Gummibinden für die meisten
Fälle doch seine sehr erheblichen Schwierigkeiten hat. Man spart
ausserdem an Bindenmaterial, weil die nöthige Unterpolsterung der
Gummibinde mit leinenem Verbandmaterial ganz fortfällt. Die
Binde wird direkt auf die blosse Haut aufgelegt. Von grossem
Nutzen haben sich mir diese Binden in der Gynäkologie erwiesen.
Hier sind mit ihrer Hülfe vielleicht vollständig die Pessare zu entbehren, welche einige üble und unvermeidbare Unannehmlichkeiten
stets im Gefolge haben. Nehmen wir an, wir hätten einen retro-
flektirten Uterus aufgerichtet oder sähen uns vor einem Prolapsus
uteri, so gebrauche ich seit langer Zeit in solchen Fällen meine Wachsvaselinbinden mit Ichthyol ($10^0/_0$) getränkt in der Weise, dass ver-

15*

mittelst eines langen Streifens derselben successive der ganze Scheiden-
raum derart tamponirt wird, dass die Lageveränderungen durch
diese Tamponade völlig ausgeglichen werden. Es gelingt auf diese
Weise mit einigem Geschick die Vagina derart plastisch zu füllen,
dass z. B. bei Retroflexio eine hohe Kuppel sich genau den vorliegenden Konfigurationen anpassend, in das hintere Scheidengewölbe
zu liegen kommt und auf diese Weise im Douglas'schen Raum
eine mechanische Hemmung gegen die Rückwand des Uterus etablirt
wird, welche genau wie der Bügel eines Pessars, etwa des Thomas'-
schen, das Umfallen des Uterus verhütet. Ich bin sogar der Meinung,
dass dadurch sicherer und unverrückbarer eine Lageveränderung
des Uterus ausgeglichen werden kann, als durch Pessare, weil der
gleichsam erzeugte Wachsausguss der Scheide individualisirend vollkommener die nöthige Korrektur in bestimmter Richtung erzwingen
lässt, als ein nur in den Hauptaxen korrigirendes Pessar. Man
nehme nur ein Stück Wachsvaselinbinde und presse es zwischen
den Fingern fest zusammen, man wird bemerken, dass man damit,
wie mit einem weichen Kitt, gleichsam modelliren kann, und dass
dasselbe die einmal gegebene Form dauernd beibehält. Das muss
natürlich den mechanischen Bedingungen einer Positionsänderung
des Uterus zu statten kommen. Ebenso gelingt es in Fällen nicht
allzu totalen Prolapses der Vagina oder des Uterus durch die mittels
einer langen Kornzange eingeführte Scheidentamponade von Wachsvaselinbinden die Scheidengewölbe reponirt zu erhalten. Ausserdem
epithelialisiren sich, wie ich mehrfach zu beobachten Gelegenheit
hatte, Portioerosionen bei dieser Art der Wachsbedeckung des Mutter-
mundes sehr schnell und vollständig. Ich konnte bei einer ganzen
Reihe von Patientinnen den Vergleich anstellen, was subjektiv besser
vertragen wird, die Tamponade mit Wachsvaselinbinden oder ein
Pessar. Allgemein entschieden sich die Patientinnen für die Tamponade.
Wenn man die Anfertigung der Wachsvaselinbinde mit etwas Lysolzusatz verbindet, so wird das verhaltene Scheidensekret ganz leidlich desodorisirt, daohne könnte man eine Bindentamponade kaum
länger als fünf Tage, mit Lysolzusatz kann man die Tamponade
gut acht Tage bestehen lassen. Uebrigens lernen es die Patientinnen
ganz gut, die Tamponade sich allein zu besorgen und sie beliebig
zu unterbrechen. Die ärztliche Kontrolle der richtigen Lagerung

hat dann natürlich zeitweise, vielleicht alle 3 Wochen, stattzufinden. Diese Methode hat ferner den Vortheil, dass man häufiger die Tamponade aufheben kann (natürlich auch zur Zeit der Menses) und somit sich rechtzeitig von einer fortschreitenden Besserung der Symptome auch ohne Lagekorrektur überzeugen kann. Meiner Meinung nach nämlich ist jede Retroflexio, welche keine Symptome macht, ruhig zu belassen, und umgekehrt, ist es genügend die Lagekorrektur nur so lange bestehen zu lassen, bis die Symptome beseitigt sind, was oft schon nach einigen Lockerungsvornahmen (Dehnungen von Adhäsionen, Massage, Ausgleich von Spannungen) gelingt. Ich muss Landau durchaus beipflichten, wenn er behauptet, dass für eine grosse Reihe von Individuen die Retroflexio an sich kein pathologischer Zustand zu sein braucht. Sehr gut ist natürlich die Tamponade der Vagina in antiphlogistischem Sinne ebenfalls durch die Ichthyol- eventuell Glycerinjodwachsvaselinbinde auszuführen. Es fällt dann, wenn man die einmal präparirte ganze Binde aufgerollt hält (in einem Glaskasten) und nun ein Stück zur Tamponade abrollt und abschneidet das lästige Tamponwickeln und Fadenschnüren, Eintauchen und Fingerbeschmutzen, sowie das Heraushängen von Unsauberkeitsleitern, den Tamponfäden, aus der Vagina völlig weg.

Die ganze Handhabung der Vaginaltampons wird einfacher und bequemer. Je vielseitiger aber wir unser Rüstzeug gestalten, je mehrseitigere Verwendung das einzelne Präparat gestattet, desto beweglicher und anpassungsfähiger wird sich unser ärztliches Handeln an die Bedürfnisse der Praxis gestalten. Ein grosser Apparat mag auf den unverständigen Laien einen vertrauenerweckenden Eindruck machen, ich persönlich bin der Meinung, wir sollten danach streben, wenige aber vielseitig praktikable Sachen auf unserem Sprechstundentisch stehen zu haben! So kann man z. B. zum Einführen der Vaginaltampons vollständig die Specula entbehren und diese Tamponade kann ich genau von derselben Binde abrollen, von der ich die nächsten Touren für die Therapie einer Verbrennung, eines Ekzems oder eines Gelenkergusses verwende. Aus dem im Anhang gegebenen Schema der Indikationen für die Anwendung meiner einzelnen Präparate wird ersichtlich sein, wie vielseitig verwendbar dieselben sind. Ich persönlich habe das stets als einen Vorzug empfunden, mit diesen Präparaten

Dutzende der verschiedensten Fälle hinter einander versorgen zu
können, ohne irgend welches Verlangen nach weiterer Receptur
und veränderter Therapie. Es stellen ja meine Präparate nur
Variationen desselben Themas dar: Anpassung an die natürlichen
organischen Bestandtheile, Wahl homogener, pharmaceutischer Komponenten für Haut, Schleimhäute und Wunden.

B. Die Peptonpaste und die mit ihr zu erzielende Vereinfachung der Verbandtechnik.

Mir ist es vom Anbeginn meiner chirurgischen Studien als eine
erhebliche Verschwendung vorgekommen, wenn wir verhältnissmässig
kleine Wundflächen mit einem schier ungeheuren Aufwand von
Bindenmaterial bedecken mussten, um die sogen. streng vorgeschriebene Lister'sche Okklusion der Wunde zu erreichen. War
eine Schnittwunde am Arm mit Durchtrennung der Sehnen vorhanden, so musste schier das ganze Glied in eine vollschichtige
Hülse von Verbandmaterial gewickelt werden, und war eine auch
nur geringfügige Wunde am Damm oder an den Leisten, so ging
es nicht ab ohne einen Schenkel- und Beckenverband, dessen
wirklicher Sitz oft in umgekehrtem Verhältniss zu seinem Zweck
stand: indem nämlich in kurzer Frist nach seiner Anlage Alles um
die Wunde okkludirt war und nur diese selbst frei am Tage lag.
Das war ärgerlich und kostspielig zugleich. Die kleinste Wunde
am Kopfe nöthigte aber unser antiseptisches Gewissen, eine künstlich
geformte Kapuze aus Bindentouren über Bindentouren um Ohren,
Augen, Mund und Nase zu legen, nur um dem Zutritt der Bakterien
den Weg abzusperren. Es ist keine Frage, dass wir hier zu viel
leisten müssen für den gewünschten Zweck. Eine kleine Wunde —
ein riesiger Verband. So steht es im Wesentlichen noch jetzt, trotzdem man durch Heftpflaster und Kollodium hier und da schon ganz
kühn dem Okklusivverband aus dem Wege zu gehen bestrebt war.
Hat man doch angefangen, Laparatomiewunden einzig mit Jodoform-
collodium und ein paar Heftpflasterstreifen zu bedecken und auf
weitere Okklusion zu verzichten. Am schlimmsten war es freilich
mit dem Okklusivverband bestellt an Körperstellen, deren viel-

gestaltige Cirkumferenz nicht gestattete, gleichmässige Bindentouren anzulegen, etwa am Penis, Strotum, Damm, Nase etc. Hier gab es nur den Ausweg enormer Materialverschwendung oder des Risikos einer unzureichenden Okklusion. Ich habe mir viele Mühe gegeben, durch Komposition eines organischen Klebestoffes, der absolut reizlos für die Haut sein musste und der gestattete, die Verbandmaterialien absolut fest und beliebig okklusiv über die Wunden zu decken, diesem Uebelstand abzuhelfen. Seit dem Jahre 1892 benutze ich dazu ein auf dem Kongress für Chirurgie 1893 vorgestelltes Pepton-präparat, das vor allen Dingen für die zu beklebende Haut einen ganz indifferenten, nicht irritirenden, Ekzem sicher vermeidenden Körper darstellt, was sonst von den meisten später in die Chirurgie eingeführten ähnlichen Klebematerialien auch dem älteren Unna'-schen Hautleim nicht zu rühmen ist. Letzterer gestattet überhaupt nicht eine Anwendung in unserem Sinne, weil cirkumskriptere, dünne und dickere Schichten desselben bei Bewegungen der Haut bald glasartig abspringen; derselbe ist also für unsere Zwecke zu hart, sprüngig und die Haut wegen seiner mangelnden Elasticität stark irritirend*). Das Kollodium wirkt durch seine narbenstrahlenartigen Verzerrungen der Haut ebenfalls reizend, und ausserdem vermag man wegen seiner schnellen Erstarrung mit demselben wenig plastisch zu arbeiten; das Material gestattet keinen pastösen, willkürlich variirbaren und beliebig korrigirbaren, schmantigen Auftrag, wie die Maler sagen würden. Heftpflaster aber über Hautflächen ist für mich identisch mit Akne, Furunkulose, Erythem, und ich lasse principiell dasselbe nirgends länger als höchstens mehrere Stunden liegen. Es ist, glaube ich, bei der Hauttemperatur eines der besten Bakterien-gasthäuser, das wir errichten können. Unter seinem Dache leben die Bakterien wie im Paradiese, was stets an einem furunkulösem „Thurm zu Babel" in seiner Umgebung zu bemerken ist. Oft ist solche Heftpflasterreizung ein viel grösseres Uebel als das Leiden, gegen welches es zur Heilung mithelfen soll: es gleicht ebenfalls dem Wasserschaden bei Feuersgefahr. Ich wählte das Pepton als eigentliche Grundlage für ein brauchbares Haftmittel unserer Verband-

---

*) Abgesehen davon, dass er zu seinem jedesmaligen Gebrauch flüssig ge-macht werden muss, während mein Präparat stets gebrauchsfertig ist.

stoffe, einmal wegen der enormen Klebekraft desselben und zweitens,
weil ich glaubte, dass wiederum physiologisch auch für die Haut
ein Präparat noth thäte, dessen sie sich selbst zur verschorfenden
Verklebung ihrer Defekte, Krusten- und Borkenbildung, Bedeckung
wunder Coriumstellen etc. mit Vorliebe bedient: peptonisirter Eiweissstoffe. Da nun eben die Wasserlöslichkeit der uns zur Verfügung
stehenden Eiweisspräparate unbedingt erforderlich war — wenigstens
gelang es mir nicht, mit Eiweiss allein einen zulänglichen schnelltrock-
nenden Klebestoff zu fabriciren; die nach dieser Richtung hin ange-
stellten Versuche mit verschiedenen Eiweissleimen ergaben Präparate,
die den Vergleich mit dem schliesslich gewonnenen Produkt nicht im
entferntesten aushielten —, so war schliesslich das Pepton der
einzige Körper, welchem Klebekraft und Löslichkeit in gleich
wünschenswerther Vollendung zu eigen war. Ein sehr schwieriger
Punkt bei der Auswahl der Komponenten war die Vermeidung des
Abspringens des nöthigen erforderlichen Präparates, und ich darf
wohl sagen, dass ich hier mit der Sorgfalt eines Malers von Fach
ein geeignetes Medium zu finden bemüht war, sodass schliesslich
die Frucht dieser Studien gleichzeitig thatsächlich ein Malmittel par
excellence geworden ist. Für unsere chirurgischen Zwecke bedurfte
dies Präparat die Eigenschaft absoluter Reizlosigkeit. Dass diese in
der nun zu beschreibenden Peptonpasta wirklich erreicht ist, davon
kann sich Jeder überzeugen, der einmal einen Auftrag dieses Mittels
die Nacht hindurch auf sein Dorsum manus probeweise getragen hat.

1. Pasta peptonata, Herstellung und Verwendung.

Die Paste enthält zu gleichen Theilen Pepton. sicc. (absolut
reines Präparat nöthig!), Weizenmehl, Zinkoxyd; dann Gummi arabicum, doppelt soviel wie Pepton. Setzt man dem gehörig und ganz
gleichmässig mit einander in einer Reibschale durchmengten Pulver-
gemisch nun ebensoviel Wasser wie Gummi arabicum hinzu und
rührt eifrig bis zur gleichmässigen, körner- und ballenlosen Konsistenz zusammen, setzt ein paar Tropfen Lysol und ebensoviel
Melissenöl hinzu, um einestheils die Asepticität zu erhalten, andern-
theils den Geruch des Lysols zu verdecken. Im Recept würde also
die Pasta peptonata Schleich auf ca. 100 g folgendes Aussehen erhalten:

Rp. Peptoni sicc.

    Amyli

    Zinc. oxydat. subt. pulveris. $\widehat{aa}$

    15,0

    Gummi arab. - -   30,0

    Aq. destill. sterilisat. q. s. ut fiat pasta, adde

    Lysol

    Ol. Meliss. ostind. (Citronell.) $\widehat{aa}$ gtt. 3

2. Okklusivverbände ohne Binden.

Diese Paste stellt eine dickflüssige, weisse, mit Spateln verstreichbare Masse dar, die an der Luft und auf der Haut in etwa 10—20 Minuten steinhart wie Gips auftrocknet. Wir benutzen nun die eminente Klebekraft dieser stets gebrauchfertigen, niemals irgend ein Ekzem, ein Erythem oder Acne furunculos. nach sich ziehenden Komposition zunächst zu Okklusivverbänden in folgender Weise. Um eine offene oder vernähte Wunde, die, wie wir annehmen, mit Glutolpulver bedeckt, resp. tamponirt ist, streichen wir etwa 3 cm vom Wundrand entfernt, einen etwa $1\frac{1}{2}$ cm breiten, dick aufgetragenen Peptonpastenring in Kreis- oder Ellipsenform. Dann wird innerhalb dieses Ringes soviel Gaze durch Zusammenkrüllen zu einem Ballen über die Wunde gedeckt, dass dieselbe gleichsam wie von einem kugeligen Filter überdacht erscheint. Ueber diesen Ball Gaze breiten wir nun eine Art Zeltdach, einen rundgeschnittenen Schleier aus derselben Gaze, so dass dieses Gazestück unter allen Umständen über den Peptonring hinwegreicht. Durch allseitigen, peripherischen Zug an diesem also auch kreis- oder ellipsenförmig ausgeschnittenen Gazestück wird dasselbe gleichmässig an den Peptonring angedrückt und wie ein festes Segel über den Gazeball, diesen gegen die Wunde anpressend, gespannt. Nur an Stellen, an denen durch Bewegungen leicht eine Verschiebung innerhalb der ersten 15 Minuten zu befürchten ist, breite ich für einige Stunden bis zur völligen Erstarrung der Pasta ein paar gekreuzte Heftpflasterstreifen quer über den ganzen Verband. Der Patient erhält jedoch die Weisung, dieselben nach völligem Festwerden der Paste da, wo sie sich von der Haut über den Gazeball erheben, zu durchschneiden und peripherwärts nach der Haut zu die vier Zapfen abzulösen. Es bleibt dann über dem Gazeball ein Kreuz der nicht die Haut berührenden Heftpflasterstreifen liegen; sie mit abzutrennen würde unnütz die· Okklusion des Verbandes gefährden. Es ist diese Art zu verbinden die typische Grundlage für alle Verbände, deren einzelne noch einer kurzen Schilderung bedürfen.

3. Verbände am Kopf, Scrotum, Labien, Anus.

Es genügt dieser Verband z. B. vollständig für alle Operationen auf dem Kopf, da die Pasta ohne Weiteres über die Haare weg um die rasirte und operirte Stelle zu streichen ist und an denselben, auch wenn sie lockig sind, ebenso fest haftet, wie auf der weniger behaarten Haut. An Wangen, Brust, Bauch, Rücken, Nacken, kurz überall, wo man glatte Hautflächen vor sich hat, ist dieser Verband absolut ausreichend und nöthigenfalls durch ein paar Heftpflaster-streifen vor allmählicher Verzerrung noch extra zu schützen, obwohl die erstarrte Paste an sich erstaunlich fest auf der Haut aufsitzt. Aber selbst wenn man zur Sicherung des Ganzen auch noch eine Binde über den Deckverband zu legen sich genöthigt sehen würde, wie z. B. am Arm, an den Beinen, so kommt man doch eben mit einer Binde aus, und ein Verband, der nach der Okklusivmethode einer schulgerechten Spica, Mitella oder Cruciata nicht unter 80 Pf. bis 1 Mk. anzufertigen ist, wenn man Gaze- und Watte-Binden und Stärkebinden auch auf das billigste berechnet, ist so für den fünften bis sechsten Theil ganz exakt und für den Zweck vollkommener Ok-klusion und Unverrutschbarkeit völlig ausreichend herzustellen. Das ist aber für private und officielle chirurgische Verhältnisse eine ganz enorme Verbilligung, und ich kann aus meinen Büchern jeder-zeit den Beweis erbringen, dass diese Peptonpastenverbände mir ein sehr erfreuliches Absinken meiner nicht geringen Verbandstoff-unkosten auf die Hälfte eingebracht haben. Wenn ich mich der Zeiten erinnere, da wir als Assistenten mit Watte und Gaze im Uebereifer scheinbarer Sauberkeit geradezu wüsteten und dass dieser Luxus gewiss noch nicht viel anders geworden ist trotz des hier und da benöthigten Einspruches der Direktoren ministerieller Ver-bandstoffkassen, so kann ich mich des Gedankens nicht erwehren, dass hier rings im Deutschen Reich durch überflüssige

Verbandstoffvergeudung ein wahres Nationalvermögen ver-
schwendet wird, was allein durch Einführung des Pepton-
pastenverbandes zu Gunsten so vieler anderer schöner
Neuerungen, z. B. für Injektionsspritzen für die Infiltrationsanästhesie zu verwenden wäre, und von dem eine ganze
Reihe unbesoldeter Professoren ein schönes und gewiss ver-
dientes Einkommen beziehen könnten. Was man aber vielleicht
als junger Assistent und eigentlicher Verbandbeamter einer Klinik
nicht verspürt beim Hineingriff in die vollen Verbandkästen, das wird
man schmerzlich empfinden, wenn es die eigenen Goldstücke sind,
die sich da im privaten Verbandkasten in transformirter Gestalt immer
schneller, als man es glauben möchte, verduftet haben. Wenn
ich partout sauber bleiben wollte, so wie ich es gelernt, mit
meinem stets frischen Verbandmaterial, so riskirte ich beinahe einen
Bankerott, wenn sich nicht durch diese naheliegende Vereinfachung
der Verbandtechnik mein Etat erheblich verbessert hätte. Ist so
der Peptonklebverband beträchtlich viel billiger als der ausschliessliche Bindenverband, so ist er noch dazu an sehr vielen
Körperstellen der Bindenokklusion sehr erheblich überlegen an
Haltbarkeit, Verschluss und festem Sitz. Man denke sich nur, wie
einfach es ist, rings um den Damm einen Peptonstreifen zu ziehen,
die operirte Raphe mit einem Gazeballen zu bedecken und darüber
einen Gazeschleier zu ziehen, der sich fest wie ein Stickrahmen
über den vorgewölbten Gazeball spannen lässt. Wir lassen dann
über das Ganze eine Badehose ziehen, eine bei mir sehr beliebte und
ausgezeichnete Verbandmethode zum Schutz von Skrotal-, Perineal-,
Vaginal- und Analwunden — eine Methode, die den so beliebten,
aber doch nur unzuverlässigen T-Verband ganz überflüssig macht.
Da eine solche waschbare Badehose ca. 30 Pf. kostet und für die
ganze Zeit der Heilung z. B. einer Analfistel ausreicht, so kann man
diese Badehosen-Methode ebenfalls keine besonders kostspielige
nennen. Ueber Peptonpastenverbände für Kopf und Gesicht breite
ich sogen. Schmisskappen aus, d. h. eingefasste Taffetstücken mit
Bändern, deren Anfertigung auf der Station müssige Kranke oder
die Wärterin übernehmen.

Besondere Schwierigkeiten bereiten jedem Chirurgen die Penis-
verbände. Auch hier hilft uns die Peptonpaste zu einer ausser-

ordentlichen Vereinfachung. Nehmen wir an, wir hätten eine Phimose
operirt, so decken wir wie gewöhnlich unser Wundpulver über die
Nahtlinie und streichen nun um die Penishaut 3 cm von der Nahtlinie
entfernt einen gut 3 cm breiten Peptonpastenring und bedecken die
Wunde mit Gaze. Folgt die Umwicklung einer recht schmalen (ca. 4 cm
breiten) Gazebinde direkt um den Peptonring bei erhobenem Penis aufwärts. Auch die Eichel wird unter Vermeidung des Orificium urethrae
mit Peptonpaste überdeckt, was dieselbe gut verträgt, und nun die
Binde auch über diese ohne Druck fortgewickelt. Dann quillt durch
die Bindenmaschen Paste hervor, so dass man einen Wall Gaze über
den Penis decken kann; über diesen Kranz von Krüllgaze streicht man
ebenfalls Peptonpaste aus und nimmt nun einen Schleier von Gaze
von etwa Handtellergrösse und schneidet in dessen Centrum ein
kleines Löchelchen. Dieser Schleier wird dann mit dem Löchelchen
dem Orif. urethr. entsprechend über die Glans und den Gazewall
gestreift wie ein Zeltdach, und die Peripherie des Gazeschleiers
wird alsdann an die über die Peniswurzel gebundene Binde eventuell
durch erneuten Pastenauftrag an dieser Stelle fest angeklebt und
mit einigen Bindentouren festgebunden. Um die Wunde nun noch
vor dem eventuell zersetzenden Urin zu schützen, hat man nur
nöthig, den ganzen Verband mit Peptonpaste zu tränken und nach
der Trocknung der Peptonpaste mit einer dünnen Schicht Collodium
zu überziehen, alsdann ist der Verband impermeabel für Flüssigkeit. — Auch am Finger kann man auf Wunden in dieser Weise:
erst Umstreichung der Wunde mit Peptonpaste, Schleierüber-
spannung, nochmalige Durchtränkung des Verbandes mit Peptonpaste und Lackirung mittels Collodiums nach der Auftrocknung,
Verbände anfertigen, welche zeitweise z. B. volle ärztliche Arbeit gestatten. Im Gesicht ist die Verwendung der Peptonpaste ebenfalls
angethan, sämmtliche Kopfbinden überflüssig zu machen und damit
die Leute meist berufsfähig zu erhalten bei nicht allzu komplicirten
Operationen im Gesicht, am Auge, an der Nase, Ohr etc. Man muss
nur überall für eine gleichmässige Umrahmung der Wundfläche
sorgen; der Peptonring kann dabei ganz gut die komplicirtesten
Konfigurationen durchlaufen, z. B. Augenbrauen, Nasenwurzel,
Hälfte des Nasenrückens, unteres Augenlid und Rücklaufen in den
Arcus superciliaris, wenn die Operation beide Augenlider oder das

Auge selbst umfasst. Dann wird die Gaze direkt über den durch
Lidschluss geschützten Bulbus gedeckt und der Schleier an der beschriebenen Linie angeklebt, wobei man den Druck durch Einlage
einer grösseren oder geringeren Menge Gaze leicht reguliren kann.
Ueberhaupt ist auf diese Weise durch Verwendung reichlicher, fest
gelegter Gaze eine ganz ausreichende Kompression auszuüben.
Wenn die weisse Verbandgaze zu auffällig erscheint, dann geben
wir eine unserer selbstangefertigten Kopfwundkappen aus Taffet mit.
Ich habe auf diese Weise seit 6 Jahren keinen schulmässigen Kopf-
verband mehr anzufertigen nöthig gehabt. Die Verbände werden
in kurzer Zeit (5—10 Min.) so fest, dass auch die ungebärdigsten Kinder
es bald aufgeben, sie zu entfernen. Die Masse wird steinhart wie Gips.
Der Verbandwechsel erfolgt nun nicht derart, dass wir jedesmal
den Peptonstreifen durch Wasser ablösen, was wohl möglich, aber
umständlich wäre, sondern so, dass die innere weiche Scheibe dicht
am Rande des festen Peptonringes mit der Scheere ausgeschnitten
wird. Dann lässt sich der Gazeballen abheben und die Wunde liegt
frei zur Inspektion und Behandlung, wird mit neuen Wundmitteln
und Verbandgaze versehen und ein neuer Ring von Pepton direkt
über den alten fortgestrichen und dann wie beim ersten Verband
mit Gazeballen und Gazezeltdach verfahren. Auf diese Weise haben
wir schon gleichsam 8 Briefmarkenschichten übereinander geklebt.
Dabei kann man natürlich jederzeit bei vollendeter Heilung durch
ein Voll- oder Spülbad den Verband ganz ablösen, denn die Peptonpasta löst sich sehr leicht in lauwarmem Wasser. Ich ziehe die Durch-
feuchtung stets dem gewaltsamen Abreissen des Verbandes vor.

4. Schienen- und Kompressionsverbände.

Natürlich bietet uns die Peptonpaste ein ausgezeichnetes, bequemes Mittel, zu jeder Zeit sehr vollkommene plastische
Schienen- und Hülsenverbände über Gelenken anzulegen.
Die Paste wird dann stets ohne jedes Medium über die afficirten
Gelenke cirkulär um das Glied gestrichen über Handbreite nach
oben und unten von dem Cavum des Gelenkes und nun von unten
eine Gazebinde mit variablem Druck umgelegt, natürlich möglichst
glatt. Wenn man dann noch eine gestärkte Binde über die Mull-

binde gelegt hat, so erhält man äusserst graciöse und doch ganz fest sitzende Verbände, die in den allermeisten Fällen den Gipsverband oder Aehnliches vollständig ersetzen. Sie gewähren den grossen Vortheil, dass man auch nach Anlage des Verbandes die Konturen der Knochen genau kontrolliren kann, also eventuelle Verschiebung, wie das unter den dicken Gipshüllen ausgeschlossen ist, bemerkbar wird. Hämatome der Gelenke und Weichtheile, Hydrarthrose, Oedeme sind natürlich in gleicher Weise einfach und bequem zu behandeln. Die ganze so schmutzige Applikation von Gips, die das saubere Operationszimmer jedes Mal in ein italienisches „Figuri"-Kabinet verwandelt, fällt so ganz und gar aus. Denn ich vermag mit Bestreichen von Peptonpaste und eventueller Durchtränkung verschiedener Bindenlagen mit dem Klebstoff jeden Gipsverband zu ersetzen, ja sogar durch Einlage von peptongetränktem Schusterspan den portativen. Ueber die Behandlung der Kniegelenksergüsse mittels cirkulär komprimirendem Peptonpastenverband kann ich Vorzügliches an Erfolgen berichten. Die Klebmasse wird rings um das afficirte Kniegelenk über Patella und Kniekehle ziemlich dick aufgestrichen cirka 10—15 cm auf- und abwärts von den Gelenkenden. Alsdann werden Bindentouren von den Zehenspitzen beginnend möglichst glatt liegend unter erheblicher Zugstärke über das bepinselte Knie hinweggeführt. Ueber das Ganze werden dann ein bis zwei Stärkebinden gelegt, um die schönste Kompression und die Aufsaugung des Gelenkwassers oft in überraschend kurzer Zeit (24 Stunden) und meist unter einem Verbande zu erzwingen. Chronische Ergüsse erfordern natürlich Neuanlegung von Druckverbänden dieser Art alle 5—6 Tage. Auf die bisweilen heftigen Schmerzen bei akutem Erguss muss man die Patienten vorher aufmerksam machen, eventuelle Opiumzäpfchen zur Vorsicht gleich mitverschreiben.

5. Extensionsverbände.

Vorzügliche Dienste leistet die Peptonpaste zum Ersatz der Heftpflasterstreifen behufs Anlage des Volkmann'schen Extensionsverbandes. Wir haben in solchen Fällen die ganze Extremität von der Spitze bis zur Mitte des Oberschenkels oder Oberarmes zunächst mit Peptonpaste ringsum bestrichen und alsdann die Längsstreifen aus Cambricleinen, welche vorher um das Querholz gespannt sind — was meinethalben mit Heftpflasterfixation geschehen mag — recht gleichmässig seitlich an die Extremität in die Peptonpaste eingedrückt. Dann folgt eine Umwickelung der ganzen Extremität von den Zehen an in glatten Touren aufwärts bis etwa zur Mitte des Oberschenkels. Es empfiehlt sich, die eigentliche Zugleine aus Cambricstreifen oben über dieser Bindenlage abwärts in zwei Doppelzügel umzukippen. Der Cambric-Querholzzügel muss zu diesem Zweck zu beiden Seiten der Extremität die doppelte Länge der bestrichenen Fläche haben, also im Ganzen viermal so lang sein als die Strecke zwischen Fussrand und Oberschenkelmitte misst. Der umgekippte Zügel wird beiderseits noch einmal in dick aufgetragene Peptonpaste eingebettet und durch eine neue leinene Binde angepresst. Ueber diese weichen Binden kann man Stärkebinden zugleich mit der Fixirung der kurzen Unterschenkelschiene legen. Der Verband wird sehr fest und gestattet jeden beliebigen Zug, er ist sehr dünn und elegant und schützt vollkommen vor Decubitus. Die langweilige Heftpflasterkleberei, die Streifentechnik kommt ganz in Fortfall. Die Extension kann erst nach 24 Stunden angebracht werden.

C. Neue Inunktionskur durch Pinselung.

1. Quecksilberpepton.

Diese Paste hat nun die angenehme Eigenschaft, das metallische Quecksilber mittels ein paar Umreibungen des Pistilles in der Reibschale im Umsehen zu extinguiren. Es sei das ein Wink für Apotheker, die auf diese Weise die lange Zeit erfordernde Herstellung des Ungt. cinereum in wenigen Minuten bewerkstelligen können. 100 g der Paste extinguiren in ganz kurzer Zeit vollständig 50 g metallischen Quecksilbers, verreibt man aber dazu noch 100 g Ungt. simpl. oder Vaselin oder Lanolin, so erhält man binnen Kurzem ein 25 %-iges Ungt. Hydrarg. cin. von tadellosester Beschaffenheit,

welches sich fast bis zu vollendeter Trockenheit auf der Haut auf-
reibt und zu Salbenschmierkuren genau wie andere kostspielige
Präparate verwenden lässt.

Ungt. cinereum aus Pasta pepton. c. Vaselino (sive Lanolin).

Rp.   Hydrarg. metall.   50,0
         extinct. per
      Pasta pepton. Schleich   100,0
         Adde
      Vaselin. flav. (american.)   100,0
   M.D.S. 25 % Quecksilbersalbe (ersetzt z. B. das Emulsin).

Die Aufnahmefähigkeit der Peptonpaste für metallisches Quecksilber hat uns aber eine Methode der Quecksilberapplikation in
wasserlöslicher Form gebracht, die ihrer gleich zu erörternden Vorzüge wegen namentlich für den praktischen Arzt Interesse haben
dürfte. Das Präparat wird folgendermassen hergestellt:

    Pasta pepton. Schleich. c. Hydrargyr.

Rp.   Hydrarg. metall.   50,0
      Pasta pepton.   100,0
      Ol. cacaon.   15,0
      Aq. destill. sterilis.   20,0
   M.S. Zur Inunktion durch Aufpinselung.

2. Vorzüge der Pinselung.

Schon seit einer Reihe von Jahren habe ich mich bemüht,
meinen Besuchern den Beweis zu liefern, dass von einer Resorption
des Quecksilbers im Sinne eines Transportes durch die Haut in
korpuskulärer Form gar nicht die Rede sein kann. Ich erinnere
mich an umfangreiche Studien, welche ich bei Dr. Jürgens im
pathologischen Institut zum Theil mit auszuführen Gelegenheit hatte,
nach welchen dieser treffliche Patholog schon in den achtziger Jahren
an Thieren den Beweis zu erbringen suchte, dass von irgend welchem
nachweisbaren Durchdringen des Quecksilbers durch die Cutis hindurch, sei es durch Blut- oder Lymphstrom, sei es mittels Leukocyten
oder in Bindegewebskörpern gar nicht die Rede sein könne. Wenn
ich nicht irre, hat Fürbringer derartige negative Versuche aus-

drücklich publicirt. Es war für mich seit dieser Zeit eine aus-
gemachte Sache, dass das Quecksilber nur durch die Respiration,
und zwar durch die Perspiratio insensibilis der Haut ebenso wie durch
die Lungenathmung in den Körper gelangen könne. Quecksilber
ist eben ein verdunstendes Metall, und die zahlreichen Quecksilber-
intoxikationen in Werkstätten, in denen gar kein direkter Kontakt
zwischen Haut und Metall stattfindet, beweisen ganz exakt, dass
eine solche Aufnahme durch die Athmung allein möglich ist. Für
mich beweist sogar das erste Symptom der Quecksilberintoxikation,
die Gingivitis und die profuse Speichelsekretion direkt, dass wir es
mit einem Athmungsgift zu thun haben. Denn es ist doch auffällig,
dass gerade die höchsten Spitzen und Säume der interdentalen Zahn-
fleischfranzen ständig zuerst ergriffen werden, das ist doch genau wie
bei dem Bleisaum, bei dem doch auch die Bleidämpfe den Schwefel
auf den Zahnfleischkuppen erreichen und damit die Ausfällung erzielen. Ebenso muss doch bei reichlicher Quecksilberanwesenheit
im Organismus, sei es nun in denselben gelangt wie immer, eine
Verdampfung durch die Expirationsluft ebenso geschehen, wie seine
Aufnahme durch die Inspiration. Die Folge ist eben eine Reizung
der höchsten Kuppen der Gingiva durch die hinüberstreichenden
Quecksilberdämpfe in der Ausathmungsluft. Die Hypersekretion
der Speicheldrüsen ist für meine Anschauung ferner ein noch
beweiskräftigeres Symptom. Die reichlichste Speichelhyperse-
kretion finden wir beim Beginn der Aethernarkose, und ich
habe (Schmerzlose Operationen) schon darauf hingewiesen, dass
dies ein Symptom von der hohen Spannung der Aether-
dämpfe im Alveolargebiet sein dürfte und reflektorisch zu
Stande kommt, da wir ja überall bei besonderer interalveolärer
Druckspannung (Emphysem, chronischem Bronchialkatarrh, Phtisis
etc.) profuse, reflektorische Speichelsekretion beobachten können.
Es entsteht also zweifelsohne auch der Speichelfluss bei Quecksilberintoxikation auf reflektorischem Wege, und zwar durch hohe,
interalveoläre Spannung der abdunstenden Quecksilberdämpfe auf
dem Wege der Elimination des Gases durch die Alveolarepithelien.
Aber die alte Erfahrung Hunter's (wonach jemand auch seine Lues
verliert, wenn man ihm ein Pfund Quecksilber in die Hosentasche
packt) oder die neuere Gerhardt's vom Schwinden der luetischen

Symptome nach Aufhängen von Handtüchern, welche mit Quecksilbersalbe eingefettet sind, neben das Bett, sowie die Beobachtungen in den verschiedensten gewerblichen Betrieben, bei denen
Quecksilber in Betracht kommt, und endlich die neuesten Publikationen Neisser's beweisen zur Evidenz, dass die Athmung, sowohl
die der Lunge wie die der Haut, die Vermittlerin der Quecksilberaufnahme und -Abgabe im Körper sein muss. Ich habe nun seit
dem Jahre 1892 von dieser Vorstellung die Konsequenz gezogen
und eine Methode der Inunktion in Anwendung gezogen, welche
einfach in einem wasserlöslichen Auftrag des Quecksilbers über eine
grosse Aussenfläche möglichst in der Nähe der Athmungsorgane besteht. Zwar bin ich der Meinung, dass jede der anderen Inunktions-
kuren allein auf diese Weise — d. h. der Verdunstung des Quecksilbers und durch Gaswechsel in Lunge und Haut — seine Aufnahme
verdankt, es ist aber doch von erheblicher Bedeutung, in welcher
Weise man diese Einverleibung des metallischen Giftes vollzieht.
Wenn ich dieselbe in irgend einer Fettform, wie allgemein üblich,
in die Haut einreibe, so steht nach zahlreichen Untersuchungen fest,
dass die einzelnen Fettkügelchen bis tief in die Haarbälge und
Schweisskanäle hineingepresst werden müssen, bis eine reichliche
Resorption, d. h. eine Entgasung stattfinden kann. Diese Energie
der Einverleibung hat den Nachtheil, dass die einmal applicirte
Dosis Quecksilber bei Intoxikation nicht mehr zurückgezogen werden
kann, denn keine Waschung vermag das Quecksilber gerade aus
den Stellen (den Drüsenkanälen) wieder herauszubefördern, innerhalb deren es am energischsten resorbirt wird. Ebenso ist es mit
der subkutanen Injektion von Quecksilberpräparaten. Es ist nicht
mehr möglich, die begonnene Intoxikation und den weiteren Strom der
Quecksilberaufnahme zu unterbrechen. Anders, wenn von vornherein
durch Wasserlöslichkeit und durch die Möglichkeit vollendeter Abspülung des Quecksilberauftrags auf die Haut dafür gesorgt wird, dass bei
den ersten Symptomen der Intoxikation jede Spur des Metalls von der
Körperoberfläche zu entfernen ist. Dies erreichen wir in wahrhaft vollendeter Weise durch die Quecksilber-Peptonpaste.
Wir stellen unsere Inunktionen dergestalt an, dass wir zunächst die
Haut mit etwas Wasser (oder Sublimatlösung 1 auf 5000 wegen der
willkommenen leichten Reizung der Haut, welche wie stets die Auf-

nahme von Quecksilber befördert) mittels eines dicken Malerpinsels befeuchten, und zwar Brust, Rücken und Oberarm. Alsdann füllen wir aus unserem Quecksilberpastenkrug 1 Esslöffel Quecksilber-Peptonpaste (derselbe enthält ca. 5 g Quecksilber) und pinseln dieselbe unter Wasserzusatz möglichst dünn und gleichmässig über die ganze Haut so lange auf, bis die Paste fast schwarz und völlig trocken ist und nichts mehr an metallischem Quecksilber an die prüfenden Finger abgiebt. Die Aufreibung kann übrigens schadlos durch die Hand des Arztes geschehen, da mit Wasser und Seife unmittelbar nach der Inunktion jede Spur Quecksilber entfernt wird, und eine Aufnahme durch die Lederhaut der Hohlhand durch Perspiratio sensibilis innerhalb der ein bis zwei Minuten ausgeschlossen erscheint. Ich habe diese Art der Quecksilberinunktion mit freier Hand Kollegen viele hundert Male demonstrirt und bin von keiner Intoxikation befallen. Aber ich gebe zu, dass man die Sache mit einem dicken Malerpinsel ebenso gut ausführen kann, der nach dem Gebrauch jedesmal in warmem Wasser leicht zu reinigen ist. Der Patient erhält die Weisung, dieselbe Wäsche anzubehalten, resp. durch 5 Tage zu tragen. Der Zweck ist, die durch die Aufpinselung auf die grosse Fläche erreichte, nahe den Athmungsorganen gelegene breite Vertheilung des Quecksilbers zu einer ausgiebigen Verdunstung, Hautathmung und Aufnahme durch die Athmungsfläche voll auszunutzen. Der Patient erhält die Weisung, im Falle Speichelfluss oder Stomatitis sich einstellt, sofort durch ein Bad das Quecksilber zu entfernen. Nach 5 Tagen wird stets ein Bad genommen und die Procedur der Quecksilberstreichung des Brustkastens wiederholt. Wenn nicht zwingende Gründe dagegen sprechen, benutze ich stets nur die Brust- und Rückenfläche allein zur Applikation des Quecksilbers. Die Vorzüge dieser Form der Inunktion sind erstens die Schnelligkeit der Ausführung, zweitens die Sauberkeit, drittens die Möglichkeit der Uebernahme der Inunktion durch den Arzt selbst, viertens die sofortige Eliminirbarkeit des Metalles durch ein einfaches Bad.

Da es gelingt, innerhalb weniger Minuten Brust und Athmungsfläche des Patienten anzustreichen mit Quecksilber, welches allmählich abbröckelt und dabei verdunstet, also eine Art von Quecksilberstaub in feinster Vertheilung in der Wäsche erzeugt, so ist gar kein Grund einzusehen, warum der Arzt in seiner Sprechstunde

16*

selbst nicht die Einverleibung des Quecksilbers als therapeutische
Aktion übernehmen sollte, wie wir das stets machen. Das hat den
immensen Vortheil, dass keine dritten Personen eingeweiht werden
brauchen in die Natur des Leidens und auf diese Weise die Ver-
heimlichung der Kur unterstützt wird; zumal es durch Zinnober-
zusatz möglich ist, der Salbe selbst ihren ominösen grauen Charakter zu benehmen und dadurch selbst vor Angehörigen den
Zweck der Inunktion zu verschleiern, was gewiss im Sinne der
Wahrung des Berufsgeheimnisses, also auch legal ist, den Patienten
aber überaus willkommen sein dürfte. Man weiss, wie unvollkommen nach dieser Richtung eine Schmierkur in privater Praxis
durchzuführen ist, welche Schwierigkeiten die Wahrung des Ge-
heimnisses bisweilen darbietet: will man doch jetzt nach hundert
Jahren noch dem armen Wolfgang von Goethe eine venerische
Krankheit nachweisen aus allerhand kleinen Anzeichen (München.
med. Wochenschrift vom 1. December 1898), so leicht sickert etwas
von den therapeutischen Maassnahmen gegen die Lues in die breite
Oeffentlichkeit und macht selbst hundertjährige, latente Syphilis
manifest. Ich kenne Patienten, die wegen einer einfachen Schmierkur sechs Wochen ins Spital wandern mussten. Nach Ansicht der
meisten Autoren ist eine Schmierkur immer noch die wirksamste und
mildeste Methode der Quecksilber-Applikation. Dass unsere Art
der Quecksilberstreichung aber in der That die gleiche Wirkung
hat, geht daraus hervor, dass es leicht ist, Quecksilber im Harn
Quecksilber-„Gestrichener" nachzuweisen*), und dass in meiner Praxis
kein Fall von Lues vorgekommen ist, der nicht unter dieser Form
der Quecksilbertherapie geheilt wäre. Zweimal erlebten wir Symptome
von Intoxikation, die jedoch sofort schwanden, sowie das vorher
anempfohlene Bad applicirt war. Kollege Scharff in Stettin theilt
mir einen Fall mit, bei welchem aus Missverständniss ein Patient
100 g unserer Quecksilber-Peptonpaste auf einmal über seinen
ganzen Leib strich, wodurch der stupide Patient einem Elephanten
allerdings noch ähnlicher wurde — die Folge war Speichelfluss und
beginnende Stomatitis nach kurzer Frist; jedoch liess ein sofort nach
Ausdruck der Vergiftung genommenes durch den Kollegen vorher

---

*) Meist freilich erst nach mehreren Tagen.

angewiesenes Bad die Symptome nicht weiter sich verschlimmern, so dass er sehr bald wieder genas. Ich glaube, dass 100 g in Form der üblichen Inunktionen auf einmal beigebracht, unweigerlich den Tod zur Folge haben müssten, denn es ist nicht möglich, die Dosis durch Bäder etc. soweit abzuschwächen, dass nicht dennoch eine ungeheure Menge von Metall in die Cirkulation gelangte. Bei der subkutanen Einverleibung der Quecksilberpräparate ist ebenfalls der einmal abgesandte Pfeil nicht wieder zurückzuholen. Wir meinen, dass es ein grosser Vorzug unserer Methode ist, dass wir die Vergiftung unterbrechen und gleichsam tastend die vertragene Dosis ohne jede Gefahr ausprobiren und ad maximum erhöhen können.

Dadurch, dass die Peptonpaste bis zur vollendeten Trockenheit in einem Zuge aufgestrichen werden kann, ist ihre Applikation viel sauberer als jede andere Inunktion. Das in die Wäsche sich einstäubende Pulver ist leicht herauszuschütteln, und niemals hat der Patient das lästige Gefühl der Fettschmiere am Leibe. Wir glauben, dass diese Methode der Quecksilberverwendung auch dadurch, dass der Arzt sie selbst übernimmt, besser einem „Zuviel" der Therapie vorbeugt, weil er genauer den Abklang der Symptome mit der Dosirung in Harmonie bringen kann.

3. Principien der Quecksilberanwendung.

Ich stehe in Bezug auf die Quecksilberanwendung auf dem festen Boden der Erfahrung und verpöne jede sogen. prophylaktische oder intermittirende Kur. Nur wo Symptome von Lues vorhanden sind, glaube ich das Recht zu haben, diesen immerhin schwer differenten Körper, der ohne Frage cerebrale und spinale Symptome machen kann, zu appliciren. Ja, ich fühle mich überhaupt nicht veranlasst, Quecksilber weiter zu verabfolgen, als bis die Symptome zu schwinden beginnen. In demselben Augenblick übernimmt die Heilung doch der Organismus selbst. Eine vielfältige Erfahrung hat mich belehrt, dass es vollständig genügt, der Lues gegenüber den Anstoss zur Heilung arzneilich zu erzwingen, und dass unfehlbar nur diejenigen Fälle überhaupt der Quecksilbertherapie zu-

gänglich sind, welche nach einmal eingetretener Reaktion den
weiteren Ausgleich aus eigenen Kraftquellen der Reparation selbst
vollziehen. Wo dieser sicher durch Quecksilber und Jodkalium zu
erzielende Umschwung der Reparationskraft nicht ausreicht, um in
einem Ruck die Krankheitssymptome schwinden zu machen, da
gelingt es auch nicht durch Wagenladungen von Quecksilber, die
Luessymptome zu beseitigen. Es mag sein, dass die Lues eine allmählich in ihrer Intensität abklingende Krankheit ist, und dass jetzt
die Fälle leichter verlaufen, wie das allgemein behauptet wird, um
so mehr haben wir die Aufgabe, mit dem Mindestmaass von Vene-
num die höchsten Heilwirkungen zu erzielen. Zudem sind mir eine
freilich kleine Reihe von Fällen bekannt, bei welchen ohne
alle Frage über 20 bis 25 Jahre hinweg eine ohne Quecksilber
behandelte Lues ebenfalls ohne Symptome geblieben ist, so dass für
mich gar kein Zweifel besteht, dass die Lues spontan heilen kann.
(Einer der Träger jener Fälle ist Vater von vier gesunden Kindern
und seine Frau hat niemals abortirt; dabei sah ich ihn als Student
mit florider Syphilis, Condylomen, Rachenlues, Plâques und faustgrossen indolenten Bubonen). Auf der anderen Seite sind mir Fälle
bekannt, bei welchen die sogen. luetischen Symptome (dauernder
Kopfschmerz, Plâques muqueuses, Schlaflosigkeit) sofort verschwan-
den, als man dem mit Quecksilber innehielt. Denn es ist leider keine
Frage, dass eine Parallelität einiger Symptome bei chronischer Lues und chronischer Quecksilberintoxikation besteht, und dass leider mehrfach Symptome des Abusus hydrargyri
immer von Neuem für die hervorbrechende Lues angesehen werden.
Das ist ein Circulus vitiosus, und wer ihn nicht kennt, kann Unheil
anrichten. So sind vor allem die porcellanweissen Plâques auf der
Mundschleimhaut, am Zungengrund über der Epiglottis etc. sehr mit
Verdacht auf Quecksilberwirkung anzusehen und ich versuche stets
dieselben durch Chromsäureätzung zu beseitigen. Plâques allein
sollten nie Jemand veranlassen, eine neue Schmierkur einzuleiten.
Vorsicht ist also beim Quecksilber geboten, und gerade diese wird
leicht gewahrt bei der Applikation desselben in der von uns (übrigens
schon 1894 auf dem Chirurgenkongress) empfohlenen Weise.

4. Antiphlogose mit Quecksilberpepton. Pruritus.

Uebrigens lässt sich die Quecksilberpaste zur antiphlogistischen Wirksamkeit des Quecksilbers genau so verwerthen wie das Ungt. cinereum. Es wird ebenso wie dieses über die lymphangoitischen Körperflächen gestrichen. Auch habe ich es vielfach bei recidivirender Furunculosis, bei phlegmonösem Oedem, kurz bei jeder entzündlichen Infiltration der Haut in der Umgebung von Eiterherden mit bestem Erfolge applicirt. Natürlich ist es auch bei Anwesenheit von Pediculis, bei Favus, bei Mycosis parasitaria etc. gleich wirksam. In der Kombination mit Ichthyol ist es nach Aussage einzelner Patienten das einzige Mittel, welches den Pruritus diabeticorum analis beseitigen konnte.

Man lässt es zu diesem Zwecke auf folgende Weise bereiten:

Rp. Hydrarg. metall.

Past. pepton. $\widehat{aa}$	100,0
tere lege artis et adde	
Past. peptonat.	200,0
Ol. cacaon.	30,0
Aq. destill. sterilisat.	30,0
Ichthyol.	15,0

D. Die Serumpasta und das Serumpulver.

1. Einiges zur Geschichte der künstlichen Eiweisspräparate zur Wundbehandlung. Annäherung des Chemismus an die Gewebskonstitution.

In unserem Bestreben, nach Möglichkeit an die Stelle chemisch differenter Körper solche zu setzen, welche durch eine gewisse Affinität in der Konstitution möglichst den Geweben nahestünden, die der Reparation, der Entlastung und Schonung bedürftig erschienen, d. h. erkrankt waren, haben wir natürlich auch dem Blutserum, als dem konstituirenden Saft fast jeglichen Körpergebildes unsere Aufmerksamkeit zugewendet. Zur Geschichte dieser Eiweiss-

applikation in der Chirurgie darf vielleicht an dieser Stelle besonders
betont werden, dass Verfasser der Erste war, welcher systematisch
Untersuchungen über künstliches Eiweiss auf Wunden angestellt
hat (s. Therap. Monatshefte No. 5 und Verhandl. d. Deutschen
Gesellschaft für Chirurgie, Jahrgang 1893). Es ist ja bekannt, dass
die letzten Jahre in der Chirurgie eine Menge Körper gebracht
haben, welche eine stillschweigende Anerkennung dieser Bestrebungen
bedeuten. Wenn es auch auffallend ist, dass nirgends bei den zahlreichen Publikationen über Argentamin, Jodeiweiss, Jodo-Formogen,
Vasogen, Ichthyoleiweiss, Amyloform, Dextrinoform, die alle demselben Princip, der Annäherung des Chemismus an die Konstitution
der Gewebe, ihren Ursprung verdanken, meiner ersten Anregung
und nicht misszuverstehenden Formulirung des Gedankens gedacht
ist, so darf ich doch auch diese wohl als selbstverständlich übergan-
gene Priorität hier unverhüllt in Anspruch nehmen und meiner Freude
darüber Ausdruck geben, dass auch hierin zahlreiche Nachentdecker,
wie in der Anästhesiefrage, sich so in den Gegenstand vertieft haben,
dass es Ihnen nicht mehr möglich war, auseinanderzuhalten, was
Kinder meines und was Adoptivsprossen ihres Geistes gewesen sind.
Ich begrüsste daher jeden einzigen neuen Eiweisskörper zu chirurgischen Zwecken als eine Bestätigung der Richtigkeit meiner Anschauungen. Denn es ist doch wohl ohne Weiteres Jedem, der einmal die Gesichtspunkte gestreift hat, welche ich über die Homogenität der chirurgischen Chemie aufgestellt habe, die Wichtigkeit der Fragestellung einleuchtend und es war nicht zu läugnen, dass an diesen Gedanken der
möglichsten Affinität zwischen Heilmittel und krankem Gewebe
einiges sehr Bestechendes war. In einer Zeit, in welcher die Anti-
toxinlehre des Serums als eines Vehikels für innerliche Heilwirkungen
sich bediente, hatten wir in unserer Anstalt die Bedingungen zu
erforschen gesucht, unter denen es für die äussere Applikation auf
Wunden von Vortheil sein könne. Auch hier musste ein Bann gebrochen werden, den alteingewurzelte Vorstellungen von der Gefahr
der Anwesenheit zersetzlichen Materials auf Wunden aufgebaut hatten.
Mit Hülfe unserer nur sicher funktionirenden Vorkehrungen zur
exakten Sterilisirung der Eiweisskörper war es aber nicht so toll-
kühn mehr, auf sicher aseptische Wunden, sicher aseptisches Eiweiss
zu bringen und auf diese Weise den Einfluss kennen zu lernen,

den der homogene Stoff auf die Regulation der Wundfläche haben
könne. Wir haben uns aus dem Material von menschlichem Blute,
welches uns der häufig von mir bei Chlorose und mit fast durchgehend ausgezeichnetem Erfolg angewandte Aderlass gewährte, eine
ganze Reihe von theils pulverförmigen, theils flüssigen Präparaten
aus Blut und Serum hergestellt, deren Wirkungen wir mit dem
entsprechenden Material von frisch gewonnenem Ochsenblute vergleichen konnten. Wir wollen hier gleich konstatiren, dass ein
wesentlicher Unterschied in der Art der Wirkung auf Wunden nicht
vorhanden schien. Wir haben in langen, theils experimentellen, theils
klinischen Untersuchungsreihen folgende Präparate angefertigt, von
denen hier nur diejenigen ausführlicher besprochen werden sollen,
welche zu positiven Erfolgen geführt haben. Der Vollständigkeit
halber aber will ich hier kurz eine Skizze der Untersuchungen
wiedergeben. Wir haben zunächst das frische und gesunde Blut
junger Ochsen mit allen seinen Bestandtheilen getrocknet und
trocken gepulvert und sterilisirt, erst auf aseptische, dann auf
eiternde Wunden gebracht. Ganz ohne alle anderen Erscheinungen
als die einer schnellen Verschorfung mit dem Sekret der frischen
Wunden, blieb diese Applikation über genähten Wunden und bot
keinerlei Vorzug vor anderen austrocknenden Pulvern. Auf eiternden
Wunden war es stark chemotaktisch und veranlasste eine Sekret-
vermehrung. Auch hier war kein Vortheil zu konstatiren. Dann,
versuchten wir aus Serum und Formaldehyd eine Verbindung herzustellen ähnlich der Formalingelatine, in der Hoffnung, vielleicht auf
diesem Wege eine specifische Wirkung bei Tuberkulose oder Lues
zu erzielen. Obwohl man ganz ähnliche Körper wie das Glutol auf
diese Weise erzielen kann, die sämmtlich von mir auf ihre Wirkungsweise durchprobt sind. Hier reihten sich meine und Gottstein's
Versuche mit Amylum-, Dextrin-, Eigelb-, Eiweissformalin und
Chromamylum, Chromgelatine, Chromeigelb und -eiweiss an (die
Chromsäure hat einige dem Formaldehyd nahe verwandte Einflüsse
auf diese Körper). Leider ergab sich hier ebenfalls nichts von
grösserem Nutzen, und ich glaube, dass das Glutol das brauchbarste
aller dieser möglichen Eiweissformaline ist und bleiben wird. Das
Blutserum aber führte in einer anderen als direkt der wundtherapeutischen Richtung zu einem Präparat, dessen Wirksamkeit

ich in meinem Arzeneischatze nicht mehr entbehren möchte, nämlich der Serumpasta und dem schon S. 210 erwähnten Serumpulver. Es mögen hier zunächst erst die Beschreibung der Darstellungsweisen dieser beiden der Haut- und Wundpflege gewidmeten Körper erfolgen.

2. Herstellung der chirurgischen und dermatologischen Serumpräparate.

Von jedem Schlachthof ist mit Leichtigkeit frisches Ochsenblutserum in beliebiger Menge zu erhalten; noch leichter von den sogen. Albuminfabriken, welche ebenfalls auf dem Schlachthofe ihre Bezugsquellen haben. Es ist aber sicherer, wenn man mit absolut reinem Material arbeiten will, auf dem Schlachthofe irgend eine Beziehung anzuknüpfen, welche in bestimmter Weise für das Auffangen einer bestimmten Quantität Blut in besonderen Gefässen zu sorgen hat. Dies Gefäss ist natürlich an einem kühlen Orte aufzubewahren. Das abgesetzte, helle Blutserum muss möglichst ohne Beimengung von Blutfarbstoff übergefüllt werden. Es empfiehlt sich nicht, direkt das Blut zum Absetzen in die eigene Anstalt resp. eigene Wohnung mitzunehmen resp. dorthin transportiren zu lassen, weil der Transport durchaus geeignet ist, durch Schütteln die ruhige Auspressung des Blutwassers zu gefährden. Das Serum fällt nicht so klar und bernsteingelb aus. Man mischt alsdann 1 Liter dieses frischen Ochsenblutserums mit 500,0 g fein gepulverten Zinkoxyds und streicht mit Hülfe eines sauberen Malerpinsels die gemischte malerfarbenähnliche Masse auf grosse Glasplatten möglichst dick auf. Die so ausgebreitete Masse wird über gelindem Feuer getrocknet. Das getrocknete Material wird vorsichtig mit einem hobelartigen Instrument (Meissel) abgeschabt und in Schalen gesammelt. Dieses als Zincum serosum bezeichnete feingepulverte Präparat wird sterilisirt, und zwar in einem Thermostaten bei 75⁰ durch 12 Stunden hindurch. In dieser Weise wird es zur weiteren Benutzung als solches aufbewahrt (Zinc. serosum sterilisat.). Dasselbe ist übrigens in dieser für die immer frische Bereitung der fertigen Serumpasta nothwendigen Form von Herrn Apotheker Kohlmeyer zu beziehen. Nimmt man 100 g dieses Pulvers und verreibt es mit 50 g Wasser, welches ebenfalls sterilisirt werden muss, und fügt dem Gemisch eine Kampheremulsion aus 0,2 Kampher hinzu und dazu noch je 20,0 g Wachspasta und Peptonpasta und zu dem Ganzen 5 Tropfen Lysol, so ist die Pasta serosa Schleichii gebrauchsfertig.

Die Receptformel lautet also kurz:

A. Rp. Seri sanguinis bovis recent. 1000,0
         Zinc. oxydat.   500,0.
Mixtum ope penicilli laminis vitrei illine et expansum leni
            calore exsicca.

Praeparatum in lamellis collige. Hoc modo praeparatum „Zinc. serosum" ad pulverem subtilissimum redige in thermostato apud calorem 75⁰ Celsius per horas duodecim sterilisa. De hoc pulvere recipe.

B. Pulvis seros.   100,0
    Aq. dest. sterilisat.   50,0
    (besser 10% Gelatin. aquos. sterilisat.   50,0)
       adde
    Emulsion. Camphor. (e 0,2 Camphor.)
    Past. pepton. (Schleich)
    -   cerat.   -   âa   20,0
    Lysol. gtt. 5.

Das Serumpulver wird aus dem „Zinc. serosum" (s. o.) so gewonnen, dass das bei 100⁰ C. nochmals sterilisirte Präparat mit gleichen Gewichtstheilen Alcohol abs., in dem wenig Eosin und Melissenöl gelöst sind, übergossen wird, worin dasselbe während 36 Stunden maceriren muss, dann sammelt man auf einem Filter und lässt austrocknen.

Rp. Zinc. serosi subt. pulveris.   150,0
    (sterilisa apud 100⁰ C.)

Spiritus (in quo antea solventur { Ol. Melissae } 0,1)   150,0
                        { Eosin. âa }

Macera conquassendo per horas 36, tum collige supra filtrum et sicca.

3. Wirkungsweise der Serumpaste. Ekzem. Dermatitis. Verbrennungen.

Diese genau nach der Vorschrift bereitete Serumpaste hat sich nun als ein vorzügliches Hautmittel erwiesen, und zwar in allen Fällen, bei denen es sich darum handelt, ein schnelles Austrocknen macerirter und durchfeuchteter, blasig abgehobener oder abgerissener Haut zu erreichen. Mir ist kein Präparat bekannt, welches so schnell und sicher alle Formen akuter oder chronischer Dermatitis zur Austrocknung und organischen Anlegung der tiefen Epidermisstrata bringen könnte, wie es fast ausnahmslos mit der Pasta serosa gelingt. Möge diese Auflockerung und Ablösung der Haut nun durch Wundsekret bedingt sein, möge dasselbe über die Haut hinwegfliessend, ebenso wie Urin oder Koth, die Epidermis zur Quellung und blasigen Abhebung gebracht haben, möge irgend ein medikamentöser Reiz die Papillarkörper zur Exsudation veranlassen und damit die vesikulären Formen der akuten Dermatitis bedingen, oder mag sich ein Wundsekret den Weg unter der Horndecke der Haut über die Papillen hinweg wählen, oder mag endlich Hitze oder Kälte (Verbrennung oder Erfrierung) die blasenförmige Abhebung der Haut veranlasst haben, fast stets gelingt es der Serumpaste, innerhalb 10—24 Stunden eine völlige Austrocknung und Sekretaufsaugung zu Wege zu bringen. Aber auch da, wo pustulöse Formen der Dermatitis zugleich mit den bekannten Kratzeffekten die Haut wie ein Brachfeld verwüstet haben, thut diese Paste die allervorzüglichsten Dienste. Nur beim echten Ekzem versagt sie bisweilen. Hier beim Ekzem ist, um sie zur Wirksamkeit zu bringen, von Wichtigkeit, erst eine andere Methode in Anwendung zu ziehen, welche ich den Kollegen warm empfehlen kann. Sie stammt aus Frankreich, leider habe ich den Namen des Autors nicht auffinden können. Man nimmt auf einen festen Gazetupfer etwa einen Theelöffel voll Acid. salicyl. pur. und reibt eventuell in Narkose (meist aber ist der Uebergang des schrecklichen Juckreizes in wirklichen Schmerz dem Patienten eine Wohlthat) derb über alle Bläschen hin, bis dieselben ihre Kuppen verlieren und helles Serum aus ihnen herausfliesst. Alsdann pinsele man über die ganze ergriffene Hautfläche in ziemlich dicker Lage Ichthyolum purum liquid., also in ganz unverdünntem Zustande. Auch das ist bisweilen sehr schmerzhaft, jedoch nur für kurze Zeit. Die Ichthyoldecke, eventuell mit etwas Weizenmehl getrocknet, wird an der Luft belassen und abgewartet, ob noch aus den eröffneten Vesikeln freies Serum hindurch quillt. Sollte dies der Fall sein, so wird noch einmal reines Ichthyol aufgepinselt, und das so oft und so lange, bis keine Flüssigkeit mehr die austrocknende Decke durchdringt. In Fällen, bei welchen, wie an den schwieligen Arbeiterfingern die komplicirende Dermatitis bullosa grosse, das Corium wie bei Verbrennungen freiliegende Blasen bildet, schneide ich mit Scheere und Pincette die schwielige, abgehobene Haut ab, betupfe mit reiner Salicylsäure und pinsele über dieselbe das reine Ichthyol und Amylum, bis nichts mehr hindurchsickert. Erst wenn die profuse Sekretion wirklich nachzulassen beginnt, tritt dann schnell die Abheilung einleitend die Serumpaste in ihr Recht.

Bei Verbrennungen 1. bis 2. Grades versuche ich stets am ersten Tage nach Eröffnung der Blasen durch dickes Aufstreichen von Serumpaste, durch Austrocknung des Blaseninnern, deren tiefere Epidermisbalken gleich per primam gewissermaassen zur organischen Anlegung ans Corium zu bringen. Stehen doch, wenn die Blasen nicht allzu umfangreich sind, deren Grösse mit der Intensität des Verbrennungsprocesses einen gewissen Zusammenhang hat, mit dem rothen von trüben Fibrinflocken bedeckten, blutrünstigen, d. h. hier und da mit Hämorrhagien, diffundirtem Blut und mit Stasenflecken durchzogenem Corium oft flöckchenweise noch lebensfähige Retezellen in Verbindung, die, wenn es gelingt das Ganze tüchtig auszutrocknen, zu schnell sich verbreiternden Brutstätten für Ersatzzellen werden. Dieselben sind sehr geneigt, durch Verschmelzen mit den darüber liegenden, trockenen Epidermiszellen sich wieder zu vereinigen. Gelingt also bei Verbrennung so die Serumtherapie, so dauert es mit der Heilung nicht lange. Wo die Reizung des Coriums stark genug war, um durch die profuse Sekretion die primäre Austrocknung illusorisch zu machen, da maceriren auch diese Epidermisreste; sie werden abgespült, und jetzt bildet sich gewöhnlich eine dicke Fibrinschwiele über dem blanken Corium. Es ist am besten, in solchen Fällen die Salbentherapie (Hautcrême),

in dicken Lagen über die Wundfläche gedeckt, anzuwenden, bis die
Sekretion anfängt, nachzulassen. Alsdann, also vielleicht am 4. bis
5. Tage der Verbrennung, streue ich Glutolserum über die mit
Fibrin bedeckte Coriumschicht. Dadurch trocknet, täglich erneuert,
sehr bald die echt „katarrhalische" (Virchow) Wundfläche aus
und es beginnt von den Rändern her ungestört die nachwuchernde
Epidermis sich über die defekte Haut zu schieben. Während der
ganzen Zeit muss man durch Neuauftragen von Serumpasta fleissig
für Trockenlegung der umgebenden Haut sorgen.

Bei Verbrennungen dritten Grades muss stets zunächst für eine
aseptische Dissecirung des nekrotischen Materials gesorgt werden,
d. h. hier muss der erste Verband nach Entfernung sämmtlicher
Blasendecken und frei flottirten Fetzen mit Glutol, dick über die
nekrotischen Partien gestreut, angelegt werden. Schon am 2. Tage,
wenn kein Fieber über 38,5 vorhanden ist, pflege ich das reine
Glutol durch Glutolserum zu ersetzen. Es ist hier am schönsten die
Wirkung und die Richtigkeit unserer obigen Indikationen für die
Anwendung von Serum und Glutol zusammen zu studiren. Die
nekrotischen Fetzen stossen sich ungemein schnell ab und schön
rothe Granulationen sprossen auf. Ist die Wundfläche so im
Wesentlichen gereinigt, was stets durch Glutolserumapplikation
gelingt, so verwende ich meine Borvaselinsalbenbinde.

Vaselin. flavi

Acid. boric.   10%

q. s. zur Durchknetung einer 8 cm breiten und 6 m langen
Cambricbinde.

Diese Salbenbinde sorgt von vornherein für eine Nivellirung
der leicht sich erhebenden Granulationspfröpfe. Ueberall aber wo
die Granulation das Niveau der Haut überragt, besteht ein Heilungs-
hinderniss, weil die Epidermisirung niemals eher sich einzuleiten
beginnt, als bis die Granulationspfröpfe abgeflacht sind. Das ist
ein sehr wichtiges Princip der Wundheilung. Wir gebrauchen
selten zu dieser Aplanirung der Wundfläche das Arg. nitric., dessen
Entbehrlichkeit wir noch besonders nachweisen werden. Ist so durch
Salbenbindenkompression, die an den Gliedern natürlich stets ganz
peripher zu beginnen hat, um Störungen zu verhüten, das richtige
Niveauverhältniss zwischen Granulation und Epidermisirung her-

gestellt, so sieht man beim Verbandwechsel, den wir bei allen Eiterungsprocessen alle 3 Tage vorzunehmen pflegen, wie zusehends die grauen Epidermisränder, wie ein Strand, der täglich durch Anschwemmung wächst, sich über die Granulationen hinschieben, und wenn man nun die zarten, weisslichen, dünnen Hornzellen durch Aufstreuen von Glutolserum und Bestreichen mit Serumpaste vor der Maceration durch Wundsaft oder Eiter sorgfältig schützt, so erlebt man Schnelligkeiten und Schönheiten der Heilung, mit denen man das Erstaunen und die Bewunderung der Kranken sich erzwingen kann. So lässt sich dann unter Fortfall sämmtlicher Heilungshemmungen, Epidermismaceration, Hypersekretion, Niveau-differenzen, Fibrinbeschläge genau beobachten, wie schnell sich das Wachsthum der belebten Zellen unter unseren Augen vollziehen kann. Und erst, wenn man, wie wir, tagtäglich diese komplicirten Heilungsvorgänge von Neuem studirt und sich der so dankbaren Wundpflege im Kleinsten mit Sorgfalt annimmt, wird man sich bewusst, wie vieles uns auf der Universität nicht gelehrt wurde und wie viel schneller eine wirklich rationelle Wundpflege zur Heilung führen kann, als wir es früher zu sehen gewohnt waren.

Die Serumpaste ist ferner ein vorzügliches Mittel gegen Inter-trigo aller Art, Urinätzung, Scheidensekreterosionen, Erythemen und die Furunculosis universalis begleitende dermatitische Reizung. Man muss natürlich im letzten Falle die pustulöse Dermatitis für sich mit Glutolserum behandeln; die Umgebung aber muss mit Serumpaste stets völlig trocken gehalten werden, worauf wir noch zurückkommen. Für die Pflege der Kinderhaut genügt in den meisten Fällen der Wachscrême; wo stärkere Erosionen und Freilegungen des Coriums durch Anätzung mit Urin und Koth bestehen, wird man durch die Serumpaste in 24 Stunden herrliche Austrocknung bewirkt sehen. Dann muss bis-weilen mit der Applikation beider, der Serumpaste und des Haut-crêmes, abgewechselt werden.

Zusätze.

1. Selbstbereitung der Verbandstoffe.

Gewiss der eine oder der andere Arzt, namentlich die Herren Kollegen vom Lande, werden es mir Dank wissen, wenn wir die Methoden und die Bezugsquellen der Rohmaterialien für die Herstellung der Verbandstoffe hier angeben. Wenn wir danach streben, chirurgische Thätigkeit wieder für die breite Schicht der praktischen Aerzte zugänglich zu machen, so ist es auch unbedingt nöthig, diejenigen Mittel und Wege anzugeben, auf welchen dieselben zu einer Verbilligung des täglich gebrauchten Materiales gelangen. Niemand kann uns verbieten, diejenigen Verbandstoffe, welche mit dazu beitragen, das Leben und die Gesundheit des Patienten zu sichern uns selber zu bereiten, und es giebt wohl keine grössere Anstalt, die nicht durch Ausbildung einer Schwester, eines Oberwärters für dieses Fach den Riesenetat für Verbandmaterialien herabzudrücken sucht. Das kann aber der Arzt ohne Frage gleichfalls thun. Wenn man ihm beweisen kann, dass wir unsere Verbandstoffe um $200\%_0$ theurer bezahlen, als wir sie uns selbst herstellen, so wird wohl ohne Frage kaum eine Gattin, eine Tochter, eine Wirthschafterin zu finden sein, die nicht mit Feuereifer die Verbandfabrikation für ihren Ernährer zu übernehmen bereit wäre. Was wir von unserer Verbandschwester bereiten lassen, das können ohne Weiteres die Haushälterinnen unserer Privatärzte genau so anfertigen, zumal diese Dinge kinderleicht zu erlernen sind. Ich schreibe also dieses Kapitel in der Hoffnung, der Arzt werde seinen Etat, gleich mir, durch Selbstbereitung auch seiner Verbandmaterialien zu erniedrigen trachten. Im Allgemeinen rathe ich den Herren Kollegen, die nöthigen Ingredienzen zur Operation, also Desinfektionsmittel

(Marmorwachsseife, Peptonpaste, Binden etc.), vor Ausführung derselben den Angehörigen auf einem Recept aus der Apotheke zu verschreiben und nicht die Sachen selbst zu besorgen und alsdann zu berechnen. Ich glaube die Beobachtung gemacht zu haben, dass der Kranke seinen Säckel vor der Operation williger zieht, als nach derselben, namentlich für die Nebensachen. Die Verbandstoffe, welche der Arzt berechnet, erscheinen den „dankbaren Geheilten" immer „furchtbar" theuer, wenn sie sich aber selbst von dem realen Preis überzeugen und die Sachen selbst besorgen, so wird ihnen die Angelegenheit weniger schwer als die Bezahlung nachher. Es ist nun leider nicht angängig, auch dem Patienten durch Lieferung selbstbereiteten Verbandmateriales diese Ausgaben zu verbilligen (?), obwohl die Sache rechtlich strittig ist, ob ich nicht meine Verbandstoffe dem Patienten liefern darf, für Medikamente muss ohne Frage gesetzlich die Apotheke in Anspruch genommen werden. Freilich für rein mechanische, nicht medikamentöse Präparate wie Marmorseife, Peptonpasta, Salbenbinden etc. kann wohl kaum bezweifelt werden, dass jeder Arzt diese Präparate auch für seine Patienten zu verwenden berechtigt ist. Das ist sicherlich kein „dispensiren" im Sinne des Gesetzes, sondern gehört mit zu unseren manuellen, technischen, specifisch ärztlichen Maassnahmen. Für Verbandstoffe kann uns aus demselben Grunde vielleicht niemand verbieten, die Verarbeitung der gelieferten Rohmaterialien vorzunehmen und für die direkte Behandlung den Patienten mit unseren besonders sicher bereiteten Verbandstoffen zu versehen.

Wir wollen also, um den Haushalt der Herren Kollegen in den Stand zu setzen, selbst die Fabrikation der Verbandstoffe vorzunehmen, angeben, wie dieselbe in unserer Klinik von einer dazu bestellten Schwester vorgenommen wird. Dazu bedarf man nichts als einer Bindenwickelmaschine und ein paar Verbandkästen, am besten aus Glas und Eisen. Die Bindenwickelmaschine aus Eisen liefert Herr Moritz Böhme, Berlin, Oranienburgerstrasse, die Verbandkästen sind jetzt wohl überall bei jedem Bandagisten zu erhalten. Dann bestellen wir uns je nach Bedarf aus der Fabrik von Jordan, Berlin, Lindenstrasse:

a) Bindengaze, Marke 1311.

118 cm breit (das Meter 25 Pf.) . . das Stück 8,50 Mk.

b) Tupfermull, Marke G.

    94 cm breit (das Meter 10 Pf.). . das Stück 3,50 Mk.

    115 - - (- - 15 -). . - - . 4,50 -

c) Futtermusselin, Marke E. (gestärkter Bindenstoff).

    115 cm breit (das Meter 20 Pf.). . - - 6,50 -

Das Stück enthält ca. 40 m.

Ferner 10 kg Zellfaserstoff aus der Fabrik von Feierabend, Niederhausen im Taunus. Mit diesen Stoffen fertigen wir alles an, was wir in der Chirurgie an Verbandmaterial gebrauchen, und wenn wir nun noch einen Sterilisationstopf und einen Fischkocher besitzen und die rohe Nähseide en gros (Moritz Böhme) beziehen, so sind wir in der Lage, allen verbandtechnischen Anforderungen zu entsprechen*).

a) Binden, leinene und gestärkte.

Die Bindenwickelmaschine ist an der Kante eines Tisches so befestigt, dass die drehbare Kurbel über den freien Rand des Tisches hinausragt. Den Erdboden bedecken wir mit einem reinen Laken resp. einem grossen reinen Zelttuche. Nun wird das ganze Stück a oder c aufgerollt und mit einer Scheere ca. 6 m davon quer durchtrennt. Dieses 6 m lange Stück wird an seiner Querkante zunächst halb zusammengelegt, ohne dass diese Faltung über die ganzen 6 m zu laufen hat; das so gewonnene Doppelstück wird noch mal halb zusammengelegt und die restirende, nun vierfach liegende Kante dreimal eingefaltet. Aldann werden die Umlegefalten von oben mit der Scheere durchschnitten, so, dass beim nunmehrigen Zurückklappen der Querkante diese 12 Einschnitte erhalten hat. Wo zwei Personen zur Verfügung sind, reisst nun die eine das Randstück 1, die zweite das Randstück 2 von einander durch die ganze Länge des Bindenstücks, also 6 m lang auseinander. Eine Person bedient sich dazu je einer Hand, um die einzelnen Bandstreifen 1—12 von je 6 cm von einander zu reissen, was mit gestärkter Gaze sehr leicht, doch auch mit leinenem

---

*) Uebrigens liefern gewiss zahlreiche andere Firmen dieselben Rohstoffe in gleich guter Beschaffenheit. Wir beziehen seit Jahren von obengenannten Häusern.

Material mühelos zu bewerkstelligen ist. Darauf werden die 12 Bindenstreifen einzeln über die Wickelmaschine fest aufgerollt und die Enden mit 2 feinen Stecknadeln festgesteckt.

b) Wundtupfer und Wundgaze.

Man schneidet vom ganzen Stück Tupfermull (b), indem man es quer zusammenkrüllt, 10—15 Streifen von 8—10 cm Breite, breitet je 5 solcher gekrüllter Streifen aus und legt sie zusammen, worauf wieder in je 8—10 cm Abstand die Streifen quer durchschnitten werden; so erhält man bei jedem Scheerenschlag 10 bis 15 Tupfer, welche locker gekrüllt und alsdann sterilisirt werden, um als Wundtupfer und Wundgaze gebrauchsfähig zu sein. Solche Tupfer kann man zwar direkt zu Wundtupfern verwenden, jedoch spart man erheblich, wenn man in jeden solchen ausgebreiteten Tupfer ein Stückchen Zellfaserstoff einbindet, entweder indem man die diagonalen Ecken schräg über einander zipfelt und knotet, oder alle vier Zipfel mit einem Zwirnfaden mehrfach umschnürt, So entstehen sehr praktische und gut saugende Tupferschwämme, die gleichfalls vor dem Gebrauch zu sterilisiren sind.

c) Wundkissen.

Zu grösseren Verbänden — bei kleineren verwenden wir nur die Tupfergaze — fertigen wir uns Verbandkissen aus Zellfaserstoff an, d. h. es wird ein beliebig langes und breites Stück Zellfaserstoff auf ein über doppelt so grosses Stück Krüllgaze gelegt und nun durch ein paar Nadelstiche mit Zwirn in die Gaze eingenäht. Das giebt sehr schön ansaugende Kissen, die sterilisirbar sind und die ebenso gut als feuchte Verbände zu verwenden sind. Wir fertigen ausserdem aus diesen Kissen provisorische Wandernierenkissen und Mammasuspensorien dergestalt an, dass wir zum ersteren Zweck ein solches Kissen wie zu einer Kugel zusammenlegen, mit einer leinenen Binde, vorläufig von rechts nach links, glatt umwickeln; nach zwei bis drei Touren wird die Binde ca. $1^1/_2$ m lang ausgezogen und quer abgerissen; senkrecht zu den ersten Bindentouren folgt jetzt die Umwicklung des Kugelkissens in gleicher Weise.

17*

Durchtrennung der Binde ebenfalls $1^1/_2$ m vom Kissen entfernt mit
Bildung des zweiten freien Zügels. Jetzt folgt die Umwickelung
des Kissens von links nach rechts, wobei man den freien Binden-
strang der ersten Bindentour an seiner Basis etwas schlitzen muss,
damit man die Binde durch die entstandene Bindenlücke hindurch-
stecken kann. Nach zwei bis drei Touren wird auch diese Binde
in $1^1/_2$ m Abstand vom Kissen durchtrennt und ebenso eine neue
Bindentour von unten nach oben ebenfalls mit Durchschlitzung des
gegenüberliegenden Bindenschenkels an dessen Ansatz. Auf diese
Weise ist das ganze Kissen mit Bindentouren umwickelt und vier,
je $1^1/_2$ m lange, Bindenzügel gehen von demselben ab, nach oben
und unten, nach rechts und links. Wenn man nun die Gegend des
Wandernierendruckschmerzes in doppelt handtellerbreiter Ausdehnung
mit Peptonpaste (s. o.) dick bestreicht, das Kissen über diese Stelle
mit seiner Rückseite, d. h. der Fläche, von welcher die vier Bindenzügel nicht auslaufen, fest andrückt, und nun erst die queren Zügel von
rechts nach links auf dem Rücken einfach zusammenknotet, alsdann
den oberen über die Schulter, den unteren zwischen die Inguinalfalte und über die Schenkelschamfalte hinweg in gleicher Höhe und
mit demselben Knoten fest anzieht, so hat man ein gut sitzendes
Nierenkissen provisorischer Art, dessen Zügel man an Druckstellen
polstern und dessen Sitz man durch ein paar quere Bindentouren
garantiren kann. Mir ist dieses provisorische Nierenkorsett, das
man mit unserem Verbandmaterial jeder Zeit extemporiren kann,
schon sehr werthvoll gewesen, wenn auch nur zur Feststellung, ob
ein eventuell angefertigtes Nierenkorsett von Nutzen für das Befinden der Patienten, und von wie grossem, sei. Manchmal kann
man auf diese Weise den Patienten nicht unerhebliche Ausgaben
ersparen, und andererseits habe ich es nicht gar so selten erlebt,
dass eine wenige Tage reponirt gehaltene Wanderniere von selbst an
normaler Stelle liegen bleibt. Es handelt sich, wie ich glaube um eine
Luxatio renis bisweilen bei Enteroptosenerscheinung, und es genügt
in einer nicht kleinen Anzahl von Fällen, das luxirte Organ in seine
normale Höhlung unter die Leber einschnappen zu lassen, um die
Beschwerden zu beheben. Uebrigens bin ich nicht der Ansicht,
dass irgend ein Nierenkorsett im Stande ist, den abgleitenden unteren
Nierenpol direkt vor der Luxation zu bewahren, und glaube, dass

es die durch den Pelottenverband erzeugte, höhere, intraabdominale Druckspannung ist, welche gleichsam auf dem Wege der Gaskompression den Druck vor dem Nierenbecken erhöht, so dass das Organ sich nicht aus seiner quasi Pfanne zu nennenden natürlichen Delle herausbegeben kann. Die Niere schiebt sich thatsächlich durch Druck auf die Leber, beim Pressen oder beim Erschlaffen der Bauchdecken eben durch diesen Druck eines Korsettes, auch in Form der Schürzenbänder der Landfrauen, der schweren Arbeit und durch Schwangerschaft, manchmal mit einem luxationsähnlichen Ruck nach vorwärts. Da muss also auch der Gegendruck im Abdomen die Leber höher und die Niere rückwärts schieben. Wenn wir dennoch unsere Korsetts mit Vortheil auf die kranke Stelle appliciren, so geschieht das nach meinen Beobachtungen, weil man durch Druck von aussen den Dickdarm insofern von der Wandernierenkompression entlasten kann, weil er durch den Aussendruck nach innen, d. h. der freien Seite hin, ausweicht, woselbst für die Passage der Faeces kein Hinderniss besteht. Solange aber die Ausbuchtung des gesperrten Kolons sich nach vorn entwickelt, muss auch die Obstipation ziemlich ausgiebig sein, während jede Verschiebung nach innen den Darm vom Nierendruck entlastet.

Aehnliche Kissen mit vier Zipfeln fertigen wir uns als Suspensoria mammae an, welche jedoch mehr nach individuellen Dimensionen geformt sein müssen. Hier spielt die Peptonpaste, um eine ganze Mamma gestrichen, die Rolle eines Kompressionsverbandes, der bei chronisch interstitiellen Mastitiden, ferner bei Tumorschmerzen, bei beginnenden akuten Mastitiden (Quecksilberpepton) oft gute Dienste leistet. Die Suspension der Mamma erfolgt dann durch unser vierzipfliges Kissen, dessen Binden ebenso wie beim provisorischen Nierenkorsett angelegt werden.

Für Plattfussschmerzen habe ich zur Eruirung vom eventuellen Nutzen eines Plattfussstiefels die Innenfläche der Sohle etwa 6 cm um den prominenten Taluskopf mit Peptonpaste oval umstrichen, dann über das eingesunkene Fussgewölbe ein oder zwei Tupferbäusche mit einer Binde befestigt. Lässt man die Patienten mit dieser provisorischen Sohleneinlage ein paar Tage herumgehen, so wissen sie und der Arzt ganz gewiss, ob eine Sohleneinlage von dauerhafterer Konstruktion die Beschwerden verringern wird oder

nicht. Bei zweifelhaften Fällen entscheidet eine solche in der Sprechstunde angestellte Probe oft mit einem Schlage die Frage, ob Platt-
fuss vorliegt oder nicht. Bei Verbänden am Fuss lasse ich
ambulante Patienten einen gewöhnlichen Morgenschuh mitbringen
und verbinde mit mehreren Wundkissen, welche glatt über die
Sohle gedrückt werden, gleichsam um eine Sandale zu bilden.
Dann wird wie gewöhnlich verbunden und der Morgenschuh platt
zusammengedrückt als echte Sandale an dem Verbande durch einige
Stärkebindetouren befestigt. Das ist sehr bequem. Die Patienten
können dann in dem Verband hin- und hergehen, selbst über die
Strasse, zum Wagen resp. zur Pferdebahn gelangen.

d) Salbenbinden.

Unsere Salbenbinden fertigen wir uns dergestalt an, dass wir
in einer grossen Reibschale ca. 200—300 g der zu verwendenden
Salbenmischung etwas erwärmt vorbereiten. Wir verwenden Wachs-
vaselin- (āā), 10% Zinkwachsvaselin-, 20% Ichthyolwachsvaselin-
und 10% Borvaselinsalben. In diese Mischungen werden leinene
Binden (s. S. 226) nach ihrer Aufrollung in toto hineingepresst und mit
aseptischen Händen fortwährend durchknetet, bis jede Faser der
Binde getränkt ist. Alsdann wird dieselbe über der Bindenwickelmaschine aufgerollt und in reines Schreibpapier eingewickelt und
aufbewahrt. Zur Tamponade der Scheide, auch des Mastdarms,
in welchen grosse Mengen ziemlich schmerzlos eingeführt werden
können, kann man eine solche Salbenmischung vorher mit einem
Tropfen Melissenöl zur Desodoration vorbereiten, was namentlich
auch bei der Scheidentamponade recht wünschenswerth ist.

2. Aufbewahrung der Seide in Nährgelatine.
Lösung der Seidenfrage.

Die uns von Herrn Böhme (s. o.) in drei Stärken gelieferte
Nähseide wird $2\frac{1}{2}$ Stunden in sterilisirtem Wasser gekocht und
zwar nachdem vorher auf Glasscheiben oder Glasstäben möglichst
ein Faden neben dem anderen laufend fest aufgewunden war. Jeder
Glasermeister rillt einem ein Stück dicken Glases beliebig breit und

lang an den beiden Querseiten oder einen Glasstab dergestalt, dass man die Seide fest aufwickeln und so gewissermassen im einzelnen Faden sterilisiren kann. Früher bewahrte ich mir meine Seide in Sublimat und Alkohol āā auf Spulen von Glas gewickelt und war stets damit zufrieden, aber die entstehenden Niederschläge nöthigten mich zur häufigen Erneuerung und immer wiederholtem Auskochen, wodurch die Seide an Konsistenz verliert. Ausserdem kann man der benutzten Seide nicht direkt ansehen, ob sie wirklich steril ist. Ich habe daher begonnen, die Seide direkt in **Nährgelatine** aufzubewahren. Es wird nach der Heisswassersterilisation die Glasspule mit Seide direkt in einen hohen Glascylinder voll eben durch Wärme verflüssigter erprobt steriler Nährgelatine eingesetzt und der Cylinder oben mit einem sterilen Wattepfropfen verschlossen. Jetzt bleibt natürlich beim Erstarren die Gelatine klar und die Seide ist sicherlich, wenn ich sie aus diesem „Reagensglas im Grossen" entfernen will, so lange absolut steril, als keine Trübung, keine Verflüssigung, keine Pilzkolonien zu sehen sind. Soll die Seide aber gebraucht werden, nun so habe ich nur nöthig, den Glascylinder in meinen Fischkocher zu setzen und die Gelatine verflüssigen zu lassen, was im Moment geschieht, dann hebe ich mir die Glasspule direkt mittels einer sterilen Princette in eine Schüssel mit abgekochtem, noch heissem Wasser und entnehme mir zur Operation genügend viele Fäden, deren jeder einzelne vor dem Gebrauch noch einmal in kochendes Wasser eingetaucht wird. Die Sache ist ganz leicht ausführbar und gewährt ein eminent sicheres und einfaches Mittel, uns über unsere Seide, den dunklen Punkt in der Chirurgie, ein im Augenblick des Gebrauches bakteriell kontrollirbares Urtheil über ihre Zuverlässigkeit zu verschaffen. Nach der Verwendung der Seide wird die Originalspule noch einmal im Fischkocher abgekocht und in die gleichzeitig noch einmal sterilisirte Nährgelatine wieder zurück versenkt. Dies Verfahren lässt uns jederzeit durch den Augenschein konstatiren, ob unsere Seide sauber ist, und wenn nicht, zwingt es uns, sie so zu bereiten, dass sie es stets bleibt. Dieses Verfahren, zu dem ich grosse Glascylinder (ähnlich den Messcylindern ohne Graduirung)

benutze, welche die Fabrik von Warmbrunn und Quilitz zum
Preise von 0,50 Mk. pro Stück liefert, woselbst auch die dazu-
gehörigen Glasstäbe zu haben sind, schult unserer Meinung nach
unser Wartepersonal in vortrefflichster Weise zur absoluten Säuberung. Ein Versehen wird hier direkt augenfällig und erheischt
neue Arbeit. Man wird mir den Einwand machen, dass die Nährgelatine ja nicht das geeignete Reagens gerade für manche pathogenen Mikroorganismen sei, und dass bei gewöhnlicher Temperatur
manche Mikroorganismen keineswegs in Nährgelatine durch Kolonien-
bildung sich kenntlich machten. Dem ist jedoch entgegenzuhalten,
dass, wenn schon die gewöhnlichen saprophytischen Mikroorganismen
in dem angewandten Sterilisirungsverfahren vernichtet sind, wenn
die Staphylo- und Streptokokken, Bakterium coli zerstört sind, was
das Klarbleiben der Gelatine stets beweist, die Abkochung sicherlich
genügt hat, die oben gedachten Mikroorganismen abzutödten, denn
es ist eine feststehende Thatsache, dass die pathogenen Bakterien
weniger widerstandsfähig gegen Hitze sind als die saprophytischen.
Es sind die letzteren also ein vorzügliches Testobjekt, und Nähseide,
welche nach stattgehabter Sterilisation von ihnen frei bleibt, ist
sicher auch frei von den leichter vernichtbaren pathogenen Mikroorganismen. Nichts würde übrigens hindern, die Seide ebenso in Serum
oder Agar-Agar aufzubewahren, und bei bestimmten Temperaturen
der Kontrolle auf jene Mikroorganismen direkt auszusetzen. Wir
glauben mit dieser Aufbewahrung der sterilen Nähseide direkt in
Bakteriennährmaterial der Lösung der Seidenfrage um ein gutes
Stück näher gekommen zu sein. Auf dem nächsten Chirurgenkongress werde ich so aufbewahrte Seide ausstellen lassen.

3. Reinigung der Instrumente, ihr Transport und Operationen ausser dem Hause.

Des Morgens, vor dem Beginne unserer klinischen Stunden,
werden Pincetten, Scheeren, Spatel, Sonden etc., kurz die täglich
nöthigen Instrumente eo ipso $1^1/_2$ Stunde in heissem Wasser gekocht
und alsdann zum Gebrauch in 3%-ige Karbollösung gelegt. Wir verwenden die Antiseptica, namentlich Karbol und Sublimat, nur noch
zur Desinfektion der Gegenstände; zur individuellen Säuberung

halten wir sie für schädlich. Wir nehmen im Sinne Schaeffer's die 3%-ige Karbollösung oder ähnliche Flüssigkeiten für länger sterilbleibendes Wasser und erwarten von ihnen nicht Desinfektion, sondern konstante Sterilität. Uebrigens wird jedes aus dem Karbol entnommene Instrument vor der Berührung mit der Wunde in einem offenen Fischkocher in heissem Wasser abgespült. Wird nun zum Verbandwechsel irgend ein Instrument benöthigt, so wird es nach jedesmaligem, selbst kürzestem Gebrauch mit Marmorseife unter der Wasserleitung in fliessendem Wasser abgerieben und gespült, alsdann in die Heisswasser-Soda-Lösung gethan. Von hier wandert es nach einiger Zeit zurück in die 3%-ige Karbollösung. Meine Instrumente, jedes in mehrfacher „Besetzung" vorhanden, wechseln also unaufhörlich, sie beschreiben einen Kreislauf von der Wunde zur Wasserleitung, zum Fischkocher, zur Karbollösung, zur Wunde. Die Instrumente zur Operation werden natürlich vorher gleichfalls gekocht, die Nadeln in ein Tupferkissen eingebunden und dann entweder in 3%-ige Karbollösung bis zum Gebrauch gelegt oder in ein Wundtuch eingeschlagen resp. in Wundtücher und sterile Handtücher eingehüllt und eventuell zum Orte der Operation nach ausserhalb mitgenommen, woselbst sie meist noch warm in die Karbolschale eingelegt werden. Wir operiren unbesorgt auch grössere Sachen ausserhalb unserer Klinik, weil die Sicherung der Asepsis meiner Meinung nach in Privaträumen, welche niemals dem Kontakt mit specifisch purulentem Material ausgesetzt sind, naturgemäss leichter gelingen muss bei sachgemässer Vorbereitung als selbst in klinischen Räumen, welche letzteren durch tägliche Gefahr des Kontaktes mit specifischem Wundmaterial in doppelt energischer Weise der Ausschaltungsmaassregeln der Schädlichkeiten bedürfen. Es ist von vorneherein einleuchtend, auch vom Standpunkte der Kontagionisten, dass diejenigen Räume am gefährdetsten sein müssen, welche am häufigsten Gelegenheit zu Verunreinigungen auch nur mit Blut und Verbandstoffen geben. Die Erfahrungen aus der vorantiseptischen Zeit mit ihrem eben an Krankenanstalten gebundenen Hospitalbrand und dem Erysipel beweisen unzweideutigst, dass an sich die Gefahren in klinischen Instituten durchaus höhere sein können und müssen, wenn nicht extra für ihre Bekämpfung gesorgt wird. Ich habe eine ganze Reihe von Laparotomien, Mamma-

amputationen und Gliedamputationen im Hause der Patienten mit
absolut dem gleichen Resultat primärer Heilung vorgenommen und
glaube, dass das in einer Grossstadt, wo Wartepersonal, Telephon,
elektrische Bahnen uns Alle wie in einer grossen Wohnung nahe-
rücken, gar keine Bedenken hat. Natürlich muss man die Fälle
danach auswählen und namentlich seiner Unterbindungskunst sehr
sicher sein. Wenn man vorher genaue Instruktionen auf viele Eimer
heissen Wassers, 1 Dutzend Laken, 2 Dutzend sauberer Handtücher
und auf Unterlagen giebt, ferner für Anschaffung von einigen Kilo
Wachsmarmorseife sorgt, ein halbes Dutzend Waschschüsseln bereit
stellen lässt, einen festen Tisch zur Operation, eine Stelle mit gutem
Licht aussucht und alles Andere bei sich zu Hause sterilisirt und in
sterile Tücher gehüllt transportirt (bei grösseren Operationen nehmen
wir den verschlossenen Fischkocher nach Ablassen des Wassers
brühwarm mit uns und schütten in der Wohnung bereit gehaltenes
heisses Wasser und eine Handvoll sterilen Sodapulvers frisch auf)
so möchte ich wissen, warum eigentlich eine Operation nicht genau
so verlaufen soll wie bei uns zuhause. Allerdings erfordert es
vorher Nachdenken und genaue Instruktion, um Alles klappen zu
lassen. Das ist aber Uebungssache. Der Familienrath entschliesst
sich meiner Beobachtung nach leichter und schneller zu Operationen,
wenn man die Aufnahme in die Klinik für nicht unbedingt nöthig
erklären kann. Dann muss natürlich für eine Wärterin, sowie für
nächtlichen Telephonanschluss resp. schnellste Erreichbarkeit des
Arztes gesorgt werden können. Natürlich ist es nöthig, für eventuelle
Nachblutungsgefahren und Kollapse besondere Maassregeln mit der
wachthabenden Person vorweg zu verabreden. Unsere Technik ist
aber doch heutzutage derart ausgebildet, dass Nachblutungen doch
eigentlich nicht mehr vorkommen. Ich selbst habe in den fast
zehn Jahren meiner chirurgischen Wirksamkeit nur einmal bei einem
Hämorrhoidarier eine erhebliche Nachblutung erlebt, die aber durch
Tamponade sofort stand.

Da in meinen klinischen Räumen dauernd im Fischkessel
Wasser kochend erhalten und die Luft also mit Wasserdampf ge-
schwängert wird, glaube ich, dass Luftinfektion bei mir ausgeschlossen ist. In Räumen jedoch, deren Staubgehalt man nicht
kennt, muss man unbedingt vor der Operation einen Raffraichisseur

mit heissem Wasser fleissig in Thätigkeit versetzen, und zwar, indem man die betreffende Person, welche den Apparat versorgt, auf einen Stuhl treten lässt, dessen Stellung mehrfach geändert wird. Ich operire nicht in Räumen, in welchen ein hygroskopischer, stets mitgeführter Taschenapparat nicht „sehr feucht" anzeigt. Der geniale Lister hatte, wie schon betont, mit seinem Spray durchaus das Richtige vorweg geahnt, wenngleich noch hier der Plan ein anderer war als der Effekt. Wir bedürfen des Karbols nicht mehr in der Luft, sehr wohl aber der ausgiebigsten Feuchtigkeit in derselben, und zwar erreichen wir dies Ziel am sichersten durch dauerndes Dampfenlassen eines für gewöhnlich offenen Fischkessels, unseres einfachen und zweckmässigen Sterilisationsapparates für die Instrumente. Aerzte, welche kein besonderes Operationszimmer haben, sollten nie vergessen, vor einer Operation auch in privaten Räumen für hohen Feuchtigkeitsgehalt der Luft zu sorgen. Trockene Luft und Infektion sind häufiger beisammen, als man denkt. Namentlich ist die Heissluftheizung vieler grosser Anstalten für Operationsräume und Krankenzimmer das Unhygieinischste, was man sich ausdenken kann, und wenn nun in solchen Trockenkästen noch einige 80 bis 100 Zuhörer herumwandeln, so muss man staunen, wie sicher es der Kunst der Aerzte gelingt, die Zahl der Infektionen niemals über 1—2 % steigen zu lassen. Aber auch diese können eben in privaten Räumen unter Fortfall tausendfacher Staubwirbel sicher vermieden werden.

4. Verbandwechsel.

Wir haben es schon kurz angedeutet, dass die Lister'sche Antisepsis uns Allen noch so sehr in Fleisch und Blut steckt, dass wir im Allgemeinen für die einmalige Applikation eines Dauerverbandes, unter dem Alles in einem Ruck heilen sollte, ein verständliches Vorurtheil haben. Ich bin der Meinung, dass gerade häufiger Verbandwechsel und schnelle exakte Heilung zwei untrennbare Begriffe sind. Einmal wird bei Wunden an den Extremitäten die Funktion durch wochenlange Verbände nicht unerheblich geschädigt, ja dauernd gefährdet, wovon Jeder schon Beispiele gesehen hat, und zweitens giebt es schlechterdings

keine Wunde, die nicht alle drei Tage ein anderes Aussehen hätte,
deren Heilstadium daher auch neue Indikationen verlangte, sodass
durch Eingehen auf die Individualität des Falles nach meiner Meinung die Dauer der Heilung oft um Wochen verkürzt werden
könnte. Wir inspiciren daher aseptische Wunden alle 5, und nicht
aseptische Wunden alle 2—3 Tage. Wir werden im nächsten Kapitel
noch den Vortheil eines solchen häufigen Verbandwechsels nachzuweisen und seine sich aus der Pathologie der Granulationen er-
gebende Nothwendigkeit zu erörtern Gelegenheit haben.

Im Allgemeinen muss der Arzt in jedem Augenblick ein Urtheil
über die Wunde, auch wenn sie mit dem Verbande bedeckt ist,
haben und im Stande sein, bei der Visite den Status der Wundheilung genau zu beschreiben. Wenn irgend etwas, so ist die Wundheilung individuell, und gerade hier führt das Schema ganz unver-
sehens zu den ärgsten Verstössen. Es ist ausserdem für mich z. B.
gar keine Frage, dass Extremitätenwunden um so schneller heilen,
je weniger fix ein Verband ist und je mehr Glieder zu bewegen
der Patient von vornherein Gelegenheit hat, falls das Stadium einer
Progredienz des Leidens vorüber ist. Das Baden in Seifwasser etc.
haben wir sehr beschränkt und wenden es nur als schmerzlinderndes
Mittel bei längerem Bestehenbleiben nekrotischer Gewebsstücke und
zur Beschleunigung ihrer Exfoliation an. Sonst kenne ich nur
trockene Verbände, die entschieden für Arzt und Patienten bequemer sind. Massage der nicht erkrankten Glieder in einem
Verbande darf nie vergessen werden, sie ist ein prophy-
laktisches Mittel grösster Wichtigkeit, ausserdem befördert sie die
Fluxion zu dem Gliede und damit die Vaskularisation und
Granulation. Stauungen sind ängstlich zu vermeiden, und Kompression der Wunde hat nur im Beginn Nutzen. Man verbinde
anämische, zimperliche Patienten stets im Liegen, wie bei
einer Operation, man spart damit die Bemühungen um Ohn-
mächtige.

Die abgenommenen Verbände werden sofort verbrannt, ich
halte es für unsauber, einmal gebrauchtes Bindenmaterial, wenn
auch gewaschen, noch einmal zu verwenden.

Behandlung der Granulationen und Ulcerationen (Ulcus cruris).

A. Die Granulationen.

1. Die Antisepsis und die Ablenkung der Aufmerksamkeit von der Heilung per secundam intentionem.

Da es mein Hauptbestreben war, in diesem Werke den praktischen Arzt anzuregen zu umfangreicherer und erfolgreicherer Bethätigung in rebus chirurgicis, so bin ich auch genöthigt, über alle Stadien der Kunst der Wundheilung nach der vollzogenen Operation eine etwas ausführlichere Darstellung zu geben, als dies meist in den Lehrbüchern und unseren Lehranstalten geschieht. Es ist keine Frage, dass historisch genommen die wissenschaftlichen Studien über Wundhistologie so ziemlich erloschen in dem Augenblick, in welchem die Hochfluth der Antisepsis alle Geister in Bewunderung und Staunen gefangen nahm. Natürlich musste jeder wissenschaftliche Chirurg alle Energie daran setzen, vor allem in dem Hauptziel aller Medicin, der reaktionslosen Heilung, gleichen Schritt zu halten mit den glänzenden, von allen Seiten proklamirten Resultaten der ersten Propheten des grossen Briten auch in unserm Vaterlande, Nussbaum, Volkmann. Es ist ein grosses Verdienst des damaligen Stabsarztes Wilhelm Schultze, als erster in einer Broschüre für Lister's Werk in Deutschland eingetreten zu sein, und ich meine, man begeht einen Akt der Gerechtigkeit, wenn man sich desjenigen, welcher als Erster theoretisch die Bedeutung der Lister'schen Methode durchschaute und begeistert empfahl, stets dankbar erinnert. Freilich waren schon viele Jahre vergangen, ehe man in

Deutschland das erste Aufgehen der von England ausgestreuten Saat
verspürte, was Denjenigen zum Trost gereichen mag, die mit viel
geringfügigeren Neuerungen so lange in unserem lieben Vaterlande
auf Anerkennung freilich bescheidenerer Verdienste warten müssen.
Keine Frage, dass also von den 70er Jahren ab vornehmlich die
Antisepsis alle produktiven Geister in der Chirurgie für sich in Anspruch genommen hat, und dass bis auf den heutigen Tag von dem
brennenden Interesse der A- und Antisepsis die eigentlichen specifischen Wundstudien stark in den Hintergrund gedrängt wurden.
Nimmt man noch dazu, dass der ungeheure Aufschwung der Technik,
der ebenfalls indirekt eine Folge der Lister'schen That war, auch
seinerseits den Löwenantheil des Interesses für sich in Anspruch nahm,
so kann man es sehr wohl begreifen, dass gegenüber den schnellen
und blendenden Erfolgen chirurgischer Kunst die eigentliche Domaine
der Wundpflege etwas brach gelegen hat. Es ist uns allen nicht
erinnerlich, dass uns über „Nachbehandlung" auf den Universitäten
allzu viel Greifbares mitgegeben wurde, und es war wohl überall
Sitte, dass der Verbandwechsel, sobald er nicht Demonstrationsobjekt
einer in wenigen Tagen vollzogenen glänzenden primären Heilung
war, meist hinter den Kulissen von den jüngeren Assistenten vollzogen wurde. So mag es wohl gekommen sein, dass unsere führenden Geister gewiss sämmtlich Techniker und Aseptiker ersten
Ranges sind, dass ihnen aber hier und da Kleinigkeiten, welche
ihnen im Laufe der Jahre kaum noch unter die Finger gekommen
sind, nicht mehr recht liegen, so z. B. Abnormitäten der Granulation
und etwa ein widerspänstiges Ulcus cruris. Da ist es denn nicht
verwunderlich, wenn der werdende Arzt erst im Augenblicke des
Beginnes seiner privaten Thätigkeit gegenüber diesen sekundären
Anforderungen an sein Können sich darüber klar wird, dass er für
diese intime, wundärztliche Thätigkeit eigentlich kaum etwas von
der Hochschule mitgebracht hat, und mit Erstaunen bemerkt er,
welche Wichtigkeit ausser der Kenntniss der Operationsmethoden
die anzuwenden er vermuthlich keine Gelegenheit haben wird,
auch das Beherrschen der individualisirenden Nachbehandlung der
Wunde in praxi besitzt. Das kann ja auch eigentlich nur an stetem
Beobachten des Wundverlaufes erlernt werden, weil auch jeder
Assistent in den Kliniken sich persönlich an die geeignete Therapie

herantasten muss, da ein eigentlicher Unterricht für diese Behandlung der Granulationen und Ulcerationen nicht besteht. Verfasser,
der seit vielen Jahren der „Wundheilung nach der Operation" eine
besondere Aufmerksamkeit zugewandt hat, in der stillen Hoffnung
hier vielleicht einst eine Lücke, wenigstens in bescheidenen Grenzen,
ausfüllen zu können, hat es unternommen, an dieser Stelle alles das
systematisch zusammenzufassen, was wenigstens am häufigsten an
Störungen der Wundgranulationen und Ulcerationen dem Arzte zu
Gesichte kommt, und gleichzeitig diejenigen Methoden zu ihrer Beseitigung anzugeben, welche ihm seit vielen Jahren die besten
Dienste gethan haben. Wenn wir dabei genöthigt sind, manches zu
wiederholen an rein theoretischen Auseinandersetzungen, was schon
in früheren Kapiteln berührt ist, so bitte ich zu bedenken, dass es
unmöglich ist, rationelle Wundtherapie zu treiben, ohne eine sehr
detallirte und direkt histogonetische Betrachtungsweise der natürlichen und abnormen Vorgänge bei der Wundheilung. Waren jene
früheren Aneinandersetzungen in der Absicht gegeben, die Bedingungen der Wundheilung überhaupt zu formuliren, so sollen in
diesen Kapiteln die Mittel angegeben werden, welche die Störungen
dieser Processe aufzuheben im Stande sind.

2. Störungen der primären Wundheilung, ihre Verhütung resp. ihr Ausgleich.

Für die primäre Wundheilung kommt bei diesem Bestreben in
Betracht, dass einer der Faktoren, welcher zum Verschluss der
Wunde in einem Zuge führt, ausfällt. Das kann sein: 1. Misslingen
der Persistenz des natürlichen Wundleims (Plasma) zwischen den
Wundwänden, frühzeitiger Zerfall derselben; 2. Störungen in der
Fixirung der Wundwände durch die Naht; 3. Störungen in dem
Vernarbungsprocess (Bindegewebs- und Epithelbildung).

Bei chlorotischen, anämischen, syphilitischen, skrophulösen,
tuberkulösen, diabetischen und nephritischen Individuen, aber auch
bei Personen mit starker neurasthenischer oder überhaupt psychischer Belastung sieht man es nicht allzu selten, dass zwar nicht
die geringste Reizung der Wundlinie vorliegt, trotzdem aber die
leicht roth gestreiften, scharfen Schnittränder ohne Verklebung frei

gegen einander flottiren. Sie liegen, wenn man sie vorsichtig mit
der Pincette abhebt, über einem offenen Wundspalt, dem Bett der
zerfallenen, intermediären Substanz (Plasma und Fibrin). Das braucht
durchaus keine Folge von bakterieller Infektion der plasmatischen
Zwischensubstanz zu sein, wenngleich innerhalb solcher nicht primär
verklebter Wunde stets Bakterien reichlich vorhanden sind, sondern
es kann allein eine Folge mangelhafter Blutmischung sein. Uebrigens
will ich damit keineswegs gesagt haben, dass bei obigen Dyskrasien
durchaus eine solche Untergerinnbarkeit des Blutsaftes die Regel
ist, man findet sogar bei Chlorose und Anämie nicht allzu selten
exquisit schnelle Wundverklebung, aber es heisst doch stets, bei
irgend welcher Störung der Konstitution und der allgemeinen Reizbarkeit vorsichtig zu sein. Ich verbinde in solchen Fällen stets
drei Tage nach der Operation. Findet man alsdann schon den
molekularen Zerfall der Zwischenschicht, so gilt es, gleich von
vorneherein die Nähte zu entfernen und unter Inanspruchnahme anderer Methoden auf die prima reunio zu verzichten und
zwar deshalb, weil in solchen Fällen mit Sicherheit zu erwarten
ist, dass das Sekret sich vermehrt, über den Wundrand hervorquillt,
die Epidermis fetzig blasig abhebt, die Seidennahtkanäle umspült,
die Cutis auflockert, so dass die Suturen durchschneiden. Dann
findet man am achten Tage die Wunde sicher feucht, sekrethaltig,
das Corium stellenweise feuerroth, blank, die flottirende Epidermis
darüber leicht abhebbar, in dem Corium theils Schnürfurchen der
Nähte, theils Durchschneidung desselben. Dann kann auch schon
die Umgebung geröthet und leicht entzündet sein. Diesen Zustand
nenne ich: Maceration des primären Wundleims. Er ist einzig
die Folge eines Zerfalles der verklebenden Plasmaschicht. Er hat
mit Infektion nicht das Geringste zu thun und ist eine ganz lokale
Störung der prima reunio, die z. Th. meist ganz allein auf die Konstitution des Patienten zu beziehen ist und gar nichts zu sagen hat,
wenn man sie frühzeitig genug (am dritten Tage!) bemerkt. So wie
also bei Individuen mit verdächtigem Habitus, Gesichtsblässe, Nervosität, matten Augen etc. solche mangelhafte Produktion von Wundleim vermuthet werden kann, verbinde ich principiell am dritten
Tage. Der Anfänger thut gut, stets am dritten Tage jede Wunde
zu inspiciren, nur auf diese Weise kann er vorbeugen und sich

schnell ein eigenes Urtheil über Verlauf der Wundheilungen beibringen. Man kann an jedem Verbande auch bei den tadellosesten
Wunden irgend etwas studiren und bemerken. Es giebt Leute, die
leidenschaftlich gerne mikroskopiren, nun warum soll man nicht ebenso eifrig seine Bulbi ohne Tubus gebrauchen, makroskopiren, wo es
sich um Beobachtung von Wundvorgängen handelt. Finde ich am
dritten Tage die Wundspalte feucht, ist in der entsprechenden Verband-
stelle wässerige Imbibition erfolgt, finden sich die ersten Anzeichen
von Maceration der Epidermisdecke, so nehme ich ohne Zögern die
Nähte heraus, streiche Serumpaste zur energischen Austrocknung bis
dicht an die Wundränder und über die Nahtlöcher hinweg, streue auf
die Wunde Glutol-Serum und drücke etwas Gaze zart in die Wundfurche zur Aufsaugung des Sekretes, d. h. des zerfallenen Materiales;
vorher muss natürlich die ganze Wunde möglichst trocken getupft und
die eventuell flottirende oder abziehbare Epidermis entfernt werden.
Dann werden ziemlich weit vom Wundrand ein paar Heftpflasterstreifen quer zur Wundlinie gelegt, um möglichst die Ränder der
Wunde genähert zu halten. Schaut man am nächsten Tage nach, so ist
zumeist der Austrocknungsprocess gelungen, die Wunde ist trocken
und die schmale Rinne wird schnell durch Granulationen gefüllt.
Es ist dann kaum ein Zeitverlust gegenüber der prima reunio bemerkbar, und doch ist eine erhebliche Gefahr abgewandt. Denn,
wenn man solche macerirte Wundflächen sich selbst überlässt, so
kann unter dem Verband sich sehr wohl sekundär eine Wundinfektion entwickeln, bei der dann oft erst am neunten bis zehnten
Tage sehr überraschend Fieber auftritt. Damit ist dann der Verbandwechsel erzwungen. Lieber zehn Verbandwechsel zu
viel, als einen zu wenig. Diese genannte Störung kann aber
ebenso gut von einem, wie von allen Stichkanälen ausgehen; sie
kann ohne jeden Tropfen Eiter verlaufen. Für manche Individuen
genügt der Reiz karbolisirter Seide, um in dem Stichkanal seröse
Hypersekretion zu veranlassen, und damit durch Aufsteigen des
serösen Sekretes, Unterwühlen unter die Epidermis, Maceration und
Auflockerung des Corium denselben Process rückwärts von der
Nahtlinie zur Wundfurche wandern zu lassen. Die Therapie ist dieselbe, doch braucht man oft nur einen Nahtkanal von dem Fremdkörperreiz zu befreien. Früher, als wir noch Jodoform verwandten,

fand sich diese rein medikamentöse Hypersekretion der Wund- und Stichkanäle häufiger als bei unserer Wundbehandlung, bei homogenem Material (Glutol etc.) ist sie verschwunden. Sie ist das erste Stadium des sog. Wundekzems, welches ich überhaupt seit Verwendung meiner Eiweisspräparate nicht wieder gesehen habe und welches mit dem abscheulichen Gestank des Jodoforms aus meinen Räumen hoffentlich für immer verbannt ist. Wenn die Reizung der Wundfläche sich (wahrscheinlich durch vasomorischen Reflex) auf die Papillen der umliegenden Hautbezirke fortgepflanzt hat und hier durch Spasmen der Gefässe Ernährungsanomalien im Rete Malpighi oft von miliaren, multiplen Pünktchen erregt, so dass über einer kleinen nekrotischen Partie einer Papille (nekrotisch durch den Ernährungsmangel im Bereich der spastischverengten papillären Arterie) ein Bläschen entsteht, so beginnt das Ekzem. Es pflanzt sich deshalb so rapide fort, weil es auf dem Wege der medikamentös erregten, sprungweise inducirten Gefässspasmen einhergeht, und hat ursprünglich stets glasig helle Bläschen, welche leicht konfluiren und unter Schwielenhaut breite Strecken der Epidermis unterminiren. Dann bietet ein Ekzem direkte Analogie mit Verbrennungen zweiten Grades. Für mich ist das vesikuläre Ekzem überhaupt eine Art chemisch-medikamentöser Verbrennung vom Innern der Papillen her. Der toxische Stoff gelangt auf dem Wege seiner Resorption auch in die Lymphbahnen der Papillen, reizt hier die Nervengeflechte: die Folge sind Gefässspasmen und miliare Nekrose. Ueber ihr bilden sich Serumbläschen, die sekundär von den mykotischen Parasiten der Haut inficirt werden.

Wenn die Bläschen nicht eröffnet werden, so persistirt natürlich die toxische Substanz, die intendirte Sequestration gelingt nicht und Resorption und Reflex erregen in sprungweis weitergehenden Nebenherden den gleichen Vesikulationsprocess. Bei der Lymphangoitis im Grossen findet man dieses Ueberspringen der Zwischenbahnen doch gleichfalls. Wir haben die Therapie des Wundekzems schon S. 252 angegeben. Aufreiben sämmtlicher juckender Bläschen (Jucken ist eine Folge der Herumwanderung und des Dahinkriechens der Leukocyten über die Papillarnerven) mittels reiner Salicylsäure, Bepinselung aller freigelegten Coriumstellen mit Ichthyol zur Ver-

trocknung, später mit Serumpaste resp. Glutol-Serum an Stellen
eitriger Dermatitis. Nach der eben geäusserten Anschauung, wonach
alle Ekzemformen ihren Ursprung in toxischen Wirkungen
auf die Haut haben, werden die Reflexstasen und Nekrosen der
Haut dieser Dinge in deutliche Analogie zu anderen neurotrophischen
Nekrotisirungs- und Ulcerationsprocessen gesetzt. Die neurotrophische
Keratitis, die neurotrophischen Aphthenbläschen, Herpes labii und
zoster, die Ekzembläschen und Mal perforant sind für mich eben
histologisch sehr verwandte Dinge.

3. Nahtstörungen und Stichkanaleiterungen.

Die sog. Stichkanaleiterung haben wir gleichfalls schon berührt;
einen Tropfen Eiter am Faden ohne sonst irgend welche
Reizungsphänomene braucht man nicht tragisch zu nehmen, da derselbe
doch keine Infektion bedeutet, sondern nur das Symptom
einer mechanischen Reizung der Haut und die Folge der in der
Haut stets als vorhanden anzunehmenden Bakterien ist, also niemals
daraus für den Arzt der Vorwurf der Unsauberkeit entstehen kann.
Wenn man unserem Vorschlage folgt und die Seide in Nährgelatine direkt aufbewahrt und sie aus der durch Eintauchen
des Gefässes in Heisswasser verflüssigten Gelatine direkt in heissem
Wasser ausspült und dann verwendet, so hat man in der klaren
Gelatine den objektiven Beweis für die absolute Keimfreiheit
des Materiales. Man kann auf diese Weise den nicht zu unterschätzenden Nachweis führen, dass auch in der Seidenfabrikation
keine Fehlerquelle in gegebenem Falle gelegen sein kann. Die
übrigen Störungen der Wundheilung per primam, Erythem, Erysipel, Abscess, Phlegmone sind so gut studirte und so gefürchtete
Ereignisse, dass sie wohl jedem Arzte, trotzdem ihr Vorkommen
immer seltener wird, leicht erkennbar sind. Je mehr man sich den
natürlichen Bedingungen der Heilung anpasst und je mehr man
chemische Irritationen bei vollendeter mechanischer Reinigung ausschaltet in der Therapie und Prophylaxe, um so seltener werden
solche unangenehmen Nebenwirkungen zum Vorschein kommen.

So wie wir auf die Naht verzichten, erstreben wir Heilung
per secundam reunionem, d. h. durch Sekretion und Zellproduk-

18*

tion auf die freie Fläche: die so gefürchteten Processe bei Intention primärer Verklebung sind nun in gewissen Grenzen gehalten die normalen Vorgänge.

4. Hypersekretion.

Wir haben schon erwähnt, dass jede Art von Reizung schlecht sitzender Verbände, nekrotische Gewebsstückchen, namentlich Knochen- oder Knorpelreste und Sequester, Fremdkörper, Schmutz, Medikamente in gleicher Weise zunächst auf jede im Beginn trockene, offene und von Gaze bedeckte Wunde zu wirken pflegen: Steigerung der rein serösen Sekretion, Gefässparalyse, daher leicht Blutpunkte und direkte Blutungen bei Granulationsreizungen auftreten, Verzögerung der rein zelligen Sekretion, mangelnde Bildung von Granulationspfröpfen und endothelialen Zellagregationen, den Vorposten der Blut- und Lymphgefässaussprossungen. Bei allen diesen Hypersekretionen einer Wunde kann es sich aber ebenso gut um eine Störung der allgemeinen Cirkulation handeln, worauf in jedem Falle zu achten ist; also: Oedem lokal und universell, Nephritis, Herzfehler, Stauungen, durch Verbände und Umschnürungen hervorgerufen, werden gleichfalls das Sekret der Wunde profus, wässrig, dünnflüssig gestalten. Im Allgemeinen sind es nicht Bakterien welche die Sekretion derartig dünnflüssig machen, sondern die Anwesenheit von Bakterien steht in einer gewissen Beziehung zur Produktion von zelligem (eiterartigem) Material, wie wir schon gesehen haben; nur die Pyocyaneusinfektion einer Wunde geht mit der Produktion vorwiegend dünnen gefärbten Sekretes einher. Wir haben auch schon erwähnt, dass die Glutolapplikation über grossen eiternden Flächen die Sekretion anfangs hervorragend serös gestaltet, was eben mit einer Abnahme der Bakterienentwicklung zusammenhängt. Jedoch lässt diese Glutol-Hypersekretion nach in demselben Maasse als die Gelatine in der Wundfläche resorbirt wird und der zellige Gewebsaufbau beginnt, während gerade bei den pathologischen Formen der Hypersekretion dieselbe erst recht bei gleichzeitiger Granulationsbildung zunimmt. Wir haben uns also bei Beobachtung einer stark serösen Wundabsonderung zunächst nach den wahrscheinlichen Gründen derselben zu fragen: finden wir das Glied, die Umgebung ödematös,

ohne dass sonstige entzündliche Erscheinungen vorliegen, so werden
wir auf irgend welche mechanische Quelle der Störung rekurriren
müssen, eine Schnürfurche vom Verband aufsuchen, ein Hängenlassen
der Extremität, eine dauernde Flexion (Ellenbogen, Knie) eventuell
verantwortlich machen oder aber bei Fehlen lokaler Stauungsmomente
auf Herz- und Nierenfunktion zu achten haben. Im Allgemeinen verursacht Stauung in Wundflächen reichlichen Schmerz und wird nicht
lange vertragen, wie überhaupt der Wundschmerz über 24 Stunden
nach einer Operation anhaltend ein Wächter und Mahner für Störungen der Heilung ersten Ranges ist. Der Pyocyaneus verräth
sich durch die Tinktion der Verbandstoffe und die medikamentöse
Reizung durch Mitbetheiligung der Umgebung der Wunde: Erythem,
Ekzem, Maceration. Wir sind es bei der Glutolbehandlung gewöhnt,
dass die Wundränder weich und zart aussehen, wie im Momente
nach der Operation, und dass die Haut ihre ganz normale Elasticität
hat. Jede Wunde in deren Umgebung Röthung, Schwellung besteht
ist gereizt, und nur das Fieber oder nicht Fieber vermag zu entscheiden, ob eine Infektion vorliegt oder nicht. Für inficirte
Wunden (Hitze in der Umgebung, Trockenheit der Wundfläche,
molekularer Zerfall, gleichsam Eiweissniederschlag in den Wundrändern, Fibrininfiltration in Gewebe, entzündliche Oedeme und
Fluxionshyperämie, Klopfen und Pulsen) giebt es in Fällen, in denen
man nur durch eine Behandlung der Wunde wie eines phlegmonösen
Herdes Hülfe schaffen kann, was auch nach dem Allgemeinzustand taxirt werden muss, nur ein souveränes Mittel ausser
der in extremen Fällen erneuten Incision: das ist feuchte Wärme,
und zwar leisten hier essigsaure Thonerdeumschläge (2%ige
Burow'sche Lösung) zwei Handteller breit in die Umgebung
gedeckt oder in Gazestreifen direkt auf die Wunde gelegt,
am meisten. Es scheint, dass unter dem wasserdicht abzu-
schliessenden Verbande eine so ausgiebige und dauernde Fluxion
zu der kranken Stelle geliefert wird, dass das energisch gegen die
infarcirte Wundumgebung anströmende Blut schliesslich doch eine
Lösung der Fibrinbeschläge und der Fibrininfiltration im Gewebe
zu Stande bringt; dann werden aber mit den auf die Wunde strömenden Plasmamassen auch die Bakterien energisch abgeschwemmt.
Wir behandeln inficirt überbrachte Wunden meist nur mit diesen

oft alle acht Stunden zu wechselnden Verbänden von essigsaurer Thonerde. Uebrigens ist wohl bekannt, dass auch gegen Pyocyaneusinfektion diese Umschläge geradezu specifisch wirken. Bisweilen muss man,
um Erfolg zu erzielen, alsdann die Koncentration steigern. Gelegentlich will ich nur erwähnen, dass die Glutolbehandlung leider die
Infektion mit Pyocyaneus nicht aufheben kann, was wohl wiederum
der Anwesenheit von Fibrinbeschlägen zuzuschreiben ist; aus diesem
Grunde wirkt dann auch bei allerart Wundverunreinigung und
auch bei Pyocyaneusinfektion Glutol mit Serum und darüber essigsaure Thonerdeumschläge ausgezeichnet. Wo ein Fremdkörper, ein
Sequester die Ursache der profusen wässerigen Sekretion ist, da
wird dieselbe sehr bald in profuse Eiterung übergehen, und es ist
Sache der speciellen Beurtheilung eines Falles, ob man die Sequestration abwarten will oder ihr durch Operation zuvorkommen muss.
Wo die Hypersekretion Folge einer chronischen Plasmaüberfülle in
der Umgebung der Wunde ist, handelt es sich wohl stets um Ulceration, und wir werden ihre Bekämpfung bei der Ulcus cruris-Behand-
lung zu besprechen haben.

5. Hyperfibrinosis und Störungen der Vaskularisation.

Aber die Hypersekretion wässerigen Wundsaftes ist bei weitem
nicht die einzige Störung des Wundverlaufes. Eine weitere Komplikation, eine übrigens häufig mit dem Aussickern von Massen von
Serum verbundene Störung ist die Fibrinausscheidung. Wir
wissen schon, dass das Fibrin in der Wunde sich nur bilden kann
im Verlauf des Granulationsprocesses, wenn die Bildung des fibrinolytischen Fermentes fortfällt, also das stets im Anfang ausgeschiedene Fibrin sich nicht wieder löst. Auf der anderen Seite
kann naturgemäss eine Granulation nicht eher „rein“ werden, als
bis die Fibrindecken verzehrt sind; denn überall, wo diese membranösen Ueberkleidungen auf der freien Fläche liegen, da drücken
sie gewissermassen auf die Produktion von zelligem Material, sie
werden zwar von Leukocyten durchwachsen, aber diese vermögen
doch nicht den cellularen Neubildungsprocess nach sich zu ziehen,
wie etwa in einem Thrombus; denn die Leukocyten zerfallen und
verfetten eher, als sie das Fibrin, welches an der Luft zu dicken

und resistenten Schwielen vertrocknet, aufzulösen vermögen. So kommt es denn, dass man gerade unterhalb der Fibrinbeschläge die Granulationszellen frühzeitig abgeplattet oder epitheloid findet, dass sie gerade hier reichlich mit Mast- und Riesenzellenelementen durchsetzt sind und dass hier frühzeitig Schrumpfung und bindegewebige Spindelbildung eintritt, woraus es sich erklärt, dass die Stellen mit kleinen Fibrinbeschlägen tiefer im Niveau liegen als die Umgebung. So können solche Vertiefungen von oben mit Granulationen überwuchert werden und Abscesse in denselben entstehen, sowie Fistelkanäle. Oft werden dann noch nach der epidermoidalen Verheilung kleine Fremdkörper, Sequester oder Nahtfäden ausgestossen. Denn wir haben schon erwähnt, dass um Fadenschlingen ebenso wie um jeden anderen Fremdkörper leicht sich Fibrin abscheidet. Die Herausbeförderung nekrotischen oder fremdartigen Materiales über die Köpfe der Granulationen hinweg, diese Handlangerarbeit der Zellen, mittels welcher ein Knochenstückchen, eine Fadenschlinge bis an die Oberfläche gehoben wird, gehört zu den wunderbarsten Mechanismen in der Wundheilung. H i e r w i e ü b e r a l l i n d e r N a t u r s c h e i n t d a s G e s e t z d e s g e r i n g s t e n W i d e r s t a n d e s, w e l c h e s m a n a u c h a l s G e s e t z d e s H e m m u n g sm i n i m u m s b e z e i c h n e n k a n n, d a s V e r s t ä n d n i s s z u ü b e rm i t t e l n. Wir haben uns schon bemüht, zu erweisen, dass die Anlegung der Wundfläche bei Eiterungen so zu geschehen hat, dass gewissermassen unsere Phantasie uns vorhersagt, wo die loci minimi impedimenti zu liegen kommen. Diese müssen die freie Fläche der Wunde bilden. In der That haben alle Sequester die Neigung, auf die freie Wundfläche zu gelangen, aber nur dann, wenn diese in der That der Ort des geringsten Widerstandes ist. Hier spielt natürlich die Schwere eine gewisse unterstützende Rolle, und Wundheilung und tiefster Punkt der Wunde sind bekanntlich eng verwandte Dinge. Findet ein Sequester in der Richtung zur Wunde grössere Hemmungen als an einer anderen Stelle seiner Umgebung, so entsteht unweigerlich eine Komplikation, indem nämlich neue Incisionen zur Eliminirung und Freilegung der neuen Kloake (des Sequesterkanals) benöthigt werden. W i r m ü s s e n a l s o b e i M ö gl i c h k e i t e i n e r s p ä t e r e n E l i m i n i r u n g v o n n e k r o t i s c h e m M at e r i a l e s t e t s m ö g l i c h s t b i s z u m t i e f s t e n P u n k t d e r W u n d e

vermittelst fester Tamponade alle Strassen zur freien
Fläche offen zu halten suchen, namentlich so lange noch
Spuren von Fibrin zu sehen sind. Dann haben wir am meisten
Chance, dass die Sequester sich gegen den Boden der Wundhöhle
vorschieben werden. Es gehört Uebung dazu, einer gut granu-
lirenden Wunde anzusehen, ob noch nachträgliche Nekrosenaus-
stossung erfolgen wird, und doch ist das auch im Beginne der
zelligen Neubildung möglich. Wenn nämlich gleich nach Aufsaugung allen Fibrins die Farbe der Granulationen ins Blassröth-
liche, gar ins Violette spielt, wenn die Körnung der Granulation
platter und pilziger (wohl gemerkt: schräg gesehen), wenn der
Granulationsboden überhaupt auffallend glatt und glänzend wird,
dabei die Sekretion überreich ist, so ist es höchst wahrscheinlich,
dass die Vaskularisation und Zellbildung stockt resp. grössere und
lymphatisch gesättigte Zellen producirt, dass ein entzündliches Oedem
die Granulationen komprimirbarer und weicher gestaltet hat. Das
Alles pflegt eben der Fall zu sein, wenn „noch etwas los“ ist in
der Wunde. Lässt man die Sache gehen, so schiessen die weichen
und gleichsam geblähten, blassen Granulationen, die übrigens trotzdem leicht bluten, schnell zusammen, oft auffallend schneller,
als bei normaler Heilung, füllen den Wundtrichter und legen sich
nun hahnenkammartig, wie Pilzrasen über ein Strohdach, über
den Wundrand (Caro luxurians), und nach vergeblichen Aetzungen
und Kompressionen erscheint eines Tages an irgend einer Ecke
ein Granulationsbuckel, eine Beule in der Granulation — man
hebt sie ab, und in der Tiefe erscheint rings umhüllt von weichen,
flottirenden, zahnfleischähnlichen, röthlichen Zelllagern ein Knorpel-,
ein Knochenstück, ein Stück Gelenkkapsel, ein Stück Sehnenscheide, eine Fadenschlinge, ein Konkrement (Speichelstein) etc.

Will man hier die Heilungsdauer gleich im Beginn abkürzen, so
muss man durch kontinuirliche Tamponade die Granulationsbildung so
lange aufhalten, bis entweder der Sequester in der Tiefe der Wunde
erscheint und mechanisch entfernbar wird oder bis durch tadelloseste
Beschaffenheit der Granulationen der Beweis geliefert ist, dass man sich
geirrt hat in der Annahme eines noch restirenden abnormen Bestand-
theiles in der Wunde. Uebrigens giebt es natürlich Fälle, in welchen
das Fibrin von vornherein den Granulationsprocess komplicirt. Wir

haben schon erwähnt, dass das seinen Grund in skrophulöser, tuberkulöser, luetischer Dyskrasie hat und dass hier eine gleichzeitige
Jodkalium- resp. Quecksilbertherapie die Fibrinlager aufzulösen
vermag. In Fällen, in denen Alles versagte und die Reinigung der
Granulationen nicht zu erzielen war, hat mir oft ein stetiger
und schneller Wechsel mit allen möglichen Mitteln: Dermatol, Ichthyol in Substanz, Hautcrême, gute Dienste gethan bei täglicher Erneuerung des Verbandes, und ohne
alle Frage ist vor Allem das Ungt. oxydat. flav. (10%) ein
ausgezeichnetes Mittel, Fibrinbeschläge namentlich bei
Skrophulösen ebenso wie, nebenher bemerkt, die borkigen
Ekzeme um Nase, Mund und Augen oft wie in einer Wunder-
kur zu lösen. Es ist sonderbar, dass es gerade die Quecksilberpräparate sind, welche so prompt die Auflösung fibrinöser Beschläge
bewirken. Auch bei der Diphtherie rühmt man doch die Wirksamkeit bestimmter Quecksilbersalze gerade auf die Auflösung der Membranen. Obwohl wir keine Erklärung dieses Thatbestandes geben
können, haben wir doch mehr als einmal durch gelbe Quecksilbersalbe die lange widerstrebende Reinigung von Ulcerationen und Granulationen mit einem Male erzwingen können. Uebrigens sind
Granulationen wie Pflanzen, denen man schon in wenigen Tagen
ansieht, ob ihnen eine bestimmte Behandlung bekommt. So ist
denn auch von Mitteln, die nicht in wenigen Tagen sichtbar „an-
schlagen", späterhin erst recht nichts zu erwarten. Man studire bei
einem Misserfolg recht aufmerksam die Wunde in all' ihren Theilen,
man wird nach obigen Auseinandersetzungen gewiss irgendwo entdecken, was Anlass zu einer neuen bestimmten Indikation geben
könnte.

6. Blutende Granulationen und specifische Granulationsstörungen.

Leicht blutende Granulationen muss man durch Arg. nitric. zu
tonisiren resp. durch Salbenbinden zu komprimiren suchen. Bei
profusen Blutungen aus Granulationen fand ich Auftupfen von Liq.
ferri sesquichl. am wirksamsten, Glutol und gleichzeitige Kompression wirkt ebenfalls vorzüglich, am energischsten bisweilen Ol.-
therebinthin. unverdünnt, auch Uebergiessen der Wunde mit

flüssiger und noch heisser Gelatine (s. o.) ist sehr wirksam. Wollen die Granulationen absolut nicht sich im Niveau der Haut erhalten lassen, treten luxuriirende, granulomähnliche Hyperplasien, ständige Blutungen auf, so kann man genöthigt sein, die Granulationen insgesammt wieder zu entfernen, was mit Messer und Scheere zu geschehen hat; dann muss man durch lang dauernde regelmässige Kompression und sehr allmähliche Verkleinerung der komprimirenden Tupfer die Bildung der neuen Zellstraten fester und konsistenter zu gestalten suchen.

Für specifisch tuberkulöse Granulationen mit Aufspriessen frischer Tuberkeln, welche wie Sterne am Himmel über die dunklere Wundfläche gesäet erscheinen können, fand ich nichts wirksamer, als dickes Aufstreichen von 10%-igem Borvaselin über die ganze Fläche, womit ich übrigens auch manche tuberkulöse Fistel schliesslich zur Heilung bekommen habe, nachdem langdauerndes, vergebliches Krankenhauslager vorangegangen war. Ich spritze das Borvaselin in die Fistelmündung und zwar indem es durch Erwärmen flüssig gemacht, von rückwärts her in die Spritzenhülse (nachdem der Stempel abgeschraubt und herausgenommen wurde) eingefüllt wird. Luetische Granulationen sind, wie wir schon erwähnten, an sich nicht leicht zu erkennen, nur mikroskopisch lassen sie sich durch Anwesenheit von Mastzellen (grossen mehrkernigen, epitheloiden Zellkörpern) und vielem molekularen Fett und Detritus diagnosticiren. Es liegt aber im Charakter der allgemeinen Granulationsgesetze, dass überall, wo molekularer Zerfall auftritt, sich gleichzeitig auch Fibrinausscheidungen einstellen, welche leicht die Specificität des Processes verdunkeln. Da sich aber aus einer syphilitischen Granulation leicht durch progredienten Zerfall Ulcerationen zu bilden pflegen, diesen aber doch sehr charakteristische Konfiguration zukommt, so werden wir das Nähere noch bei dem nächsten Abschnitt zu erörtern haben. Uebrigens soll hier kurz bemerkt werden, dass der Verfettungsprocess bei luetischen Granulationen fast durchgehends in den ausgesprossten Endothelsäckchen der Blutgefässe zu beginnen pflegt und dass die dabei reichlich häufig auftretenden Hämorrhagien gerade den syphilitischen Granulationen den fast mahagonibraunen, durch dunkle Pigmentflecken unterbrochenen Farbenton geben, der so charakteristisch ist für diesen Process. Ver-

fettung ist also auch hier überall das Ziel der syphilitischen
Degeneration, wie die Verkäsung das besondere Charakteristikum
der tuberkulösen Massen ist, welche letztere oft über Drüsenhöhlen
sehr markant in die Erscheinung tritt. Die tuberkulös - skrophulösen Granulationen unterscheiden sich von den syphilitischen im
Allgemeinen dadurch, dass den letzteren ein besonders an anämischen Stellen bemerkbarer glasiger, gewässertem Kaviar ähnlicher
Farbenton eigen ist, sie sind auch grobkörniger und weniger geneigt,
das Hautniveau zu überklettern, als die bei skrophulös-tuberkulöser
Dyskrasie.

7. Vernarbung und Epidermoisirung.

Bezüglich des letzten Aktes der Umbildung einer Granulation in die Narbe ist, wie wir schon erwähnten, als Haupt-
erforderniss zu erfüllen, die Oberfläche der Granulationen
stets in gleichem Niveau mit der Hautfläche und dem
Epidermisrande zu erhalten. Zwar kann es vorkommen (unter
besonders günstigen Heilungsbedingungen, wie wir es z. B. bei der
Glutolbehandlung öfter gesehen haben), dass die vom Rande sich
abschiebenden Tochterzellen der Epidermis bergab in das Thal und
die Kluft der noch nicht voll ausgefüllten Wundspalte herabsteigen
und hier eine frühzeitige Involution der Wundfläche und Umbildung
zur substituirenden Narbe veranlassen, es kommt aber nicht vor,
dass die Granulationen von den sprossenden Epidermisplättchen nach
oben zu, also bergan, überwuchert werden und von einer erhöhten
Decke aus die Rückbildung der vaskularisirten und saftreichen
neuen Zellpfröpfe veranlassen. Es ist eine höchst merkwürdige
Thatsache, dass, sowie sich im gleichen Niveau von der Seite oder
von oben her eine neugebildete Epidermisschuppe über einen Granulationspfeiler deckt und diesem gleichsam eine Kappe überstülpt,
in demselben Augenblick die Rundzellen sich in Spindelzellen umzu-
bilden beginnen. Erst dann erfolgt die Ausscheidung dauernder
Intercellularsubstanz, ferner Bildung von interfasciculären Lymph-
spalträumen und damit der primordialen Lymphbahnen und ihre
definitive, persistirende Auskleidung mit Endothel. Hier ist in der
That ein schlagendes Beispiel für das vorhanden, was Hansemann

so treffend Altruismus der Zellen genannt hat, d. h. die Unterordnung der individuellen Tendenz einer Einzelzellart unter das
Ganze und damit unter ein neues Princip. Solange diese Hemmung
der Sonderinteressen zu Gunsten des Gesammtaufbaues und der
Gesammterhaltung durch ein gegenseitiges Imgleichgewichtver-
harren der Triebkräfte statthat, ist Ordnung, Harmonie, Gesundheit
vorhanden. Fällt aber an irgend einer Stelle die Hemmung fort,
so kann der jedem Einzelindividuum innewohnende individuelle
Lebenstrieb zu excessiven Bildungen Veranlassung geben. Das
Newton'sche Weltgesetz der Bewegungsrichtung in der Diagonalen
aller Spannkräfte findet eben genau so im makroskopischen Leben
wie im mikroskopischen seinen Ausdruck, genau so im Geistigen
wie im Körperlichen. So fassen wir es auf als eine Art der Störung
des Wachsthumsgleichgewichtes, wenn an irgend einer Stelle eine
Granulation sich zu einem pilzförmigen Granulom umbildet, aber
die Hemmung für die auswuchernden Theile ist durch Inanspruchnahme aller Nachbarzellen, durch irgend einen pathologischen Reiz,
sagen wir einmal durch ein todtes Gewebsstück, durch Anwesenheit
von Fremdkörpern oder Parasiten fortgefallen, und was nun wuchert,
ist eigentlich nicht der Herd der Krankheit, sondern die Ursachen desselben sitzen ganz wo anders, als an der Stelle, an welcher die Störung der Wachsthumshemmung zu Stande gekommen ist. Uebrigens
kann die Geschwulstbildung bekanntlich überhaupt als ein excessives
Wachsthum einzelner Zellelemente infolge Fortfalls der altruistischen
Hemmungen aufgefasst werden. Solch eine physiologisch überaus
interessante Hemmung des Wachsthums übt nun ohne Frage die
Epitheldecke auf die hochsprossenden Granulationsrasen aus. Wir
werden bei der Besprechung der Transplantation diesen Vorgang
noch einmal zu berühren haben. Für jetzt ergiebt sich daraus die
therapeutische Konsequenz: erstens die Erhebung der Granulation ins Niveau des Epidermisufers zu befördern, zweitens
genau den Zeitpunkt abzupassen, in welchem dieser Granu-
lationsstand erreicht ist, um mechanisch die günstigste Bedingung zur Ueberhäutung festzuhalten und voll auszunutzen. Was
die Füllung der Wundspalte mit Granulationsmaterial anbetrifft, so
meine ich, dass hier die Anwesenheit eiweisshaltigen oder eiweissähnlichen Materials unbedingt im Plane der natürlichen Wundheilung

liegt, ja, ich bin sogar der Ansicht, dass die stets bei sekundärer Wundheilung anwesenden Mikroorganismen gewöhnlicher Art, wie sie in der Luft vorkommen, durchaus im Sinne der Heilung zu wirken berufen sind. Hier ist eine Art synthetischer Symbiose in der Natur zu beobachten, wie sie auch sonst nicht allzuselten in die Erscheinung tritt, und die man ohne Scheu mit der Symbiose von Blumen und Insekten und von Bienen und Blattläusen vergleichen kann, Fälle, in denen die Anwesenheit anderer Lebewesen geradezu daseinsfördernd wirkt, wo also der Kampf ums Dasein Aller gegen Alle in einen Kampf Aller für Alle umgekehrt ist; ja, man erinnere sich nur, dass im Darm für die volle Ausnutzung der Ernährung symbiotisch Mikroorganismen in den Haushalt auch unseres menschlichen Organismus eingeführt sind, welche wir nicht entbehren könnten, ohne zu leiden. Wir können also auch unter Umständen krank werden durch Fortfall physiologischer Bakterienwirkung. Durch neuere Experimente hat man es festgestellt, dass junge Hühner in völlig amykotischer Luft und mit ganz sterilen Nahrungen sterben müssen*). Die Geschichte der Kinderernährung hat das Dogma von der absoluten Schädlichkeit aller Bakterien und ihrer Bekämpfbarkeit um jeden Preis und an allen Stellen doch schon lange umgestürzt. Das beweist die Nothwendigkeit des Milchsäureabspalters. Dass also in der That Bakterien im Sinne eines Nutzens für den Organismus „bei uns" wohnen, ist ausser aller Frage, und für die gesammte biologische Auffassung von der Stellung der Bakterien zum Menschen ist es nicht unwichtig, das gelegentlich einmal energisch zu betonen. Damit soll natürlich bei Leibe nicht die eventuelle pathologische Bedeutung derselben geleugnet werden — kann doch das Bacterium coli gelegentlich ein Krankheitserreger ersten Ranges sein — es ist nur wichtig, es auszusprechen, dass auch in Bezug auf die Bakterien Norm und Abnorm in einander unmerklich überfliessende Dinge sind, ebenso wie Gesundheit und Krankheit, und dass immer wieder

---

*) Allerdings wird neuerdings wieder von tadellosem Gedeihen neugeworfener Ferkel bei amykotischer Nahrung und in völlig steriler Luft berichtet. Experimentell ist die Frage der Nothwendigkeit der Bakterien-Symbiose also noch unentschieden, zweifellos ist sie aber für die Wundheilung als lebenfördernd zu bejahen.

erst am gegebenen Fall die Rolle derselben genau fixirt werden
kann. Das Menschengeschlecht hat sich entwickelt, trotzdem schon
zu Zeiten der Petrefaktenbildung Bakterien anwesend waren, und
wenn dieselben einst Herr werden sollten über die Menschheit, so
würde damit auch der Untergang derselben besiegelt sein. Wo
Individuen im Kampf mit Bakterien unterliegen, müssen nicht, wie
die Bakteriologen glauben, diese besonders giftig geworden sein,
sondern die Individuen müssen eine Abminderung der durch-
schnittlichen Widerstandskraft erfahren haben. Es sind die welken
Blätter, die im ersten Regenschauer fallen. So kann für die Granulationsbildung mit Bestimmtheit angenommen werden, dass eine
bestimmte Anzahl von Mikroorganismen durchaus einen Wachsthums-
reiz für das aufsprossende Gewebe darstellt, ja dass die Symbiose
von Granulationszellen und bestimmten Mikroorganismen,
welche noch zu erforschen sein werden, eine für die
Therapie einst noch bedeutsame Thatsache werden kann.

So nur ist es mir zu erklären gewesen, dass mit allen Mitteln
möglichst aseptisch erhaltene Wunden, in denen gewaltsam jede
Eitersekretion unterdrückt würde, eigentlich schlechter und langsamer
heilten, als Granulationen mit einem gewissen Maass von Eiterbildung.
In diesem Sinne ist es auch zu verstehen, dass die alten Aerzte, die
uns doch in der Gesammtbeurtheilung der Einzelphänomene, wenn
auch nicht in ihrem Verständniss, über waren, vom „pus bonum et
laudabile" sprechen konnten. Gerade die strengen Herren Bakteriologen haben doch aufs energischste den Satz vertheidigt: ubi pus ibi
bacterium, und haben die sogenannte chemische Eiterung im Sinne
Grawitz' durchaus bekämpft, sie müssten konsequenterweise die Eiterung in jeder Form als verderbliche Wirkung der Bakterien auffassen,
aber man kann es nicht bestreiten, dass im Allgemeinen eine garnicht
eiternde aber inficirte Wunde gefährlicher, bedrohlicher, schmerzhafter
ist, als eine eiternde; die Granulationen spriessen langsamer oder garnicht und der günstige Umschlag kommt oft gerade mit Ausbruch
der Eiterung. Es kann nichts helfen, Eiterung ist und bleibt einer
der Heilwege der Natur und sie ist zum mindesten in ihrem akuten
Eintritt ein Zeichen der lokalen Wehrfähigkeit des Organismus, wie
es das akute Fieber das des allgemeinen Wehrkampfes ist (Stahl).
Virchow, der ausgesprochene Gegner jeglicher Zweckmässigkeits-

vorstellungen im Organismus, wird nicht bestreiten können, dass die Abstossung eines todten Gewebsstückes unter Eiterung ein Vorgang der Heilung ist. Niemand ausser den krassesten Pessimisten wird aber behaupten wollen, dass die Heilung des Individuums nicht eine zweckentsprechende Tendenz darstelle*). Ebenso wie mit den Bakterien ist es auch mit den chemotaktisch wirkenden Fermenten. Wenn man z. B. nach ständiger Jodoformapplikation dieselben (nach Behring unzweifelhaft möglich) kompensirt und ausschaltet, so kann man es ganz ohne Frage beobachten, dass die Heilung sich verzögert, ja ganz und gar stockt. Es ist dies in gewissem Sinne für alle anderen Heilmittel auch gültig, was man als Gewöhnung an ein bestimmtes Mittel bezeichnet. Diese besteht darin, dass an Stelle natürlicher physiologischer Reize (Bakterien und Fermente in gewissem Maass) durch das Medikament andersartige Inanspruchnahme des Stoffwechsels der Wunde eingeführt wird, die den Ablauf des natürlichen Aufbaues der Zellen in irgend einer Richtung hemmt.

8. Therapeutisches Schema der Granulationstherapie.

Da wird das eine Mal die Vaskularisation, d. h. das Aufsprossen der Gefässe verhindert, was man z. B. mit reinem Ichthyol, einem Gefässtonicum ersten Ranges auf Wunden und Schleimhäuten, herbeiführen kann, das andere Mal bilden sich Gefässe im Uebermaass, was leicht durch warme Bäder und feuchte Umschläge erzielt werden kann, und noch ein anderes Mal erhebt sich die Sekretion zum profusen „Salzfluss" der Wunde, was durch dickes Belegen der Wunde mit Fett und Vaselin erreicht werden kann. Natürlich können gelegentlich bei Störungen irgend einer dieser Faktoren

---

*) Die Ableugnung der Zweckmässigkeit in der Natur erinnert mich immer an den Ausspruch unseres Physikinstruktors auf dem Gymnasium, der seine Auseinandersetzung des Sonnensystems mit den Worten schloss: „Ob nun das Ganze sich nicht noch zweckmässiger hätte einrichten lassen, wollen wir dahingestellt sein lassen!" Welche Vorstellung wohl der gute Mann von dem „Ganzen" hatte?! Helmholtz bezeichnete ähnlich das Auge als einen „unvollkommenen" optischen Apparat. Welche künstlerische Vollendung in diesem „Dilettantismus" der schöpferischen Natur.

diese Thatsachen therapeutisch ausgenutzt werden, nach folgendem Schema:

Ichthyol, Argent. nitr., Liq. ferri sesquichlorat., Chromsäure, Karbol etc. — beschränken die Vaskularisationsexcesse.

Jodoform, essigsaure Thonerde, Seifenbäder, Dermatol, warme Kompressen — beseitigen die Atonie der Gefässe und regen die Vaskularisation an.

Salben aus Wachs, Vaselin, Lanolin etc., dick auf die Wunde getragen, — regen die seröse Sekretion an und können gelegentlich unreine Wunden prompt säubern.

Eiweisssubstanzen (Serumpulver, Nuklein), Glutolserum, flüssige Gelatine mit Formalin — erzeugen zellige Sekretion (physiologische Eiterung) im Sinne der Vernichtung der Fibrinbeschläge und produktiven Organisation.

Jodkalium, innerlich, und Quecksilber, Ungt. oxyd. hydrarg. flavum — lösen Beschläge und reinigen torpide Granulationsflächen.

9. Granulation und Salbenbindenkompression.

In dem Augenblick nun, in welchem der Granulationswall im Niveau der Haut angelangt ist (wobei die natürliche Rundung der Glieder und des Rumpfes als im Niveau gelegen zu rechnen ist), hat man für das Festhalten dieses Niveauparallelismus zu sorgen. Jede Störung desselben, sei es durch Ueberwuchern des Granulationsrasens über die Höhe der idealen Peripherie, sowie etwa das Ueberwuchern über den Epidermisrand, als auch ein Rücksinken der Granulationshöhe durch Atrophie, Aplasie oder Ulceration erfordert ihre besondere Deutung und Indikation. Im ersteren Falle liegt eine meist mechanisch zu beherrschende Differenz zwischen Granulation und Epidermisirung vor, die früher meist durch Argent. nitr.-Aetzung auszugleichen versucht wurde, gewiss auch mit Erfolg; aber man kann viel früher auf die glatte Epidermisirung hinzuzielen anfangen, als im Momente, in dem die Granulationen schon über die Haut sich zu erheben begonnen haben. Caro luxurians ist die Quittung auf einen technischen Fehler. Sie ist stets zu vermeiden. Nur in sehr harter Cutis,

also an der Planta pedis und Arbeiter-Vola manus muss man zum
Arg. nitr. greifen in dem Moment, in welchem durch die anderen
Methoden eine nachschiebende Kompression der Haut nicht zu erreichen ist. Denn in den meisten Fällen wird durch die straffe,
cirkuläre, von der Spitze der Extremität beginnende, oder von den
Venenwurzeln ihren Ursprung nehmende Applikation der Borvaselinbinden (s. S. 226), das Niveau der Granulation in Schranken gehalten.
Das geschieht namentlich, wenn man die einschichtigen Salbenbinden-
touren durch eine darüber gelegte sterile leinene Binde deckt, über
welche erst der aufsaugende Gazestoff zu breiten ist. Bei Verbrennung,
bei Defekten nach Lupus und Ausbleiben der specifischen Knötchen-
bildung, bei grossen Quetschungen und Abreissungen durch Maschinen-
gewalt, Skalpirungen (Aposkeparnismos), Pferdebissen etc. habe ich
ganz ausgezeichnet schnelle und glatte Heilungen nach Reinigung
der Wundflächen mittels Glutol-Serum auf diese Weise erzielen
können. Man sieht es von Mal zu Mal bei zweitägigem Verbandwechsel, wie der dünne, zarte und grauglänzende, leicht bläulich die
Granulation durchscheinen lassende Epidermisstrand mit staunens-
werther Schnelligkeit über das rothe Feld der Granulationen sich
hinschiebt. Einen Streifen Epidermissaum von $1^1/_2$ cm pro Verbandwechsel habe ich häufig in 48 Stunden ausspriessen gesehen. Das
ist ein enorm schnelles und die Heilung ungeheuer förderndes
Wachsthum. Man muss allerdings gerade bei grossen Granulationsflächen dafür sorgen, dass die zarten, oft schleierartig dünnen
Epidermisfranzen nach ihrem einmaligen Aufschiessen durch das
reichliche Wundsekret nicht gleich wieder macerirt werden, und
darum muss man unbedingt am Rande der Granulation stets mit
dicht aufgestrichener Serumpaste zur Austrocknung der zarten
Epidermisstraten nachrücken. Ja, man kann dreist auf die kleinen
Inselchen, welche im Gewebe der Granulation selbst aufspriessen
und ihren Ursprung von Resten des Epithelbelags der Drüsenschläuche
und Haarbälge nehmen, ebenfalls ein Tröpfchen der dicklichen
Serumpaste aufdecken und auch hier unter dem trockenen Zink-
schorf die Vorwärtsbewegung der nachrückenden Epidermiszellen
energisch unterstützen. Dann kann man es zu seiner Freude regelmässig schauen, wie Tag für Tag in schmalen vorgeschobenen Halb-
inseln und langgestreckten Zungen der wachsende Strand den

wuchernden, unbedeckten Gefässschlingen mehr an Terrain abringt. So gepflegt und so betrachtet, ist es eine ebenso grosse Quelle des Genusses, die Verbandwechsel bei Granulationen zu leiten, als täglich in seinem Blumengarten spazieren zu gehen. Wenn man nur zu verstehen meint, was in der Natur geschieht, ist sie an jeder Stelle ein Wundergarten.

Schwierig ist es, im Gesicht und am Kopfe eine exakte Kompression anzubringen, daher muss hier auch der Aetzstift, aber recht frühzeitig, in Aktion treten und durch Umstreichung der Wundfläche mit Peptonpaste die Haut recht ausgiebig in der centralen Richtung zur Wunde entspannt werden, wie es überhaupt durch Applikation dicker Lagen von Peptonpaste um eine Wunde gut gelingt, die Haut in der Umgebung der Wunde zu mobilisiren. Nähert sich die Bedeckung der Granulationen ihrem Ende, so pflege ich auch selbst bei noch markstückgrossem Defekt der Vernarbung direkt reines Ichthyol auf die glatte Granulationsstelle zu streichen und darüber Glutolserum zu streuen, dann erzielt man meist einen schönen Wundschorf, unter dem auch ohne Verband der letzte Ausgleich der Heilung sich vollzieht, welcher bisweilen bei Fixirung der Hautränder und bei einer gewissen Erschöpfung der Epidermisregeneration oft gerade recht lange auf sich warten lässt. Heftpflaster, Kollodium oder Peptonpaste helfen da der müde sich nachschiebenden Haut etwas auf die Beine.

10. Lupusbehandlung.

Ein ausgezeichnetes Feld der Studien zur Granulation bildet seit Jahren für mich die Lupusbehandlung, welche mir meine Infiltrationsanästhesie ermöglicht hat und welche auch Bloch-Zblorowitz mit ausgezeichnetem Erfolge wohl völlig unabhängig von mir, da ich von derselben erst in der vierten Auflage meines Buches (Schmerzlose Operation S. 274) berichtet habe, ersonnen hat. Wir behandeln nämlich den Lupus mit Hülfe der Infiltrationsanästhesie durch Stichelung mit spitzen, dünnen Thermokauteraufsatz, Stich neben Stich bis tief in die Subcutis zwecks nachfolgender totaler nekrotischer Abstossung der Haut. Bei kleinen, z. B. bis zu Fünfmarkstück grossen Flächen geschieht diese

stichelnde Verbrennung der Haut in einer Sitzung derart, dass 3 cm
weit von der Grenze im Gesunden in gewohnter Weise mit dem
Aethylchloridstrahl eine kleine Hautpartie unempfindlich gemacht
wird. In diese senkt sich die Nadel der Infiltrationsspritze zwecks
Anlegung der ersten Quaddel, und von dieser aus wird zunächst
cirkulär um den Herd ein Quaddelwall, der auch gleich die Subcutis mit ödemisiren kann, herumgelegt; dann geht man (mit frischen
Nadeln!) centralwärts gegen den Herd vor und unterspült die Basis
des gesammten Infiltrates bis alles ziemlich schneeweiss geworden
ist. Dann steche ich, Punkt neben Punkt setzend, den Thermokauter
von der Dicke eines angespitzten Griffels tief bis in die Subcutis und
die Fascie, eventuell noch tiefer bis auf Periost und Knochen, die
natürlich besonders reichlich durch die anästhesirende Lösung aufge-
schwemmt werden müssen, ein und zerstöre so allmählich förmlich siebförmig die kranke und umgebende gesunde Haut. Der verbrannte Herd
wird mit Glutolserum dick bestreut. Man muss die Patienten auf eventuelle Nachblutungen aufmerksam machen und Kompression anrathen
und dieselbe vormachen. Die ganze Procedur ist völlig schmerzlos. Am
sechsten bis siebenten Tage kann man den schwarzen sequestrirten
Schorf meist in toto herausheben und die Granulationstherapie in oben
geschilderter Form ihren Anfang nehmen lassen. Ist der Lupus ausgedehnter, so kann man diese Therapie in einzelnen, manchmal
täglich wiederholten Sitzungen dank der Infiltrationsanästhesie beliebig oft wiederholen (auch bei Recidiven), und ich kann Bloch
nur beistimmen, wenn er behauptet, dass die Patienten eine solche
Ausbrennung auch eines recidivirenden Lupusherdes gar nicht mehr
als einen besonders operativen Akt, dank der idealen Anästhesie,
empfänden und sehr frühzeitig aufspriessende Neueruptionen der
wiederholten Verbrennung darböten. Ich kann versichern, dass ich
auf diese Weise namentlich unter Kombination mit Transplantation
in gleich zu schildernder Weise ebenfalls die schönsten Heilungen
erzielt habe, und dass auch meine Lupuskranken keinerlei Scheu vor
einer eventuellen Wiederholung des Processes der Thermokauterisation gezeigt haben.

11. Technik der Transplantationen.

Schiebt sich vom Epidermissaum kein neues Hornzellenmaterial
mehr über die restirende Fläche der Granulation, und beginnt diese
allmählich trocken und derbe, gleichsam sklerotisch und durch An-
spriessen von Nervenfasern (s. u.) hyperästhetisch zu werden und
ist auch durch Verziehung der Hautränder mittels geschickt ange-
legter, über der mit linker Hand zusammengeschobenen Haut ge-
spannter Heftpflasterstreifen keine neue Propagation der Epidermis
zu erzwingen, so haben Transplatationen in ihr Recht zu treten.
Da, wo enorme Defekte entstanden sind, z. B. bei Verbrennungen
oder Skalpirungen der gesammten Kopfhaut (Aposkeparnismos), die
ich einmal nach einer Quetschung mit dem Fahrstuhl sah, ferner
nach Lupus- oder Karcinomexcision, muss sie, wenn überhaupt,
möglichst früh angewandt werden, sobald erfahrungsgemäss ein so
grosser Defekt nicht allein durch randständige Neubildungen von
Epidermis gedeckt werden kann. Ich gebe hier eine ausführlichere
Beschreibung der Technik der Transplantationen, weil sie sehr
einfach und leicht mit Hülfe der Infiltrationsanästhesie auszuführen
sind und weil sie für die Praxis so ungeheuer dankbar sind, dass
sie jeder Arzt anwenden kann. Man hat nach meinen ungefähren
Berechnungen für einen handtellergrossen Granulationsdefekt nur
fünf Hautlappen nöthig, um den Defekt vernarbungsfähig zu gestalten.
Ich pflege dieselben ungefähr in einem Kreise, etwa 3 cm vom
Hautrande, zu legen, so dass die vier Lappen die Peripherie und
der fünfte das Centrum eines koncentrischen Kreises innerhalb der
Wunde ausmachen. Man bestimmt sich zunächst die Stellen der
Granulation, in welche hinein die Haut gepflanzt werden soll. Dann
wird die betreffende Stelle des Wundrasens mit einem Körnchen
reinen Cocains betupft und nun die Nadel der Infiltrationsspritze
so tief eingestochen, bis das Gewebe Flüssigkeit aufnimmt; das geschieht gewöhnlich, sowie der Kanülenstich das meist unter dem
dauernden Granulationsreiz derbe und dichter als gewöhnlich gewordene Fettgewebe erreicht. Dann sieht man, wie durch das An-
spritzen die Granulationen ödemisirt werden, wobei manchmal eine
Zellkolumne zerreisst und die Infiltrationsflüssigkeit abströmt. Das

möglichst vermeidend füllt man eine Stelle der Granulation,
gross genug, um den geplanten zu transplantirenden Hautlappen
aufzunehmen, und schabt nun mit der flachen Messerklinge
sämmtliche Granulationen über dieser Partie bis auf die fascien-
ähnliche Unterlage der sklerosirten tela subcutanea fort. Alsdann drückt man einen in physiologische Kochsalzlösung (6°/₀₀)
getauchten Tupferstreifen fest gegen die Stelle an, um die Blutung möglichst zu vermeiden. Darauf besprayt man mit Aethylchlorid eine sorgfältig gereinigte Hautstelle, welche den Lappen her-
geben soll, und bildet durch Infiltriren einige konfluirende Quaddeln
von einer genau dem angelegten Granulationsdefekt entsprechenden
Gestalt. Die sich hoch aufblähende Cutis und Epidermis wird in
der ganzen Ausdehnung der Infiltrationsquaddel mit einem Rasirmesser möglichst gleichmässig abgetragen. Dann breitet man den
eventuell umgerollten Schleier auf der Fläche des Messers mit Hülfe
einer stumpfen Pincette glatt aus und lässt unter schrägen Ansatz
der Messerschneide gegen das abgerodete Granulationsfeld den Hautlappen durch Zug an seiner untersten Spitze gleichsam von Stapel
laufen, so dass er ohne jede Faltung und ohne umzurollen direkt
in das bereitete Bett zu liegen kommt. Wir streuen alsdann direkt
Glutol-Serum zur möglichsten Austrocknung und Verhütung der
Maceration über den Lappen und pressen ziemlich energisch und
ohne seitliche Verschiebung denselben gegen seine Wundfläche an.
Mit den vier anderen Stellen der Wundfläche wird genau ebenso
verfahren. Das Ganze wird mit Glutolserum überpulvert und sterile
Gaze recht weich und locker darüber ausgebreitet. Wenn irgend
möglich wird der Peptonklebverband angelegt, welcher die seitliche
Verschiebung der Lappen besser verhütet als Bindenverbände. Von
der Methode der Aussaat abgeschabter Epidermisschuppen bin ich
nicht sehr entzückt. Sicher ist, dass solche Partikelchen anheilen
können, aber sie bilden keine Ersatzmagazine und Proviantinseln
für das Nachrücken neuer Zellsaat, was die nach Thiersch-Re-
verdin transplantirten Stückchen in hohem Maasse leisten. Von
jeder auf obige Weise oculirten Granulationsstelle aus, die Läppchen nicht über Bohnengrösse gerechnet, füllt sich mindestens ein
dreimarkstückgrosses Terrain mit epidermoidaler Decke. Das kommt
daher, weil auch hier von den mitdurchtrennten Epithelmembranen

der Drüsen Keime nach allen Richtungen auszuwandern vermögen, und weil zweitens ein in die durchschnittenen Kuppeln der Papillen mit ihren noch offenen Lymph- und Blutgefässspalten sich aus dem neuen Wundboden ergiessender Saftstrom doch noch energischeres Aufspringen von Keimzellen entfacht, als es das mehr vegetativ fortlebende abgeschabte und trockene, eigentlich in Nekrobiose befindliche Horngewebsstückchen entfalten kann. Man kann daher bei Läppchenbildung den Schnitt des Rasirmessers auch ziemlich tief durch die Papillenköpfe dringen lassen, weil, je mehr offene Spalten und Gefässlücken in der Schnittfläche auf den Wundrasen der abgeschabten Granulation zu liegen kommen, um so mehr Chancen für die organische Einfügung in die Cirkulation an verpflanzten Stellen vorhanden ist. Uebrigens ist diese Art der Transplantation, die mich nicht einmal im Stiche gelassen hat, ein schöner Beweis dafür, wie indifferent meine Lösung zur Anästhesie gegenüber der vitalen Energie der Zellen sein muss; wie wenig die Befürchtungen, dass allein durch Gewebsdruck und Oedemisirung das Leben der infiltrirten Theile gefährdet werden könne, sich über den Werth aller a priori-Einwendungen gegen meine Anästhesie erheben. Ich sehe aber auch in dem tadellosen Anheilen infiltrirter Hautlappen einen starken Gegenbeweis gegen die Braun'sche Theorie von der Nothwendigkeit osmotischer und isotonischer Lösungen. Wenn meine nicht isotonische 0,2%ige Kochsalzlösung, die doch so gewaltige Quellungsvorgänge veranlassen soll, nicht einmal das Leben eines dünnen Hautläppchens zu gefährden vermag, nun, so kann beim besten Willen diese geringe osmotische Differenz gegen das Gewebe keine so gewaltige Rolle spielen, um meine ganze Theorie von der Anästhesie aus den Angeln zu heben. Dagegen beweist die Anwendbarkeit der Glühhitze bei meinen Lösungen im Gegensatz zu den üblichen Verbesserungsvorschlägen, bei denen ausdrücklich die Intoleranz gegen Glühhitze zugegeben wird, wie recht ich that, die osmotische Quellung als einen wesentlichen Faktor der Anästhesie allein durch das Lösungsmittel bewusst zu benutzen.

12. Störungen der Verhornung und der Rückbildung der Narbe.

Der Vollständigkeit halber mögen hier noch die Störungen
erwähnt werden, welche nach vollendeter Epidermisirung
in der Narbe und im Epithelsaum sich zu etabliren vermögen.

Da sei vor Allem aufmerksam gemacht auf die verschiedensten
Formen einer Narbenhyperkeratose, einer vermehrten Schuppung,
Asbestfaserung, Borke ähnlichen Schalenbildung im Bereich der
verhornten Partie der Narbe selbst, die oft der Vorbote eines noch
sich durchringenden kleinen Sequesterstückchens sein kann — oft
aber auch nur eine ganz harmlose Ueberproduktion über vielfach
mechanischer Läsion ausgesetzten Körperstellen ist. In solchen
Fällen sieht man die Narbe etwas spät abblassen; dieselbe
bleibt bläulich, erhaben und auf ihrer Kuppe sieht man ein paar
Austerschalen ähnliche Schuppen sich von der Unterfläche abspiltern.
Der gefürchtetste Narbenprocess, das Keloid, ist ein Sarkom des
jungen Narbenbindegewebes und entspricht einer mangelhaften
Unterordnung unter die allgemeine Harmonie der die Narbe kon-
stituirenden Einzelzellen. Nach unserer besonderen Theorie der
Geschwülste als Produkte einer pathologischen Zeugung durch Eindringen neu befruchtender Nukleinkerne der Zellen in eine als
Matrix dienende Nachbarzelle stellen wir uns vor, dass die jungen
Bindegewebszellen durch solche Konjugation praeter naturam den
Anstoss zu immer neuerer, excessiver gleichsam der Idee eines
fragmentarischen Embryos nachhastender Sonderentwicklung angeregt werden. Uebrigens giebt es Schwangerschaftskeloide, welche
ganz den Eindruck von Sarkomen machen können, mit dem Ausgleich der physiologischen Cirkulationsstörung sich aber spontan
involviren. Die echten Narbenkeloide sind auf keine Weise mit
Sicherheit zu beseitigen. Ich sah drei schwere Fälle, von denen
nur eins nach mehrmaligem Brennen zum Stillstand kam. Die beiden
anderen wiesen trotz alles Brennens und Excidirens, Injicirens
(Chromsäure, Formaldehyd, Methylviolett etc.) über faustgrosse
Tumoren in der Narbe auf, welche aber doch keinerlei Neigung
haben, auf die Umgebung überzugreifen. Auch verheilen die zeitweise vorgenommenen Resektionen ohne Störung.

Einen eigenthümlich glasigen, hyperkeratotischen und sulzig-weichen, lymphatischen Habitus der Haut aufweisenden Charakter haben alle diejenigen Narben, welche unter starker Betheiligung des rückwärts gelegenen Lymphsystems (bei chronischer Lymphangoitis und Adenitis des zugehörigen Stromgebietes) sich entwickelt haben. So also alle mit Bubo einhergehenden, zu Narben führenden Läsionen am Penis und an den Händen, ebenso an den Schamlefzen und Labien. Es ist jedoch irrthümlich, wenn man glaubt, dass dieser sulzig-lymphatische, glasige Habitus allein der Lues eigen ist. Nur, weil bei Lues meist der Lymphapparat in Mitleidenschaft gezogen ist (Thromben!), findet man häufig bei ihr diese Form der glasig-hyperplastischen Narbenanomalie. Uebrigens gehen elephantiastische Bildungen am Penis nach leider allzu häufig vorgenommener totaler Drüsenexcision gern von alten Narben aus. Die Elephantiasis der Narbe wird uns aber noch im Folgenden ausführlicher beschäftigen.

B. Die Ulceration und das Ulcus cruris.

1. Definition der Ulceration als gehemmte und rückgebildete Granulation.

Ist die Granulation zu definiren als ein Process der Reparation einer Kontinuitätstrennung der Gewebe, sei es durch mechanische oder destruktiv organische Einwirkungen, so ist das Geschwür als ein Substanzverlust anzusprechen, bei dem die Reparation, d. h. die Heilung aus irgend einem Grunde gehemmt ist. Die gewöhnlich gegebene Definition, wonach dieser Substanzverlust keine Tendenz zur Heilung zeige, ist meiner Meinung nach nicht stichhaltig; denn es dürfte keine Ulceration geben, bei welcher nicht intendirte Heilung mikroskopisch und makroskopisch nachzuweisen wäre. Weisen doch selbst die fürchterlichsten Destruktionen: Noma, Hospitalbrand, Karcinom bei längerem Bestand ganz entschiedene Tendenzen zur Heilung an irgend einer Stelle ganz deutlich erkennbar auf; ja giebt es doch selbst mitten in

Karcinomulcerationen Partien, welche man sogar als gelungene Verheilung einzelner Bezirke mit Narbenretraktion und Epidermisirung nachweisen kann, wobei natürlich der ulcerative Charakter, d. h. die Neigung zu molekularer Nekrose und progredientem Zerfall des Gewebes an anderen Stellen um so deutlicher zum Ausdruck zu kommen pflegt. Immer aber giebt es bei längerem Bestand auch des rapidesten Gewebszerfalles Stellen, welche alle Zeichen einer wenigstens versuchten Granulation aufweisen, d. h. Neubildung reparativer Zellketten, Vaskularisation und beginnende Epidermisirung. Das kommt daher, weil immer das angrenzende Gewebe einen Wehrkampf gegen die andringende Destruktion aufnimmt und an allen Stellen wenigstens der Versuch gemacht wird, auf dem Wege der Sequestration sich der lebensunfähigen Gewebsstücke zu entledigen. Mit einem Worte: Dissekation und Regeneration sind bei jeder Ulceration im Gange, aber es liegt in der Natur der meisten Ulcerationen, dass die Mächte des destruktiven Zerfalles den reparatorischen Ausgleichsmechanismen überlegen sind. Das befallene Gewebe vermag sich der Schädlichkeit nicht oder nur unvollkommen anzupassen; während diese wächst und fortschreitet, erlischt die Energie des Ausgleiches. Das ist das allgemeine Gesetz der Krankheit, welches auch hier zum Ausdruck kommt. Die Definition der Ulceration als eines progredienten Substanzverlustes ohne Tendenz zur Heilung sieht unbewusst in dem Geschwür ein besonderes Ens morbi mit besonderen Eigenschaften: einen Zustand, während doch das Ganze ein Vorgang, ein Kampf ist. Wohl spannt der Organismus alle seine Heilungsmechanismen oft in erstaunlich zäher Weise auch bei der Ulceration an, aber dieselben werden auf die verschiedenste Weise gehemmt und paralysirt. So kann aus einer Granulation ohne Weiteres dadurch eine Ulceration werden, dass immer wieder von Neuem der Aufbau der neugebildeten Zellpfröpfe eingerissen wird, dass die eben neugeschaffene Vaskularisation durch mechanischen Verschluss (Stase, Thrombose) immer wieder illusorisch gemacht wird, dass eine immer von Neuem intendirte, zellige oder seröse Sekretion auf freier Fläche den Anbau fixen Gewebes durchkreuzt und unmöglich macht. Wirkt dazu noch eine progrediente Noxe, die in immer neue Gebiete des Zellbestandes eindringt, so wird das Terrain des Zerfalles immer grösser und die Grenzen der versuchten Demarkation werden immer weiter in die Peripherie gedrängt. So kann aus jeder Granulation eine Ulceration werden, wenn die Hemmungen der Verheilung, sei es von aussen, sei es von innen her, immer wieder die Reparation verhindern. Läsionen und Dyskrasien sind es also umschichtig, die die Narbenbildung verhüten. Ja, Ungunst der Ernährungsbedingungen gewisser Lokalitäten, Stauung und Cirkulationsbehinderung allein können bewirken, dass Läsionen und lokalisirte Dyskrasien, die an anderen Stellen ohne Störung der Heilung entgegengehen würden, an diesen disponirten Körperstellen statt zur Granulation zur Ulceration führen müssen: zu diesen gehören die dekubitalen Geschwüre und das Heer des Ulcera cruris. Wir wissen aus der Neuropathologie, dass sogar Störungen der Empfindung allein im Stande sind, die Läsion an gewissen Lokalitäten bedenklicher zu gestalten als an Orten mit normalem Gefühl (Tabes, Mal perforant, neurotrophische Ulceration).

2. Schema der Ulcerationsformen.

Wie überall in der Medicin gilt es also auch hier zunächst, durch den Augenschein festzustellen, welcher Art die Störungen der stets intendirten Granulation gewesen sind, und danach die Mittel zu wählen, welche den Heilungsfaktoren des Organismus gestatten, sich frei zu entfalten. Die Hemmungen zu erkennen und sie methodisch fortzuräumen und damit der Regeneration freie Bahn zu machen, das ist das Princip aller Heilung. Wir theilen also die Geschwüre ein unter den Gesichtspunkten der allgemeinen und lokalen Ernährungsstörungen und gewinnen so:

	Dyskrasische Geschwüre	Läsionsgeschwüre
Vergiftung Infektion Geschwulst- bildung	Lues Skrophulose, Tuberkulose Diabetes Gicht Chlorose und Anämie Skorbut Inanition	Quetschung und Reibung, Verbrennung, Erfrierung, Fremdkörper und Sequester, Chemismus, Arrosion.

	Angiopathische	Neuropathische
		Geschwüre

	Stauung	Gehirn- und Rückenmarksleiden
Vergiftung	Stase	Neuroparalyse ⎱ lokal
Infektion	Thrombose	Neuritis ⎰ und central
Geschwulst-	Embolie	
bildung	Gefässspasmen	
	Kompression	

Für alle diese unzähligen Formen der Ulceration giebt es nun noch die oben angedeutete lokale Disposition, für welche in allererster Linie die mit Gefässversorgung stiefmütterlich behandelten Organtheile und jene zu bezeichnen sind, bei welchen das Verhältniss der bedeckenden Weichtheile zu den festeren Skelettunterlagen ein besonders ungünstiges zu nennen ist: Netzknorpel der Nase und Ohren, Narben, wenig verschiebliche Haut, Tibiakante, Kondylengegend, Ferse, Haut über den Processus und Spinae, über dem Os sacrum und den Tuberositäten; Amputationsstümpfe, Tumorenkuppen. Es ist klar, dass an diesen loci minoris resistentiae sowohl die inneren wie die äusseren Ursachen am häufigsten zum Ausdruck gelangen werden. Da wir hier im Wesentlichen die Ziele der therapeutischen Methodik verfolgen, so wollen wir am Ulcus cruris, diesem Paradigma der meisten Formen ulceröser Processe, zu entwickeln versuchen, was hier Diagnostik und Therapie zu leisten vermag.

3. Ulcus cruris.

Das Ulcus cruris ist ein Prüfstein wundärztlichen Könnens. Kaum ein Leiden erfordert so unermüdliche Geduld, so intime Fürsorge, so peinliche Berücksichtigung, aber auch so gründliche Kenntniss der Wundprocesse und der Mechanismen der Heilung wie dieses. Fast die häufigste chirurgische Krankheit, ist sie doch im Ganzen stiefmütterlich von der Therapie behandelt, und wahrlich, an schnellen Erfolgen kann sich die Behandlung derselben nicht messen mit sonstigen Glanzgebieten chirurgischer Technik. Ja, da fast ausschliesslich mechanische und medikamentöse Methoden hier in Anwendung zu ziehen sind und die energischste Waffe des Chirurgen,

das Messer, wie wir zeigen wollen, nur in extrem seltenen Fällen hier
mit Nutzen in Aktion zu treten hat, hat sich die Heilung der Ulcera
cruris immer mehr von den Schauplätzen chirurgischer Operationen
in die poliklinischen Dependencen und in die Werkstatt der praktischen Aerzte zurückgezogen. Ja, was noch schlimmer ist, Kurpfuscher und mit illegitimen Mitteln arbeitende Heilpersonen haben
sich dieses Stiefkindes mit Vorliebe bemächtigt, um in reklame-
hafter Weise sich das Feld zu Nutze zu machen, was das Interesse
der chirurgischen Heisssporne nicht so lebhaft fesselte, wie die Gebiete glänzender operativer Technik. Und doch, es ist mir persönlich unbegreifbar, wie es einem Arzte eine grössere Genugthuung
bereiten kann, eine grosse Operation zu segensreichem Ende zu
führen, als einem Kranken ein Uebel zu heilen, das wie kaum eins
Qualen und Kummer bereitet; wie nicht ein ebenso grosser Ehrgeiz
darin zu setzen ist, ein Beinleiden zu heilen, das durch zehn
Kliniken und Krankenhäuser ohne Nutzen gewandert ist, als eine
Laparotomie zu Stande zu bringen. Ich für mein Theil sehe mit
Stolz auf eine ebenso grosse Zahl gelungener Ulcera cruris-Heilungen
als geheilter Bauchschnitte, und ich meine, jeder wirklich human
denkende Arzt wird ebenso empfinden. Gestehen wir es uns alle
offen ein, es liegt eine Gefahr in dem verführerischen Glanz der
Technik, welche Alles auf die Schneide des Messers setzt, die
Gefahr, über dem technischen Erfolg das Menschenschicksal als
Ganzes nicht voll im Auge zu behalten. Wer jemals das Glück
gehabt hat, an grossen Kliniken thätig gewesen zu sein, wird es
nicht leugnen, dass das Ulcus cruris eine Crux unserer Anstalten
geworden ist. Gewiss liegt darin kein Vorwurf gegen unsere segens-
reichen grossen Institute: sie haben eben soviel anderes Herrliches
im Dienste der Humanität zu erfüllen, dass für die intime Pflege
und so viel Zeit beanspruchende Fürsorge dieser allzu chronischen
Uebel die nöthige Zeit mangelt. Umsomehr aber erwächst dem
praktischen Arzt die Verpflichtung, hier eine Lücke auszufüllen,
welche zweifelsohne in der natürlichen Entwickelung der Chirurgie
geblieben ist. Und in der That, die Aufgabe ist lohnend genug.
Wer sich wie Verfasser in seiner Privatklinik vor die einfache Nothwendigkeit gestellt sah, Dutzende von Ulcera cruris neben seiner
rein operativen Thätigkeit zu versehen und mit besonderer Vorliebe

sich dem Studium dieser Processe zugewandt hat, kann mit einigem
Rechte auf Glaubwürdigkeit versichern, dass es kaum ein dank-
bareres Feld wundärztlicher Thätigkeit giebt als dieses.

4. Was Alles an einem Ulcus cruris zu sehen ist.

Bei Betrachtung eines Ulcus cruris lassen wir uns von den gleichen
Gesichtspunkten leiten, wie bei Beurtheilung der Granulationen.
Da wir das Ulcus auffassen als eine Granulation, die gehemmt, resp.
in Rückbildung (Zerfall) begriffen ist und andererseits stets nach
der Ursache zu fragen haben, aus welcher heraus die Progredienz
des molekularen Zerfalles resp. des begleitenden entzündlichen Processes verständlich wird, so müssen wir hier genau wie dort nach
einander die Phasen der Granulationsbildung, die Abweichungen,
unter welchen die Hemmung derselben zum Ausdruck kommt und
die Art der Progredienz des Zerfalles sorgfältig in Betracht ziehen.
Wir wissen schon von der Histogenese her, woran wir uns dabei
zu halten haben: an die Produktion von Regenerationsmaterial,
an die Bildung von neuen Gefässapparaten, an die Sekretion und
an die Epidermisirung. Hatten wir bei den Granulationen nur
selten mit einer akut entzündlichen Veränderung der Umgebung
des Defektes zu thun, so müssen wir beim Ulcus cruris den Zustand
der nächsten und ferneren Umgebung des Defektes einer
sehr sorgfältigen Analyse unterziehen, um zu einer Diagnose über
das Geschwür zu gelangen. Ist doch hier gerade jede Form chronischer Entzündung mit den Zeichen akuter Reizung der nächsten
Umgebung desselben eng verknüpft. Während am Rande der Ulceration Alles den Charakter akuter Nachschübe haben kann, finden
wir in der Tiefe und der Fläche nach oben und unten am Bein
die Symptome ausgedehnter chronischer Ernährungsstörungen und
entzündlicher Veränderungen. Das ist verständlich, wenn man bedenkt, mit welcher Energie einerseits der Organismus sich gegen
die Schädlichkeiten zu wehren sucht, welche eine stets offene Wunde
mit sich bringt, und weil andererseits diese Schutzmaassregeln zumeist in einem Gewebe etablirt werden, welches an sich schon oft
unter enormen, chronischen, progressiven und regressiven Alterationen an dem die Cirkulationsorgane einbettenden Bindegewebe

zu leiden hat. Nur muss stets für Beurtheilung der Natur
einer Ulceration der ganze Mensch in Betracht gezogen
werden, nicht nur seine eventuelle allgemeine Dyskrasie erforscht
seine Konstitution geprüft, sondern auch seine sociale Stellung,
d. h. die äusseren Chancen zur Reparation abtaxirt werden, um
richtiges Erkennen und rationelles Handeln zu erreichen. Wir
wollen versuchen, durch eingehende Schilderung verschiedenster
Typen des Ulcus cruris die kategorischen Klassifikationen in
Ulcus simplex, varicosum, callosum, fungoides, sinuosum, serpiginosum, gangraenosum, sphacelosum, asthenicum, torpidum, erethicum
zu umschiffen und möglichst anschauliche Bilder bis ins Detail zu
geben, aus deren Kombination heraus die unzähligen Möglichkeiten
leicht konstruirt werden können, unter denen ein Ulcus am Unterschenkel in Erscheinung zu treten vermag.

5. Varikositäten.

Es sind meist auch sonst kranke Menschen, welche uns ihre
geschwürige Unterschenkelfläche entgegenzuhalten pflegen. Auf
einen Blick erkennen wir irgend etwas Abnormes an ihnen. Blässe
oder Cyanose des Gesichtes, Altersschwäche, gebückte Haltung, auch
Senilitas praecox, starke Körperfülle, Gedunsenheit Armuth, Ver-
kommenheit im Ausdruck, — sie alle geben uns schon ein gut Theil
der wahrscheinlichen Geschichte des Leidens. Wenn wir aber nun
gar einen Blick direkt auf den Unterschenkel werfen, so erfährt
die allgemeine Disposition sofort eine wesentliche Ergänzung durch
die lokale. Da sehen wir am unteren Drittel des Crus, meist der vor-
deren Tibiakante und inneren Fläche entsprechend bald mehr zum
inneren Malleolus, bald mehr auf die Wade sich erstreckend, seltener
die Vorderkante nach rechts oder links umgreifend, zunächst das
vielgestaltige Ulcus, aber aufwärts und abwärts davon dicke Venenpackete, bald bläulich-grau durchscheinend, zu gummischlauch-
ähnlichen, hirnwindungsartigen Konvoluten zusammengelagert, förmliche Geflechte aus neben- und durcheinander gedrängten, oft bis
fingerdicken Venenschlingen. Dieselben sind entweder ganz auf
die Haut und Unterhaut beschränkt und ziehen sich dann hoch und

kontinuirlich empor zum Oberschenkel, oder aber man bemerkt
deutlich ihren Uebergang tief in die Muskelkörper der Wade, welche
alsdann den Eindruck einer Pseudohypertrophie, einer enormen,
aber unnatürlichen Fülle hervorrufen. Wenn wir selbst oder der
Patient darüber hinstreichen über diese vielformigen Wülste, so sehen
wir schon sogleich, ob die Haut und die Wände dieser Venen glatt,
elastisch, frei beweglich oder fixirt sind. Wir fühlen nach und bemerken zwischen den traubenartigen Gebilden, dass zwar die Konvexi-
täten der einzelnen Venenausbuchtungen weich und komprimirbar an
den meistens vorgewölbten Stellen sind, aber wir fühlen auch deutlich interstitielle, harte Septen, eine Art Stroma aus derbem, schwie-
ligem Bindegewebe, in das diese Venenektasien eingebettet liegen. An
anderen Stellen zeigen die Vorstülpungen der Venenwände selbst
auf ihrer Kuppe härtere Resistenz oder sogar steinharte, plattenförmig
umgreifbare Einlagerungen. Nun, das sind ja jedem Arzte bekannte
Dinge: unter chronischer Stauung entstandene Venaektasien; immer
neue kleine Seitenkanälchen der Blutverzweigung werden unter
ständig erhöhtem Blutdruck aufgebläht, deren Wände durch
Hyperplasie aller Schichten eine Art Widerstand etabliren. Sie
brauchen durchaus nicht allein die Folge des Kinderkriegens zu
sein, sondern können ebensowohl bei Männern und bei Jungfrauen
entwickelt sein, sie stellen auch keineswegs allein eine Belastung
der arbeitenden Klassen dar, sondern verschonen auch den Millionär
nicht. Sicherlich ist nichts erblicher als Besonderheiten
der Gefässstruktur, Chlorose und Aplasie der Arterien, nicht
weniger wie Hämorrhoidalleiden und alle andern Varikositäten und
Elasticitäts-Mancos der Venen. Es ist nämlich im Wesentlichen eine
mangelnde Elasticität der Wände, welche hier bei der geringsten
Schwächung der blutaustreibenden Kräfte, des ansaugenden Venen-
druckes in Erscheinung tritt. Ist es bei den Varicen der Anal-
schleimhaut die Obstipation des Uterus retroflexus, so kann es am
Testikel und am Crus allein die Schwere sein, unter welcher ein
dauerndes Maass von Erschwerung der Cirkulation, meist unmittelbar
hinter den Venenklappen beginnend, eine Ausbuchtung durch Dehnung
zu Wege bringt. Es liegt in der Natur allgemein pathologischer
Processe, dass da, wo Atrophien eintreten, ein Versuch des
Ausgleiches durch reparatorische progressive Entzündung

gemacht wird, was wir ebensowohl bei der chronischen Myelitis
(Ganglienatrophie) wie bei den Hyperplasien um atrophirende Ge-
lenkknorpel zu sehen gewohnt sind, und was zu dem eigenthümlichen Paradox der atrophirenden Entzündung geführt hat,
worunter stets eine Entzündung in der gesunden Umgebung und zum
Zweck der Kompensation einer kranken Stelle verstanden werden
sollte. Es kann uns also dieser scheinbare Widerspruch in der
Venenwand nicht überraschen: die bindegewebige Adventitia liefert
Unterpolsterungen zelliger Natur, deren Ausläufer sie zwischen die
glatten Muskelzellen, dem eigentlichen Sitz der Atrophie durch
Druck, und zwischen die ebenfalls hyperplastischen, elastischen Fasern
der Media und Intima einschiebt. Denn die zunächst einsetzende
Hyperplasie der drei Gefässwände der Vene hält der dauernden
Belastung gegenüber nicht lange Stand. An die Stelle der hyper-
plastischen Kompensation tritt die Atrophie, die Rückbildung derselben Elemente, und die Folge ist eben das Eingreifen des indifferenten Stellvertreters aller specifischen verkümmerten oder ver-
nichteten Gewebselemente: des Bindegewebes, die innere Narbe
(Endophlebitis elastica). Da ferner überall an den Stellen mini-
malster Cirkulation gern Kalksalze abgelagert werden: Knorpel und
Sehnen und elastische Membranen, denen sämmtlich ein eigener
Blutumlauf nicht zukommt, so werden wir es begreiflich finden,
dass auch diese Recessus der Venenwand hinter den Venenklappen
eine Neigung haben, Kalksalze aufzunehmen, zumal gerade hier die
pathologische Ablagerung durchaus ebenfalls im Sinne der Erhöhung
des Widerstandes gegen den Blutdruck und eine Art prophylaktischer
Sicherung gegen Venenberstung gewährt: ein interessantes Beispiel der Anpassung auf pathologischen Wege, welche
Virchow für die gesammte Lehre des Transformismus in Darwin-
schem Sinne in Anspruch genommen hat. — Aber kehren wir zurück zur Betrachtung eines kranken Unterschenkels. Diese Venen-
ballen können nun theils in ganz weicher, stark gedehnter, lappig
abhebbarer und breit faltbarer Haut liegen — ein durchaus am
Unterschenkel pathologischer Zustand der Haut — sie ist eben
papierdünn atrophisch geworden; das Fett der Unterhaut ist ganz
dahin; wir fühlen nur hier und da durch dieselben hindurch ein
paar vereinzelt stehende, linsengrosse, harte Fettträubchen. Wenn

wir die Haut durchschneiden würden, zeigten diese Schichten sicher ein eigenthümlich pigmentirtes, gelblich bräunliches mit Venenstreifen durchzogenes Aussehen und lägen die spärlichen Fettinseln in porcellanweissem, streifigem, zähem Bindegewebe gebettet dicht unter der ebenfalls milchweissen, ganz dünnen Cutis. Wir betasten die Haut abwärts bis zu dem Geschwür dicht neben der Tibiakante; seine Ränder sind erheblich derber, als die Haut über den Varicen; letztere konvergiren mehrfach (Medusenhaupt) gegen die Geschwürfläche, um in unmittelbarer Umgebung desselben ganz zu verschwinden. Etwa 4—5 cm vom Ulcus entfernt finden wir keine Varicen. Das ist uns ein ganz gewisses Zeichen, dass dieses Ulcus keinesfalls von einem Aufbruch eines Venenknotens seinen Ursprung genommen haben kann, denn in solchen Fällen liegt das Geschwür zwischen den Hügeln und Kuppeln der erweiterten Venen, oder zum mindesten sehen wir ein paar Venenstämme sich zu dem Ulcus hinbegeben, deren einer eben die Ursache der Ulceration wurde. Ausserdem erkennen wir bei Anwesenheit von Varicen erst weiter oben oder unten am Bein und bei Mangel variköser Bildungen in unmittelbarer Umgebung dieser Ulceration, bei Verdickung und praller Anlöthung der sonst so verschieblichen Haut mit einiger Sicherheit: dass dieses Ulcus schon Wochen, ja Monate lang besteht. Die Ränder sind ziemlich scharfrandig ohne Buchtung, ohne Zackung, ohne Unterminirung.

6. Die Umgebung des Ulcus.

Die in der Nähe des Geschwürs feste und derbe, übrigens leicht bräunlich, mehr am Geschwür röthlich blau tingirte Haut zeigt einige hornige, schalige Asbestborken der Epidermis, welche sich theils schuppenartig etwas über die Ränder des Geschwürs hinweglegen, theils vor der Geschwürsfläche sich wie kleine Eisscheibchen über einander aufgeschoben und aufgethürmt haben. Das kommt daher, weil sie die hochgehobenen, das Niveau überragenden harten und derben Granulationen nicht zu erklimmen vermögen. Sie wuchern zwar reichlich, aber schieben sich blätterförmig über einander und erlangen so mechanisch den Granulationswall, um aber an der Sekretionswelle zu zerschmelzen, aufzuquellen und zu mace-

riren. Wir erkennen somit schon einen Grund der Heilungsverzöge-
rung: das randständige Gewebe der Cutis ist retrahirt, schon narbig
rückgebildet, geschrumpft und die Granulation in die Höhe ge-
schossen; — Epidermis wird überreichlich producirt, aber das ver-
lorene Baumaterial kann die Köpfe der Granulationen nicht erklimmen, um sie zur Aplanirung und Rückbildung zu zwingen.
Nur in einem Falle kann man übrigens eine scheinbare Ausnahme
von dieser Regel des Haltmachens der Granulationen vor erhöhtem
Niveau finden, wenn man einmal hohe, wallartige, pilzförmige Granulationen um meist fistulöse Oeffnungen, z. B. bei Tuberkulose findet,
welche mehrfach auf ihrer Kuppe Epidermisdecken tragen; hier
sieht es so aus, als wären die Epidermiszellen geradenwegs bergauf
geklommen. Jedoch, wenn wir die Pilzrasen etwas von dem Hautrand abzudrängen und diesen selbst zu überschauen versuchen, so
werden wir finden, dass noch ein schmaler Streifen Granulations-
gewebes gerade in der Nähe des Hautrandes unbekleidet geblieben
ist von der grauen, trockenen Horndecke; an diesen Stellen also
kann die Epidermis nicht von dem nahen Hautrand bergan gewandert sein, sondern ein sorgfältiges Absuchen des Hautsaumes lässt
uns eine Partie entdecken, an welcher augenscheinlich von der
unterwühlten Haut her rechtzeitig Epidermisschuppen auf die Granulation geschoben sind, weil zufällig gerade hier an cirkumskripter Stelle der Eintritt der Niveaudifferenz verhindert wurde.
Alsdann kann von dieser einen Stelle aus rings um den Pilzrasen
sich Epidermis vorgeschoben und die Fleischwarzen narbig umhüllt
haben, ehe die Granulationen sich zur Rückbildung anschickten.
Solche Beobachtungen beweisen, welch ein ungeheures Propagations-
vermögen den einmal auf die Granulationen gelangten Epidermis-
inseln zukommt. In unserem supponirten Falle ist es keine Frage:
die Niveaudifferenz zusammen mit der ungünstig mit Blutumlauf ver-
sorgten Stelle, die natürliche Dünne der Unterpolsterung der Haut,
der nahe, unnachgiebige und starke Knochen mit dem fixirten
Periost — sie sind die Gründe, weshalb das Ulcus nicht heilen will.
Nehmen wir dazu die straffe Retraktion der Cutis in der unmittelbaren Umgebung der Wundränder, die starke, serös-wässerige
Sekretion infolge der Stauung und des leichten Oedems, ferner den
unzweckmässigen Verband (wir finden meist Fette und wässerige

Lösungen verwandt, was beides durchaus fehlerhaft ist), so wird uns auch verständlich, woher die Fibrinbeschläge stammen, welche hier und da die sonst ganz gut vaskularisirten, nur etwas derben Granulationen überlagern. Das ist ein Ulcus simplex cruris, entstanden durch eine Läsion, einen Stoss, eine Quetschung, eine Kratzwunde etc. Hier war die Ungunst der Lokalisation, die schlechte Versorgung der kleinen Granulationsstelle im Beginn, die häufige Reizung durch Kleidungsstücke die Veranlassung, dass sich sehr bald die Umgebung des anfangs unbedeutenden Risses entzündete, roth und schmerzhaft wurde, weil der Reiz der aufgehäuften Schädlichkeiten, zersetztes Sekret, Bakterien, Blutzerfall, Schweisssäure, Farbstoff der Strümpfe, Impermeabilität für Luft zu einer Rundzelleninfiltration geführt hat. Diese zusammen mit der hohen plasmatischen Spannung im Gewebe, die durch die Stauung und die prädisponirenden Varikositäten der Venen gleich sich einstellte, verschlechterte die Anbildungsbedingungen von regenerativem Material. Das um so mehr, je schneller auch die Fluxion, die arterielle Zufuhr, diese Quelle aller progressiven Bildungen, versagt und behindert wurde. Denn in demselben Maasse, als Venen- und Kapillarfülle, Rundzelleninfiltration und plasmatische Ueberfluthung der Lymphspalten sich ausbildet, wird das Lumen der kleinen Arterien seitlich belastet. Dann pulst und klopft am Rande der Infiltration der arterielle Strom vergeblich, um Einlass in das gefährdete Gebiet zu erzwingen, und nun beginnt die schon gebildete spärliche Zellwucherung durch Mangel an Ernährung zu verfetten, molekular zu zerfallen und in miliaren Herden zu nekrotisiren. Bald aber reicht die Ernährung nicht mehr hin, um die unmittelbar am Herde liegenden Hautränder zu erhalten, sie zerfallen, und zwar gleichmässig nach allen Richtungen, so dass ein solches einfaches Geschwür ziemlich gleichmässig in seiner ganzen Peripherie wächst. Das ist wichtig im Gegensatz zu anderen ulcerativen Processen.

7. Pigmentirungen und Sklerosen.

Die Bräunung und Cyanose der Haut stehen in Zusammenhang mit der diffusen Ektasie der Venen, und man kann mit einigem Blick für Koloritkombinationen alle möglichen Formen

20*

der Blutfarbstoffumwandlung, die Geschichte der Pigmenttönung an Unterschenkelgeschwüren, fast immer wiederkehren finden. Die chronische Hyperämie (venöse und arterielle), die multiple Varicosität, die angiomatöse, direkt neoplastische Sprossung der Venen und Kapillaren begünstigt eben zusammen mit der Konstanz des Entzündungsreizes und der Stauungsinduration sowohl Blutfarbstoffdiffusionen wie echte Hämorrhagien, und so finden wir denn alle Tinktionen des dann meist derben, chronisch indurirten und mit Verhornungsprocessen aller Art übersäeten Hautgebietes in der Umgebung der Ulceration. Vom hohen rein entzündlichen Roth finden wir allmähliche Uebergangsnüancen bis zu schwärzlich blauen Farbentönen und dazwischen Schillern ins Grünliche, Graue, Gelbe, Braune — genau den Möglichkeiten der Pigmentirungen durch verändertes Hämatoidin entsprechend. Bei solchen einfachen Ulcerationen selbst, die nur einer Vernachlässigung und der gefährdeten Lokalität ihren Bestand verdanken, kann es natürlich durch irrationelle Behandlung zu allerhand Komplikationen kommen, deren einzelne Stadien sehr wesentlich das Bild des Ulcus simplex zu modificiren im Stande sind. Wir wollen einmal annehmen, ein solches fast thalergrosses, einfach durch leichte Verdickung und Retraktion des Geschwürsrandes und durch allmähliche fibröse Verhärtung der hochgewucherten Fleischwärzchen (also durch mechanische Unmöglichkeit der Ueberhäutung, durch Stauung und neue Entzündungsreize) am Verheilen gehindertes Ulcus bliebe unbehandelt, so wird allerdings lange Zeit am Geschwür selbst nichts Wesentliches sich ändern; ja, es könnte sogar möglich sein, dass es doch allmählich kleiner wird, und dennoch wird der Zustand ein ungleich schwererer. Statt der gewohnten normalen Kontouren der Extremität finden wir nach Monaten einen unförmlichen, aufgeschwollenen Fleischcylinder vor uns, an dem keine Spur von Verschieblichkeit der Haut mehr vorhanden ist. Der Fingerdruck giebt nur nach sehr intensiver Applikation eine leichte Delle, das Gewebe ist bis zu den Zehen, unmittelbar vom Knie beginnend, in jenen Zustand hartgummiartiger Konsistenz und Schwellung gerathen, die man die Vorstufe der Elephantiasis nennt, und der in einer kolossalen Hyperplasie alles dessen besteht, was an dem betreffenden Gewebe bindegewebig ist, und wahrlich, das ist fast Alles: denn Gefässe, Nerven, Drüsen,

Muskeln, sie alle durchzieht ja ein fibröses Fasernetz, dessen chronische Lymphfüllung allein einen enormen Zuwachs an Volumen garantirt. Aber es kommt hinzu, dass die chronische Stauung, wie in allen Organen, so gerade hier, eine hypostatische Anschoppung vermittelnd unmittelbar eine aktive Zellinfiltration mit allmählicher progressiver Bildung eines straff fibrösen Bindegewebes zu entfalten vermag. Da haben wir schon die anatomischen Kriterien der Elephantiasis: Hyperplasie aller Bindegewebsbalken gleichzeitig mit lymphangiomartigen Aussprossungen aller primordialen Lymphgefässwurzeln. Pathologisch kommt ja allerdings noch die selbständige, excessive, unhemmbare Neuerzeugung dieser lymphangiektatischen Gewebsbildung hinzu, die in keinem Verhältniss mehr zu der Stauung oder zu der ulcerativen Irritation steht, sondern die ein Geschwulstprocess per se ist: gleichsam das Ausschwärmen der Zellindividuen auf eigene Faust, ohne jede Rücksicht auf die Gesammtrepublik des Zellstaates. Die Bindegewebsbalken sind wie neu befruchtet und stürmen unablässig zu neuer luxuriirender Anbildung planlos, ziellos, anarchisch. Das ist die echte Elephantiasis; aber ein chronisch vernachlässigtes Geschwür kann rein entzündliche Zustände im Gewebe veranlassen, die anatomisch dieser furchtbaren Form des bindegewebigen Riesenwuchses ganz und gar gleichen. Dann ist natürlich der Status varicosus ganz und gar untergegangen in dem dicken schwieligen Lederpanzer, welcher um die Weichtheile durch die enorm verdickte Haut gelagert ist; die starren Klammern der fibrösen Umhüllungen haben es lange fertig bekommen, die Venenwände zu kaum klaffenden, schmalen, schlitzförmigen Spalten zusammenzudrücken und die periphlebitischen Verdickungen inkl. Kalkplatten und fibrösen Balken sind längst eingeschmolzen in den Erstarrungsprocess der gesammten Weichtheile. Das braucht noch der Elephantiasis gar nicht ähnlich zu sehen, und doch ist schon dieser allmählich fortschreitende Verdichtungsvorgang durch Haut und Unterhaut, durch Muskelbäuche und auf Fascienstrassen zum Periost gedrungen, hat auf seinem Wege die Arterien- und Venenwände enorm verdickt, wie zu kleinen Flintenröhren, hat die Muskulatur zur Atrophie und Verfettung gezwungen, so dass sie das Ansehen von blassem, weisslichem Schweinefleisch erhält, und hat das zur

festen, fibrösen Platte verdickte Periost zur atypischen Produktion
von Osteoblasten gezwungen, die sich in derben, osteophytischen,
unregelmässig gehöckerten Auflagerungen kundgeben. Ja, dieser
Erstarrungsprocess greift noch weiter: er umfasst die Gelenkkapseln
und Sehnenscheiden und verdickt unter Verkalkung und Ver-
knöcherung die Weichtheile um dieselben so ungeheuer, dass sie
wie ein Gipsverband um alles Bewegliche gegossen sind, und der
Effekt ist absolute Aufhebung der Funktion der Gelenke: diffuse
Ossifikation. Sehen wir uns die Haut eines solchen pseudo- oder echt
elephantiasten Unterschenkels an, so finden wir auch hier die Symptome
der chronischen Induration, die Papillen der Haut sind fast überall
zu grossen konfluirenden Büscheln zusammengeschmolzen, die mit
dicken Borken, den Resultaten abnormer Verhornungsprocesse, bedeckt sind, und nur durch mechanisch entstandene tiefe Furchen
und Risse von einander gesondert sind. In der Nähe des eigentlichen,
ziemlich kleinen Geschwürs, finden wir die Bildung mehr progressiver,
blumenkohl- oder moosartiger Papillarhyperplasien, deren Kombination
mit förmlich anarchischer Durchwucherung mit verhornten Epidermisschuppen jene eigenthümlichen Formen pilzrasenartiger, rissiger,
warziger, kondylomatöser Auflagerung hervorbringen, deren Deutung
histogenetisch so viel diagnostische Schwierigkeiten macht und die
ein Anfänger leicht für reine Tumormassen halten könnte.

8. Verhornung.

Das Geschwür selbst ist jetzt tiefer im Niveau, auch seine Umgebung ist reliefartig eingesunken. Das kommt daher, weil seine unmittelbare Umgebung schon zu einer Zeit in einem Stadium fibröser Schrumpfung war, als in der weiteren Umgebung sich der lymphangiektatisch-
progressive Zustand zu etabliren begann. Der Lymphstrom vermag
dann nicht einmal die festen Narbenstränge aufzublähen und hebt
zwar die Umgebung empor, lässt aber in demselben Maasse das Ulcus
in der Tiefe liegend erscheinen. In Wirklichkeit markirt es das
Niveau, in dem sich einst die gesammte Haut des Unterschenkels
befand. Es kann aber kommen, dass jene randständigen, warzigen
Hornbindegewebsexcrescenzen sich wie ein struppiger Rasen über
alle Buchten hinwegschieben, und dann weiss oft der Träger dieser

Leiden selbst nicht mehr herauszufinden, wo ursprünglich sich sein
Ulcus befand. Nicht immer jedoch braucht diese vom Geschwürsrand ausgehende Verdichtung des Gewebes so enorm weite und tiefe
Gebiete zu erreichen. Sie kommt auch bisweilen in der unmittelbaren
Umgebung zum Stillstand, und nur die Ränder des dann meist etwas
verzogenen Geschwürs sind „kallös", wie derbe Rahmen um die
ebenfalls tiefer im Niveau gelegene Ulceration gespannt. Dann
pflegt jedoch wenigstens die Haut auch in weitem Umkreise herum
zum mindesten ödematös oder prall geröthet und gespannt, ekzematös,
impetiginös, manchmal erysipelatös verändert zu sein. Wir wollen
diesen gewöhnlichen Formen der Dermatitis einige Aufmerksamkeit
zuwenden, weil es kaum ein Ulcus cruris giebt, an dem nicht
irgend ein pathologischer Zustand der Haut sich bemerkbar macht.
Schuppung und Riffung, Hyperkeratose, Papillarhyperplasie und
-Konfluenz, bullöse Abhebungen der Oberhaut, Coriumentblössung,
schalenförmige Absplitterung der gesammten Horndecke von der
dann kupferrothen, blanken, mit hämorrhagischen Papillen, Telangi-
ektasien, miliaren Varicen durchsetzten und freiliegenden Lederhaut.
Ein anderes Mal: austernschalenähnliche, rupiagleiche Schichtung der
verdeckten Hornschichten. Seltener rein ekzematöse Dermatitiden
und pustulöse Impetigoformen. Alles das kann hier und da jedes
chronische Ulcus kompliciren. Oft auch findet man die ganze Umgebung des Geschwürs durch Umschläge, Salben etc. total
macerirt und die Geschwürsränder hängen weich, graulappig, wie
verbrannt über die Granulation. In anderen Fällen sind Periphlebitiden, lymphangoitische (diffuse oder Streifenform) Entzündungen, furunkulöse, ja phlegmonöse Processe in der Umgebung
ausgebreitet, ja plötzlich kann von einem Ulcus aus diffuse Lymph-
und Venenthrombose mit fibrinöser Infiltration der Cutismaschen
plötzlichen ulcerösen Zerfall der Geschwürsumgebung herbeiführen.
Wie verhält sich nun der bei allen diesen schon eine enorme Bunt-
scheckigkeit der Erscheinungsformen der Beingeschwüre bedingende
Geschwürsgrund? Wir nehmen immer noch an, dass alle bisher
gezeigten Bilder nur in lokalen, von aussen aufgedrungenen
Schädlichkeiten ihren Ursprung nehmen und werden gleich die
Geschichte des organischen, durch innere Zustände bedingten Unterschenkelgeschwürs zu entwickeln suchen. Zuvörderst wollen wir uns

dem Geschwürsgrund, dem eigentlichen Centrum der eben geschilderten Zustände, zuwenden. Wir sagten schon, dass ein Ulcus
simplex, von etwa Thalergrösse, im Laufe dieser Komplikationen
trotz alledem sich verkleinern kann, dass es sogar auf Tage, Wochen,
Monate verheilen kann, und trotzdem ist das Leiden eigentlich nicht
beseitigt.

9. Die plasmatische Ueberfüllung und der Geschwürsgrund.

Der Kernpunkt aller Unterschenkelgeschwürspatho-
logie ist die plasmatische Ueberfüllung im Gewebe, die
Hypostase von Lymph- und Blutstrom. Nur aus diesem Punkte
ist der Ulceration therapeutisch beizukommen, und nur aus dem Punkte
lässt sich die wirkliche Histogenese dieser Ulcerationsformen einheitlich
und systematisch begreifen. Wir sahen schon, dass der Geschwürsgrund bei Fortbestand der Stauung neben starker Hypersekretion,
allmählicher Sklerose der Granulationswärzchen auch hier und da
fibrinöse Beschläge aufweist. Diese können bisweilen dick, wie
gelbe Schimmelpilzrasen über das ganze Geschwür ausgebreitet sein
und derbe Membranen bilden, wie man sie öfter bei Verbrennungen
am zweiten oder dritten Tage über das entblösste Corium ausgebreitet
findet. Ziehen wir solche diphtheroide Schwarten ab, so blutet das
Geschwür, was uns beweist, dass die Fibrinbildung auch etwas ins
Gewebe vorgeschoben ist. Ich glaube, dass auch bei einfachen,
nicht specifischen Ulcerationen die Fibrininfiltration, also ein echter
diphtherischer Process der Wunde, wieder (anatomisch betrachtet)
die hauptsächliche Ursache der Neuulceration und des progredienten
Zerfalls in der Umgebung ist; da dieser Nekrotisirung meistens
Thrombosen vorangehen, so ist es erklärlich, warum solch Weiterschreiten der Ulceration fast ständig ohne jede Blutung zu erfolgen
pflegt; es sind eben im Ganzen Arrosionsblutungen aus grösseren
Gefässen am Unterschenkel deshalb so auffallend selten, weil zumeist dem Ulcerationsprocess der thrombische Verschluss und die
sklerotische Umklammerung der Gefässe vorangeht. Da, wo auf
der Wunde keine pseudomembranösen Beschläge zu beobachten
sind, wird man auch wenig Neigung des Geschwürs, sich auszudehnen, beobachten können, und im Gegentheil, bei längerem

Bestand der Ulceration, Formen der unvollkommenen und sklerotisirenden Rückbildung der Geschwürsgranulationen beobachten können. Dann pflegt schon das Geschwür eigentlich fast ganz verheilt zu erscheinen und ist auf einen kleinen Defekt beschränkt, der gewöhnlich eine der Konfiguration einer Insel auf dem Atlas, etwa Grossbritannien ähnliche Form angenommen hat. Scharfe, steilabfallende, küstenartige Ränder, Niveauvertiefung gegen die Umgebung, aufschiessende, stecknadelknopfgrosse, zinnoberrothe Granulationspfröpfe im Boden des Geschwürs nnd dieser selbst hat einen ganz sklerotischen, fascienähnlichen Habitus. Die fibröse Bodenplatte des Geschwürs ist gleichsam durchsiebt und durch die Sieblöcher sind die fibrösen Stöcke der überreich, aber derb vaskularisirten Granulationen hindurchgesprosst, wie Tulpen aus Topflöchern. Das sind meistens enorm schmerzhafte Fälle.

10. Theorie der pathologischen Hyperästhesie. Miliare Neurome und Kontaktleitung.

Diese Form der überaus erethischen, hyperästhetischen, kleinen und starren Ulcerationen ist gewöhnlich umrahmt von einem höchst charakteristischen Zustand einer weissfleckigen, buntscheckig pigmentirten Marmorirung des Unterschenkels. Wenn man genau zusieht, findet man inmitten einer mehr oder weniger braun- bis hellroth pigmentirten blanken Unterschenkelhaut eine Unzahl von ganz weissen unregelmässigen bis linsengrossen dellenartig eingesunkener Inselchen eingelagert, die ganz aus derbem Bindegewebe bestehen. Sie sind die Reste multipler, ganz kleiner total veröteter Hautvenen, welche erst thrombosirt und später organisirt wurden und ohne eigentliche Geschwürsbildung doch ein schmerzhaftes Fussübel darstellen. Man findet noch hier und da am Rande der Pigmentanomalien ektatische kleine kutane Venen, welche einst demselben Verödungsprocess anheimfallen werden. Ist ein Geschwür vorhanden, so sind auch meist in seiner unmittelbaren Umgebung kleine Buckelchen vorhanden, die Sitze der akuten, klein-phlebitischen, multiplen Thrombose. In solchen Fällen ist das Geschwür meist über dem inneren Malleolus gelegen, bisweilen auch über den Knochen des Fussgewölbes, es ist oft kaum linsengross, aber

schwer zu heilen und enorm schmerzhaft. Damit gelangen wir zu
einem überaus wichtigen und interessanten Kapitel: dem Schmerz
bei Granulationen und Ulcerationen. Es wird schon jedem
Arzte aufgefallen sein, dass ein merkwürdiger Unterschied besteht
in der Schmerzhaftigkeit der Granulationsflächen an sich; man hat das
eine Mal ungeheuer empfindliche, bei jeder Berührung einen Schrei
auslösende Wundrasen und sieht vielleicht unmittelbar danach eine
Granulation an derselben Körperstelle, welche ganz unempfindlich
ist; man kann sie ätzen, abschaben, komprimiren — Schmerz wird
nicht empfunden. Lege ich aber auf andere Granulationen auch
nur ein Gazestück — so wird laut geschrieen. Ich meine hier
natürlich nicht die Wunde, welche eigentlich noch keine Granulation
besitzt, also die Wundfläche innerhalb der ersten vier Tage nach
der Operation, innerhalb dieser Zeit dürften alle Wundflächen mehr
oder weniger empfindungsleitend sein —, sondern ich meine jene
Fälle, bei welchen am fünften bis zwanzigsten Tage und darüber
die eigentlichen Endnerven, sicherlich im nicht mehr dünnen Serum-
polster, von der Granulation überdeckt werden. Dieser Wundrasen
ist manchmal enorm empfindlich, manchmal absolut anästhetisch. Gewöhnlich wird diese Differenz bezogen auf individuelle Schwankungen
der Schmerzempfindung und -äusserung. Das ist, glaube ich, irrthümlich: es kommt noch etwas anderes in Frage, etwas, was wir am Peritoneum, an der zerfallenden Drüsenkapsel wiederfinden und wofür
ich durch Anwendung meiner Infiltrationsanästhesie einige vielleicht
interessante Beläge liefern kann. Das normale Peritoneum z. B. ist
unempfindlich und doch — nach einer auch nur wenige Stunden
dauernden Entzündung ist es enorm hyperästhetisch. Da in dem
Peritonealüberzug keinerlei sensible Fasern verlaufen, so ist wohl
die von mir oft beobachtete Unempfindlichkeit der Ueberzüge der
Bauchorgane für Stich und Schnitt erklärlich, unerklärlich aber die
plötzliche Empfindungsleitung an Stellen, an denen ein so schnelles
Ansprossen sensibler Nerven a tergo ganz undenkbar ist. In solchen
Fällen ist dann abér gewöhnlich das ganze Peritoneum, an allen
Stellen gleichmässig, für jede Berührung empfindlich. Wenn man
sonst im Gewebe anästhetisch arbeitet, so ist es offenbar, dass das
Gefühl verschiedenster Schichten gebunden ist an Verlauf und Aus-
dehnung sensibler Nerven; es giebt aber zweifellos pathologische Zu-

stände, bei denen das Gefühl nicht an solche anatomische Bahnen
gebunden sein kann, einfach, weil solche Leitungsdrähte fehlen
resp. nicht überall und nicht so schnell entwickelt sein
können. Wenn man z. B. einen vereiterten Bubo operirt, so kann
man die Drüsenkapsel, die oft papierdünn ist, enorm hyperästhetisch
finden in ihrer ganzen Ausdehnung. Die Granulationsrasen, welche
sie innen auskleiden, sind an jeder Stelle für feinste Nadelstiche
in jeder Richtung und an jedem Punkte gleich und enorm schmerzhaft.
Es ist ganz ausgeschlossen, dass diese Hyperästhesie gebunden sein
kann an den Verlauf bestimmter anatomisch fixirter Nervenäste;
denn man kann unter anderen Umständen die Drüsenkapsel ohne
Anästhesirung hin und her quetschen, durchschneiden, zwar ohne
eine Spur Empfindung, als die, dass eben da etwas geschieht. Ich
habe über diese Zustände, welche sich auch in gleicher Weise an
Uterus, Parametrien, Ovarien beobachten lassen — diese Organe leiten
ebenfalls nur unter pathologischen Verhältnissen Schmerzen und
enthalten anatomisch keine sensiblen Fasern —, viel nachgedacht
und finde, dass hier ein sonderbares Problem vorliegt, dessen
Lösung mir nur möglich erscheint, wenn wir unter gewissen Umständen auch eine Kontaktleitung der ganzen Fläche nach,
vermittelt durch pathologische organische Substanz wie
Fibrin, Blut, entzündliches Transsudat etc., zulassen. Zunächst ist es mir im Verfolg dieser Fragen gelungen, innerhalb chronisch entzündlicher Granulationsgebiete (Unguis incarnatus, Ulcus
cruris) an den zuführenden Nerven selbst Veränderungen nachzuweisen, welche durchaus den Neurombildungen bei Amputa-
tionsstümpfen gleichen: Ausquellen der eigentlichen Nervensubstanz, fibröse Umhüllungen und Verdickungen, Nervenvarikositäten,
wie sie Pomorski und v. Recklinghausen auch für Rankenneu-
rom nachgewiesen hat. Durch diese Aussprossung leitender Nervensubstanz wird die ungeheure Hyperästhesie gewisser pathologischer
Gebiete wohl verständlich, aber auch diese Bildungen erklären
nicht, warum jeder einzelne nicht neuromhaltige Granulations-
kopf, jede Stelle des Ovariums, des Peritoneums eventuell stark
leitungsempfindlich wird in dem Augenblicke fast, in welchem die
Entzündung etablirt ist ohne Vorhandensein sensibler präformirter
Bahnen. Hier ist nur Verständniss zu gewinnen, wenn man

die normale Isolirung des Nervenstromes durch das Bindegewebe annimmt. Wir sind der Meinung, dass das Neurilemm
für normale Verhältnisse ein Stromisolator ist, welcher es verhütet, dass die Ströme seitlich ausweichen und anders als in vorge-
schriebener Bahn verlaufen. Es ist aber sehr wahrscheinlich, dass die
Entzündung im Stande ist, diesen Isolationsmechanismus zu zerstören
durch Veränderungen am Neurilemm, sodass jetzt auch auf weite
Flächen hin seitlich, vor- und rückwärts, der Strom ausweichen und
alsdann durch die Fläche Kontaktempfindung stattfinden kann. Bei
Tabes ist schon mehrfach angenommen worden, dass der lokale
Schmerz durch ein Defektwerden der Nervenstromisolation durch
das Neurilemm bedingt sein könne; nun, wir meinen, dass dieser
Fall bei anderen Entzündungen ebenfalls auftreten kann. So wird
es erklärlich, warum bei Entzündungsschmerz die Grenzen der
Goldscheider'schen Empfindungsbezirke der Haut so ungeheuer
genähert sind, ferner, warum am zweiten, dritten Tage der Granulationsbildung noch fast überall im Gewebe Schmerz vorhanden ist,
ganz unabhängig von direkter Innervation, warum das Peritoneum,
wenn entzündet, Kontaktschmerz leitet, ja spontan schmerzt, und
warum schliesslich gewisse Granulationen schmerzen, andere nicht. Es
sind eben jene, bei denen die verletzende Ursache oder die Entzündung
die Neurilemmisolation geschädigt hat, bei denen der Nervenstrom
seitlich ausweichen und seitlich inducirt werden kann, und zwar nicht
nur dadurch, dass der Reiz direkt den vielleicht entblössten Axen-
cylinder, oder die ausgequollene Schwann'sche Scheide berührt,
sondern auch dadurch, dass alle möglichen Reize, thermische,
mechanische, chemische, osmotische etc., vermittelst einer fibrinös-
plasmatischen, entzündlichen Zwischenschicht direkt auf den Leitungs-
draht der Fläche nach übertragen werden. Das ist, was ich unter
Kontaktschmerz verstehe. Zu diesen Formen der diffusen, nicht
mehr an direkte Nervenendigungen gebundenen, sondern von einem
Nervenbündel zum anderen quer durchgeleiteten Hyperästhesie gehört
meiner Ansicht nach auch die sog. erethische Granulation und
das erethische Unterschenkelgeschwür. Wenn breite Granulationsflächen hyperästhetisch sind, so muss man annehmen, dass
solche Schmerzausstrahlung und flächenförmige Schmerzleitung
bedingt ist durch vielfach lädirte Neurilemmbekleidung und durch

eine Art Varikosität der specifischen Nervensubstanz in tieferen Weichtheilschichten. Wenn man die hemmende Glasschicht zwischen zwei Funkenkonduktoren auf irgend eine Weise durch leitungsfähigeres Material ersetzen würde, so ginge eben der beiderseitige Elektricitätsaustausch leichter von statten als bei kompleter Hemmung. So mag auch ein pathologisches Produkt zwischen defekten Neurilemmscheiden z. B. an die Granulationen über denselben durch alle möglichen Formen von Reizen in ihrer Stromhemmungsvalenz schwächen, sodass eben im Momente der Berührung die Nervenströme das Gebiet durchzucken, gleichsam als hätte man zwischen zwei Konduktoren ein metallisches Schaltstück eingefügt. Wenn ich eine hyperästhetische Granulation berühre oder mit Verbandzeug bedecke, so ist verständlich, dass diese mechanische Läsion den Leitungswiderstand zwischen den offenen Nervenströmen herabsetzt, der Strom springt über, und ein Schmerz wird genau so empfunden, als ob der Reiz am peripheren Endapparat erregt wäre. Das ist auch die einzige Erklärung dafür, warum im Allgemeinen die Ulcera cruris feuchte Verbände mit so intensiven Schmerzen beantworten, warum wässrige Lösungen aller Art einen solchen chronischen Reizzustand erzeugen. Ertragen werden höchstens isotonische Lösungen, welche keinerlei osmotische und neuro-dynamische Differenzspannungen im Gewebe und auf den Granulationen erzeugen, daher auch keine Flächenkontakte auslösen; unerträgliche Schmerzen aber macht schon das Wasser mit seiner chemischen Differenz für das Zellleben, und noch vielmehr medikamentöse, wässrige Lösungen. Wir verpönen daher ganz und gar feuchte Umschläge, und wenn man diese mit einem Schlage aus dem Arsenal der Aerzte verbannen könnte, so würde die Hälfte aller Unterschenkelgeschwüre sich der Heilung nähern. Wir werden sehen, dass es nur ein Mittel giebt, diese eminente Hyperästhesie zu lindern, welches das Uebel an der Wurzel anfasst, nämlich an der lymphatischen Ueberfüllung des ganzen Gliedes. Ganz anders übrigens steht es mit der Hyperästhesie jener oben geschilderten, kleinen inselförmigen, tief im Niveau der verdickten Unterschenkelhaut liegenden, meist mit kleinen warzenartigen Exkrescenzen umrahmten, erethischen Geschwüre, in deren Grund hellrothe, spargelkopfartige, derbe Fleischwärzchen

sich durch fascial verdicktes, echtes Narbengewebe an die Oberfläche geschoben haben. In diesen Wurzeln findet man fast stets
mikroskopisch miliare Neurome, welche sich von dem Narben-
neurom an Amputationsflächen nur dadurch unterscheiden, dass sie
offen zu Tage und nur durch einen dünnen Saum meist platter und
epitheloider Zellen bedeckt und mit Gefässschlingen umrankt sind.
Das sind echte neoplastische Papillarkörper pathologischer
Provenienz, denen nur die Epidermisdecke fehlt. Ihre enorme
Schmerzhaftigkeit zu lindern, ist therapeutisch eine besonders dankbare Aufgabe.

11. Salzfluss.

Gerade diese retrahirten Geschwürsböden mit erethischen
Granulationen sind selten vereinzelt, sie finden sich gewöhnlich in
mehreren, theils schmalbuchtig konfluirenden Exemplaren, theils
ganz isolirt stehend und fast stets in der Nähe der Malleolen, sehr
selten über der Grenze zwischen unterem und mittlerem Drittel des
Crus gelegen. Stets umgiebt sie eine flache, reliefartige Einziehung
des Cutisgewebes von meist dunkelblauem Kolorit mit fast immer
glatter, spiegelnder, glänzender Oberfläche: also Narbe ohne jede
Papillarregeneration und mit dünnschichtigem Epidermisbelag.
Vielfach findet man auch die Residuen alter ähnlicher, aber ver-
heilter Ulcerationen in Ketten- und Seenform über die Fläche des
Unterschenkels verstreut, dann erhält derselbe ein dunkel marmorirtes,
Relieflandkarten ähnliches Aussehen, in welchem die Narben und
Ulcera die Thäler und Seen und die reparirte, aber papillo-
matös, ödematös, kallös, warzig aufgeblähte Haut die Berge bilden.
Uebrigens kann jederzeit durch geringste Läsion in einem solchen
vernarbten Geschwürsboden der Neuaufbruch erfolgen. Es geht oft
erstaunlich schnell, wenn das gesammte, gleichsam auf vulkanischem
Boden gegründete Narbengebiet ganz und gar in eine einzige,
manchmal cirkuläre Geschwürsfläche rückverwandelt wird.

So sind es im Ganzen die Ränder, welche die Formen der
Geschwüre bestimmen oder, besser gesagt, es ist die verschieden
vorrückende Randverheilung, welche bei einfachen Ulcerationen die Geschwürsform bedingt; denn diese auf äusserer

Läsion beruhenden Ulcera sind im Beginn fast alle mehr oder weniger
kreisrund oder elliptisch, nur die unregelmässig und halbinselförmig
vorschreitende Vernarbung macht den Polymorphismus. Umgekehrt
bestimmt bei allen auf **innerer** Destruktion beruhenden
Ulcerationen gerade die peripherwärts vom Rande aus
nach aussen sich fortschiebende Destruktion die besonders
charakteristische Form des Gewebszerfalles. Bei den gewöhnlichen Ulcerationen finden wir einen stetigen Circulus: Läsion,
primäre Nekrose, entzündliche Infiltration, Gefässobstruktion, sekundäre
Nekrose, Narbenretraktion, erneute Läsion, tertiäre Nekrose. Im
Ganzen ist es aber immer die ungünstig ernährte Lokalität, der
durch die Hypostase erschwerte Blutumlauf und ihre Folge: die
plasmatische Ueberschwemmung, welche diesen Circulus vitiosus
veranlasst. Sie ist auch der Grund, warum die Sekretion auch
kleiner Geschwürsflächen oft einen so enormen Grad annehmen kann.
Was der Laien- und Volksmund als „Salzfluss" bezeichnet, das
drückte einst die Wissenschaft ebenso naiv aus, in dem sie meinte:
die Natur verschaffe sich in dem Ulcus cruris ein neues Sekretionsorgan, ein vikariirendes Absonderungsorgan (Rust), welches zur
Elimination von Schädlichkeiten bestimmt sei. Uebrigens ist noch
heute im Volke der Glaube verbreitet, dass die Verheilung eines
Ulcus die Krankheit „nach innen" schlagen lasse: es ist nicht so
undenkbar, dass bei jahrelangem Bestehen stark secernirender Granulationsflächen der Organismus sich auf diesen Säfteverlust eingestellt hat und das eine sofortige organische Verlegung dieser ewig
strömenden Quelle zunächst als eine seröse Plethora empfunden
werden mag, die bei insufficienter Nierenfunktion und atro-
phischer Haut mit mangelndem Stoffwechsel wohl hier und da
Beschwerden machen könnte, ja, ich halte es nicht für ausgeschlossen, dass durch diese plötzliche seröse Plethora gelegentlich
einmal Unbehagen, Schwindelgefühl, Vorläufer einer Apoplexie
erzeugt werden mögen, was in gewissem Sinne doch ein Nachinnen-
schlagen bedeutet, ohne freilich im Sinne der Humoralpathologie
materielle Krankheitsmetastasen zu erzeugen. Ich habe Patientinnen
gehabt, die mir allen Ernstes erklärt haben, jetzt, wo das Geschwür
wieder aufgebrochen sei, sei ihnen viel wohler und frischer zu Muth.
Was ist darin Autosuggestion von Krankheitsempfindungen, Aber-

glaubenwirkung und was Wahrheit? Wir Aerzte können nur, selbst
wenn ein Fünkchen Wahrheit in diesem Aberglauben stecken sollte,
das Geschwür und den ständigen Säfteverlust, der ja bis zur amy-
loiden Degeneration führen kann, als das augenscheinlich grössere
von beiden Uebeln betrachten und müssen therapeutisch danach
handeln. Hat die Natur die Möglichkeit gehabt, sich auf den pathologischen Säfteverlust kompensatorisch einzustellen, nun, so wird
sie es auch fertig bringen, die Rückkehr zur Norm zu ertragen.
Immerhin kann man bei der plötzlichen Beschränkung der Sekretion
diesen Plethorafragen einige Aufmerksamkeit schenken. Es ist uns
von unseren obigen Auseinandersetzungen her geläufig, dass die
Sekretion um so reichlicher zu sein pflegt, je mehr Fibrinbildung
in der Wunde stattgefunden hat und diese wiederum von der Anwesenheit nekrotischen Materials abhängt. Je mehr molekularer
Zerfall sich nachweisen lässt, um so reichlicher wird die Absonderung,
um bei progredientem, geradezu gangränosem, phagadänischem
Zerfall ihre höchste Intensität zu erreichen. Es sind natürlich die
Formen dieses molekularen Zerfalles, welche dem Geschwürsgrund
sein variables Aeussere geben. Die Farbe der Sekretion vom serösen
bis zum gelblich-grün-röthlichen Eiter, der Grundton der Repa-
rationsansätze, in spärlichen rothen Fleichwärzchen gegeben, der
weisse, graue, gelbliche Fibrinbeschlag, die fleckige, missfarbige, herdweise Nekrose und die meist in grünlichen, bläulichen, schwärzlichen
Nuancen sich haltende Gangrän — sie alle zusammen geben ein
schier unendlich variables Gemälde. Das eingehende Studium dieser
Varianten ist deshalb so lohnend und empfehlenswerth, weil jeder
Nuance, jeder Differenz ein besonderer, pathologischer Process zu
Grunde liegt. Es ist ein Probeobjekt allgemeiner pathologischer
Bildung, einmal jede Ecke eines Unterschenkelgeschwürs pathologisch,
ätiologisch zu analysiren, und ich würde mich getrauen, an einem
Unterschenkelgeschwür die gesammte pathologische Anatomie zu
entwickeln. Und solch eine Fundgrube pathologischer Anschauungen
sollte ein uninteressantes Kapitel der Chirurgie sein?

12. Phlebitis und Ulcus.

Nahestehend den äusseren Läsionen sind diejenigen Formen der Entzündung, welche durch die besondere Ungunst der lokalen Ernährungsbedingungen unterstützt, leicht zu progredienten, mit Nekrose komplicirten Substanzverlusten führen. Wir sehen es selbst bei jungen Individuen auf der Höhe ihrer vitalen Energie nicht selten, dass ein Stoss, ein Schlag, das Auffallen eines schweren Gegenstandes auf die Tibiakante und -Fläche durch molekulare Zerquetschung des dünnen Hautüberzuges an der festen Knochensubstanz in wenigen Tagen einen total schwarzen, trockene Gangrän aufweisenden Hautbezirk zeigt. Dann fügt die reaktive Demarkationseiterung einen oft ziemlich schnell progredienten geschwürigen Zerfall der Umgebung dem mortificirten Gebiet ohne Weiteres an. Um so mehr wird bei atheromatöser, endarteriitischer und phlebitischer Gefässentartung und bei dyskrasischer Blutmischung jede Form von Entzündung diese sonst am Fusse so bekannten, senilen Gangränformen erzeugen mit diffus progredienter Ulceration in der Umgebung des nur leicht lädirten Hautbezirkes. Hier am unteren Drittel des Unterschenkels befinden sich die Weichtheilschichten eben in sehr labilem, vitalem Gleichgewicht und ein Furunkel, eine Hautpustel, ja eine Akne, ein Pruritus, ein vesikuläres Ekzem, das unter besseren Bedingungen der Ernährung überall in Granulation übergeht, führt eben gerade hier leicht zur progredienten Eiterung mit dem Charakter der Destruktion. Alle Formen aber der Entzündung, die schon an anderen Stellen zur Nekrose intendiren, führen hier sicher zum Umsichgreifen des Defektes. Jedes Ulcus ist eine Granulation mit dem Charakter der Destruktion und des molekularen Zerfalles, es giebt kein Ulcus cruris, dem nicht ein nekrotischer Process vorangegangen ist oder ihn nicht begleitet. Solch ein Entzündungsprocess mit sofortiger Neigung zum Zerfall ist auch die gerade hierbei besonders häufig etablirte Periphlebitis, die Entzündung der einzelnen oder der gesammten Varixschlingen: wohl die häufigste Ursache zur Bildung von Ulcera cruris. Zu allermeist spielt sich der Process genau wie an dem Hämorrhoidalvarix ab: unter irgend einem periphlebitischen Entzündungsreiz, der

sich bis auf die Endothelien der Intima fortsetzt, gerinnt das Blut
in den ausgebuchteten Schlingen; dieser Pfropf wird bakteriell inficirt, unter Schmelzung und Zerfall der Venenwand schmilzt auch
der Thrombus, und während am Hämorrhoidalknoten der ganze
sogen. inkarcerirte Beutel nekrotisch abfällt, weil in der That die
Cirkulation an der Basis desselben wie bei einer inkarcerirten
Darmschlinge abgeschnürt wird, so fällt hier nur die ganze vordere
Venenwand inkl. des Thrombus nekrotisch ab, und in der Tiefe liegt
bisweilen deutlich erkennbar die noch mit Blutpfropfresten bedeckte,
meist schon Granulationsansätze zeigende innere, rückseitige Intima
der betreffenden Vene. Das ist der Grund, warum keine Blutung
trotz Berstens der Venenwand erfolgt wie beim abgestossenen Hämorrhoidalknoten, bei welchem die Thrombose die Schnürfurche
nicht überschreitet. Den Varix des Unterschenkels schützt der auf-
und abwärts steigende Thrombus vor Hämorrhagie; dafür erhöht er
aber auch die Gefahr der Embolie und der Pyohämie. Daher giebt
es auch bei Ulcus cruris eine ganze Reihe plötzlicher Todesfälle
durch Embolia art. pulmonis oder coronariae cordis oder gewisser
Hirnarterien. Das ist natürlich auch die nicht zu unterschätzende
Gefahr aller operativen Eingriffe auf diesem Gebiet. Wo Varicen
sind, spielt auch immer die Thrombose eine Rolle in der Pathogenese. Freilich ist sie auch der Vermittler einer Art Heilung und
Reparation: es giebt blande, nicht entzündlich zerfallende Thromben
in ganz diffuser Ausdehnung über ein ganzes Varixkonvulut, das
zwar mit enormen Schmerzen einhergeht und geradezu wie ein
Infarkt als ein blauschwarzes, sulziges, gelatinöses Packet inmitten
des Gewebes eingelagert ist, dann aber unter geeigneter Therapie
oder auch spontan ganz allmählich zur Organisation von Seiten der
Venenwände geführt wird und allmählich in den meist gleichzeitig
schon etablirten allgemeinen fibrösen Erstarrungsprocessen der
Weichtheile rings um die Tibia und Fibula untergeht. Sehr häufig
sieht man auch nur einen einzigen blanden Varixthrombus als sogen.
Phlebitis thrombotica, bekannt wegen seiner enormen Schmerzhaftigkeit, auf diese Weise organisirt, und bei langem Bestand findet man bisweilen an der Stelle einer einstigen durchscheinenden blauen Kon-
vexität eine tief eingezogene, scharf umschriebene konkave Narbe:
schrumpfende Verödung eines Varixknotens, der nun noch sekundär

zur Narbenulceration durch Läsion seiner Decken führen kann. Ist ein ganzes Packet thrombosirt und erfolgt die Infektion, so kann natürlich in wenigen Tagen sich ein über faustgrosses tiefes Ulcus entwickeln. Uebrigens führen gerade so aus zerfallenen Varicen entstehende, im Ganzen die besten Heilungschancen aufweisenden Ulcera bald und leicht zu guten, manchmal überwuchernden, fungösen, hyperplastischen Granulationen; dann nämlich, wenn die Venenwand an sich noch elastisch, gut ernährt und nicht fibrös entartet war und in der Haut noch nicht übermässige Saftcirkulation vorhanden war. Die Heilungsbedingungen verschlechtern sich ganz proportional der Zunahme des lymphatisch-sklerosirenden Processes der Bindegewebstheile.

13. Lues, luetische Wundheilung und Gummibildung. Specifische Haemitis.

Unter den auf dyskrasischer Basis sich am Unterschenkel besonders gern etablirenden Leiden steht natürlich obenan das syphilitische Geschwür. Wir unterscheiden zweierlei Arten von Geschwüren, deren Auftreten mit dem Bestehen der Syphilis Beziehung hat. Erstens: die Syphilis verändert die aus irgend einer der vorstehenden Ursachen entwickelte Ulceration in specifischer Weise, was gleich ihr auch die Tuberkulose, der Diabetes, der Skorbut thut; zweitens: die im Körper bestehende Syphilis lokalisirt sich aus inneren organischen Gründen mit ihren specifischen, dem Zerfall preisgegebenen Produkten am Unterschenkel. Im ersteren Falle ist das Specifische der Affektion nur ein Accidens, eine besondere Färbung gewissermassen, die die entstandenen Ulcerationen durch die allgemeine, wenn auch vielleicht gerade im Augenblick nicht offenbare Lues erfahren. Man kann es ja im Verlauf der Lues als ganz charakteristisch bezeichnen, dass scheinbar der Organismus die Krankheit ganz und gar überwunden hat, dass aber irgend eine Schädigung, eine interkurrirende Krankheit das Weiterbestehen der specifischen Heilungshemmungen manifest macht. Es besteht anatomisch genommen das Wesen der Lues in einer besonderen Durchlässigkeit der Gefässe infolge allgemeiner Cirkulation des Giftes im Körper mit dem Auswandern eigenthümlich veränderter, weisser

21*

Blutkörperchen. Diese Zellinfiltrate, welche nirgends derbes orga-
nisches Bindegewebe zu liefern im Stande sind, regen an dem Orte
ihrer Auswanderung eine besondere Form hyalin-gelatinöser Degeneration an; ja ihr eigener Zerfall liefert dies eigenthümliche
hyalin-gelatinöse, gummiartige Produkt. Es ist also zwar etwas der
Entzündung Verwandtes in den luetischen Processen, nur dass nach
unserer Meinung die bei einer Entzündung wesentlich betheiligten, auswandernden Leukocyten bei der Lues an sich schon einen Krank-
heitsstoff in sich tragen, selbst krank sind. Darum sind die Leuko-
cythen bei Lues auch unfähig, als Seminien für die progressiv-
reparative Regeneration wie im Normalzustand zu wirken; im Gegentheil, indem sie sich durch besondere eigenthümliche Degenerations-
und Reizformen (Mastzellen, Riesenzellen) umbilden, verfallen sie
allmählich theils der Verfettung, theils jener besonders der Lues zu-
kommenden glasig-hyalinen Auflösung und Verquellung (Agglutation).
Der eigentliche Sitz der luetischen Dyskrasie muss also das
Blut sein. Zwar hat es Virchow selbst verpönt, von einer besonderen
Haemitis zu sprechen, aber wenn wir uns an das integrirendste und
am konstantesten vorhandene Symptom der Entzündung: die Vermehrung der weissen Blutkörperchen, die zellige Infiltration halten,
und wenn wir uns gerade nach Virchow daran erinnern, dass auch
das Blut ein Gewebe ist, so muss uns eine Leukocytose des Blutes
als der Entzündung nahe verwandt erscheinen. Wenn alle anderen
Gewebe nach Virchow's klassischer Lehre bestehen aus Cellular-
und Intercellularsubstanz, nun was ist bei dem Blutgewebe das
specifische Zell- und was das Intercellularmaterial? Sind die
weissen oder die rothen Blutkörperchen das aktive Zellmaterial?
Eins kann doch nur der Fall sein. Oder giebt es Gewebe mit zwei
specifisch verschiedenen Zellindividuen und einer Intercellularsubstanz? Aus diesem kleinen histologischen Dilemma, einer kleinen,
schwer bemerkbaren Unklarheit in der Cellularpathologie, hilft uns
vielleicht die Ueberlegung, dass ja die sogen. leukocytären Wander-
zellen im Blute nicht häufiger als transitorische Passanten zwischen
den specifischen Blutzellen und dem Plasma der flüssigen Intercellularsubstanz hindurchschwimmend angetroffen werden als auch in
anderen Geweben. Man nimmt an, dass das Verhältniss der weissen
zu den rothen Blutkörperchen 1 : 300 in der Norm beträgt; nun, ich

meine, eben so häufig sind wohl auch in anderen Geweben die Leukocyten anwesend, woraus folgt, dass auch nach dieser Richtung das
Blut sich als flüssiges Gewebe genau so verhält wie die festen.
Wenn wir aber in anderen Geweben dieses Verhältniss erheblich
verändert finden zu Gunsten der weissen Wanderer, so spricht man
überall unbedingt von einer Entzündung. Warum machen wir beim
Blut so unbedingt eine Ausnahme? Es kann hier ebenso ein Reizzustand im flüssigen Gewebe bestehen, welcher sich in einer besonderen Attraktion auf die Einschwemmung vermehrter weisser
Zellen äussert, wie ausserhalb des Gefässlumens in einer vermehrten
Ausschwemmung derselben. In beiden Fällen stammen die Leukocyten aus derselben Quelle: aus den Lymph- und Blutbereitungs-
stätten (Milz, Knochenmark, Drüsen etc.). Wenn wir bei der Lues
überall dieselbe erhöhte Durchlässigkeit der Gefässe für besonders
veränderte leukocytäre Zellen neben einer offenbaren grösseren
Diffusionsfähigkeit auch für Hämatoidin bemerken, so sehen wir in
der Lokalisation der Lues an geschädigtem Gebiet nichts Auffälliges.
Der allgemeine specifische Blutprocess wird manifest in dem Augenblick, in welchem die Gefässe lädirt werden, während im akuten
Stadium der Lues diese Infiltration um die kleinsten Gefässe (maku-
löses, papulöses, tuberöses Syphilid mit Pigmentation) schon ohne
besondere Belastung der Gefässe von aussen zu Stande kommt. Es
liegt also im Wesen der Lues, wie es im Wesen der Tuberkulose
liegt, an Orten geschädigter Harmonie der Theile die Neigung zur
Elimination besonders veränderten, leukocytären Materials zu offenbaren: bei der Tuberkulose die lymphatisch-trockene, verkäsende,
bei der Lues die gelatinös-hyalin-gummös-fettige Degeneration auf-
zuzeigen. Wir können nach obiger Anschauung nicht umhin, die
tertiären Formen der Lues, also die echt gummösen, als Elimi-
nationsformen der Gifte aufzufassen, und sehen einen kardinalen
Unterschied gegen die lokalisirte Tuberkulose darin, dass das also
eliminirte Material der Resorption verfallen kann, ohne Neuinfektion
anzuregen, während die Resorption des käsig-tuberkulösen Materials
stets noch die Gefahren der Dissemination des Processes in sich
trägt. Ein Gummiknoten zerfällt oder wird resorbirt, aber diese
Aufsaugung führt nicht zu erneuten Nachschüben, wenn jedoch ein
tuberkulöser Herd verkäst und resorbirt wird, so besteht die Gefahr

der miliaren Neuinfektion zu jeder Zeit. Bezüglich des Infektionsmodus bei der Syphilis neige ich der Anschauung zu, dass es kaum
Bakterien sein dürften, welche dieselbe übermitteln: dagegen spricht
wohl allzu kategorisch, wenn auch bisher nicht betont, die niemals beobachtete Uebertragung der Lues von der Leiche,
von dem todten Syphilitiker auf den lebenden Menschen.
Das ist doch sehr auffallend für eine so allgemein und so bestimmt
angenommene mykotische oder parasitäre Aetiologie.   Milzbrand,
Tuberkulose, Cholera, Eiterungen, Tetanus etc. — alle die echten
mikroparasitären Infektionen können durch den Kontakt mit dem
ihnen erlegenen Körper (Kadaver) übertragen werden, meines Wissens
ist für Syphilis so etwas niemals behauptet worden, trotzdem doch
augenscheinlich die Möglichkeit für Obducenten etc. sehr nahe liegt.
Diese Thatsache stützt aber indirekt unsere Auffassung von dem
Sitz der Lues im kranken Leukocyt, so zwar, dass das lebende be-
wegungsfähige Blutkörperchen der Träger der specifischen Infektion
sein könnte. Seine Infektiosität erlischt mit dem Moment des Todes:
eine Ueberlegung, die das Seminium der Lues mit einem dem Sperma
ähnlichen Kontakt in Analogie setzen würde.

Halten wir für jetzt daran fest, dass die Lues diese beiden
Formen der Manifestirung bei den Unterschenkelgeschwüren besitzt:
erstens, sie drückt andersartig entstandenen Geschwüren (Trauma,
Varix) den luetischen Stempel auf oder das Ulcus ist von vornherein die Folge einer Lokalisation des Allgemeinleidens am Unterschenkel.

Aus welchen Symptomen nun erschliessen wir es, dass an
einem Ulcus Lues sich manifestirt und welche Form der beiden
Möglichkeiten vorliegt? Nun — ein absolut sicheres Kriterium, das
ohne Weiteres gestattete, die Diagnose mit einiger Sicherheit nur
aus einem einzigen Anzeichen zu stellen, giebt es heutigen Tages
noch nicht. Das ist hier bei der luetischen Ulceration nicht anders
als mit allen anderen Formen syphilitischer Produkte. Maculae,
Papeln, Tubera, Infiltrate, Pigmentationen, Keratosen, Sklerosen: sie
alle kommen bei vielen anderen Reizzuständen genau so vor. Aber
aus einer gewissen Konstanz des Zusammenseins und des Parallelbe-
standes mehrerer einzelner, pathognomonischer Symptome ergiebt sich
dennoch die Möglichkeit eines ziemlich exakten Urtheils, während

jedes Symptom für sich genommen ebensowohl der Lues wie anderen Affektionen eignen kann. So darf man auch niemals allein auf Aussehen, Konfiguration, Umrahmung und Umgebung eines Ulcus die Diagnose Lues stützen, sondern muss in jedem Falle den Gesammtorganismus absuchen nach Merkzeichen für die richtige Anschauung über dies Leiden. Umgekehrt, und das erscheint mir noch wichtiger, darf man auch niemals aus der Abwesenheit sämmtlicher lokal pathognostischer Luessymptome allein auf Nicht-Lues das Urtheil abgeben, denn ebensogut wie jedes einzelne pathologisch-histogenetische Bild der Lues gelegentlich auch bei anderen Reizzuständen sich etabliren kann, ebensogut kann doch trotz Abwesenheit aller specifischen Erkennungsmarken an Ort und Stelle dennoch die Dyskrasie an anderen Lokalitäten bemerkbar sein. Eine sehr sorgfältige Untersuchung nach dieser Richtung ist natürlich deshalb so wichtig, weil unserer lokalen Therapie gerade hier ein so eminenter Zuwachs durch innere Medikation geboten wird. Unter Voraussetzung also, dass noch sonst am Körper hier und da irgend etwas: einige Drüsen, eine Narbe an den Genitalien, grosse Tonsillen, etwa einige Plâques und glatte Atrophien der Papillen an der Zunge, einige narbige Retraktionen um die Epiglottis, osteoskopische Schmerzen, Schlaflosigkeit, Periostitiden, — irgend ein kongruentes Symptom besteht, können wir sagen, dass gewisse Formen des Geschwürsrandes, gewisse Beschaffenheit der Granulationen, gewisse Zustände der nächsten Umgebung des Ulcus die Diagnose Lues sichert. Wie verhält sich der syphilitische Geschwürsrand? Es ist die Art seines Fortschreitens, d. h. die Konfiguration des progredienten, molekularen Zerfalles in Bogenform, welches alle luetischen Produkte charakterisirt. Das ist mit der einfachen Macula, der Papelnkonfluenz, dem Gummi nicht anders als mit den porzellanweissen Konfigurationen etwa der Perihepatitis et -Splenitis syphilitica. Jedem pathologischen Anatomen muss es auffallen, dass die Bildung von semilunaren Bögen in der Peripherie ihres Fortschreitens die charakteristische Art ist, mit welcher die Lues neue Dämme gegen die Umgebung aufwirft, resp. mit welcher sie die Umgebung einschmilzt. Die serpiginöse Form der Ulcera cruris, d. h. das Fortkriechen an der Peripherie und die narbige Kennzeichnung des Weges, den die Destruktion genommen hat, bringt in wohlcharakteristischer Weise diesen Fortschritt in Bogenlinien und Halbkreisformen überall zum Ausdruck. Wenn wir uns ein echtes, serpiginöses Ulcus genau anschauen, so werden wir sicher irgendwo diese besonders geschweiften Randlinien wiederfinden und sie auch in den schon gebildeten Narben wiedererkennen. Wohl können halbinselförmige Gewebsstücke hineinragen in die Geschwürsfläche, aber gerade an ihren Rändern werden wir den Bogenschnitt der syphilitischen Exulceration bemerken. Die Lues arbeitet gleichsam mit dem Hohlmeissel zur Zerstörung der Weichtheile, und an irgend einer Stelle eines syphilitischen Geschwüres ist stets der Ansatz des Rundzahns ihres Bisses zu erkennen, wenn natürlich auch vielfach Granulation, Retraktion, Exsudat und Fibrinbeschlag die Kontouren verwischen. Denken wir uns hinein in die pathologisch-anatomische Form der specifisch luetischen Zerstörung, so ist auch ganz plausibel, warum diese Bogenform zu Stande kommt? Wir sahen schon, dass das Wesen der syphilitischen Infiltration in der Etablirung einer grossen Zahl theils aus den Gefässen, theils aus dem fixen Gewebe stammender, voluminöser, meist runder, vielkerniger, mit riesigen Mastzellen untermischter, endotheloider Zellen besteht, deren Gesammtheit Tubera, Tuberkeln und Tumoren bilden kann, denen sämmtlich die Neigung des resorbirbaren oder zur Ulceration führenden Zerfalles zukommt. Nun, man versuche einmal, zahlreiche Münzen (gemäss der ärztlichen Nothlage dürfen es Spielmarken sein!) durcheinander auf dem Tischtuche auszubreiten und so viel man will durcheinanderzuschieben, stets wird man bemerken, dass die Randkontouren der gesammten runden Scheiben der Halbmond- und Bogenform aufweisen. Genau so stelle ich mir die Gruppirung der Rundzellinfiltration und den sekundären Zerfall luetischer Produkte im Cutisgewebe vor.

14. Syphilitische Verhornungsprocesse.

Die Ränder des Infiltrates sind stets Bogenlinien, und da der Zerfall dieses gesammten Transsudates eintritt, so müssen sowohl die Resorptionslinien, wie die Exulceration und die sekundäre Narbe Bogenlinien haben. Vergleichsweise ferner können wir das Ulcus syphiliticum serpiginosum leicht unterscheiden von sinuösen Formen der Ulceration, d. h. Unterminirung der Ränder wie sie dem tuberkulösen, dem typhösen Processe eigen sind; denn es giebt nur eine Form syphilitischer Ulceration, bei welcher wirklich ein Unterminiren der Hautdecken am Rande vorkommt, das ist das subkutan entwickelte, aus einem grösseren Gummi entstandene Ulcus, welches gar nicht zu vergleichen ist mit diesen randständigen, tuberösen Formen der streng kutanen Infiltrate. Ein Gummi ist zwar der tuberöse Process im Grossen, aber es ist ein Tumor von solider Kirsch- bis Apfelgrösse und sitzt zunächst subkutan, muskulär, periostal, ossal. Wenn er zerfällt, so entsteht mit der angelötheten und zerschmelzenden Haut eine Höhle, etwa wie bei einem spontan zerfallenden Lipom. Beim serpiginösen Geschwür handelt es sich gewissermassen um multiple, gummöse Processe im Kleinen, mikroskopische Gummata der Haut, deren Multiplicität und deren Zerfall den specifischen Zerstörungsvorgang übernimmt. Wir sind aber zum Glück nicht allein auf den Rand und die Narben angewiesen, um die Ulceration als wahrscheinlich syphilitisch zu erkennen, wenngleich die nachgewiesene Bogenform ein deutlicher Hinweis auf diese Erkrankung ist. Wo Tubercula der Haut sich finden, da pflegen auch papulöse Processe in der Nähe zu sein, d. h. nachbarliche durch ein ähnliches Zellinfiltrat aufgeschwollene und konfluirende Papillen der Haut in oft enormer Ausdehnung, deren Rete Malpighi in einem eigenthümlichen, gerade für die Syphilis sehr charakteristischen Reizungszustand sich befindet, nämlich dem der mehr oder weniger plattenförmigen Schalenbildung. Man kann oft solche borkenartigen Hornplatten ganze 5, 8, bis 10 cm lange Strecken mit einem einzigen Fingerschub von dem rothglänzenden, feuchten und klebrig bedeckten Coriumstratum (den konfluirten und entblössten blossen Papillen) abschieben, wie schmelzendes Wachs von einer heissen Glasplatte. Was in der Hand bleibt, ist eine geschichtete, zusammenbackende Masse von einzelnen Epidermisblättern, die über und durch einander geschoben sind und je näher dem Rande desto dünner, asbestartiger, je näher der Mitte desto dicker, austernschalenartiger gruppirt sind. Das sind eben die Produkte der Hyperkeratose der auf weite Strecken specifisch gereizten Papillarkörper. Diese Bildungen sind eigenthümlich; sie liegen so locker und zweifellos theilweise durch ein serös-

eitriges, aber im Ganzen spärliches Sekret abgehoben, dass man an
einen organischen Zusammenhang mit dem Rete Malpighi gar nicht
mehr denken kann; sie ergänzen sich so schnell und schwellen
trotz des zwischenspülenden Sekretstromes so mächtig immer von
Neuem an, dass man gezwungen ist anzunehmen, dass die vom Rete
sich abstossenden Zellen auf freier Fläche durch die interminirende
Sekretwelle angespült werden an die Hornplattendecke. Wie ein
Exkrement sammelt sich hier das Produkt der luxuriirenden Ver-
hornungsthätigkeit der Papille über derselben an; das ist ein Process, der an die Borkenbildung vegetativen Pflanzenlebens nur allzu
lebhaft erinnert. Er ist in seiner Ausdehnung sehr charakteristisch
für Lues und kann bald mehr zu höckerförmigen Hauterhebungen
wie auf der Schuppenhaut mancher Amphibien, bald mehr zu schalen-
artigen, schlangenhautartigen grossen Platten führen. Manchmal
findet man nach Abstreifung der Pseudoschuppen solcher „gepan-
zerter" Häute mehrfache neue Ulcerationen in der Tiefe und die
Rupia syphilitica ist nichts als eine solche enorme Austernschalen-
bildung unmittelbar über und in einem Ulcus syphilit. und ihre
Ausbreitung über demselben. In anderen Fällen sind es mehr die
papulös-pustulösen Syphilide, welche neben dem Ulcus specificum
aufsprossen, d. h. man findet nur kleine eiterähnlich gefüllte Bläschen
mit trüb serösem Inhalte, die sich über vereinzelten specifisch infiltrirten Hautpapillen unter kleinblasiger Abhebung der Haut etabliren.

Tritt auch über diesen Pusteln der Schuppungs- und Eintrock-
nungsprocess ein, so entstehen oft disseminirte und unregelmässig
gruppirte, polymorphe Dermatitiden, die impetigoähnlich sein können.
Charakteristisch für Lues ist auch die Abwesenheit mehr akut purulenter Processe beim Ulcus cruris. Weder Lymphangitiden (ausser
diffusen, bald kupferrothen, bald auch zinnoberrothen Färbungen
der Haut) noch phlegmonöse Processe finden hier ihren Boden. Der
Charakter syphilitischer Ulcerationen ist im ganzen ein
torpider, wenig inflammatorisch-erethischer. Im Gegentheil,
stark entzündliche Erscheinungen sprechen im Allgemeinen direkt
gegen Lues als Aetiologie. Die Pigmentirung der Umgebung ist
ebenfalls etwas durchaus zur Lues Gehöriges, wenngleich auch andere
Formen der Ulcerationen alle Umwandlungen des ausgeschiedenen
Hämatoidins erkennen lassen. Aber bei der Neigung luetischer In-

filtrate, sich mit Blutfarbstoff zu inbibiren (zugleich der Grund, weshalb die Exantheme und Maculae bei Lues auf Fingerdruck nicht verschwinden), macht die Beziehung sämmtlicher syphilitischen Affektionen zur Geschichte der Pigmentirungen äusserst konstant. So erscheinen dann in verheilten Partien eines syphilitisch ulcerirten Unterschenkels die verschiedenartigen Farbstoffablagerungen vom Braunrothen bis zum bläulich, grünlich Schiefrigem, ja zum Schwarzen in allen Nuancen. Für sehr charakteristisch halte ich auch die Thatsache völliger Apigmentose einzelner Stellen mitten im farbenveränderten Hautgewebe, die auffallende Porcellanweisse der zwischengestreuten Narben. Man wird hier unwillkürlich an das Leucoderma syphiliticum und an die Vitelligo erinnert. Die Ursache ist die oben schon erwähnte Endophlebitis fibrosa degenerativa thrombotica.

15. Die Therapie des Ulcus cruris.

Wir sind ausführlich gewesen in unserer Analyse der Histogenese und Diagnostik des Ulcus cruris, zu ausführlich vielleicht, um nicht die Geduld unserer Leser auf eine sehr harte Probe zu stellen, aber wir glauben, demjenigen, der mit uns überzeugt ist von der grossen Wichtigkeit, welche die Kenntniss dieser Dinge gerade für die tägliche Praxis des Arztes hat, einen guten Dienst erwiesen zu haben, auch einmal dies sonst so vernachlässigte Gebiet pathologisch-anatomisch intensiver zu beleuchten. Es ist mir zur Gewohnheit geworden die pathologische Bildung meiner Schüler gerade an einem Ulcus cruris zu erproben, und ich bin der Meinung, dass wir chirurgisch nicht einen Schritt sicher thun können, ohne auf dem festen Boden anatomisch-pathologischer Kenntnisse zu stehen. Je gründlicher wir uns an einer Stelle über die Möglichkeiten biologischer Phänomene im menschlichen Organismus verständigt haben, um so leichter wird es uns an anderen scheinbar gewichtigeren Gebieten gelingen. Die ganz eingehende Betrachtung des Lebens an irgend einem kleinen Gebiet muss unbedingt den Blick fürs Ganze schärfen. So ist es vielleicht doch dem Einen oder Anderen willkommen, einmal solchen, freilich nur unzulänglichen Versuch einer auf die Wundheilung angewandten Pathologie durchgeführt zu sehen. Hoffentlich überzeugt uns das

nächste Kapitel, wie unbedingt nöthig für eine rationelle Therapie
dieser scheusslichen Leiden die Kenntniss und Besprechung aller
dieser Dinge gewesen ist.

Wir haben überall als den Kern der schwierigen Heil-
barkeit einer Unterschenkelulceration die Stauung, das Oedem, die
plasmatische Ueberfüllung bezeichnet, und wir können es getrost aus-
sprechen: wer im Stande ist, diese Stauung, diese Hyperlymphomatose
zu beseitigen, der vermag in den allermeisten Fällen auch ein Ulcus
cruris zu heilen. Sie ist es, die den sulzigen, lymphatischen, glasigen
Charakter der Granulationen unterhält, sie verhindert durch stetige
Ausschwemmung und Verdrängung aussprossender Endothelzellen die
Neubildung von Gefässen, welche allein die Narbe vorbereiten können,
sie bläht die Fleischwärzchen auf und macht sie schwammig
und anämisch, sie verhütet die Reinigung der Fläche, unterstützt die
Unnachgiebigkeit des Randes, verschlechtert die Ernährung und
führt schliesslich zu der so gefürchteten Kallosität, zu sklerotischer
Bindegewebserstarrung, zu Verknöcherungen, zur Elephantiasis. Ehe
man an irgend eine lokale Therapie des Ulcus selbst denken kann,
muss die Angriffsfront gegen diesen Fehler der Disposition und der
Lokalität gerichtet sein. Und in der That, wenn man die Unsummen
der gegen das Ulcus cruris empfohlenen Mittel überblickt, so kommen
die als die erfolgreichsten gepriesenen sämmtlich auf dieses eine,
theils bewusste, theils unbewusste Streben hinaus: die Plasmafüllung
der näheren und weiteren Umgebung zu beseitigen. Die Heftpflasterverbände, die Martin'sche Binde, die Hochlagerung, die Stichelung,
die Cirkumcision, die Umlagerung mit Pressschwämmen, die Massage,
die Excision der Venenpackete, die Unterbindung der grossen
Schenkelvene, sie haben sämmtlich das mehr oder weniger erreichte
Ziel vor Augen: Befreiung der Extremität von dem plasmatischen
Ueberdruck. Nun, wir wollen untersuchen, ob die genannten Methoden
geeignet sind, dies Ziel zu erreichen, und sind in der glücklichen
Lage, eine Methode hierzu anzugeben, welche alle gesammelten Erfahrungen benutzt, um mit einem neuen Präparat, ein uraltes Princip
der Unterschenkelbehandlung in durch ständige Erfolge gekrönter
Weise gegen diese Folgen der Stauung vorzugehen. Die Martin'-
schen Binden erfüllen gewiss in rationeller Weise die Forderung der
plasmatischen Entlastung, aber sie haben den grossen Uebelstand

einer schwierigen, exakten Applikation und der schweren Schädigung der Hautthätigkeit unterhalb des fast luftdichten Abschlusses. Die Heftpflasterverbände, dachziegelförmig über das Ulcus gebreitet, können nur unvollkommen den plasmatischen Ueberdruck beseitigen, sie verhalten ferner das Sekret und wirken wie alle harzigen Klebstoffe ungünstig auf die Haut: Dermatitiden, Furunkel etc. sind unter ihnen, wie unter jedem harzigen oder Guttapercha-Klebepflaster, auch dem Unna'schen, an der Tagesordnung. Hochlagerung der Extremität kann nur durch wochenlange Fesselung des Kranken an das schwächende Bett Nutzen bringen, eine Hebung des allgemeinen Stoffwechsels ist aber gerade bei diesem Leiden unbedingt erforderlich. Die Cirkumcision leistet zwar für die unmittelbar in der Umgebung lokalisirte Ueberfüllung und zur Beseitigung ihrer Folgen Vorzügliches, indem sie das Ulcus ausser Konnex setzt mit der überschwemmten unmittelbaren Umgebung und seine einzig mögliche Versorgung mit Blut aus der Tiefe unversehrter Bezirke erzwingt, aber es ist erstens nicht unbedenklich, in der Nähe so vieler thrombenfähiger Venenbezirke zu operiren, und zweitens hilft diese Methode nur da, wo eben tiefere Schichten noch freigeblieben sind von der bindegewebigen Erstarrung, versagt aber völlig in diffus sklerosirtem, pseudoelephantiastischem Gebiet. Die Umlegung von Pressschwämmen, die durch komprimirende Verbände allmählich die Ränder ausdrücken und so der Plasmaüberfüllung steuern, versagen ebenfalls an leidlich kallösen Rändern. Die Massage wirkt nicht kontinuirlich genug, um schnell zum Ziele zu führen und die Versuche, durch Venenexcision oder Venenunterbindung der Stauung Herr zu werden, haben neben ihrer Gefahr doch noch den Nachtheil, dass sie bei Entlastung der oberflächlichen Venen die tiefen Venenbahnen überlasten, was früher oder später in neuen Ernährungsstörungen zum Ausdruck kommen muss. Diese Operation hat aber ihren vollen Werth als prophylaktische Methode und ist als solche auch von mir mehrfachaus geführt worden. Dadurch dass man frühzeitig die oberflächlichen Varixpolster entfernt, nimmt man entschieden eine Disposition der Unterschenkelulcerationen fort. Die Methode welche wir empfehlen können auf Grund einer sehr grossen Zahl von Heilungen auch weit vorgeschrittener Ulcerationen des Unterschenkels ist fast dieselbe, welche Unna mit seinem Zinkleim verfolgt. Ich erreiche dasselbe Ziel, wie ich glaube in handlicherer und für den Arzt leichter verwendbarer Form mit meiner Peptonpasta (s. S. 232). Dieselbe ist gegenüber den jedesmal aufzukochenden Leimen stets flüssig und klebebereit und hat den ferneren Vortheil, dass sie entschieden noch weniger Reiz auf die Haut ausübt als der Zinkleim, welcher nach meinen Versuchen an meiner eigenen Haut lange nicht so gut vertragen werden kann, ohne Reizungen hervorzurufen, als meine Peptonpasta. Das liegt wahrscheinlich daran, dass das Pepton und Amylum zwei Körper sind, die gegenüber der Haut absolut keine Differenz auszuüben im Stande sind. Die zartesten Körperstellen Augenlid, Präputium, Labien, ja die Schleimhäute vertragen meine Peptonpasta dauernd reizlos, was ich vom Leim nicht sagen kann. Ferner springt meine Pasta nicht so leicht wie der Leim, sie passt sich entschieden elastischer den Konturen der Haut an, weil sie in erstarrtem Zustande wegen ihrer Beimengungen überhaupt nicht so glashart werden kann wie der Leim. Im Leim ist ferner eine Säure enthalten, welche für die Haut durchaus nicht indifferent ist, während ich meine Peptonpasta über viele sogar stark entzündete Hautstellen stets mit demselben Nutzen streichen konnte. Der Leimverband ist ferner schwierig zu entfernen, der Peptonpastaverband nach mehreren Tagen sehr leicht trocken oder mit Wasser befeuchtet abzunehmen. Der Leimverband lässt Luft und Schweiss nicht durch, hindert also wie die Gummibinde die Hautthätigkeit, der Peptonpastaverband nimmt Schweisse, Hautfette in sich auf (S. 238) und gestattet die Perspiratio insensibilis vollständig. Bei Ulcus cruris muss aber Alles vermieden werden, was im geringsten geeignet ist, die vitale Energie der Haut herabzusetzen. Der Leimverband kann wegen der Schwierigkeit seiner Entfernung nicht so oft gewechselt werden, der Peptonpastaverband gestattet eine beliebig häufige Erneuerung.

Die Anlage desselben erfolgt nun derart, dass, wo die umgebende Entzündung der Haut des Ulcus nicht besondere, noch zu erörternde Behandlung erfordert, man mit einem Spatel die Pasta pepton. ziemlich dick, unmittelbar oberhalb der Zehen beginnend, also vom Fussrücken an rings um die ganze Circumferenz des Fusses inkl. der Sohle und Hacke, dann um den ganzen Unterschenkel bis hinauf zum Knie aufträgt. Nur das Ulcus selbst bleibt frei, die

Ränder werden zwar noch bestrichen, jedoch nicht so dick, dass die aufgelegten Verbandstoffe die Pasta direkt auf die Wundfläche überfliessen lassen. Dann wird das Geschwür für sich verbunden, — wir werden noch sehen, in welcher Weise, — und alsdann mit etwas Krüllgaze bedeckt. Nun lege ich unmittelbar auf die Pastenschicht eine nicht zu breite Leinenbinde vom Fussrücken beginnend ziemlich fest und ideal glatt ohne jede Faltenbildung direkt über die Peptonpaste um Fuss und Unterschenkel, sodass die Klebemasse die Leinenbinde direkt durchtränkt. Darüber folgt ohne jede Wattepolsterung eine zweite, eventuell dritte leinene Binde, womöglich noch straffer angezogen und über das ganze ein bis zwei Stärkebinden ebenfalls glatt und fest applicirt. Dann ist der Verband fertig. Wenn man denselben alle vier bis fünf, ja alle acht Tage erneuert — bei stärkster Schwellung muss dieselbe öfter angelegt werden —, so ist es erstaunlich, was die sich retrahirende ganz gleichmässig und glatte, sich zu einer Art Hautschiene mit den Binden verfilzende Peptonschicht für einen enormen Gegendruck gegen die plasmatische Ueberfüllung im sklerotischsten Gewebe auszuüben vermag. Ich habe es häufig erlebt, dass die unförmigsten, elephantiastischen Unterschenkel nach ein paar solcher Peptonpastenverbände um die Hälfte ihres Volumens zurückgedämmt wurden. Dabei fordere ich sogar Ambulanz, die Leute sollen ihre Füsse bewegen, weil ich glaube, dass die funktionelle Fluxion bei absolut verhinderter Hypostase einen sehr energisch wirkenden Reizfaktor für den produktiven Aufbau der Reparation abgiebt. Darauf werden wir noch zurückkommen. Diese Verbände können, wie wir schon sahen, bei aller Art äusserlichen, chronischen cyanotischen Indurationen angewandt werden. Beim Ulcus cruris ohne solche diffusen sklerotischen Oedeme aber mit kallöser Randverdickung, Starrheit und Unbeweglichkeit der Cutis, steil abfallenden Geschwürsrändern genügt es nach Art der Ringbildung um die Wunde, wie wir sie bei aseptischen Wunden anlegen (S. 234), einen Streifen von Peptonpasta rings um das Ulcus zu legen und durch Retraktion und Trocknen der Pasta, sowie durch übergelegte Leinen- und Stärkebinden die unmittelbare Umgebung vom Zuviel des Plasmas zu entlasten. Oft aber habe ich auch solche scheinbar einfachen Ulcera nicht eher zur Heilung bekommen, als bis ich mich entschloss, den vollen Peptonpastenverband anzu-

legen. Die Wunde selbst pflegen wir im Allgemeinen durchgehend
mit Glutolserum zu behandeln und die eventuell mace-
rirten (S. 210 und 251) Ränder mit Serumpaste stets trocken
zu halten. Ist für genügende Abschwemmung des Oedems durch
den cirkulären Pastendruck gesorgt, so pflegen die Schmerzen
in 24 Stunden nachzulassen, die Bewegungsfähigkeit sich zu
bessern und das Geschwür geht in 3—4 Wochen, selten später,
ungestört seiner Heilung entgegen, d. h. unter den alle 3—4 Tage
erneuerten Verbänden und dem Glutolserum wird die Sekretion
allmählich spärlicher, dicklich eitriger, die Fibrinbeschläge lösen
sich auf, und während die Ränder durch den gleichmässigen
und konstanten Druck sich verdünnern, granulirt die Fläche
rein, d. h. alle Hemmungen der fortschreitenden Granulation sind
hinweggeräumt. Sobald die Peptonhülse durch allmähliche
Rückbildung des Oedems nicht mehr hohl wird, was im Anfang
stets nach 2—4 Tagen der Fall ist, weil die Haut sich allmählich und allseitig retrahirt, sodass man beim Verbandwechsel
die Scheere zwischen Peptonschicht und Hautoberfläche hindurch
schieben kann, thut man gut die neuaufgelegten Verbände bis zu
8—10 Tagen liegen zu lassen. Wenn das Sekret verringert ist, keine
Maceration, Ekzem, Impetigo, Borkenbildung besteht, so heilt das
Ulcus am schnellsten, je gleichmässiger der entlastende Druck fort-
wirkt. Bis zur Reinigung des Geschwürsgrundes halte ich es für
richtig, alle drei Tage das ganze Bein zu inspiciren, das Sekret
mit seinen Fermenten und Bakterien abzutupfen und die Geschwürsfläche an der Luft sich durch einige Zeit (15 Minuten) der Oxydation
aussetzen zu lassen. Man sieht ordentlich, wie schön roth an der
Luft die Granulationen werden, ein Phänomen, das übrigens bei
jedem Verbandwechsel beobachtbar ist, so deutlich kommt in Granulationen die Farbe des sich bildenden Oxyhämoglobins zum Ausdruck. Die Peptonpasta wirkt übrigens bei ihrer Konstanz, bei
der beim Verbandwechsel stets erneuerten Adaption an die Konfiguration des Gliedes, bei der Gleichmässigkeit des Druckes von unten
her deshalb so günstig auf die Granulationsbildung, weil in demselben Maasse, wie das Gewebe vom Venendruck und plasmatischem
Oedem entlastet wird, der Arterienzustrom erleichtert ist. Da alle
Hautbezirke aber durch den Druck der Verbandhülse anämisirt sind,

so nimmt der arterielle Zufluss ganz direkt seine Richtung in den Geschwürsboden, weil hier der Ort des geringsten Widerstandes gegen seine Strombahn sich befindet. Darum steigern sich mit einem Schlage so enorm die Ernährungsbedingungen in dem ulcerirten Gebiet. Diesen Strom noch zu verstärken ist eben das Herumgehen, ja selbst die Arbeit, sobald nur erst Schmerzlosigkeit erreicht ist, das beste Mittel. Es ist aber sehr erfreulich zu bemerken, dass die am ersten Tage empfundenen Druckschmerzen sehr bald ganz nachlassen. Ja, auch die am Morgen bei Senkung des Gliedes sonst empfundenen Spannungsschmerzen schwinden sehr bald ganz, weil eben der plastische Seitendruck des Verbandes eine Hypostase des Blutes gar nicht mehr gestattet. Wenn irgend wo, so lässt sich hier am Ulcus cruris die enorme Wichtigkeit richtiger mechanischer Handhaben für die chirurgische Heilung erweisen.

Finden wir in der Umgebung des Ulcus besondere komplikatorische Zustände, so müssen natürlich diese erst beseitigt oder wenigstens gebessert sein, ehe man den Druckverband anlegen kann. Vor Allem muss eine direkte Varixentzündung erst zur Rückbildung gebracht werden. Es würde nicht angängig sein, direkt über einen heftig entzündeten Varixknoten oder gar über eine pyophlebitische Stelle einen so energisch wirkenden Druckverband anzulegen, das könnte eine direkte Lebensgefahr werden; wir müssen daher erst durch Quecksilberpeptoneinreibungen, grosse, feuchte, essigsaure Thonerdeverbände, Ruhigstellung, Suspension das akute Stadium der Reizung vorübergehen lassen resp. abwarten, bis die Resorption des Thrombus resp. seine Organisation sich einleitet. Ueber nicht entzündete Varixknoten kann man mit ausgezeichnetem Effekt diese Peptonpastenverbände tragen lassen, abwechselnd mit unseren Wachsvaselinbinden (s. S. 226), welche bei uns ganz und gar die theuren Gummibinden, auch die Esmarch'schen, verbannt haben. Wenn man übrigens die Patienten anweist, sich die Verbände selbst anzulegen, und nur von Zeit zu Zeit die Zustände kontrollirt, so kann man die Ulcera cruris auf diese Weise von intelligenten Patienten selbst versorgen lassen. Man verschreibt ihnen die Peptonpaste und das Glutolserumpulver (s. S. 232 u. 251) und lässt sie die Binden sich selbst besorgen. Einer ganzen Reihe von nicht bemittelten Patienten erspart man so überflüssige Konsultationsgebühren. Auch die Borvaselin- oder Wachsvaselinbinden lehre ich meine Varixpatienten sich selbst anzufertigen; man zeigt ihnen die Art der Salbenbereitung in einer Reibschale und die Einknetung der Binden in das Fett, sowie die exakte Aufwickelung der Binden. In dem Augenblick, in welchem die reinen Granulationen die Haut erreichen, treten Borvaselinbinden und Serumpaste zur Beschleunigung der Epidermisirung (s. Behandlung der Granulationen) in ihr Recht. Man verwende kein Wachs für die Granulationen selbst, so gut die Wachssäuren für die Epidermisirung sind, weil eben auch die Menschenhaut Wachs enthält (Liebreich Virchow's Archiv Bd. 43), so different ist dasselbe für die Granulationen, man muss eben überall in der Chirurgie mit homogenen Wundmitteln arbeiten. Finden wir Ekzemformen in der Umgebung der Geschwürsfläche, so ist Serumpasta und Hautcrême abwechselnd zu verwenden. Phlegmonöse Zustände, Lymphangitiden etc. sind mit Ichthyol oder mit Quecksilberpepton, eventuell operativ zu behandeln, wie auch die sich bisweilen entwickelnden Furunkel Cirkumcisionen haben wir seit 3 Jahren nicht mehr ausgeführt, wir haben uns überzeugt, dass sie bei sachgemässer Verwendung der Peptonpastenverbände völlig entbehrlich sind. Transplantationen können allerdings nöthig werden, wenn die Epidermisirung absolut nicht gelingen will, was nur bei ganz grossen und cirkulären Defekten der Fall ist.

Die Behandlung der Geschwürsfläche mit Glutolserum musste in einigen wenigen Fällen ausgesetzt werden, weil diese Methode entschieden versagte: dann liegt sicher Lues vor und Jodkalium und Inunktion erweisen sofort den Grund des therapeutischen Misserfolgs mit Glutol. Wir haben in mehreren Fällen auch bei anderen Affektionen aus dem Nichtwirken des Glutols erst die eigentlich specifische Natur einer Wunde erkennen gelernt. Demselben kommt hier für das Bestehen von allgemeiner Lues geradezu der Werth einer chemischen lokalen Reaktion in negativem Sinne zu, wie dem Jodkalium in positivem Sinne. Freilich sahen wir, dass auch bei nicht specifischen Ulcerationen Jodkalium fibrinbeschlaglösend wirkt. Wir machen überall von seiner Anwendung Gebrauch, wo die direkt applicirten Wundmittel versagen. Glutolserum, Dermatol, Hautcrême, Ungt. hydrarg. oxyd. flav., Jodkalium und Quecksilber — das sind unsere Mittel, um die Granulationen zu reinigen. Anämische erhalten natürlich Eisenpräparate.

Stellt die Diagnose Lues fest, so wird neben den Jodkaliumdosen (5 : 200,0) eine reguläre Streichkur mit Quecksilberpepton (s. o. S. 240) eingeleitet.

Durch strenge Durchführung dieser Methoden kann für jeden Arzt die Behandlung des Ulcis cruris zu einer der dankbarsten Zweige seiner Thätigkeit werden, und ich kann nur der Wahrheit gemäss berichten, dass im Laufe der letzten 6 Jahre kein Ulcus in meine Behandlung gelangt ist, das ich nicht zur Heilung gebracht hätte, und ich kann ferner versichern, dass diese Erfolge durchaus nicht weniger geeignet sind, sich das Vertrauen seiner Klientel zu erobern, als die kühnsten und glänzendsten Operationen. Wie hoch ein Patient eine Heilung taxirt, richtet sich nach dem Maass der ihm abgenommenen Beschwerden, und es ist mir fraglich, ob es viele Leiden giebt, die dem armen Kranken solche Kreuze tragen lässt, wie langjährige Fussübel, mit denen sie von Arzt zu Arzt vergeblich gehinkt sind.

Furunkulosis und Karbunkulosis.

1. Berüchtigte „Kleinigkeiten".

Zwei Leiden sind es, die hier und da durch den unvermutheten Verlauf den Arzt ganz und gar mit seiner Prognose auf den Sand setzen: ein harmloser Furunkel wird für eine „Kleinigkeit" erklärt, und allmählich entwickelt sich daraus eins der lästigsten und quälendsten Leiden, dem die Therapie meist ziemlich ohnmächtig gegenüberzustehen pflegt: die multiple und universelle Furunkulosis; oder aber, der „einfache" Furunkel, ist am dritten Tage nach Fett- und Salbenverkleisterung „plötzlich" ein Karbunkel geworden, der etwa am siebenten Tage unter Pyämie tödtlich endigt. Beides sind Ereignisse, die durchaus nicht angethan sind, den Ruf eines chirurgisch thätigen Arztes zu erhöhen, und ich kenne Kollegen, welche aus begreiflicher Furcht vor diesen beiden fatalen Eventualitäten jeden kleinsten „Pickel" dem Specialisten überweisen. In der That, wer keine Mittel an der Hand hat, diese Dinge sicher zu verhüten oder vorauszusagen, thut auch gut, sein „vorläufiges Abwarten" mit dem zielbewussten Zugreifen des Kundigen zu wechseln, denn es ist gar keine Frage, dass man auf kaum einem Gebiete so viele unnöthig protrahirte und verschlimmerte Fälle zu sehen bekommt, als auf diesem. Das ist die Folge durchaus nicht geklärter Anschauungen über diese Dinge. Allein die Unterscheidung: wann soll man einen vorliegenden Furunkel operiren? dürfte beinahe von jedem Chirurgen anders beantwortet werden, und noch weitgehendere Differenzen würden sich herausstellen bei der kühneren Frage: heilt der Furunkel auch ohne Operation? Wir wollen im vollen Bewusstsein der Diskutirbarkeit unserer Anschauungen dieselben hier entwickeln, in der Hoffnung, dass sich die Mehrzahl der Kollegen auf diesen allmählich gewonnenen Boden fester Indikationen stellen wird. Denn diese sind vor allen Dingen nöthig. Individualisiren kann man erst, wenn man Gesetze, Normen, Schemata aus der erdrückenden Mehrzahl der Fälle gewonnen hat.

2. Definitionen.

Zunächst die Definition: Was ist ein Furunkel, was ist ein Karbunkel? Wir verstehen unter einem Furunkel wohl in Uebereinstimmung mit allen pathologischen Anatomen die um einen Haarbalg, einen Hautdrüsensack etablirte cirkumskripte, nicht progrediente Nekrose mit reaktiver, puriformer Entzündung der umgebenden Haut und Unterhaut; mit pustulöser Abhebung der Epidermis, später locheisenförmiger Perforirung der Cutis und eitriger Abstossung des nekrotischen Gewebsstückes. Schliesslich Reparation und Regeneration des Defektes durch reine Granulation. Ursache: Besonderer Chemismus der Haut, Reibung, Terpentin, Stoffwechselanomalie, abnorme Fettsäureausscheidungen, Jodismus, Diabetes, infolgedessen: Streptokokken- und Staphylokokkenansiedelung (scheinbares „Virulentwerden" der ständigen Bewohner der Hauteinstülpung auf lädirtem Boden; Verstopfung der Drüsenausgänge).

Dagegen ist der Karbunkel eine von einem Haarbalg, einer Hautdrüse ausgehende, progrediente Nekrose des Unterhautfettgewebes mit Einbegriff vieler solcher lokaler Drüsenschlauchnekrosen, umfangreichem Gewebszerfall, reichlicher dissecatorischer Eiterung an der Grenze der Fetterstarrung mit der Neigung, die Gefässe zu thrombosiren und pyophlebitische Thrombenschmelzung einzuleiten. Die Haut wird siebförmig an mehreren Stellen perforirt oder durch Konfluenz der Nekrosen wird die ganze Decke eingeschmolzen: das nekrotische Fett inkl. der Fascientheile stossen sich in grossen Fetzen ab.

3. Lokalisation oder Progredienz.

Es ist also für den Furunkel die Lokalisation einer Nekrose, für den Karbunkel die Progredienz derselben das Charakteristische im anatomischen Sinne. Im Sinne der für

Arzt wie Patient im Vordergrunde stehenden prognostischen Beurtheilung handelt es sich also beim Furunkel um eine im allgemeinen harmlose Sequestrirung eines kleinen, lebensunfähig gewordenen Gewebspartikels, bei dem Karbunkel aber um eine der
schwersten Formen progredienter Eiterung, einer Phlegmone diffusa
mit vorangehender fermentativer Erstarrung des Fettes, Gefäss-
thrombose und der jeden Augenblick möglichen Pyämie. Die
praktisch wichtigste Frage ist: Wie kann ich im Beginn die beiden
Dinge auseinanderhalten und was hat zu geschehen, um die möglichen Gefahren abzuwenden? Ferner, ist es möglich, dass aus
einem einfachen Furunkel eine progrediente, karbunkulöse Phlegmone sich nachträglich entwickelt? Eine einfache akneähnliche
Pustel mit meist einem Haarschaft in der Mitte, eine rothe, etwas
bucklig erhobene Hautpartie um diese Pustel, ein derbes Infiltrat,
ein Knoten in der Tiefe, die leichte Verschieblichkeit des Ganzen
auf der Unterlage, dabei grosse Schmerzhaftigkeit, tiefes, empfind-
liches Ziehen die Lymphstrassen entlang, leichtes Fieber, wenig ge-
störtes Allgemeinbefinden, das sind die Symptome des Furunkels.
Entscheidend aber ist die elastische Weichheit des Gewebes unmittelbar rund um den Herd, eine kreisrunde Infiltration der Haut
mit ganz allmählichem und gleichmässigem Abfall zur Peripherie,
seitliche Verschiebbarkeit des ganzen Buckels. Die Grösse der
Affektion schwankt von der Dimension einer Linse bis über Walnuss-
grösse. Bei dem Karbunkel dagegen entsteht primär ohne Pustel-
bildung eine diffuse, derbe, nicht übermässig schmerzhafte, fest der
Tiefe aufgelöthete, brettharte Knollenbildung, etwa von der diffusen
Härte eines bösartigen Insektenstiches, eine gleich alle Hautschichten
bis auf die Fascie durchsetzende harte Infiltration. Das Gewebe ist
wie mit erstarrter Gelatine prall gefüllt. Dabei ist die Haut darüber
entschieden weniger afficirt als ihre fettgewebige Unterlage; der
Blutumlauf in ihr ist augenscheinlich weniger gehindert als in der
Tiefe; sie zeigt fluxionäre Hyperämie, leichte Succulenz, Hitze,
Klopfen und Pulsen. Bei vielen erhebt sich auf der Höhe eine
cyanotische, bucklige Kuppe, theils eitrig-pustulös, auch fistulös
zerfallen, schon in den ersten Tagen. Später beginnen die Symptome
der siebförmigen oder plattenförmigen Hautperforation: der Organismus sucht das todte Material auszustossen. Da es sich um

grössere Gewebsfetzen der Tela subcutanea und auch der Fascie
handelt, so gelingt das natürlich nicht oder unvollkommen, das
eitrige, die abgestorbenen Fettklumpen um- und durchspülende
Sekret sucht sich mehrere Abzugskanäle, unter deren Druck die
Haut nekrotisch-eitrig schmilzt. Natürlich befinden sich alle diese
Perforationsöffnungen stets im Centrum der Affektion, weil die Vis
a tergo, der Blutstrom, an der Grenze des Gewebstodes überall
nach der Mitte drängt. Die ganze Affektion ist selten wirklich
kreisrund, weil Fascienfalten, Muskelansätze und Sehnenstränge,
sowie die differente Dichtigkeit und Engmaschigkeit der Bindegewebs-
fascikeln selbst die Progredienz hier und da mechanisch hemmt.
Am Lieblingssitz des Karbunkels, dem Nacken, macht die Infiltration vor den straffen Muskelansätzen am Hinterhaupt Halt, während
sie nach dem Rücken zu und seitlich sich ungehindert ausbreiten
kann. Das giebt den Karbunkeln dieser Gegend mehr das quere,
plattenförmige Ansehen. Die Grösse und Ausdehnung solcher
karbunkulöser Infiltration kann von Pflaumen- bis Doppeltfaustgrösse
schwanken. Also sofortige Anlöthung an Fascie und Unterhaut,
diffuse Erstarrung der tieferen, subkutanen Schicht, relative Intaktheit
der Haut über dieser phlegmonösen Steatose des Fettgewebes, das
unterscheidet auch kleine Karbunkel vom meist runden, gerade in
der Haut sitzenden, das Fettgewebe nur ganz cirkumskript er-
greifenden Furunkel.

4. Indikationen.

Bezüglich der Indikationsstellung möchte ich sagen, dass
jede karbunkulöse Infiltration unverzüglich zu operiren sei, dass
der Furunkel in jenen Fällen unter geeignetem Verbande, sich selbst
überlassen bleiben kann, in welchen bei der ersten Besichtigung der
Affektion die Abstossung des Nekrotischen schon im Gange ist und
der dickliche, wurmförmige Eiterpfropf schon beweglich in der Per-
forationsöffnung erscheint; ferner falls keine schweren Allgemeinsymptome bestehen und die entzündliche Zone in der Peripherie im Rück-
schreiten begriffen oder wenigstens zum Stillstand gekommen ist,
was sehr wohl innerhalb 24 Stunden entschieden werden kann.
Sieht man die Furunkel jedoch im Beginn, und macht die eitrige

Einschmelzung der Haut, wie fast stets, unerträgliche Schmerzen, so kann man durch den operativen Eingriff die Beschwerden und die Heilungsdauer erheblich abkürzen. Der Furunkel ist also zu operiren im Beginn und auf der Höhe der akuten Inflammation und bei drohender Progredienz und bedenklichen Allgemeinsymptomen. Der Karbunkel muss in jedem Stadium operirt werden, je früher desto besser. Bei letzterem sind stets schwere Allgemeinsymptome vorhanden, Fieber, Schwächegefühl, Neigung zu Ohnmacht, belegte Zunge, öfter Albuminurie und Meliturie. Ein Furunkel, welcher beginnt an seiner Umgebung karbunkulöse Infiltration zu zeigen, muss natürlich wie ein echter Karbunkel behandelt werden. Dies im Ganzen seltene Ereigniss tritt ein als eine plötzliche, akute, progrediente Fettnekrose von der Dissekationslinie des nicht ausgestossenen nekrotischen Haarbalgs mit angrenzenden Fettläppchen. Unzweckmässige Behandlung, z. B. eventuell sogar Aetzung und Ausbrennung, jede Art Schorfbildung über demselben, auch Pflasterverbände, welche die Sekretion verhalten, sind manchmal vom Uebel und können ein solches die Situation ganz verschiebendes Ereigniss zu Stande bringen.

5. Pflastertherapie.

Man kann sich nicht genug darüber wundern, wie sehr die Pflastertherapie furunkulöser und karbunkulöser Entzündungen eingewurzelt ist. Wir halten dieselbe direkt für gefährlich. Es ist doch sinnlos, einen Process, der ganz allein auf die Elimination eines todten Gewebsstückes hinausläuft, künstlich durch Verklebung der Ausflussstelle zu unterbrechen. Die Förderung, die die erzeugte Hyperämie hervorruft, wird doch reichlich aufgewogen durch die Sekretverhaltung, welche man veranlasst. Wenn manche Kollegen nun wenigstens ein centrales Loch in dem Klebepflaster anlegen, so scheint zwar eine direkte Schädigung ausgeschlossen, aber indirekt züchtet man gerade unter dem Luftabschluss in der Umgebung sogenannte vollvirulente Bakterien und begünstigt entschieden den Ausbruch multipler Furunkel. In mehr als ein Dutzend der von mir behandelten Furunkulosis universalis war das

Klebepflaster der Ausgangspunkt neuer Furunkel. Denn wenn noch dazu die feuchte Wärme der Haut gerade an den Lieblingsstellen der Furunkulosis (der Achselhöhle, des Dammes, Skrotum, Labien) hinzukommt, so bilden diese Räume zwischen Hautfalten und Pflaster in der That wahre Höhlen für Mikroorganismen, und statt Mittel und Wege zu finden, ihnen den Aufenthalt auf der Haut möglichst zu verleiden, bereiten ihnen die Pflasterfreunde künstlich sehr gemüthliche Wohnstätten. Mir sind alle harzigen Klebstoffe für die Haut, auch die Guttapercha- und Pflaster-Mulle geradezu ein Greuel, soviel Uebles habe ich davon an den meist messerscheuen Patienten beobachten können. Wenn irgendwo, so erweist sich gerade hier die Ueberlegenheit meiner wasserhaltigen homogenen Hautpräparate über die wasserunlöslichen harzigen Stoffe. Wo diese bei absoluter Verweigerung der Operation in Frage kommen, müssen dieselben in Substanz, d. h. ohne auf impermeablen Leinenstoff gestrichen zu sein, angewandt werden. So erreicht man unter Umständen eine Maceration der Hautdecken, die im Sinne der Heilung sein kann, aber die Gefahr der Progredienz bestehen lässt.

6. Formen der Furunkel. Haarbälge und Epilation. Lappenschnitt.

Wir wollen die Schilderung unserer Methoden zur Heilung dieser Affektionen beginnen mit der allgemeinen oder multiplen Furunkulosis. Man kann zwei Formen derselben unterscheiden: die pustulöse und die tuberöse, je nach dem der Sitz derselben mehr die Cutis an sich oder der Haarbalg, welcher die Cutis durchdringt, also eigentlich die Subcutis ist. Natürlich ist im letzteren Falle gleich die Cutis mitbetheiligt, aber es entstehen doch zunächst unter der Haut derbe, sehr schmerzhafte, kugelige Infiltrate, ähnlich den gummösen Processen, die allmählich einschmelzen und so unter fortschreitender Verdünnung der Haut über ihnen zu kleinen Abscesschen führen, die ebenfalls multipel sind: z. B. die Achselhöhlen-Furunkel. Sie entstehen stets um Haarbälge, die abnorm tief in die Subcutis sich einsenken, so dass die Schäfte der Haare schon eine gute Strecke weit durch das Fettgewebe verlaufen. Die anatomische Besonderheit der tief ins Unterhautfettgewebe eingesenkten Haarbälge und Schäfte trifft man selten bei der kau-

kasischen Rasse; sie ist nach meinen Beobachtungen eine Eigen-
thümlichkeit der semitischen Stämme, deren weibliche Vertreter
mir häufiger an diesem quälenden Leiden zu erkranken scheinen
als andere. Gelegentlich der gleich zu besprechenden, manchmal
dringenden Operationen bei diesem Zustand habe ich häufig diese
dicken, schwarzen Haarschäfte ½—1 cm weit ins gelbe Fettgewebe
hinabreichen gesehen. Ueberhaupt ist diese tuberöse Form der
Infiltration gewöhnlich der Beginn allgemeiner Furunkulosis. Es
scheint, als schmilzt zunächst ein Haarbalg in dem entzündlichen
Process ein: dadurch entwickeln sich besonders viel Streptokokken
und Staphylokokken. Dieselben gelangen bei dem entzündlichen
Process und der eitrigen Schmelzung in grosser Anzahl auf die Haut
und in Lymphbahnen der Umgebung. Gerade die Umgebungen der
Haarbälge sind es, die dieselben aufnehmen und beherbergen.
Deshalb ist es mir auch fast ständig gelungen, durch eine konse-
quente Epilation in der Umgebung solcher furunkulösen Herde
die Affektion zum Stillstand zu bringen, wenn man gleichzeitig für
eine vollendete Austrocknung der Haut sorgt. Es ist diese Entfernung z. B. sämmtlicher Achselhöhlenhaare in einer Sitzung keine
übermässige Anstrengung weder für Patient noch Arzt, da man sich
bald überzeugen kann, dass die Haare in dem aufgelockerten Gewebe
sehr viel loser als normal sitzen. Ja, man kann sich nach end-
lichem Ablauf einer Furunkulosis der Achselhöhle überzeugen, dass
fast alle Haare derselben spontan ausgestossen sind. Es ist dies
ein Wink, den uns die Natur giebt. Sie lockert in dem pathologischen Process die Haare, und wir müssen also, um die bedrohten
Haarbälge wirklich zu treffen, ihre Exsiccation zu vollziehen, sie erst
von den meist doch spontan abfallenden Schäften befreien. Das Leiden
kann in seiner fortwährenden Lust zu Recidiven in einer diffusen
pustulösen Dermatitis mit quälendem Pruritus die armen Patienten
arg herunterbringen. Mir ist in einigen Fällen nichts übrig geblieben, als die Haut in einem Kreuzschnitt bis auf die Mitte
der Unterhaut zu spalten und nun vier grosse Lappen abzu-
präpariren und die entstehende Höhle zu tamponiren; dann
steht allerdings die Furunkulosis meist mit einem Schlage, und ich
glaube, das kommt daher, weil nach Durchschneidung sämmtlicher in die Subcutis reichenden Haarbälge diese von jetzt ab

ausser Konnex mit den Unmassen der auf der Haut nistenden Mikroorganismen gesetzt werden. Die im Unterhautzellgewebe restirenden Haarwurzeln werden dann zumeist durch die Granulationseiterung eliminirt, wovon man sich bei Durchmusterung der Sekrete in den Verbandstücken überzeugen kann. Ich gestehe, dass dies Verfahren heroisch ist, es bleibt aber wirklich manchmal nichts Anderes übrig, um der sich Monate lang hinziehenden, auf die Achselhöhle sich koncentrirenden, immer wieder recidivirenden Furunkulosis Herr zu werden. Für gewöhnlich gelingt es, nach Eröffnung der kleinen kutanen Abscesse, (Anästhesie durch Aethylchloridspray) und durch dickes Auftragen der Serumpaste ringsum oder des reinen Ichthyols über das afficirte Gebiet und über die pustulös veränderte Haut hinweg der Affektion in einigen Tagen Herr zu werden, und ich habe unter anderen acht Kollegen, welche alles Mögliche versucht hatten, in kurzer Zeit durch die Methode der Epilation und sekundären Austrocknung der Haut durch abwechselnd reines Ichthyol oder reine Serumpaste zu heilen die Freude gehabt. Dann pflegen nämlich die dermatitisch - pustulösen Schuppen abzutrocken und sich die Sequestrationen und Ausstossungen der kleinen nekrotischen Hautpfröpfchen schnell zu vollziehen, es ist dann den ausgestossenen Bakterien die Gelegenheit benommen, sich auf der Haut zu disseminiren, dieselben treffen überall auf ausgetrocknete Serumpastendecken, auf denen sie zu Grunde gehen.

Die Einzelfurunkel behandeln wir durch Kreuzincisionen und totale Excision alles pathologisch Getrübten und Infiltrirten bis ins Gesunde hinein. Wenn multiple, recidivirende, knollige Furunkulose der subkutanen Haarbälge besteht, so pflege ich schon im Stadium der einfachen Induration vor dem Ausbruch der eigentlichen Nekrose mit Excision vorzugehen. Ich habe folgende Untersuchungsreihen angestellt: ich habe eine Zeitlang die Furunkel überhaupt nicht operirt, sondern mit Quecksilber-Peptonverbänden in der Umgebung behandelt und die spontane Sequestration des Pfropfes abgewartet; in einer zweiten Reihe habe ich möglichst früh operirt mit totaler Excision und in einer dritten Reihe nur mit einfachen tiefen Incisionen mich begnügt. Im Vergleich dieser Fälle kann ich sagen:

1. Die am schnellsten und am schmerzlosesten zur
   Heilung führende Methode ist die der möglichst
   frühzeitigen, totalen Excision der nekrotischen
   Herde (unter Infiltrationsanästhesie).
2. Auf die Verhütung der multiplen Furunkulosis hat
   keine der Methoden, die exspektative, die palliative
   Incision oder die radikale Excision bis ins Gesunde
   einen nachweislichen Einfluss.
3. Die radikale Excision der Furunkel ist diejenige
   Methode, bei welcher ein Weiterschreiten des Processes, seine Umbildung zur Karbunkulose, sich
   sicher ausschliessen lässt. Sie ist daher vom Standpunkte der Prophylaxe die einzig sichere Form der
   Furunkelbehandlung.

7. Behandlung des Karbunkels. Achtzipfelschnitt.

Die Behandlung des Karbunkels kann nach unseren Anschauungen durchaus nur eine operative sein, es ist stets ein
lebensgefährliches Experiment bei progredienter Fettnekrose, die
Spontanabstossung abwarten zu wollen, wenngleich nicht geleugnet
werden soll, dass es Fälle giebt, in denen der Natur diese gewaltige
Leistung spontan gelingt. Ich sah einen Patienten, welcher vier
Wochen lang von einem Kurpfuscher an einem doppeltfaustgrossen
Nackenfurunkel mit „Ochsencrutzionspflaster" (Empl. oxy-
croceum) behandelt worden war. Es war ein fünfmarkstückgrosser
Defekt der Haut vorhanden, in welchem apfelgrosse Fetzen von
Fett- und Fascienmaterial lagen. Ich hatte nur nöthig, die absolut
abgestossenen Sequester mit der Pincette herauszuheben; überall in
der Tiefe waren sehr schöne rothe Granulationen. Wenn auch solche
glücklichen Ereignisse vorkommen, so muss der Arzt doch in jedem
Falle den Gefahren, welche bei dem Grundleiden im Bereich der
pathologischen Möglichkeit liegen, zuvorkommen — Pyophlebitis,
Meningitis durch Kontinuitätsthrombose oder springende Lymphangoitis, Pyämie und Sepsis sind leider nicht allzu selten bei dieser
gefährlichen Krankheit. Ich glaube, dass die üblen Ausgänge als
seltene Unglücksfälle zu betrachten sein würden, wenn man kon-

stant ein Verfahren anwendete, wie wir es seit Jahren auszuüben gewohnt sind, nämlich den Achtzipfelschnitt. Wir machen zunächst eine Kreuzincision vom Gesunden beginnend über und durch den ganzen Tumor, wenn die Hautschnitte auch noch so gross sind; man braucht diese bisweilen riesigen Schnitte nicht zu scheuen, sondern kann sie gleich bis auf die Fascie führen, denn die meist komprimirten oder thrombosirten Gefässe bluten auffallend wenig, nur einige Hautvenen pflegen stärker zu bluten. Alsdann theile ich jeden einzelnen der vier Quadranten (Hautzipfel) noch einmal durch zwei andere Kreuzschnitte (Diagonalschnitte), deren Anfang und Ende ebenfalls centimeterbreit in absolut gesunder Haut laufen müssen. Dann nehme ich eine Cowper'sche Scheere und Pincette und excidire aus den acht Lappen das ganze nekrotische oder auch nur starre Fett weg, bis an der Basis jedes Lappens gesundes weiches Fett erscheint. Manchmal muss man dann noch bei diffuserem Unterkriechen des erstarrten Fettes unter die Lappenbasis die angelegten Radienschnitte weiter verlängern. Ist so das ganze Gebiet freigelegt, so erfolgt die Inspektion des Grundes im entstandenen Defekt. Ist die Fascie trüb, beschlagen, kleben Eiterbeschläge auf ihm fest, sind Lymphbahnen oder Gefässe begleitet mit Zügen trüben oder gar eitrigen Bindegewebes, so spalte man und excidire von der Fascie alles, was irgendwie pathologische Alteration erkennen lässt. Manchmal findet man Zapfen der infiltrirten Fascie sich zwischen die Muskeln senken: auch sie müssen natürlich excidirt werden. Dann wird sorgfältig in jeden Winkel und jede Bucht dick Glutol gestreut und ausgiebigst tamponirt; selten hat man ein Gefäss zu unterbinden nöthig. Bei dieser Behandlung pflegt mit einem Schlage das Fieber und das Krankheitsgefühl zu schwinden. Die Heilung der oft enormen Defekte gelingt unter Glutolserum, später Borvaselinbinden, dennoch in fünf bis sechs Wochen. Es ist eine Leistung höchsten chirurgischen Könnens, einen typischen überfaustgrossen Nackenfurunkel mit einer Operation zur glatten Heilung zu bringen.

Auf den Verlauf der Heilung hat nach meiner Erfahrung nicht wesentlichen Einfluss, ob Diabetes besteht oder nicht. Ich finde in dem Ablauf der Heilungen keinerlei Manifestationen des Zuckergehaltes des Gewebes. Zucker scheint mehr ein Nährboden vorbereitender

als ein direkt den Gewebsbestandtheilen schädlicher Stoff zu sein.
Freilich, da ich fast alle diese Operationen mit Infiltrationsanästhesie
ausführen konnte, fällt für mich auch die Gefähr des Komas nach
der Chloroformnarkose fort. Mit meinen Siedepunktsgemischen habe
ich aber auch bei extrem ausgedehnten und komplicirten Fällen
zahlreiche Narkosen ohne Schädigung gesehen.

Einiges über Lymphsystem und Drüsenexstirpationen.

1. Allgemeine Betrachtungen über das Lymphnetz.

Es ist wohl jetzt eine unbestrittene, fast triviale Wahrheit, dass wir in den Drüsenapparaten der Lymphbahnen Organe zu sehen haben, die in ihrem komplicirten Wundernetz lebenswichtige Funktionen zu erfüllen bestimmt sind. Die bindegewebige Kapsel, radiäre Septen ins Innere sendend und in jedem der so geschaffenen, rings um das Mark laufenden Kanäle ein sehr feingesponnenes Stütznetz für die specifischen Zellanhäufungen schaffend, stellt von der Peripherie zum Centrum sich in immer feinere, multipolare Bindegewebszellen auflösend eins der komplicirtesten Fangnetze dar, das man sich denken kann. Es ist ein mikroskopisch feinstes Filigrangewebe vorhanden, das nur hier und da durch dichtere Lagerung der einzelnen Zellausläufer und durch mehr flache Aneinanderreihung der Bindegewebsfibrillen eine wohlgegliederte Struktur zu Wege bringt, wodurch man auch rein morphologisch eine Rinde und ein Mark unterscheiden kann. Durch diese koncentrirende Faltungsstruktur der vorhandenen Netzmaschen werden dann auch die Hohlräume (Axenströme, Markströme, Rindenströme) geschaffen für die verschieden und verschlungen gerichteten Strombetten, für besondere präformirte Hohltunnel, in denen die sich langsam fortbewegende Lymphe mit ihrem vorwiegend zelligen Material dahinrollt. Wenn wir uns ferner denken, dass alle die Bälkchen und mit Ausläufern versehenen netzmaschenartigen Stützzellen gegen die freie Fläche hin mit einem specifischen Lymphzell-Endothel ausgekleidet sind, und wenn wir rückwärts diese Hohlräume durch die Kapsel

dringend weiter verfolgen, dabei ein- und ausmündende Lymph-
ströme (also Lympharterien und Lymphvenen) konstatirend, wenn
wir im Rücklauf dieser Gefässe noch zahlreiche solcher Lymphknoten zu passiren haben und endlich zur Ursprungsstelle dieser
Lymphbahnen in den allerverschiedensten specifischen Grund-
geweben gelangen und hier genau die Struktur der Drüse, aber in
mehr fibrillären längsgestalteten Spalträumen angeordnet, wiederfinden, so haben wir ein ungefähres Bild von dem komplicirten
Bau dieser Apparate. Es ist ein über den ganzen Körper aus-
gesätes System von kleinsten Buchten, Spalten, durchsponnenen
Hohlkanälen und septenartig durchwebten, mikroskopischen Laby-
rinthen das die primordialen Lymphmaschen des Bindegewebes in
der sogen. adenoiden Substanz in ihrem Zusammenhang mit den
Filtrirapparaten und deren Leitungsröhren, den Drüsen- und Lymph-
gefässen darstellt. Diese breit in den Gewebsflächen ausge-
spannten, in die Tiefe der Gewebe gleichsam wie über den Meeres-
boden gebreiteten Netze sind durchströmt von einer Art flüssigen
Gewebes mit Leukocyten als specifischen Zellen und dem
Lymphplasma als flüssiger Zwischensubstanz, welches, die Produkte des lokalen Stoffwechsels und alles pathologisch Trans-
portabele in sich aufnehmend, sich zu den zahlreichen in ihrem
Strombette eingefügten Filtriranstalten hinbegiebt, um sich von
allen überflüssigen oder schädlichen Beimengungen zu befreien.
Schliesslich gelangt dann auf immer breiteren Stromstrassen
die immer filtrirtere Lymphe durch einen Haupttunnel (Duct.
lymph.) in die Venenbahn und damit in die allgemeine Cirkulation. Für die gesammte Pathologie ist es von grösster Wichtigkeit, zu wissen, dass es zwei von einander ganz abgeson-
derte Strombahnen der Lymphe giebt, deren eine, dem Er-
nährungstraktus angefügt, bestimmt ist, Nahrungsmaterial direkt in
das Blut zu transportiren (Chylus) und von hier wahrscheinlich, vermittelt durch die auswandernden weissen Blutzellen, die Ernährungs-
und Regenerationsfermente an die peripheren Gewebe heranzuführen,
deren anderes, das periphere Lymphnetz im Gegentheil die verbrauchten und verarbeiteten, umgesetzten, abgelagerten, vom peripheren Gewebe nicht analysirbaren Rohstoffe nebst den etwa aussen
einverleibten, fremden Bestandtheilen nach genügender Filtrirung

zum Blutstrom zurückbringt, um die weitere Destruktion und Elimination specifischen Zellsystemen (den grossen Organdrüsen) zu überlassen. Es wird also auf den Lymphbahnen dauernd Ernährungsmaterial zugeführt und auf anderen das Produkt regressiven Stoffwechsels dauernd abgeführt; es giebt also eine Art arteriellen und eine Art venösen Lymphstromes; beide benutzen die intermediäre, eingeschobene Blutbahn als Triebkraft: der Chylusstrom plus Blutbahn plus zuführendem Lymphnetz im Gewebe stellt ein arterielles, das abführende Lymphnetz im Gewebe, die peripheren Lymphdrüsen plus Blutbahn, das venöse System dar; der Lymphkreislauf ist geschlossen im adenoiden Gewebe, von wo aus man nach beiden Richtungen gelangen kann. Diese Betrachtungen erleichtern unserer Meinung nach sehr erheblich das Verständniss mancher chirurgisch-pathologischen Processe, deren genaue Kenntniss auch für das chirurgische Handeln nicht unwichtig ist. Für die Pathologie der Drüsen z. B. legt es uns die sehr wichtige Entscheidung auf, ob eine beobachtete Hyperplasie eine Folge peripherischer Deportation schädlichen Materiales ist, ob sie also eine Form der resorptiven Reizung darstellt oder ob sie auf dem Wege der centralen Lymphzufuhr mehr als eine Art embolisch-metastatischer Lokalisation aus einer dyskrasischen Reizung entstanden aufzufassen ist. Wenn wir z. B. einen sogenannten Bubo traumaticus in Behandlung bekommen und beim besten Willen an der ganzen Extremität nicht eine Spur von Eingangspforte für einen pathologischen Resorptionsmechanismus entdecken können, wenn wir so also gezwungen sind, an eine entweder rein mechanische Reizung durch Kapseldruck, Zerrung und Pressung der Weichtheile über der Kapsel (z. B. beim Marschiren, Schlittschuhlaufen, Reiten) oder an eine centrale Reizung d. h. an eine Dyskrasie zu denken, so hilft uns jene obige kleine, anatomische Studie vortrefflich, alle Möglichkeiten zu überdenken. Wir werden uns genau nach der allgemeinen Konstitution umsehen, wir werden die übrigen Drüsen inspiciren, die Lungen auskultiren, nach Symptomen und anamnestischen Daten der Skrophulose, der Lues etc. forschen und schliesslich die besondere Ernährung in Rücksicht nehmen. Metastase, Embolie, Resorption, allgemeiner und lokaler Stoffwechsel, das sind die Gesichtspunkte und die Fragestellungen, welche uns gleichsam als ein auszufüllendes Formular vor Augen

sein müssen, um zu einer sicheren Anschauung zu gelangen, und
dessen genaue Ausfüllung nur geschehen kann, wenn wir rückwärts
prüfend in der Phantasie die Bahnen verfolgen, auf welchen der
Lymphstrom und mit ihm die Reizvermittler zu diesen Drüsen da
gelangen kann. Die Stationen, welche er dabei passirt, sind zugleich die Ursachenmöglichkeiten, durch deren Ausschluss oder Einbegriff der Krankheitszustand allein sicher entschieden werden kann.

2. Es werden zu viel Drüsen exstirpirt.

Die recht ausführlich in der Phantasie rekapitulirte wunderbare
Komplicirtheit eines solchen Drüsenapparates, der eine so vielfache
Beziehung zum allgemeinen Haushalt des Organismus besitzt, hat
aber auch noch den anderen Nutzen, uns nicht so gleichgültig über
die kurzer Hand vorgenommene Excision einer solchen Drüse denken
zu lassen. Mit einem Worte: wir sind der Ansicht, dass uns über
die Frage der totalen Drüsenexstirpation zwingende Indikationen
fehlen, und dass aus entschieden unhaltbaren pathologischen Vorstellungen heraus viel zu viel totale Drüsenexstirpationen, namentlich
bei Kindern, vorgenommen werden. Wir haben hier hauptsächlich
zwei Gebiete im Auge: das sind die retromaxillaren Halslymphdrüsen und die inguinalen Drüsen. Es giebt Operateure, welche
eine Lymphdrüsenhyperplasie am Halse und einen Bubo simplex
ohne alles Bedenken und unter allen Umständen excidiren. Wenn
man die Statistiken unserer Krankenhäuser und Lazarethe daraufhin
ansieht, wird man erkennen, welch eine Rolle die totale Drüsenexstirpation am Halse und an der Inguinalgegend spielt. Demgegenüber wird jeder praktische Arzt aus einer längeren Beob-
achtungszeit derselben Individuen in der Familie gewiss bestätigen,
dass in einer sehr grossen Anzahl von Fällen Drüsen, welche in
dem Kindesalter recht ansehnliche Tumoren bildeten, in späteren
Jahren ohne Allgemeinerkrankung der Individuen, ohne Phthise oder
Lymphosarkom in Heilung übergingen. Es zeigt sich hier so recht
die Unmöglichkeit, die Krankenhausbeobachtung in der vollen individuellen Betrachtungsweise eines Familienarztes durchzuführen:
so viel sonst der Krankenhausarzt und seine Therapie dem praktischen
Arzte voraus haben mag, so viel der Specialist an technischem

Können dem Medicus simplex practicus sonst überlegen sein mag, hier ist dieser entschieden dem Kliniker überlegen: d. h. in individualistischer, genealogischer, sociologischer Betrachtungsweise des Einzelfalles. Hier, möchte ich sagen, hat er die Möglichkeit, wissenschaftlicher zu arbeiten und zu denken als der Krankenhausarzt. Während letzterer gezwungen wird, Schemata aufzustellen, und keine Gelegenheit hat, den Einfluss der Stammesgeschichte, die elterlichen, grosselterlichen, geschwisterlichen Analogien mitheranzuziehen, auch die socialen Krankheits- und Heilungsbedingungen nur in grossen Gruppenparadigmen klassificiren muss, kann der Hausarzt Dinge, wie Erblichkeit, persönliche Heilkraft, Stammeswiderstand, wahrscheinlichen Verlauf etc. bei einer Krankheit mit in Betracht ziehen und in der Mitberücksichtigung dieser allgemeinen, für ärztliche Wissenschaft und Therapie doch so unendlich wichtigen Fragen, meine ich, rangirt der gewissenhafte Familienarzt vor dem generalisirenden Krankenhausdirektor. So kommt es denn, dass einem Chirurgen ein Kind mit grossen Lymphomen am Halse vorgeführt wird, und derselbe sofortige, beiderseitige Operation anempfiehlt, während der dabei stehende schmunzelnde, greise Sanitätsrath folgenden Einwand macht: „Lieber Kollege, das Kindchen hat vier Geschwister, 17, 12, 9 Jahre alt, die hatten in gleichem Alter genau dieselben Hälse. Ich will sie Ihnen alle drei präsentiren, sie sind blühend und gesund. Warum sollt es bei diesem Kindchen anders kommen?"

Das ist mir selbst passirt, und ich muss gestehen, dass ich auch bei diesem Kinde die Hyperplasie im Laufe der Jahre sich glatt zurückbilden sah. Seitdem habe ich diesen Dingen eine besondere Aufmerksamkeit gewidmet; ich habe im Austausch mit Pathologen (Prof. Langerhans, Hansemann) diese Dinge oft zur Sprache gebracht, mich in die Krankengeschichten Anderer, die solche Fälle operirten, versenkt, habe mir alles Material sorgfältig gesammelt und fasse meine Ansicht hier dahin zusammen:

　　1. es werden viel zu viel Lymphdrüsen exstirpirt, und
　　2. es fehlen strenge, pathologisch begründete Indikationen zur Therapie der Lymphdrüsenaffektionen.

3. Deletäre Folgen versuchter Totalexstirpationen.

Die Lymphdrüsen spielen im Haushalte des Organismus eine viel
zu bedeutungsvolle Rolle für den Stoffwechsel der Region, welcher sie
zugehören, als dass man sie so leichten Herzens entfernen könnte,
wenn sie erkanken. Es ist ohne alle Frage, dass z. B. die submaxil-
laren und fascialen Lymphdrüsen des Halses für die Aufnahme des
Tuberkelbacillus und seine lokale Vernichtung eine ungeheure Rolle
spielen, wofür Grünwald in einer vorzüglichen Arbeit Beweise geliefert hat. Sie bilden geradezu ein Fangnetz für die pathogenen
Eindringlinge. Hat nicht ihre totale Entfernung unter solchen Umständen funktionelle Bedenken? Mir ist ein Fall bekannt, bei dem
die totale Exstirpation der Halslymphdrüsen eine fast elephantiastische
Verdickung der linken Unterlippe und Wange veranlasst hat und
die Fälle von Elephantiasis penis et scroti, jahrelang nach der
Totalexstirpation der Inguinaldrüsen entstanden, welche Riedel
publicirt hat, geben doch auch zu bedenken, dass für die Harmonie
des normalen Stoffwechsels im Wurzelgebiet einer Drüse ihre Entfernung eine schwere Schädigung bedeutet. Aber diese Vernichtung
des Filterapparates einer Lokalität nimmt der letzteren auch einen Ab-
wehrmechanismus von allerhöchster Schutzkraft gegen Infektionen,
wie ich an mehreren mir bekannten Fällen zu konstatiren Gelegenheit hatte. Alle drei Fälle betreffen Aerzte. Dem einen ist vor mehreren
Jahren die linke Achseldrüse, wegen einer zweifelhaften Hyperplasie
total excidirt worden. Er hat allen Grund, die geringsten Verletzungen der zugehörigen Extremität zu fürchten, denn die Infektionen verlaufen an dieser Hand stets besonders schwer. Ein
zweiter Kollege verlor ebenfalls durch totale Exstirpation die linke
Achseldrüse, er starb mehrere Jahre später in wenigen Stunden an
einer Fingerinfektion. Ein dritter Fall erkrankte an einer äusserst
bedenklichen und besonders schwer verlaufenden Infektion der
Extremität, an welcher die Lymphdrüsen früher exstirpirt waren.
Ein zwölfjähriges Mädchen, dem ich selbst vor 6 Jahren die linken
Halsdrüsen wegen käsiger Hyperplasie total entfernte, hat während
eines ganzen Jahres zwölf Erysipelanfälle gehabt, unmittelbar nach
zufälligen, unbedeutenden Verletzungen im Bereiche des Wurzelge-

bietes dieser Lymphdrüsen. Ich selbst sah ferner in meiner Praxis
drei Fälle von Elephantiasis des Praeputiums und Penis nach beider-
seitiger totaler Inguinaldrüsenexstirpation, welche nicht von mir vollzogen waren, und zwei Fälle von chronischem, indurativem Oedem
des Unterschenkels nach totaler Drüsenexstirpation, deren eine in
einem Lazareth, die andere in einem Krankenhause vorgenommen
wurde. Nun, ich denke, wenn man dazu die publicirten Fälle von
Riedel rechnet und sich überlegt, dass es doch noch viel mehr
derartige Fälle geben muss, da es unwahrscheinlich ist, dass nur
uns Beiden solche Fälle begegnet sind, so steht es wohl ausser Frage,
dass die totale Lymphdrüsenexstirpation für das betreffende Gebiet
eine Schädigung, ja eine Gefahr bedeutet.

4. Die „Totalexstirpation" ist eine Illusion.

Die einzige Erklärung, welche es giebt dafür, dass bei der
Unzahl von Totalexstirpationen, welche in den letzten 20 Jahren
vollführt sind, nicht diese Ereignisse so sehr viel häufiger und allgemeiner bekannt sind, ist die, dass eine wirklich vollendete
Totalexstirpation ohne Bestehenbleiben von Resten adenoiden Gewebes, welches später durch Hyperplasie einen
Theil der Funktion wieder ausgleicht und kompensirt,
kaum jemals gelingt. Daraus darf man aber nicht den Schluss
ziehen: also ist sie nicht so bedenklich, wie man uns glauben
machen möchte, sondern daraus folgt unbedingt, dass auch bewusst
nur partielle Exstirpationen zum Zweck der Heilung ohne das
heroische Mittel der totalen Ausschälung der meist noch dazu
verlötheten Kapsel genügen müssen. Es ist doch unter allen
Umständen eine gefährliche Operation solche totale Excision mehrerer Drüsen mit dem festen Umhüllungsnetz starker, entzündlich verdickter, schwieliger, periadenitischer Schwarten. An die
grössten und lebenswichtigsten Adern sind sie angelöthet, lebenswichtige Nerven ziehen unmittelbar hinter ihnen dahin, die eventuelle
Infektion, doch gerade bei entzündlicher Adenitis nicht ausser dem Bereich der Möglichkeit, ergreift gleich tiefe, schwer beherrschbare Bahnen, und die specifische Adenitis tuberculosa caseosa ergiebt z. B. die
Möglichkeit miliarer Invasion an allen Ecken und Kanten der meist

enormen Wundhöhlen. Die Folge ist, dass auch die Statistik der totalen Drüsenoperationen am Halse, puncto Tod an den Folgen der Operation, eine erschreckend ungünstige ist. Verblutungstode, Miliartuberkulose, Pyämie figuriren hier manchmal mit einer staunenswerthen Typicität. Die Fälle selbst von Tod an Blutung bei totaler Bubonenexstirpation der Inguinalgegend und Luftaspiration bei Axillarbubonenoperation sind nicht so überaus extrem seltene Beobachtungen. Wenn wir uns vergegenwärtigen, dass es rein skrophulöse, chronische Hyperplasien der Halsdrüsen bei Kindern giebt, die, wie ja allgemein bekannt, in der erdrückenden Mehrzahl der Fälle durch innere Medikation: Jodkalium, Leberthran und Hebung der Konstitution, bessere Ernährung, Wachsthum, wenn auch manchmal erst im Laufe von Jahren, spontan sich zurückbilden, so muss man doch sagen, dass in solchen Fällen die Gefahren einer Totalexstirpation in gar keinem Verhältniss zum Grundleiden stehen. Das ist unsere vornehmste Richtschnur zur Indikation einer Operation: wie verhalten sich die eventuellen, erfahrungsgemäss möglichen Gefahren einer Operation und wie steht es demgegenüber mit den Gefahren des Grundleidens? Aus dieser Bilanz sollte nach unserem Gefühl einzig die Berechtigung einer Operation abgeleitet werden; dabei ist freilich in Mitrechnung zu ziehen, dass man eventuell durch die Ausführung einer Operation den eventuellen Folgen des augenblicklich vielleicht harmlosen Grundleidens zuvorkommt. Gerade in Bezug auf die reinen hyperplastischen Lymphdrüsentumoren ist es für mich gar keine Frage, dass die Gefahr einer Operation mit Ausschälung von kettenförmig aneinander gereihten Drüsen, die sich immer tiefer in die fächerartigen Ausbreitungen der Fascien versenken, grösser ist, als die äusserste Möglichkeit, welche befürchtet werden kann: die Phthise; denn ich bin allerdings der Meinung, dass mehr Phthisiker geheilt werden können, als Menschen solche enormen Eingriffe überstehen. Es kommt aber hinzu, dass die technisch ja wunderbaren und jeden Operateur, auch mich, reizenden Operationen kaum jemals ihren einzig plausiblen Zweck erreichen, nämlich alles Kranke zu entfernen: hier handelt es sich ja nicht nur um wirkliche Drüsen, die die Träger der virulenten Noxe sind (des Tuberkelbacillus), sondern ohne alle Frage eben auch um adenoides, flächenförmig-diffuses

Lymphgewebe und um inficirte Lymphstränge, welche sämmtlich zu exstirpiren die Tagesarbeit eines Anatomen noch nicht erschöpfen würde. Im Gegentheil, wir sind auf Grund unser pathologischen Schulung zu der Annahme verpflichtet, dass die Neueröffnung so vieler Lymphbahnen, die Fortnahme des im Entzündungsreize verdickten und verdichteten Bindegewebes um die Drüsenkapseln herum künstlich die von der Natur gelieferten Schutzwälle wieder einrennt. Also nicht nur vom Standpunkte der Operationsgefahr, sondern auch von dem der pathologischen Anatomie aus sind diese Totalexstirpationen gänzlich zu verwerfen, wenn nichts anderes als eine rein entzündliche markige Hyperplasie der Drüsen vorliegt. Das trifft ganz und gar auch die Bubonenexstirpation. Ich habe die Zeit miterlebt, in welcher jeder Bubo total exstirpirt wurde und diese Exstirpation als das rationellste Verfahren bei Bubo simplex, mit und ohne Eiterung, hingestellt wurde. Ich habe mich überzeugt, dass dieser Standpunkt der radikalen Drüsenexstirpationen ein durchaus irriger ist. Ja, wird man mir einwenden: das mag der Fall sein für reine, markige Hyperplasien, blande Drüsentumoren ohne jeden specifischen Zerfall, ohne Vereiterung oder Verkäsung, aber verkäste Drüsen, vereiterte Drüsen total herauszunehmen sei doch eine Pflicht! Nun, ich scheue mich nicht, auch diesen Satz in seiner allgemeinen Gültigkeit anzugreifen.

5. Methodische Enukleation.

Sehr zahlreiche Drüsenvereiterungen habe ich einfach mit Incision und langem breiten Offenhalten der Incisions- und Granulationslücke zur Heilung gebracht, ohne jede Störung und mit sekundärer, totaler Rückbildung des ja nur reaktiv hyperplasirten nicht vereiterten Drüsenkörpers, und für die verkästen Drüsen kann ich versichern, dass auch hier breite Eröffnungen mit Theilexcisionen und partiellen Enukleationen von kranken Drüsenkörpern unter Stehenlassen der Kapsel, öfter als man es denken sollte, genügen, um die Heilung und Rückbildung aller Drüsen unter gleichzeitiger Hebung des Allgemeinbefindens herbeizuführen. Wir geben gern zu, dass es Fälle giebt, in denen die radikale Exstirpation des ganzen Drüsenkörpers mit den Dutzenden

von miliaren Abscesschen, diese Wurzelgebiete pyämischer und
tuberkulöser Embolien, streng geboten ist und es geradezu ein Fehler
ist, die Entfernung solchen gefährlichen Herdes nicht zu unternehmen,
aber haarscharf sind diese seltenen Fälle von allen übrigen abzutrennen; erstens durch dauerndes pyämisches Fieber,
zweitens durch deutliche Abnahme der Kräfte (Blässe, Gewichts-
verlust, Appetitmangel, allgemeine Dyskrasie). In diesen Fällen ist
der kranke Drüsenkörper nicht mehr der Ausdruck einer allgemeinen
Erkrankung, sondern er ist das Wurzelgebiet der gefährlichen Blut-
dyskrasie. Darum fort mit ihm, und gehe es bei der Operation um
Tod und Leben! Solange aber kein Fieber besteht und solange
der Allgemeinzustand sich auf der Höhe seiner normalen Funktion
erhalten lässt, ist der operative Eingriff nur dann indicirt, wenn
lokal der Durchbruch der zerfallenen Drüsensubstanz
durch die Kapsel erfolgt ist, was sich meist durch Hautröthung
und akuten Fieberanfall kundgiebt. Dann soll incidirt werden und
von der Incisionsstelle aus soviel krankes Material, selbst mit Hülfe
des scharfen Löffels, entfernt werden, wie möglich ist. Ja, man ist
dann sogar berechtigt, beim Bestand mehrerer Drüsenknoten, die
Kapsel der einzelnen von der eventuell erweiterten Schnittlinie aus
zu spalten und die Drüse eventuell in situ quer zu durchschneiden
und bei krankhafter Veränderung mit grossen stumpfen Löffeln die
einzelnen Drüsenkörper intrakapsulär zu enukleiren. Diese Enukleation der Drüsenkörper unter Stehenlassen der Kapsel, genau
analog der Enukleation des Kropfes, ist eine Operation, die wir
ganz methodisch geübt haben an der Stelle der totalen Exstirpation
afficirter Drüsen. Wir spalten zu diesem Zweck die vordere Drüsenkapsel und die Mark- und Rindensubstanz, wie man ein gekochtes
Ei mit Schale mit einem Schnitt durchtrennt, biegen dann die beiden
Drüsenkörperhälften klaffend auseinander und heben mit ganz grossen,
scharfen Löffeln, deren Grösse ungefähr der einen Drüsenhälfte entsprechen muss (weshalb wir uns eine ganze Reihe solcher Enu-
kleationslöffel halten), die eine und dann die andere Eihälfte
aus ihrer Schalenkapsel heraus. Das gelingt meist ganz leicht unter
Blutungen, die sämmtlich durch Tamponade leicht zu stillen waren.
Ein so mit typischen Enukleationen behandeltes Operationsfeld sieht
eigenthümlich aus: multiple Buchten und Taschen senken sich im

Verlauf der Fascien in die Tiefe, wie Dellen in den Eiertellern. Diese typischen Enukleationen kann man auch in Fällen reiner Hyperplasien anwenden, um die excessiv wachsenden Tumoren zur Rückbildung zu bringen, denn es ist keine Frage, dass die theilweise Enukleation einer rein oder entzündlich hyperplastischen Drüse einen Schrumpfungsprocess veranlasst, der schliesslich zu einer Verödung des ganzen Drösenkörpers führen kann. Alle die Formen der entzündlichen Lymphadenitis, die einfach hyperplastische, die chronisch-verkäsende, die akute, eitrig-diffuse und die chronisch-eitrig-disseminirte Lymphadenitis verlangen also eine ganz differente Behandlungsweise. Zu den rein hyperplastischen gehören die traumatischen, die syphilitischen und tuberkulösen im ersten Stadium, zu den chronisch-verkäsenden die skrophulösen und die metastatisch-tuberkulösen, zu den akut-eitrigen die gonorrhoischen und die nach Ulcus molle und zu den chronisch-eitrig-disseminirten die regionären nach Infektion auch bei Scharlach und Diphtherie, wie wir sahen, auch die specifische, multiple, knollige, trockene Lymphangoitis und -adenitis nach Fingerinfektion mit gonorrhoischem Sekret.

Bei allen diesen Entzündungen handelt es sich im Beginn um intrakapsulär deportirte, diffuse oder scharf cirkumskripte Reizungen, die theils zu einer allgemeinen Neubildung von Lymphdrüsenzellen führen (markige Hyperplasie), welche je nach der Natur des lokalisirten Virus bald zu Eiter, bald zu Käse oder Kalkherden werden, bald zum speckigen oder fettigen Zerfall führen. Dabei kann sowohl der degenerative Process, wie die progrediente Eiterung die Kapsel durchbrechen, und so entstehen Abscesse resp. käsige, kettenförmige Adenitiden, indem die periadenitischen, lymphatischen Primordialnetze sich zu einer diffusen, knotigen, Pseudodrüsen bildenden Hyperplasie entwickeln.

6. Fünf Thesen zur Lymphdrüsentherapie.

Unsere Thesen zur operativen Indikation der Drüsentherapie also sind:

1. Die reine, lymphatische Hyperplasie ohne Anzeichen zum Zerfall und bei Beschränkung auf die

präformirten Drüsenpackete ist Gegenstand inter-
ner Therapie.

2. Die eitrige Schmelzung einer Drüse nach akuter
peripherischer Infektion braucht, falls nicht dro-
hende Allgemeinsymptome vorhanden sind, erst
nach Kapseldurchbruch und Hautanlöthung operativ
behandelt zu werden — dabei ist die totale Exstirpation überflüssig und eventuell schädlich.

3. Die käsige Degeneration der Drüsen erfordert dann
operative Behandlung, wenn das Allgemeinbefinden
sich stetig verschlechtert bei exspektativer Therapie; hier ist die typische Enukleation der Drüsen
ohne Kapselexcision der totalen Excision vorzuziehen.

4. Die syphilitischen Tumoren der Drüsen sind nur im
Falle der Vereiterung und alsdann durch einfache
Incision zu behandeln. Nur im Falle einer diffusen
progressiven syphilitisch-lymphatischen Degeneration der ganzen Wunde und Durchbruch des Processes in die Kapsel und progressiver Sklerose des
ganzen Drüsengebietes kann die Totalexstirpation
alles Kranken gerechtfertigt sein beim Versagen
der specifischen Therapie.

5. Drüsentumoren zweifelhafter Provenienz mit hek-
tisch-pyämischem Fieber ohne deutliche Abcedi-
rung werden am besten durch Totalexstirpation behandelt.

6. Echte Tumoren der Drüsen (Sarkom, Lymphosarkom) sind natürlich radikal zu operiren.

Behandlung katarrhalischer Affektionen mittels wasserlöslicher homogener Mittel.

1. Schleimhaut und Fette.

Wir wollen in diesem Kapitel kurz angeben, in welcher Weise wir versucht haben, einige unserer Präparate auch auf die erkrankten Schleimhäute einwirken zu lassen. Im Allgemeinen gingen wir auch hier von der Vorstellung aus, dass es Vortheil haben müsse, die Medikamente in Vehikeln zu verabfolgen, deren Assimilirbarkeit an die schleimigen und wässrigen resp. eitrigen Absonderungen besser gelingen muss, als die der fettigen und fettähnlichen Mittel. Letztere bilden doch kaum haftende und durch den Sekretstrom leicht abschiebbare Auflagerungen, deren Unvermischbarkeit mit wässrigen, schleimigen und purulenten Massen einer direkten Einwirkung des suspendirten Medikamentes nicht günstig sein kann. Allerdings gelingt es wohl meist dem Sekret, die wasserlöslichen Bestandtheile (Salze etc.) aus dem Fette resp. dem Kohlenwasserstoff, Vaselin etc. herauszuspülen, auch wohl zum Theile die Vehikel zu emulgiren, aber dieses Sekret selbst hat doch schon die Schleimhautfilter passirt, und es ist nicht annehmbar, dass es den Weg zurückwandelt, den es zuvor genommen hatte. Verwendet man jedoch Substanzen, deren Komposition den flüssigen Absonderungen der Schleimhäute verwandt ist und deren Viscidität stark genug ist um zu haften auf der freien, weichen Fläche, so ist bei der Löslichkeit solcher Stoffe im Sekretstrom die Kontakt- und Resorptionswirkung von entschieden längerer Dauer und grösserer Ausgiebigkeit. Wenn wir ferner bedenken, dass ein Theil unserer Medikamente auf Schleimhäuten nur dann zur Wirkung kommen kann, wenn eine Resorption sogar durch die zelligen Elemente direkt stattfindet, wie z. B. bei der Gonorrhoe, bei der der vermeintliche Urheber der Erkrankung intracellulär und periurethral ebenso zu finden ist wie auf der freien Fläche und in den Maschen der Schleimhaut, so können wir, wenn wir überhaupt eine Einwirkung auf diese Mikroorganismen intendiren, dieselbe nur von intracellularer Resorption erwarten. Je näher wir aber auf Schleimhäuten den Gesetzen rein physiologischer Osmose uns anpassen, um so sicherer wird der gewünschte Effekt, wenn überhaupt auf diesem Wege eine Therapie möglich ist, voraussichtlich eintreten. Vielfach wird es aber genügen bei der Therapie der erkrankten Schleimhäute eine Schutzdecke gegen die von aussen oder innen über die kranken Flächen streichenden Schädlichkeiten (Exkremente, Staub, Nierensekret, Auswurf) über sie zu breiten; auch hier bin ich der Meinung, dass klebende, haftende, homogene Mittel dauerndere Ueberzüge darstellen, als Fett und fettähnliche Substanzen, welche mehr oder weniger verschiebbare Fremdkörper bilden.

Es ist hauptsächlich die Peptonpasta, welche wir zu diesen Vehikeln gewählt haben (S. 230) da dieselbe zäh verstreichbar, dickflüssig, klebbar und mit fast allen Medikamenten mischbar erscheint. Aber auch das Glutol und die Wachspasta haben wir für Schleimhauttherapie verwandt.

2. Chrompepton bei Halsaffektionen.

Auf der Schleimhaut des Rachens, des Zungengrundes, den Tonsillen und der Choanen hat uns bei verschiedensten chronischen Entzündungszuständen die Applikation des Chrompeptons gute Dienste geleistet, namentlich da, wo es sich um zweifellos alte syphilitische Infiltrate handelte. Aber auch sekundär syphilitische Ulcerationen heilen gut unter dieser Form der Anwendung des Acid. chromic. Wir verschreiben dasselbe:

Rp. Acid. chromic.   5,0

Pastae peptonat. Schleich 50,0

M.D. Aeusserlich.

und tragen die Pasta mit einem Wattebausch auf die Schleimhautfläche auf. Die Pasten sind sämmtlich gut verschlossen aufzubewahren, eventuell mit etwas Wasser stets flüssig zu erhalten.

Auch für Plâques und Ulcerationen der Mundschleimhaut bewährte sich diese Form. Vorzügliche Dienste that dieselbe mir bei der so schmerzhaften Leukoplakia linguae, deren neuralgische, oft namenlos heftige Schmerzen bisweilen überraschend gut durch Ueberbreiten frischer Blätter (Flieder, Buche, Pappel) gestillt werden. Es ist ja bekannt, dass diese die Zunge theils papillär zerklüftenden und narbige Retraktionen mit schneeweisser Decke (glatte Atrophie) bewirkende Affektion leicht in Karcinom übergeht. Ich habe deshalb meine letzten drei Fälle von vornherein operativ behandelt.

3. Glutol und die Nasenschleimhaut.

Für die Schleimhaut der Nase schien mir das Glutol für einige borkenbildenden Processe von vorzüglicher Wirkung: ich lasse dasselbe in Prisenform hochziehen, man kann es noch nach Tagen wie eine gelatinöse Decke über der Schleimhaut ausgebreitet sehen, in seiner austrocknenden Wirkung vermag es entschieden Linderung zu verschaffen. Interessant war mir die Beobachtung, dass es in einem Falle von Asthma durch ausgiebige Tamponade der Nase mit Glutol die Anfälle ganz konstant koupiren und unterbrechen konnte. Für die echte Ozaena schien mir Jodoformpepton ein gutwirkendes Mittel.

4. Uterinkatarrhe und Jodoformpepton, Ichthyolpepton.

Dieselben werden 10procentig verwendet.

Rp. Jodoform. 5,0
Pastae peptonatae ad 50,0
Ol. Melissae q.s. ad desodorationem

Die Behandlung der Katarrhe der Vagina und des Uterus wird von mir ebenfalls ganz durch Peptonpastenpräparate, wo überhaupt Medikamente in Frage kommen, durchgeführt. Ich habe schon erwähnt (s. o. S. 228), dass Erosionen der Portio vorzüglich abheilen durch feste Gegentamponade von Wachsvaselinbinden, deren Enden man da, wo sie gegen das Erosionsgeschwür zu liegen kommen, mit Ichthyol. liquid. befeuchten kann, und dass für Dauertamponaden der Vagina, auch zur Antiphlogose para- und perimetrischer Entzündungen, diese Wachsvaselinbinde sehr bequeme Handhaben bietet. Freilich ist ihre Applikation bei reichlicherem

Fluor nicht sehr angenehm, weil die Entfernung des Tampons bei
starker Sekretansammlung einen sehr penetranten Foetor entfesselt.
Die stark secernirenden Katarrhe der Vaginalschleimhaut
kann ich meist durch dickes Ausstreichen der Scheide mit

Rp. Pastae peptonat. (Schl.) 30,0 od. Rp. Tinct. Jodi fort.   5,0
   Ichthyol.   20,0   Pastae pept. (Schl.) ad 50,0

beherrschen. Wo auch das nichts nützt, bleibt nur die kon-
sequente mechanische Säuberung und Aseptificirung der Scheide alle
zwei Tage durch Marmorstaubseife wie vor einer Operation übrig.
Das ist das wirksamste Mittel (gegen einfachen Scheidenfluor natürlich), das ich kenne. (S. 158). Es beseitigt aber gewiss keine
Uterinkatarrhe. Wohl aber macht die Ansammlung des
Uterinsekretes und seine Zersetzung in der Scheide
Zustände von Unsauberkeit, die ähnlich schwere Allge-
meinleiden hervorrufen können wie etwa faulige Zersetzungen im Munde bei kariösen Zähnen.

5. Scheidenresorption und einige Andeutungen betreffs „Hysterie".

Es ist für mich gar keine Frage, dass die Vaginalschleimhaut stark resorbirt und dass im Haushalt des weiblichen Organismus die zeitweilige Resorption gewisser Stoffe eine Rolle physiologischer Ernährung resp. funktioneller Belebung des gesammten
Nervensystems spielt und dass allein ihr Ausfall einen Theil psychischer Alterationen bedingt. So brutal es klingen mag, es ist meine
volle wissenschaftliche Ueberzeugung, dass diese Resorption für
den weiblichen Organismus einen natürlichen, naturgewollten Lebens-
reiz nicht nur zur Zeugung, sondern auch für den Gesammtstoff-
wechsel enthält. Physiologisch ist sicher der Genitaltraktus der
Frauen zur Resorption ganz besonders ausgestattet. Das folgt allein
aus der klinisch ungemein häufig von hier aus beobachteten Intoxikation z. B. mit Sublimat oder Karbol auch mit dünnsten Lösungen;
das folgt auch meiner Ansicht nach unmittelbar aus den depressori-
schen Allgemeinstörungen, welche die Zersetzungsprodukte des
Vaginalsekretes bei einfachem Fluor hervorrufen können. Erst
wenn man hier Sauberkeit erzielt hat durch die Applikation der
Marmorseife in zweitägigen Sitzungen gelingt es noch besser, den
eventuell vorhandenen Uterinkatarrh zu behandeln. Das beste

Mittel für einen einfachen, auf hyperplastischer Schleimhaut ohne pro-
duktiv organische Betheiligung der Drüsen beruhenden Katarrh ist
nach meinen Erfahrungen die Jodoformpeptonpaste, mit einer
Playfairsonde hoch in das Carium uteri eingeschoben
und ausgestrichen. (Wechsel mit Ichthyolpepton wegen der Jodo-
formgefahr!)

Nach Applikation der Marmorseife pflege ich die gesammte
Scheide mit Hautcrème zu bestreichen; diese ist, wie schon erwähnt, ein
vorzügliches Mittel, allerhand Pruritus, auch menstrualen, zu beseitigen. In hartnäckigeren Fällen wirkt in demselben Sinne die
Pasta serosa c. Zinc. (s. o. S. 250). Beiläufig erwähnen will ich,
dass ich vom Aderlass bei chronischen Uterinbeschwerden,
nachdem durch die Massage die wesentlichsten lokalen Beschwerden
behoben sind, zur Beseitigung der allgemeinen oft bedeutenden
Schwäche und Anämie dieser Frauen (der Facies uterina pallida,
wie man eine bestimmte, physiognomonische Kombination von
Schlaffheit, Welkheit der Züge und tief bekümmertem, leidens-
vollem Ausdruck des Auges nennen könnte) vorzügliche Wirkungen
gesehen habe.

6. Massage nach Thure-Brandt und die „ewige" Behandlung.

Bezüglich der Massage der Uterinanhänge und des Uterus möchte ich meine Erfahrung dahin zusammenfassen, dass sie
mit sorgfältiger Berücksichtigung der pathologischen Zustände, die
man sehr fein zu unterscheiden gelernt haben muss, und mit Kenntniss ihrer Gefahren, ein mechanisches Hülfsmittel allerersten Ranges
darstellt. Leider ist sie fast nie ein Heilmittel. Man bessert
die Zustände erheblich, aber man wird die Frauen nicht
los aus der Behandlung. Ob nicht dabei schliesslich die
psychischen Einflüsse doch stärker sind, als die physisch-mecha-
nischen? Nun, es bliebe immer Hülfe, die wir den schwer
Leidenden gewähren. Mir will es aber so scheinen, dass die Patienten fast durchgehends im Verlaufe der Massagekur, die ich
zweimal wöchentlich vornehme, ihre Beschwerden verlieren, oft
sichtlich aufblühen, an Körpergewicht zunehmen; Schlaf, Menstruation, Defäkation — Alles regulirt sich. Man hört auf. Nach
zwei Monaten erscheinen dieselben wieder, und man beginnt die

Kur von Neuem, und so geht es fort. Schliesslich hat man einen Bestand von Massage-Invaliden vor, die bildsäulengleich wie Dauerpatienten in der Sprechstunde figuriren. Der psychische Einfluss (die Zufriedenheit, dass endlich Jemand ihre Querelen ernst nimmt) ist übrigens beim männlichen Geschlecht gewiss nicht seltener die eigentliche Quelle therapeutisch-suggestiver Erfolge, ja es ist vielleicht an der Zeit, dass die ernsten Suggestionstherapeuten die Frage zu entscheiden suchen, wieviel an ihren Erfolgen das sexuelle, oft auch homosexuelle Interesse für die wohl meist unbewussten Spannungen von Psyche zu Psyche in dieser Richtung Antheil hat. Ich wenigstens bin geneigt, in der Hypnose und Suggestion wesentlich sexuelle Probleme zu sehen.

7. Die Gonorrhoe.

Die Behandlung der Gonorrhoe ist ein heikler Punkt in der Gesammt-Therapie. Leider haben wir gar keinen sicheren Anhalt, in wieviel Zeit und mit welchen Chancen eine Gonorrhoe heilt, ohne dass sie behandelt wird. Erst wenn wir die Norm kennten, wie Krankheiten unbehandelt und in welcher Zeit sie heilen, könnten wir wissenschaftlich exakt von Kunstheilungen und -Erfolgen einer Therapie sprechen. In Wahrheit vermögen wir doch keine Krankheit zu heilen, die nicht auch gelegentlich von selbst heilen kann, abgesehen von den Exstirpationen und Amputationen, die, wie Billroth sich ausdrückt, gar keine Heilungen sind. Seit einem Jahre lasse ich meine Patienten mit Gonorrhoe mit abgekochtem, destillirtem Wasser täglich 10 bis 12 Injektionen machen und habe nur hier und da vergleichsweise dünne Zinkpeptonlösungen injicirt. Ich habe dabei zu meiner Ueberraschung konstatiren können, dass eine rein mit diesem Sauberkeitsprincip durch Ausspülung der Urethra behandelte Gonorrhoe bald in 14 Tagen, bald in 6 Wochen, bald in einem halben Jahre heilt, und dass es Fälle giebt, die nach 2 Tagen koupirt sind, trotzdem nachgewiesenermaassen echte Gonokokkeninfektion vorlag. Das sind aber „Erfolge", genau wie bei medikamentöser Therapie. Zur Beseitigung lästiger Erektionsschmerzen thun Injektionen von erwärmtem Borvaselin

Ungt. boric.   10,0 ⎫
                                         ⎬ calore liquefacta.
Vaselin. flav.   ad 100,0 ⎭

D. S. zur Injektion in die Urethra

gute Dienste.

Für die Behandlung des Blasenkatarrhs, ganz gleich, aus welchen Ursachen er sich bildete, habe ich tägliche Ausspülungen mit Chloroformwasser den anderen Mitteln entschieden überlegen gefunden. Ich schüttele $1/_2$ Liter sterilen Wassers mit einem Esslöffel Chloroform etwa 10 Minuten lang und lasse das überschüssige Chloroform absinken. Dann kann man mit der Spritze das übergeschichtete Wasser direkt durch den Katheter injiciren. Ich verbrauche in jeder Sitzung $1/_2$ Liter. Die Injektionen verursachen kaum jemals geringes Brennen. Die Erfolge der Säuberung der Blase sind vorzügliche. Wo Blasenspülungen wegen Krampf der Sphinkteren schlecht vertragen werden, sah ich Toleranz bei Zusatz von 2 Proc. Gelatine (sterilisirt!) zum Chloroformwasser.

8. Prostatahypertrophie und Portiohypertrophie, eine Analogie.

Bei Prostatahypertrophien applicire ich gern Skarifikationen der Mastdarmschleimhaut oder auch des Dammes und habe gute Erfolge gesehen, die mir eine gewisse Analogie mit der Portiohypertrophie-Skarifikation zu haben scheinen, wie überhaupt Portiohyperplasie und Hyperplasie der Prostata durchaus histogenetisch und pathologisch engverwandte Dinge sind. In beiden Fällen Hyperplasie von glatten Muskelbalken um degenerirte, verengte, verkalkte Drüsenbälge herum, in beiden Fällen funktionelle Arbeitshypertrophie zur Entleerung der obturirten Drüsenschläuche, in beiden Fällen die katarrhalische Erosion um die Drüsenlumina, die Metaplasie des Epithels auf der Oberfläche und der begleitende Katarrh des Hohlraumes, in den sie gebettet sind: Blase und Scheide. Da kann uns der gleiche therapeutische Erfolg nicht Wunder nehmen. Es ist ebenso von einer Rückbildung der Portiohypertrophie nach Ovarialexstirpation, wie von einer solchen der Prostata nach Kastration berichtet worden. Bald wird auch die Organotherapie die weiteren Ultrakonsequenzen dieser Analogie zu ziehen wissen (!) Die vorzügliche Bottini'sche Operation, um deren Einführung und Ausbildung sich Freudenberg so hohe Verdienste erworben hat, leistet übrigens an der Prostata genau dasselbe, was der Gynäkolog durch häufige und tiefe Incisionen zwecks Blutentziehung macht: der Effekt ist in beiden Fällen Narbenbildung, Verfettung und Resorption und zugleich künstliche Eröffnung multipler, verstopfter Drüsengänge.

Schluss.

Wir werden im Anhange noch einmal kurz die Herstellung, Indikation und Anwendungsweise unserer neuen Mittel übersichtlich gruppiren und sind damit zum Schlusse dieser Arbeit gelangt. Wir sind überzeugt, dass dieselbe vielleicht lebhaften Widerspruch erfahren wird. Wenn die Kritik ihrem Votum eine ruhige Prüfung der praktischen Brauchbarkeit meiner Methoden zur Wundbehandlung vorangehen lässt, kann es mir unmöglich an Zustimmung zu vielen erörterten Gesichtspunkten fehlen. Denn eine so langjährige, ausschliessliche und doch, wie ich mit einigem Stolze sagen darf, erfolgreiche Anwendung allein dieser Methoden und Mittel hat mir und vielen meiner ärztlichen Besucher über den Werth derselben untrügliche und objektive Aufschlüsse gegeben. Es wäre doch merkwürdig, dass nur ich damit vortrefflich arbeiten kann. Ich gebe mich aber trotzdem nicht der Hoffnung hin, dass diese Methoden schnell und unaufhaltsam einen Siegeszug machen werden, aber meine gesammte bisherige Arbeit hat mich gelehrt, dass der Appell an die grosse Schaar der praktischen Aerzte, dieser eigentlichen Richterinstanz der Brauchbarkeit neuer Methoden, darum der sicherste ist, weil gerade sie die beste Gewähr objektiver, durch keine Doktrin kaptivirter Prüfung bieten. Der Weg, der unsere Wahrheiten durch die stillen Werkstätten Tausender von Aerzten führt, ist gewiss ein langsamerer als der durch Machtsprüche der Autoritäten gebahnte. Gerade darum hat sich aber auch ein so errungener Erfolg stets als der weniger trügliche erwiesen. Die praktischen Aerzte haben mein Schmerzenskind, die Infiltrationsanästhesie, aus den erledigten Akten geholt, in welche sie die officiellen Vertreter der Wissenschaft verwiesen hatten, und sie werden auch diesen Methoden gegenüber meine natürlichen Kampfesgenossen werden.

Anhang.

1. Pasta cerata.

Herstellung: 1 kg gelben Bienenwachses wird in einem grossen Tiegel auf dem Wasserbade geschmolzen. Dann unter langsamem Eintropfen 100 g Liq. Ammonii caustic. zugesetzt unter Abheben vom Wasserbade resp. dem Feuer. Zusatz von so viel Wasser unter stetem Umrühren, bis cholestearinbreiartige Erstarrung erfolgt; die Mischung muss leicht verrührbar bleiben. Es entsteht eine bröcklig - breiige Masse, theils durch Abkühlung, theils durch Wachssäureniederschlag. Dann wird auf dem Wasserbade so lange umgerührt, bis eine ganz homogene, hellgelbe, weiche, wasserlösliche, nicht mehr körnige, flüssige Masse gebildet ist. Widerstrebt die homogene Emulsionirung der Wachssäuren, so muss man dieselbe durch neuen Zusatz von Salmiakgeist erzwingen. Bei einiger Uebung lässt sich auf diese Weise völlige Neutralität des Präparates herstellen, indem eventueller Alkaliüberschuss durch neues Einschmelzen von Wachs und Säureüberschuss durch Einträufeln von Salmiakgeist kompensirt werden kann. Doch schadet ein geringer Ammoniaküberschuss nicht. Dagegen fällt überschüssige Wachssäure körnig aus. Daher zerstört auch jeder saure Körper beim Mischen mit der Paste ihre Homogenität.

Rp. Cerae flavae puriss.   100,0
      Solve leni calore adde
   Liq. Ammon. caustic.
   Aquae destill. guttatim q. s. usque ad homogenitatem
   Liq. Ammon. q. s. ut fiat
     Emulsio perfecta. — Pasta cerata Schleich (neutral).

Mischung: Mischt sich mit Fetten, Vaselin, Lanolin etc., in beliebigem Verhältniss. Ebenso mit wässrigen Lösungen, sobald dieselben nicht säurehaltig sind.

Verwendung:
Als Zusatz zur Marmorseife (s. diese).
Bei Verbrennungen ersten Grades (rein oder mit Vaselin und Zink, resp.
   mit Gelatine).

24*

Bei Frost (mit Kampherzusätzen bis 2%).
Bei Ekzem (mit Ichthyol a͡a).

2. Wachsgelatine. Glutincerat.

Die Herstellung der Wachsgelatine erfolgt genau nach den obigen
Vorschriften, nur muss man statt des Wassers 10% Gelatine verwenden.
Dieselbe wird folgendermaassen bereitet: Man löse 10 g reinster Gelatine
auf 100 g Wasser und schüttele die gelöste Menge fleissig mit dem Weissen
eines Eies. Alsdann wird die Lösung durch 2 Stunden unter Wasser-
nachfüllung gekocht und alsdann filtrirt. Die absolut klare Lösung wird
nochmals sterilisirt und mit sterilem Wasser zur leichten Flüssigkeit ver-
dünnt. Alsdann wird diese Gelatine mit Natr. carbon. (gesättigter Lösung)
alkalisch gemacht und alsdann langsam dem geschmolzenen und ammoniakali-
sirten gelben Wachs zugefügt, ebenfalls unter Herabnahme des Tiegels
vom Feuer, Umrühren bis zum Erstarren. Dann zu eventueller Verdünnung
auf dem Feuer Wasser und etwas Ammoniakzusatz bis zur gewünschten
Konsistenz dünnflüssigen Leimes.

Verwendung:
Kann überall die reine Wachspaste vertreten, nur nicht in dem Hautcrême (s. d.) und in der
Marmorseife, ist haltbarer und weniger austrocknend wie jene und giebt
gleichmässigere Hautdecken.

Rp.   Cerae flavae   100,0
      Liquor. Ammon. caustic.
Sol. Gelatin. sterilis. filtrat. (10%) q. s. ut fiat Emulsio alcalic.
      (c. Natr. carbon.).

3. Glutinceratcrême. Glutin. ceratum.

Glutin. cerat.	90,0
calore solut. adde	
Zinc. oxydat.	9,0
Glycerin gtt.	3
Eosin -	2
Ol. Rosar. -	2
M. f. Pasta.	

Verwendung:
Intertrigo, Dermatitis, zur Pflege der Kinderhaut. Eventuell mit Ichthyol-
zusatz, 10%.
Rhagaden und Springen der Haut.
Verbrennungen 1. Grades.
Zur Austrocknung macerirter Hautränder der Wunde.

4. Stearinpasta. Steral. Billiges Touchirfett.

Herstellung: Dieselbe wird genau so bereitet wie die Wachspasta.

Rp. Acid. stearinic. pur.

Solve et adde

Liq. Ammon. caustic.

cui adde

Aq. destillat. alcalisat. (c. Ammon.) q. s. ut fiat Emulsio stearinica reactionis alcalic.

Mischung: Sowohl mit Wasser wie mit Fetten mengbar.

1 Theil Vaselin, 3 Theile Steral geben einen sehr billigen Stoff zum Einfetten der Finger beim Touchiren, Anfetten von Instrumenten etc., der völlig aseptisch bleibt.

Rp. Pasta sterat. (Sterali) 75,0

Vaselin. flavi 25,0

M. leni calor. liquefac. tere usque ad consistentiam butyri subtilissime.

D. S. Touchirfett.

Verwendung des Sterals: Als ammoniakalisches Fettemulgens in der Marmorseife (s. d.). Zu Steralvaselinbinden.

(Kann auch wie das Ceral mit Gelatine verbunden werden.)

5. Die Marmorstaubseife.

Herstellung: Man besorge sich eine möglichst frisch bereitete, reine Harzseife von bernsteingelbem Farbenton (oder mische die officinelle Sapo domest. infrust. flav. mit Sapo kalinus im Verhältniss von 6:1) und löse 750 g davon zu dünnen Scheiben geschnitten in 1½ l warmen Wassers auf. Kocht die völlig gelöste Seifenlösung, so werden ihr 150 g Steral und 150 g Wachspaste beigefügt, und man rührt um bis zur völligen Lösung. Dann werden 7 kg ziemlich fein gesiebten und ganz weissen Marmorstaubes so hinzugefügt, dass die Marmorkörnchen möglichst gleichmässig aus einem Gefäss wie ein Strahl herunterregnen. Stetes Umrühren und gleichmässigste Vertheilung des Marmorstaubes. Derselbe darf sich nicht ballen. Kochen zwischen 1½ bis 2 Stunden. Nachfüllen von etwa 300 g Wasser bis dicke Syrupkonsistenz, aber noch leicht giessbar, erreicht ist.

Rp. Sapon. domest. recent. parat. 750

Aq. fontan. fervid. 1500

Solve, solutioni adde

Pastae cerat. ⎱ ⌒
- sterat. ⎰ aa   150

Solve, solutioni adde leniter injiciendo at aequalissime distribuendo

Marmoris pulverisat. 7000

Coque per horas II

Aq. sterilisat. 300

Für Hausfrauen:

Frische in Scheiben geschnittene Harzseife (bernsteingelb)   750 g

Warmes Wasser   1½ Liter

   Füge zu der vollständig überm Feuer gelösten Seife

Wachspaste   150 g

Stearinpaste   150 -

   Nach deren Lösung füge hinzu unter langsamem Einregnenlassen und dauerndem Umrühren

   Grobkörnigen, gereinigten Marmorstaub   7 kg.

   Die Menge muss unter stetem Umrühren und Ersatz des verdampften Wassers (ca. 300 g) während 2 Stunden bis zur Honigkonsistenz eingedickt und sterilisirt werden.

   Mischung: Die Seife verträgt beliebigen Zusatz von Medikamenten. Doch kommen wir zur Asepsis ohne allen Chemismus aus.

   Verwendung:

Zur Asepsis der Hände.   Mit Tupfern.

Zum Vollbad.

Zur Abschuppung bei Psoriasis und im Desquamationsstadium des Scharlach.

Zur Desinfektion der Scheide und bei Fluor albus, ebenso des Mastdarmes.

Zahnpasta und Sterilisation der Mundhöhle.

Rp. Marmorstaubseife

       Ol. Menthol.

       Formalin (Schering)

M. S. Pasta zur Zahnpflege und Mundreinigung.

6. Flüssige Nährgelatine mit Formalin.

   Bereitung: Man nimmt Nährgelatine (deren Herstellung s. S. 125) und löst 10 g davon (der ungefähre Gehalt eines ¼ Reagensglases) durch Eintauchen des Reagensglases in warmem Wasser auf. Giesst nach Abnahme des obturirenden Wattepfropfens die Gelatine in ein Schälchen und thut 1 bis 2 Tropfen Schering'schen Formalins hinzu.

   Anwendung: Einspritzung mittels 5 g-Spritze mit stumpfem Ansatz in Fisteln.

7. Ceralvaseline.   Unguent. cerat. via frigida parat. hydricum.

   Herstellung: Man vermischt gleiche Theile Vaselin und Wachspaste und erwärmt, beim Erkalten; in dem Augenblick, wo beide Komponenten zu ihrer natürlichen Konsistenz zurückkehren, gelingt die innigste Verschmelzung in der Reibschale. Dies ist auch der Moment, in dem Zusätze (Zink) zu machen sind.

   Verwendung: Zur Herstellung der Wachsbinden (s. u.) No. 14.

Rp. Pasta cerat.
  Vaselin. flav. $\widehat{aa}$.
M. f. Ungt. ceratum hydric. via frigida paratum.

8. Ceralcrême.
Kosmetisches Mittel zur Hautpflege der Chirurgen etc.

Rp. Pasta cerat.
  Vaselin. flav. $\widehat{aa}$ 50,0
  Zinc. oxydat.   10,0
  Ol. rosarum gtt.   5
  Eosin. solut. gtt.   2
  M. f. Ungt. Zinc. cerat. Hautcrême.
Anwendung: Gegen Risse, Schrunden, Waschdermatitis, Pruritus
der Labien, Balanitis, Menstruationsjucken, Frost und Verbrennung.

9. Die Peptonpasta. Vereinfachung der Verbandtechnik.

Herstellung:
  Rp. Pepton. sicc.
    Amyli $\widehat{aa}$ 15,0
    Zinc. oxydat.
    Gummi arab. subtil. pulveris. $\widehat{aa}$ 30,0
    Aq. destill. sterilisat.
    Lysol.
    Ol. Melissae ostind. (Citronell.) gtt.   10
      M. f. Pasta peptonat.
  Mischung: Mit Ichthyol, Jodoform, Dermatol, Jodtinktur, Queck-
silber (s. u.) No. 9.
  Anwendung:
Als cirkuläres Klebemittel von Verbandstoffen um aseptische Wunden
  (s. S. 234).
Als Streichpaste für Schleimhäute (Nase: bei skrophulöser Rhinitis).
    a) Rp. Pasta peptonat.   45,0
        Ungt. hydrarg. oxydat. flav. v. h. p. 5,0
  M f. Ungt. zum Bestreichen skrophulöser Ekzemflächen.
Scheide und Uterus.
    b) Rp. Jodoformii   5,0
        Past. pepton.   45,0
  M. f. Ungt. Zum Bestreichen der Uterushöhle.
    c) Rp. Tinct. Jod. fort.   5,0
        Past. pepton.   45,0
  M. f. Paste zum Bestreichen der Vaginalschleimhaut.

d) Rp. Ichthyol. liq. pur.   5,0
        Past. pepton.   45,0

M. f. Paste zur Therapie des Fluor albus. Antiphlogose bei Uterinleiden.
Urethralgonorrhoe:

    e) Rp. Zinc. sulf.   1,0
        Pasta pepton.   10,0
        Aq. destill.   ad 100,0
        M. D. S. Zur Injektion.

10. Die Quecksilberpinselung. Neue Schmierkur.

Herstellung:

    Rp. Hydrargyr. metall.   50,0   (s. S. 245)
        exstinct. p.
        Past. pepton.   100,0
        Ol. cacaonis   15,0
        Aq. destill.   20,0

Mf. In Einzeldosen von 15—20 g mit Pinsel dünn bis zur völligen Schwärzung
der Haut und Trocknung aufzutragen.

    Anwendung:

Alle 5 bis 6 Tage eine Pinselung durch den Arzt selbst oder durch den
Patienten in der Nähe der Athmungsorgane.

Tragen derselben Wäsche. Bad am fünften Tage.

Intoxikationserscheinungen sind durch sofortiges Abbaden zu koupiren.

11. Quecksilber-Pepton-Ichthyol gegen Pruritus senilis et diabeticus.

    Rp. Hydrargyr. metallic.
        Pasta pepton. ââ   100,0
        tere legis artis et adde
        Pasta peptonat.   200,0
        Ol. cacaonis   30,0
        Aq. destill. sterilisat. 30,0
        Ichthyol.   15,0

12. Die Serumpaste. Homogene Dermatotherapie.

Herstellung: Ochsenblutserum vom Schlachthof zu beziehen, frisch
und bernsteingelb zu mischen mit 500,0 feingepulvertem Zinkoxyd. Für
kleinere Quantitäten genügt es, sterilisirtes Blutserum aus den Magazinen
für Bakteriologie (Berlin, Rohrbeck u. Comp., Karlstrasse) zu beziehen
und die Quantitäten entsprechend zu normiren, natürlich muss diese

Serumflüssigkeit durch Erwärmen vor dem Mengen mit Zinc. oxyd. in
der Wärme verflüssigt werden. Dann streicht man die Masse wie eine
Farbe auf Glasplatten. Das getrocknete Pulver wird mit Hobeln abgeschabt und in Schalen gesammelt. Dann fein gepulvert und in einem
Thermostaten bei 75° 12 Stunden hindurch sterilisirt. In dieser Form
kann es von Herrn Apotheker Kohlmeyer, Berlin, Königin-Augustastr. 21,
bezogen werden als Zincum serosum sterilisat. Schleich. 100 Theile dieses
Zinc. seros. sterilisat. werden mit 50 Theilen sterilen Wassers verrieben, eine
Kampheremulsion aus 0,2 Kamphor. Wachspaste und Peptonpasta, alle
drei je 20 g, hinzugefügt und schliesslich 5 Tropfen Lysol beigefügt. Die
Pasta trocknet leicht ein, besser haltbar wird sie durch Zusatz von 50 g
10 proc. Gelatinelösung steril statt der 50 g Wasser zum Verrühren mit
dem Zinc. serosum steril.

> Rp. Seri sanguinis bovis recent.   1000,0
>   Zinc. oxyd.   500,0

Mixtum ope penicill. laminis vitrei illine! et expansum leni calore
exsicca! Praeparatum in lamellis colliga. Hoc modo praepar. „Zinc.
serosum" pulverisat. in Thermostat. apud calorem 75° Cels. per horas XII
sterilisa. De hoc pulvere

> Rp.   Pulv. zinc. seros.   100,0
>   Aq. destill.   50,0
>   (ad consistent. melior.: 10 Proc. Gelat. aquos. sterilisat. 50,0)
>   adde
>   Emuls. camphor. (e 0,2 Camphor). ⎫
>   Pasta pepton. Schleich   ⎬ $\widehat{aa}$ 20,0
>   -   cerata   -   ⎭
>   Lysol gtt.   5

Für kleinere Quantitäten bezieht man am besten Serum sterilisat. in
Reagensröhren von Rohrbeck (s. o.), löst in Wärme den Inhalt von 4—5
Röhrchen = 50 g Serum und mischt mit 25 g Zinc. oxyd. Pinselt auf,
trocknet, sammelt, pulvert und sterilisirt wie oben. Dies so gewonnene
Pulv. zinc. seros. wird wie oben verarbeitet zur Serumpasta am besten
mit Gelatinezusatz.

Mischung: Obwohl sich die Serumpasta mit fast allen Medikamenten mischen lässt, ohne Wachszusatz auch mit metallischem Quecksilber, so ziehen wir doch vor, sie stets unvermischt anzuwenden.

Anwendung: Dermatitis acut. et chronic. (Ekzematosa nach vor-
herigem Aufreiben der Bläschen mit reiner Acid. salicyl. und gleich
nachfolgender reiner Ichthyolpinselung). Wundekzem und Maceration der
Epidermis während der Heilung. Verbrennung zweiten Grades nach Abhebung der Blasen, dick über das Corium. Pruritus der Scheide. Inter-
trigo, Kinderhautpflege. Chronische pustulöse Furunkulosis (mit Ichthyol.
liq. purum abwechselnd).

13. Pulvis seros. c. Glutol.

Herstellung: Glutol wird zu gleichen Theilen mit Pulvis seros.
gemischt. Dieses wird folgendermassen bereitet:

Rp. Zinc. seros subt. pulverisat. (s. o. No. 12)   150,0
   (sterilisa apud 100⁰ Cels.)

Spiritus (in quo antea solventur Ol. Melissae }
        Eosin. $\widehat{aa}$ 0,1 } 150,0

Macera conquassando per horas 36
  tum collige supra filtrum et sicca.

Anwendung: Zur Formaldehydentwicklung verunreinigter Wundflächen, bei Eiterungen, Nekrosen etc., bei starken Gerüchen der Wunde
auf Läppchen mit essigsaurer Thonerde gepulvert, zum Austrocknen der
Ränder an Granulationen, der Stichkanäle, frischer Wunden, Verbrennungen,
Coriumentblössungen etc.

14. Salbenbinden.

Herstellung: Man nimmt für eine etwa 8 cm breite und 5 $\frac{1}{2}$ m lange
leinene Binde (s. S. 258) ca. 250 g Hautcrême oder reines unvermisch-
tes Wachsvaselin (s. No. 7 und 8 dieses Anhanges) erwärmt dasselbe
etwas und knetet mit sorgfältig sterilisirten Händen die aufgerollte Binde,
sorgfältig jede Faser tränkend in der Masse durch. Dann wird die Binde
glatt aufgerollt und in aseptischem Papier aufbewahrt. Eventuelle Zusätze:
Ichthyol oder Formalin 0,5 %.

Rp. 1 Salbenbinde aus Ceral-Vaselin oder Hautcrême oder Ceral-
Vaselin mit Ichthyol 5 % oder Ceral-Vaselin mit Formalin 0,5 %.

Für Granulationsflächen sind Salbenbinden aus Borvaselin 10 %
1 Leinenbinde ca. 8 cm breit 5 m lang darin zu tränken s. o.

Anwendung: Statt Martin'scher Gummibinden zur Kompression,
zum Niveauausgleich der Granulationen (s. S. 288), gegen Oedeme und zur
Uterintamponade (mit Ichthyol oder Formalin) auch bei Retroflexio und
zur plastischen Füllung des Scheidencavums bei Lageveränderungen,
Senkungen und Portioerosionen. Bei Hämorrhoiden statt Hankel'scher
Pessarien.

Made in United States
Orlando, FL
22 March 2026

79555856R00221